Hefte zur Zeitschrift „Der Unfallchirurg"

Herausgegeben von:
L. Schweiberer und H. Tscherne

262

Springer
*Berlin
Heidelberg
New York
Barcelona
Budapest
Hongkong
London
Mailand
Paris
Santa Clara
Singapur
Tokio*

60. Jahrestagung

der Deutschen Gesellschaft
für Unfallchirurgie e.V.

20.-23. November 1996, Berlin
Abstracts

Herausgegeben von
E. Markgraf · K. E. Rehm

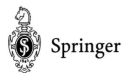

Springer

Reihenherausgeber

Professor Dr. Leonhard Schweiberer
Direktor der Chirurgischen Universitätsklinik München-Innenstadt
Nußbaumstraße 20, D-80336 München

Professor Dr. Harald Tscherne
Medizinische Hochschule, Unfallchirurgische Klinik
Konstanty-Gutschow-Straße 2, D-30625 Hannover

Bandherausgeber

Professor Dr. E. Markgraf
Klinik für Chirurgie, Abt. Unfallchirurgie
Klinikum der Friedrich-Schiller-Universität, Bachstraße 18, D-07740 Jena

Professor Dr. K. E. Rehm
Klinik und Poliklinik für Unfall-, Hand- und Wiederherstellungschirurgie
der Universität zu Köln, Joseph-Stelzmann-Str. 9, D-50924 Köln

Deutsche Gesellschaft für Unfallchirurgie

Geschäftsführender Vorstand 1996:

Präsident: Prof. Dr. E. Markgraf
1. Vizepräsident: Prof. Dr. G. Muhr
2. Vizepräsident: Prof. Dr. H.-J. Oestern

Generalsekretär: Prof. Dr. J. Probst
Schatzmeister: Prof. Dr. P. Hertel
Schriftführer: Prof. Dr. K. E. Rehm

ISBN 3-540-61835-X Springer-Verlag Berlin Heidelberg New York

Die Deutsche Bibliothek – CIP-Einheitsaufnahme
[Der Unfallchirurg / Hefte] Hefte zur Zeitschrift "Der Unfallchirurg". - Berlin ; Heidelberg ; New York ; Barcelona ;
Budapest ; Hongkong ; London ; Mailand ; Paris ; Santa Clara ; Singapur ; Tokio ; : Springer.
Früher Schriftenreihe
Reihe Hefte zu: Der Unfallchirurg
Bis 226 (1992) u.d.T.: Hefte zur Unfallheilkunde
Deutsche Gesellschaft für Unfallchirurgie: ... Jahrestagung der Deutschen Gesellschaft für Unfallchirurgie e. V. -
Berlin ; Heidelberg ; New York ; Barcelona ; Budapest ; Hong Kong ; London ; Mailand ; Paris ; Santa Clara ;
Singapur ; Tokio : Springer
(Hefte zur Zeitschrift "Der Unfallchirurg" ; ...)
Früher u. d. T.: Deutsche Gesellschaft für Unfallheilkunde: ... Jahrestagung der Deutschen Gesellschaft für
Unfallheilkunde e. V.
ISSN 0947-5869
NE: Der Unfallchirurg / Hefte
60. 20.-23. November 1996, Berlin. - 1996 (Hefte zur Zeitschrift "Der Unfallchirurg" ; 262) ISBN 3-540-61835-X
NE: Der Unfallchirurg / Hefte

Dieses Werk ist urheberrechtlich geschützt. Die dadurch begründeten Rechte, insbesondere die der Übersetzung, des Nachdrucks, des Vortrags, der Entnahme von Abbildungen und Tabellen, der Funksendung, der Mikroverfilmung oder der Vervielfältigung auf anderen Wegen und der Speicherung in Datenverarbeitungsanlagen, bleiben, auch bei nur auszugsweiser Verwertung, vorbehalten. Eine Vervielfältigung dieses Werkes oder von Teilen dieses Werkes ist auch im Einzelfall nur in den Grenzen der gesetzlichen Bestimmungen des Urheberrechtsgesetzes der Bundesrepublik Deutschland vom 9. September 1965 in der jeweils geltenden Fassung zulässig. Sie ist grundsätzlich vergütungspflichtig. Zuwiderhandlungen unterliegen den Strafbestimmungen des Urheberrechtsgesetzes.

© Springer-Verlag Berlin Heidelberg 1996
Printed in Germany

Die Wiedergabe von Gebrauchsnamen, Handelsnamen, Warenbezeichnungen usw. in diesem Werk berechtigt auch ohne besondere Kennzeichnung nicht zu der Annahme, daß solche Namen im Sinne der Warenzeichen- und Markenschutz-Gesetzgebung als frei zu betrachten wären und daher von jedermann benutzt werden könnten.

Produkthaftung: Für Angaben über Dosierungsanweisungen und Applikationsformen kann vom Verlag keine Gewähr übernommen werden. Derartige Angaben müssen vom jeweiligen Anwender im Einzelfall anhand anderer Literaturstellen auf ihre Richtigkeit überprüft werden.

Herstellung: PRO EDIT GmbH, D-69126 Heidelberg
Umschlaggestaltung: design & production, D-69121 Heidelberg
Satz: M. Masson-Scheurer, D-66424 Homburg
SPIN: 10556207   24/3135-5 4 3 2 1 0 - Gedruckt auf säurefreiem Papier

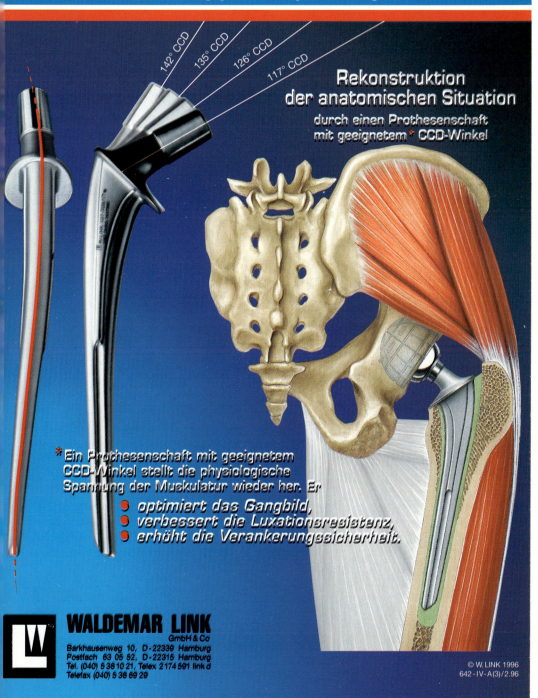

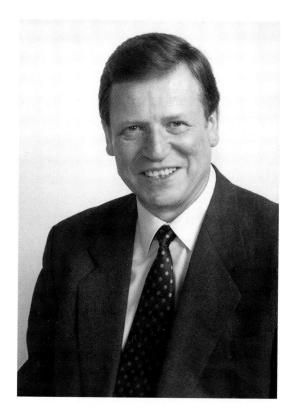

Prof. Dr. E. Markgraf

Vorwort

Das Präsidium der Deutschen Gesellschaft für Unfallchirurgie hat beschlossen, erstmals auf den Kongreßband, der bis zur 59. Jahrestagung herausgegeben wurde, zu verzichten. Stattdessen wurde der vorliegende Abstractband umfangreicher und repräsentativer gestaltet. Die Kurzfassungen aller auf dem Kongreß gehaltenen wissenschaftlichen Vorträge und der ausgestellten Poster werden in diesem Band publiziert. Die anläßlich der „Feierlichen Eröffnung" und des „Abschlußforums" der 60. Jahrestagung vorgesehenen Beiträge erscheinen in den Mitteilungen und Nachrichten der Deutschen Gesellschaft für Unfallchirurgie, die jedes Mitglied erhält. Offensichtlich hat eine so umfassende Veranstaltung wie die Jahrestagung unserer Gesellschaft, nicht an Attraktivität verloren. Das kommt wohl daher, daß sich die Unfallchirurgen immer eines guten kollegialen Selbstverständnisses erfreuen und eine solche Veranstaltung eine breite Plattform für Informationen, Diskussionen und vielfältige Begegnungen darstellt. Die sehr umfangreiche Präsentation der Industrie und die Durchführung spezieller Industrieforen bereichern unseren Kongreß wesentlich. Das vorgeschlagene wissenschaftliche Programm orientiert sich an aktuellen Themen. Die hohe Zahl von Vortragsmeldungen sowie Poster- und Videoangeboten hat uns die Akzeptanz der empfohlenen Themen bestätigt. Die Plenarthemen behandeln operative Konzepte für die Oberschenkelbrüche aller Etagen und berühren damit eine ständige Aufgabe für Krankenhäuser aller Strukturen. Strategien der Wiederherstellung oder Verbesserung der Funktion bei Spätschäden, besonders nach Polytraumata, werden hinsichtlich von Indikationen und Methoden dargestellt. Ein anderes Thema betrifft Verfahren, die die Effizienz diverser Induktionen der Heilungsprozesse betreffen. Spezielle Themen behandeln Standards, besser Leitlinien in der Unfallchirurgie und die Möglichkeiten und Reflexionen zu einer wirksamen Unfallprävention. Diese sind in einer Zeit wichtig, in der durch Unfälle hervorgerufenes Leid und zahllose persönliche Tragödien durch gesellschaftliche und individuelle Gewöhnungs- und Verdrängungsmechanismen unzulässig toleriert werden. So sind im Programm die Analyse und Darstellung unfallpräventiver Kompetenzen sowohl führender Autohersteller als auch psychologischer Forschung integriert. Auch die prähospitalen Pflichten wurden in das Programm aufgenommen. Dabei geht es um Verantwortlichkeiten, gemeinsames Vorgehen, aber auch um eine Reihe von organisatorischen und kompetenzbezogenen Sachverhalten. Der absolute Wert von theoretischen und praktischen Kenntnissen sowie Handlungsfähigkeiten wird betont. Die Darstellung von Risiken für Ärzte und Angehörige des Pflegepersonals dürfte das Interesse der Kongreßbesucher finden. Themen von bleibender Aktualität sind die Qualitätssicherung und das Management bei ambulanten Operationen. Die Thematik der Innovationen in der Unfallchirurgie wird die Vielfalt der Kreativität in Forschung und Praxis zeigen und könnte viele junge MitarbeiterInnen zu eigenen Ideen und Erfindungen anregen. Besonderer Wert wurde wiederum auf die Fortbildungskurse gelegt, für die spezielle „handouts" erstellt wurden. Wir danken Herrn Schwaninger von ProEdit und den Mitarbeitern des Springer-Verlages für die gute Zusammenarbeit und die Veröffentlichung dieses Abstractbandes rechtzeitig vor Beginn der 60. Jahrestagung.

Klaus E. Rehm
Schriftführer

Eberhard Markgraf
Präsident 1996

Jena, den 03.09.1996

Freitag, 22. November 1996

Zeit	Saal 3	Saal 4/5	Saal 7	Saal 8	Saal 9	Saal 14.2	Saal 15.2
08.15–09.45		D 4–II Kreuzbänder		D 1–III Arthroskopie	D 3–III Replantation	D 2–III Unfall	D 6–III Beckenverl.
09.45–10.15	Pause – Industrieausstellung						
10.15–11.45	A 1–VI OS-Frakturen	A 2–I Spätschäden	A 3–I Induktion Heilg.	F Video		A 6–VI Freie Vorträge	C 1–I Exp. Unfallchir.
12.00–12.30	Saal 3 – Vorlesung H 2						
12.30–14.00	Pause – Industrieausstellung/Industrieforen						
14.00–15.00	A 1–VII OS-Frakturen	A 2–II Spätschäden	A 3–II Induktion Heilg.	F Video		B 4–I Unfallprävention	C 1–II Exp. Unfallchir.
15.15–16.15	A 1–VIII OS-Frakturen	A 2–III Spätschäden	A 3–III Induktion Heilg.	F Video		B 4–II Unfallprävention	C 1–III Exp. Unfallchir.
16.15–16.45	Pause – Industrieausstellung						
16.45–18.00		E 1 Kindertrauma.	E 2 Handchirurgie	E 3 Notfall/Intensiv.	E 4 Physik. Therapie	E 5 Wunde	E 6 Laserchirurgie

Samstag, 23. November 1996

Zeit	Saal 3	Saal 4/5	Saal 7	Saal 8	Saal 9	Saal 14.2	Saal 15.2
08.15–09.45	A 1–IX OS-Frakturen	B 1 Hygiene im OP	C 2–I künftige Entw.	F Video	E 7 Ultraschall	A 6–VII Freie Vorträge	C 1–IV Exp. Unfallchir.
09.45–10.15	Pause – Industrieausstellung						
10.15–11.15	A 1–X OS-Frakturen	B 2 Risiken Person.	C 2–II künftige Entw.	F Video		A 6–VIII Freie Vorträge	C 1–V Exp. Unfallchir.
11.30–13.00	Saal 3 – Abschlussforum						
13.00	Schlussveranstaltung						

Übersicht Wissenschaftliches Programm

Mittwoch, 20. November 1996

Zeit	Saal 3	Saal 4/5	Saal 7	Saal 8	Saal 9	Saal 14.2	Saal 15.2
08.15–09.45			D 5–I Wirbelsäule	D 1–I Arthroskopie	D 3–I Replantation	D 2–I Unfall	D 6–I Beckenverl.
09.45–10.15	Pause – Industrieausstellung						
10.15–11.45	A 1–I OS-Frakturen	A 4–I Unterarm/Hand	C 3–I Unfallchir.+Ges.	F Video		A 6–I Freie Vorträge	A 5–I Innovation
12.00–13.00	A 1–II Os-Frakturen	A 4–II Unterarm/Hand	C 3–II Unfallchir.+Ges.	F Video		A 6–II Freie Vorträge	A 5–II Innovation
13.00–14.30	Pause – Industrieausstellung/Industrieforen						
14.30–17.00	Saal 2 – Eröffnungsveranstaltung						
17.00	Senatsempfang						

Donnerstag, 21. November 1996

Zeit	Saal 3	Saal 4/5	Saal 7	Saal 8	Saal 9	Saal 14.2	Saal 15.2
08.15–09.45		D 4–I Kreuzbänder	D 5–II Wirbelsäule	D 1–II Arthroskopie	D 3–II Replantation	D 2–II Unfall	D 6–II Beckenverl.
09.45–10.15	Pause – Industrieausstellung						
10.15–11.45	A 1–III OS-Frakturen	A 4–III Unterarm/Hand	B 6–I Qualität	F Video		A 6–III Freie Vorträge	A 5–III Innovation
12.00–12.30	Saal 3 – Vorlesung H 1						
12.30–14.00	Pause – Industrieausstellung/Industrieforen						
14.00–15.00	A 1–IV Os-Frakturen	A 4–IV Unterarm/Hand	B 6–II Qualität	F Video		A 6–IV Freie Vorträge	A 5–IV Innovation
15.15–16.15	A 1–V Os-Frakturen	B 3 Allergien	B 5 Ambulante OP	F Video		A 6–V Freie Vorträge	A 5–V Innovation
16.15–16.30	Pause						
16.30–18.00	Saal 3 – Mitgliederversammlung						

Inhaltsübersicht

A – Plenarthemen

1 Oberschenkelbrüche (31–33):
  Operative Konzepte – Methoden – Implantatwahl 1
2 Spätschäden nach Verletzungen und Polytrauma:
  Wiederherstellung – Kompetenzen 68
3 Induktion der Heilung: Weichteile – Knochen – Gelenke 87
4 Versorgung komplexer Verletzungen von Unterarm und Hand 108
5 Innovationen in der Unfallchirurgie 137
6 Freie Vorträge 173

B – Spezielle Themen

1 Chirurgische Hygiene in der Operationsabteilung:
  Forderung – Realität 229
2 Risiken für unfallchirurgisches Personal 236
3 Allergien durch Implantate 241
4 Unfallprävention: Realität – Chancen 248
5 Ambulantes unfallchirurgisches Operieren:
  Realität – Perspektiven 258
6 Qualitätssicherung in der Unfallchirurgie 265

C – Foren

1 Forum Experimentelle Unfallchirurgie 279
2 Forum Unfallchirurgie: status quo – künftige Entwicklung 312

F – Videobeiträge 329

G – Poster 331

Verzeichnis der Vorsitzenden und Referenten 411

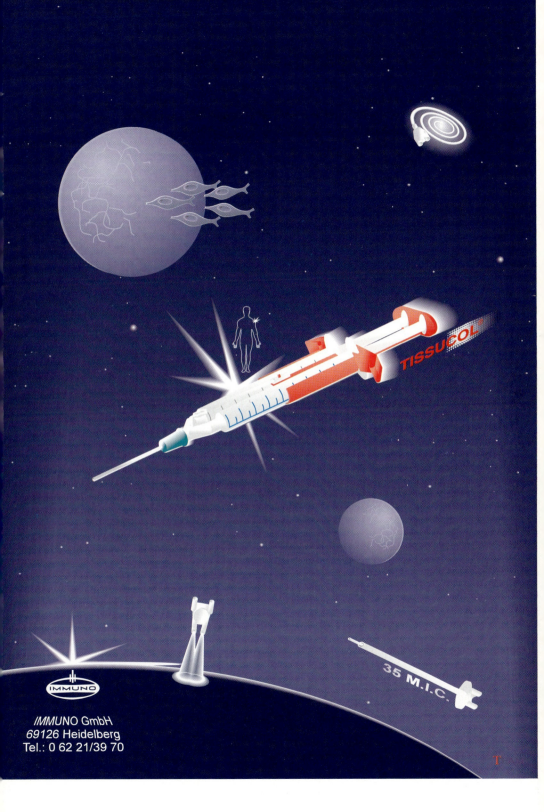

A Plenarthemen
1 Oberschenkelbrüche (31:33) Operative Konzepte – Methoden – Implantatwahl

Die hüftgelenksnahe Fraktur des alten Menschen als Notfallindikation zur Sofortoperation. Prospektive Untersuchung

65

U. SCHERBEL, R. LEFERING, H. TROIDL, TH. TILING, Köln

Untersuchung zur Abhängigkeit der Mortalität und postoperativer Komplikationen vom Operationszeitpunkt bei hüftgelenksnahen Frakturen des alten Menschen.

Prospektive Erfassung von Patienten mit hüftgelenksnaher Fraktur im Zusammenhang von OP-Zeitpunkt und Mortalität und Morbidität.

Die hüftgelenksnahe Fraktur ist und bleibt eine der häufigsten Verletzungen des alten Menschen, die an Bedeutung eher noch zunehmen wird. Unterschiedliche zumeist retrospektive Studien beantworten die Frage nach dem günstigsten Operationszeitpunkt unterschiedlich. Ziel der nachfolgenden prospektiven Studie war es unter Berücksichtigung des präoperativen Gesundheitszustandes, des Unfallzeitpunktes, des Frakturtyps usw. einen Zusammenhang zwischen OP-Zeitpunkt und postop. Mortalität und Komplikationen aufzuzeigen.

Material und Methode: 271 Patienten über 70 Jahre mit hüftgelenksnahen Frakturen, die wir zwischen 7/1992 und 7/1995 behandelten, wurden bei Aufnahme sowie bei postoperativer Verlegung auf die Intensivstation nach dem modifizierten APACHE II Score erfaßt. Weitere Eckdaten waren Unfallzeitpunkt, Frakturtyp, Aufnahmezeitpunkt, OP-Zeitpunkt, OP-Dauer, Blutkonservenverbrauch, postop. Komplikationen etc. 30-Tage-Letalität. Die Pat. wurden jeweils in 4 Std. Gruppen nach Unfallzeitpkt. und stat. Aufn. eingeteilt. Der OP-Zeitpunkt war nur von organisatorischen Gesichtspunkten abhängig. Spielten andere Gründe eine Rolle, fielen die Patienten aus der Studie.

Ergebnisse: Bei Gruppenstärken von n > 20 zeigte sich bei statistisch nicht relevanten Unterschieden in den Apache-II Scorewerten für die Überlebenden und Gestorbenen ($7{,}90 \pm 2{,}31$, $8{,}13 \pm 3{,}05$) eine stat. sig. Zunahme der 30-Tage Letalität mit $p < 0{,}0203$ nach dem Chi-Quadr.-Test sowie eine hochsign. Zunahme der 6 Monatsletalität mit $p < 0{,}001$ je später operiert wurde. Eine ähnliche Zunahme zeigte sich bei den postop. Komplikationen Harnwegsinfekten und Pneumonie.

Schlußfolgerung: Obwohl organisatorische Gründe eine sofortige Operation des alten Menschen verzögern können, darf die erhöhte Mortalität bei verzögerter Versorgung nicht übersehen werden. Ziel muß es sein, den alten Menschen mit hüftgelenksnaher Fraktur so früh als möglich, ggf. notfallmäßig operativ zu versorgen.

A Plenarthemen
1 Oberschenkelbrüche (31:33) Operative Konzepte – Methoden – Implantatwahl

Spannungsoptische Untersuchung unterschiedlicher Stabilisierungsverfahren bei pertrochanteren Femurfrakturen

E. EULER, ST. HUBER, S. HEINING, L. SCHWEIBERER, München

Ziel der experimentellen Untersuchung ist die Darstellung des Spannungslinienverlaufs am nativen Femur und die Beantwortung der Frage, ob durch osteosynthetische Maßnahmen bei pertrochanteren Mehrfragmentfrakturen der Kraftfluß den anatomischen Verhältnissen wieder angenähert werden kann.

Bislang existieren keine Untersuchungen darüber, wie bei den unterschiedlichen Stabilisierungsmethoden pertrochanterer Mehrfragmentfrakturen (DHS, Gamma-Nagel) die Krafteinteilung in den Femurknochen erfolgt. Es erscheint daher sinnvoll, die Spannungsverläufe am menschlichen Leichenknochen in einem in-vitro-Frakturmodell sichtbar zu machen, da nur durch eine integrale Darstellung ein unphysiologischer Spannungsverlauf oder Spannungsspitzen nachweisbar sind.

Hierzu eignet sich die Oberflächenspannungsoptik, bei der eine optisch aktive Kunststoffschicht direkt auf das Testobjekt appliziert wird. Durch polarisiertes Licht wird der Verlauf der Spannungslinien an der Oberfläche dieses Objektes sichtbar.
An 4 frischen Leichen-Femurpaaren wurden DHS vs. Gamma-Nagel (2 Paare) sowie DHS mit Trochanterabstützplatte vs. Gamma-Nagel (2 Paare) getestet. Die spannungsoptischen Untersuchungen wurden nativ, mit Implantat ohne Fraktur, sowie mit Implantat nach Sägen einer standardisierten pertrochanteren Mehrfragmentfraktur unter definierter Belastung durchgeführt.
Bei Stabilisierung mit der DHS konnte durch Refixierung des Trochanter minor-Fragments erreicht werden, daß der Kalkar wieder in den Kraftfluß mit einbezogen und dadurch Streß im Bereich der Fixationsschrauben reduziert wurde. Der Gamma-Nagel übernahm die Hauptlast im trochanteren Bereich und führte nachweislich zu einer Streßkonzentration im Bereich der distalen Verriegelungsschrauben.

Mit der Oberflächenspannungsoptik lassen sich wertvolle Hinweise für die Frakturversorgung und die Implantatentwicklung erarbeiten. Experimentell kann eine Verbesserung der DHS-Technik am coxalen Femurende durch Refixierung des Trochanter minor-Fragments nachgewiesen werden. Bei der Weiterentwicklung des wesentlich stabileren Gamma-Nagels sollte die dargestellte Streßkonzentration am distalen Nagelende Berücksichtigung finden.

A Plenarthemen
1 Oberschenkelbrüche (31:33) Operative Konzepte – Methoden – Implantatwahl

Therapeutisches Management bei Oberschenkelbrüchen am coxalen Femurende

S. KECSKÉS, J. THÜMMLER, H. I. YASAR, Berlin

Die Arbeit soll klären, ob das therapeutische Konzept der frühzeitigen bzw. frühestmöglichen Operation und die differenzierte Therapie bei Oberschenkelbrüchen am coxalen Femurende insgesamt die postoperativen Ergebnisse verbessert.

Von ca. 1.400 Patienten mit Oberschenkelbrüchen am coxalen Femurende wurden die Krankengeschichten ausgewertet, u.a. wurden Zeitpunkt der Operation in Abhängigkeit von den Begleiterkrankungen und Risikofaktoren unter Berücksichtigung der Art der operativen Versorgung (Prothese, Pohl-Seidel, dynamisches System und Gamma-Nagel). Unter den vielschichtigen klinischen Auswertungsmöglichkeiten sollen in dieser Arbeit die Komplikationsrate, die Möglichkeiten der Belastung, Art der Entlastung und Dauer des stationären Aufenthaltes bei diesen Patienten vorgestellt werden. Als Ergebnis konnte festgestellt werden, daß Patienten, die sofort nach der Einlieferung oder am 1. Tag nach Einlieferung operiert wurden, die höchste Überlebensrate hatten. Bei diesen Patienten betrug die Mortalität 4,8%. Bei Patienten der gleichen Risikogruppe, die erst am 2. oder 3. Tag nach Einlieferung versorgt wurden, stieg die Mortalität auf über 7% an. Bei Patienten, die zwischen dem 3. und 6. Tag operiert wurden, stieg die Mortalität bis 16%. Danach zeigte die Mortalität wieder eine rückläufige Tendenz. Bei Patienten mit instabilen Oberschenkelbrüchen und Gamma-Nagel-Versorgung wurde in 92% der Fälle die Versorgung als belastungsstabil betrachtet und die Belastung ab 2. und 4. postoperativen Tag durchgeführt. Die Komplikationsrate betrug durch Osteosynthese insgesamt 7%, gegenüber anderen Versorgungsarten ein deutlich niedrigerer Wert.

Die möglichst sofortige operative Versorgung bis zum 1. Tag nach Einlieferung erhöht die Überlebensrate, verkürzt den stationären Aufenthalt und senkt die Komplikationsrate bei Patienten mit Oberschenkelbrüchen am coxalen Femurende und darüber hinaus erlaubt die Gamma-Nagel-Osteosynthese bei 92% der Patienten mit instabilen Frakturen eine sofortige Mobilisation, die in dem hohen Lebensalter mit der Belastung identisch ist.

A Plenarthemen
1 Oberschenkelbrüche (31:33) Operative Konzepte – Methoden – Implantatwahl

Vergleichende Untersuchung der Gammanagel (G)- und Gleitnagel (GN)- Osteosynthese bei per- und subtrochanteren Femurfrakturen

W. FRIEDL, Aschaffenburg

Aufgrund der Vielzahl und hohen Rate intra- und postoperativer Komplikationen der G-Osteosynthese wurde der GN (Schenkelhalskraftträger mit Doppel-T-Klingenprofil, auch in Schaftrichtung dynamisches Verriegelungssystem, erhöhter Widerstandmoment u.a.) entwickelt. In dieser vergleichenden Untersuchung soll die GN-Osteosynthese bewertet werden.

Problemstellung: Die postoperative Gehfähigkeit und das Vermeiden postoperativer Komplikationen bei der Versorgung per- und subtrochanterer Frakturen sind die entscheidenen Prognosefaktoren, die durch die chirurgische Therapie beeinflußt werden können.

Material und Methode: Vom 15.09.94–15.07.95 wurden in o.g. Klinik 108 Patienten mit per- und subtrochanteren Frakturen mit einer GN-Osteosynthese versorgt. Zum Vergleich diente die Analyse von 330 Patienten, die mit G-Osteosynthese von 11/89 bis 11/93 versorgt wurden. Die Rate und Art der intra- und postoperativen Komplikationen werden untersucht.

Ergebnisse: Die Gesamtrate intraoperativer Komplikationen der G betrug 42,2% im ersten und 17,2% im letzten Untersuchungsintervall (zusätzliche Frakturen, distale Fehlbohrungen, Schenkelhalsrotation, ungenügende Reposition, Varusinstabilität bei zu tiefer Schraubeneinbringung). Die Rate postoperativer Komplikationen betrug 13,8–6% (zu viel oder kein Gleiten der Schenkelhalsschraube, Schenkelhalsrotation mit Schraubenausbruch, Fraktur am Nagelende. Ermüdungsbruch des Nagels). Während intraoperative Komplikationen selten eine Reoperation erforderlich machten, war dies bei postoperativen Komplikationen immer erforderlich. Bei der GN-Osteosynthese traten dagegen nur 1,8% intraoperative (schlechte Reposition und Fehlbohrung) und 3,7% postoperative Komplikationen (1 x Klingenwechsel, 1 x distale Fraktur und 2 Revisionen bei Hämatom) auf. Ein Klingenausbruch, Rotationsinstabilität oder Nagelbruch wurden nicht beobachtet.

Die GN-Osteosynthese erlaubt eine komplikationsarme, primär belastungsstabile Osteosynthese aller per- und subtrochanterer Femurfrakturen. Sie erfüllt somit die Anforderungen zur weiteren Prognoseverbesserung dieser typischen Verletzungen des hohen Lebensalters.

A Plenarthemen
1 Oberschenkelbrüche (31:33) Operative Konzepte – Methoden – Implantatwahl

Die hüftgelenknahe Fraktur über 10 Jahre von 1985–1994

H. HERRMANN, C. DOROW, E. MARKGRAF, Jena

Anhand des Patientengutes von 10 Jahren wird gezeigt, daß die Prognose bei der Behandlung hüftgelenksnaher Frakturen sowohl von präoperativen Parametern, vom Frakturtyp und dem Osteosyntheseverfahren abhängig ist.

Innerhalb von 10 Jahren wurden 1180 hüftgelenknahe Frakturen versorgt. 572 Patienten erlitten Schenkelhalsfrakturen (B-Typ), 504 pertrochantere und 104 subtrochantere Frakturen. Der Altersdurchschnitt betrug insgesamt 75 Jahre. Das Verhältnis Männer zu Frauen verhielt sich 1:3. Der Sturz im häuslichen Milieu war mit 44% die häufigste Verletzungsursache. Als Operationsverfahren für die per- und subtrochanteren Frakturen wurden der Laschennagel und die Winkelplatte (n = 146), Endernägel (n = 142), DHS (n = 220) und der Gammanagel (n = 50) verwendet. Die postoperative Frühletalität war beim Laschen- und Endernagel mit 28% sehr hoch, während sie nach DHS und Gammanagel bei 8% lag. Es bestand eine direkte Korrelation zwischen präoperativem Risiko nach ASA und der Letalität. Die Letalität stieg nach Versorgung > 24 h um 63% an. Lokale postoperative Komplikationen wurden beim Endernagel mit 20% am häufigsten beobachtet.

Mit der Einführung der dynamischen Osteosyntheseverfahren konnte eine deutliche Verbesserung der Ergebnisse bei per- und subtrochanteren Femurfrakturen erzielt werden. Der Gammanagel ergänzt die DHS bei Frakturen der Typen A 2.3 und A 3.

A Plenarthemen
1 Oberschenkelbrüche (31:33) Operative Konzepte – Methoden – Implantatwahl

Oberschenkelhalsbrüche Typ 3 1.B. Welches Implantat gewährleistet in Abhängigkeit von der Knochenqualität die beste Stabilität nach Osteosynthese?

F. BONNAIRE, A. HÖNNINGER, E. H. KUNER, Freiburg

Eingrenzung der Osteosynthesearten für verschiedene Altersgruppen im Hinblick auf mechanische Festigkeit.

46 frisch entnommene Leichenfemora (23 Frauen, 13 Männer) im Alter zwischen 31 und 83 Jahren (10 Präparate unter 60, 35 Präparate über 60 Jahre alt) wurden mit der quantitativen Computertomographie vermessen. Anschließend wurden mit einer Materialprüfanlage unter Einbeinstandbedingungen steilverlaufende mediale Schenkelhalsfrakturen vom Typ 3 1.B2 hergestellt. Danach wurden 4 Osteosynthesearten durchgeführt: 1. 130°-Winkelplatte und craniale Zugschraube; 2. Drei Spongiosaschrauben; 3. DHS; 4. DHS und craniale Zugschraube.
Anschließend wurden die Osteosynthesen mit 1000, 2000 und 3000 N bis zu ihrem Versagen getestet. Die Versuche wurden dynamisch durchgeführt mit jeweils 200 Belastungszyklen zu jeder Belastungsstufe bis zur definierten Instabilität. Über einen Omega-Wegaufnehmer wurden Frakturspaltmessungen am cranialen Schenkelhals vorgenommen. Die stabilste Osteosynthese war mit Abstand die Osteosynthese mit einer DHS und einer zusätzlichen Spongiosaschraube, bei der sowohl die absolute Bruchspaltgröße als auch die Bruchspaltzunahme unter dynamischer Belastung am geringsten blieb.
Bei Präparaten mit guter Knochenqualität ist die Schraubenosteosynthese ebenfalls ein gutes Verfahren bis zu einer Belastung von 1000 N.

Die größte Sicherheit für die Osteosynthese bei steilverlaufenden intrakapsulären Schenkelhalsfrakturen bietet die DHS mit einer cranialen Zugschraube, gefolgt von der einfachen DHS.

A Plenarthemen
1 Oberschenkelbrüche (31:33) Operative Konzepte – Methoden – Implantatwahl

Posttraumatische Perfusionsstörung nach medialen Schenkelhalsfrakturen und Revaskularisationsverlauf

A. EINERT, F. BONNAIRE, E. MOSER, E. H. KUNER, Freiburg

Erkennung von zeitlichen Abläufen von Revaskularisationsvorgängen am Oberschenkelkopf, Verbesserung der prognostischen Aussage für Kopfnekrosen und Steuerung des Belastungsaufbaus nach medialen Schenkelhalsfrakturen.

Trotz fehlender Dislokation sind Kopfnekrosen bei Pauwels I-Typen in 10–15% beschrieben, andererseits haben schwere Dislokationen vom Typ Garden IV nicht immer eine Kopfnekrose zur Folge. Im Individualfall ist der prognostische Aussagewert allein nach Fraktureinteilung relativ gering. In einer prospektiven Studie wurden 21 Patienten mit medialen Schenkelhalsfrakturen und Osteosynthese mit der 3-Phasen-Skelettszintigraphie eine Woche nach Operation, 3 Monate nach Operation und 6 Monate nach der Operation untersucht. Gleichzeitig wurden klinische und radiologische Untersuchungen durchgeführt.

Ergebnisse: Garden I: Einer von 3 Fällen hatte einen Perfusionsteildefekt, der sich nach 3 Monaten vollständig erholt hatte. Garden II: Von 4 Patienten hatte eine einen Perfusionsteildefekt, der sich nach 3 Monaten vollständig normalisiert hatte. Eine andere Patientin hatte einen Perfusionsausfall, nach 3 Monaten noch Restdefekte und nach 6 Monaten wieder eine Normalperfusion im Femurkopf. Garden III: Von 9 Patienten hatten nur 2 durchgehend eine Normalperfusion. In 5 Fällen sahen wir postoperativ einen Teildefekt und Normalverhältnisse nach 3 und 6 Monaten. Bei 2 Patienten sahen wir vollständige Perfusionsausfälle, in einem Fall mit vollständiger Erholung nach 3 Monaten, im anderen Fall Entwicklung einer Kopfnekrose. Garden IV: Von 5 Patienten hatte nur einer eine Normalperfusion, in 4 Fällen waren schwere Perfusionsdefekte nachweisbar. Restdefekte zeigten sich nach 3 Monaten noch bei 2 Patienten, ein Patient entwickelte eine Kopfnekrose.

Die 3-Phasen-Skelettszintigraphie ist gut geeignet, Perfusionsstörungen des Femurkopfes nach medialen Schenkelhalsfrakturen zu erkennen, den Verlauf zu beurteilen und die Prognose zu erhärten.

A Plenarthemen
1 Oberschenkelbrüche (31:33) Operative Konzepte – Methoden – Implantatwahl

Ist die primäre operative Stabilisierung nicht dislozierter Schenkelhalsfrakturen indiziert?

72

S. FRENYO, J. MANNINGER, G. KAZÁR, P. CSERHÁTI, Budapest

Ziel ist es, die Vorteile der primären operativen Stabilisierung nicht dislozierter Schenkelhalsfrakturen zu zeigen.

In einer retrospektiven Studie berichten wir über ein Patientenkollektiv von 247 Fällen mit nicht dislozierten Schenkelhalsfrakturen, die zwischen 1.1.1985 und 1.1.1991 stationär aufgenommen wurden. 122 wurden primär konservativ und 125 primär operativ behandelt. Die Parameter waren in beiden Gruppen praktisch identisch. Die Osteosynthese wurde damals mit AO-Spongiosaschrauben und einer Abstützplatte durchgeführt. Röntgen-Kontrollen fanden 12 Wochen und 6 Monate post trauma statt. 2–7 Jahre später wurden Fragebogen versandt (nach dem Protokoll einer „Swedish Multicenter Hip Study"). 75% der Patienten wurden erreicht.

Die Vorteile der primären Osteosynthese waren: kürzere Hospitalisationsdauer mit 1 Woche, Gehfähigkeit mit Vollbelastung 11 Tage früher, selbständige Mobilisation mit Gehhilfe bei der Entlassung in 2/3 primär operierter, und 1/4 primär konservativ behandelter Fälle. Frühe (6 Wo) Redislokation entstand in 20% der primär konservativ behandelten Patienten und in keinem Fall in der anderen Gruppe. Allgemeine Komplikationen entwickelten sich in 19/122 der primär konservativ und in 4/125 der primär operativ behandelten Patienten.

Die primäre operative Stabilisierung nicht dislozierter Schenkelhalsfrakturen ist gerechtfertigt.

A Plenarthemen
1 Oberschenkelbrüche (31:33) Operative Konzepte – Methoden – Implantatwahl

Die zementlose Hüfttotalendoprothesenversorgung der Schenkelhalsfraktur des alten Menschen

101

TH. LOWATSCHEFF, P. VERHEYDEN, J. BECK, K. WEISE (Tübingen),
K. SANDNER, Leipzig

Im Rahmen einer prospektiven Studie sollten die Ergebnisse einer zementlosen Totalendoprothesenimplantation beim alten Menschen mit postoperativer Remobilisation unter Vollbelastung überprüft werden.

Als verbreiteter Therapiestandard bei der medialen Schenkelhalsfraktur des alten Menschen gilt zur Zeit die zementierte Hüfttotalendoprothese. Den Vorteilen der zementlosen Implantation – kürzere OP-Zeit, keine Blutdruckabfälle in der Polymerisationsphase – stehen Bedenken bezüglich der sofortigen Remobilisation mit Vollbelastung, der Frühlockerung und des Oberschenkelschaftschmerzes gegenüber. In einer prospektiven Studie vom 1.1.94 bis zum 31.12.95 wurden alle 81 Patienten (Durschnittsalter 79,9 Jahre) mit einer medialen Schenkelhalsfraktur, die nicht konservativ oder durch Schraubenosteosynthese behandelt wurden, primär mit einer zementlosen Hüfttotalendoprothese (Bicontact) versorgt. Die Remobilisation erfolgte am 2.–3. postoperativen Tag bei allen Menschen über 70 Jahre mit Vollbelastung. Perioperativ gab es keine Todesfälle, die Letalität während des stationären Aufenthaltes betrug 8,5%. Nur in einem Fall mußte die Prothese zementiert werden, da zementlos kein ausreichender Halt zu erreichen war. Es kam zu keinem intraoperativen Blutdruckabfall. An perioperativen Komplikationen gab es eine Gefäßverletzung der A. femoralis. Postoperativ zwei Prothesenluxationen, wovon eine revidiert wurde und es dann zu einem tiefen Infekt kam, der aber letztendlich ohne Ausbau der Prothese beherrscht werden konnte. In einem Fall kam es zu einer Schaftsinterung bei der Remobilisation, weshalb ein Revisionsschaft implantiert wurde.

Die Nachuntersuchung erfolgte mindestens ein halbes Jahr postoperativ bei 64% aller Patienten. In einem Fall bestand ein Oberschenkelschaftschmerz und radiologisch Zeichen der Lockerung. Deshalb erfolgte ein Schaftwechsel (zementiert), wobei sich als Ursache der Lockerung herausstellte, daß irrtümlicherweise ein unbeschichteter zur Implantation mit Zement vorgesehener Schaft verwendet worden war. In zwei weiteren Fällen war es zu Prothesenluxationen gekommen, die jeweils konservativ mit Reposition und Antirotationsgips behandelt werden konnten.

Die zementlose Hüfttotalendoprothesenimplantation bei der Schenkelhalsfraktur des alten Menschen zeigt keine Nachteile bezüglich der Remobilisation mit Vollbelastung und Frühlockerung im weiteren Verlauf. Vorteile sind kürzere OP-Zeiten und keine intraoperativen Blutdruckabfälle.

A Plenarthemen
1 Oberschenkelbrüche (31:33) Operative Konzepte – Methoden – Implantatwahl

Prothetische Versorgung bei per- oder subtrochanteren Femurfrakturen mit vorbestehendem Hüftleiden

102

E. MAYER, R. KETTERL, Traunstein

Bei per- und subtrochanteren Femurfrakturen, die mit Vorerkrankungen am Hüftgelenk vergesellschaftet sind, ist durch eine Osteosynthese keine Verbesserung des vorbestehenden Hüftleidens zu erwarten. Zudem ist bei hochinstabiler Frakturform die Gefahr einer unzureichenden Stabilisierung mit sekundärer Dislokation bei Versorgung mit einer Osteosynthese zu rechnen. In den aufgezeigten Fällen stellt der primär prothetische Ersatz das Mittel der Wahl trotz der erschwerten Prothesenverankerung dar.

Patienten: Im Zeitraum 1990–1995 erfolgte bei 69 Patienten (44 Frauen, 25 Männer, Durchschnittsalter 78,8 Jahre) mit per- oder subrochanterer Femurfraktur und vorbestehenden Hüftleiden der prothetische Hüftgelenkersatz. Bei Frakturen im pertrochanteren Bereich wurde eine Müller-Geradschaftprothese (n = 47) in den Schaft zementiert. Bei subtrochanteren Frakturen erfolgte die Implantation einer Wagner-Revisionsprothese (n = 22). Bei 48 Patienten (69%) wurde dabei eine Kombination des Schaftes mit einem Duokopf implantiert, während in 31% der Fälle eine TEP (13x zementfreie Fitek-Pfanne, 8x zementierte Polyethylen-Pfanne) zum Einsatz kam. Bei den Begleiterkrankungen überwogen kardiale und vaskuläre Erkrankungen.

Ergebnisse: Trotz des hohen Durchschnittsalters der betroffenen Patienten und den verschiedenen Begleiterkankungen verloren wir nur 2 Patienten (2,9%) während des Klinikaufenthaltes (1x Lungenembolie bei vorbestehender kompensierter Herzinsuffizienz, 1x progressives Tumorleiden bei metastasierendem Mammacarcinom). An postoperativen Komplikationen zeigte sich ein tiefer Infekt bei 2 Patienten, ein revisionsbedürftiges Hämatom (n = 2) und eine Patientin mit partieller Nekrose des proximalen Anteiles des Vastus lateralis. Luxationen waren bei den mit Duokopf versorgten Patienten nicht zu beobachten, während in einem Fall mit Implantation einer TEP eine Luxation auftrat. Bei 10 Patienten (14,5%) zeigte sich postoperativ eine Beinlängendifferenz von mehr als 1 cm als wesentliche beobachtete Auffälligkeit. Mit Ausnahme von 5 Erkrankten (7,2%) konnten alle Patienten wieder mobilisiert werden, wobei mehr als die Hälfte (n = 36) wieder ihre Aktivität vom Zeitraum vor dem Unfall erlangte. Abschließende Untersuchungen bei 41 Patienten (24 Pat. waren zwischenzeitlich verstorben, 5 nicht mehr erreichbar) nach einem Zeitraum von 6–46 Monaten ergaben für die Patienten eine unverminderte Gehfähigkeit, keine Hinweise für eine Lockerung der Prothesenkomponenten und eine ungestörte Funktion des Duokopfes.

Die Implantation einer TEP oder Duokopfprothese bei Patienten mit per- oder subtrochanterer Femurfraktur und Vorerkrankung am Hüftgelenk stellt eine suffiziente und komplikationsarme Methode dar, mit der die Gehfähigkeit schnell und dauerhaft erhalten werden kann. Trotz der erschwerten Verankerungsmöglichkeiten ist eine schnelle Wiedererreichung einer Gehfähigkeit mit nur geringer Luxationsneigung gegeben.

A Plenarthemen
1 Oberschenkelbrüche (31:33) Operative Konzepte – Methoden – Implantatwahl

103 Behandlung pathologischer Frakturen des proximalen Femur und gleichzeitig drohender Schaftfraktur durch kombinierte Verbundmarknagelung und Hüftendoprothese

G. VOGGENREITER, ST. ASSENMACHER, W. KLAES, K. P. SCHMIT-NEUERBURG, Essen

Die Hybridosteosynthese von Hüft-TEP und Verbundmarknagelung stellt ein alternatives Verfahren zu Tumorprothesen bei pathologischen Frakturen des proximalen Femur und gleichzeitig drohenden Schaftfrakturen dar. Indikation, Technik und Ergebnisse sollen vorgestellt werden.

Zwischen 1987 und 1995 wurden 115 pathologische Frakturen des proximalen Femur operativ versorgt. 9 Patienten (Alter 44 bis 82 J., im Mittel 59 J.) mit Schenkelhals- (n = 6), intertrochantären (n = 2) oder subtrochantären (n = 1) Frakturen und gleichzeitig drohenden Schaftfrakturen wurden durch eine Kombination von TEP und Verbundmarknagelung behandelt. Das Frakturrisiko der Schaftfrakturen wurde nach Mirels (1989) klassifiziert und ergab Werte zwischen 9 und 11 (im Mittel 9,7) was einem Frakturrisiko von 65% gleichkommt. *Operative Technik*: Über einen lateralen Zugang wird zuerst die Pfanne implantiert, wobei in 6 Fällen aufgrund von Osteolysen im Bereich des Acetabulums zusätzlich eine Abstützschale verwendet wurde. Nachfolgend wird der Femurschaft aufgebohrt und ein Marknagel mit einem Durchmesser von 2 mm weniger als der letzte verwendete Bohrer gewählt. Die Gesamtlänge von Prothese und Nagel wird unter dem Bildwandler geprüft und der Nagel entsprechend gekürzt. Nach Auffüllen der Markhöhle mit Knochenzement werden Marknagel und Prothese implantiert. Postoperativ erfolgte die frühzeitige Mobilisation und Vollbelastung.

Die mittlere OP-Dauer betrug 3 h 45 min (2 h 20 min bis 6 h 20 min). Ein Patient starb am dritten Tag post.op. aufgrund einer cardiopulmonalen Dekompensation. Alle Patienten waren am Ende der ersten Woche mit Gehhilfen gehfähig und konnten im Mittel nach 25 Tagen entlassen werden (20 bis 36 Tage). Bei einem Patienten mußte nach rezidivierender Luxation der Prothese bei zu steilem Inklinationswinkel und Blockierung des Femoropatellargelenkes durch Zementaustritt die Revision erfolgen. Die Pfanne wurde ausgetauscht und der Zement nach Arthrotomie entfernt. Bei einem zweiten Patienten kam es intraoperativ beim Einschlagen des Nagels zur Schaftfraktur in Höhe der Osteolyse. Die mittlere Überlebensdauer der 7 Patienten, die bisher verstorben sind, betrug 8,9 Monate.

Die Kombination von Hüft-TEP und Verbundmarknagelung des Femur wurde bei einem ausgewählten Patientengut (7,8% der Frakturen des proximalen Femur) erfolgreich angewendet. Dieses Verfahren ist daher eine wertvolle Alternative zu Tumor- oder Langschaftprothesen, da Muskelansätze und Knochensubstanz erhalten werden können.

A Plenarthemen
1 Oberschenkelbrüche (31:33) Operative Konzepte – Methoden – Implantatwahl

Spätergebnisse nach Keramik-Hemiendoprothesen bei medialer Schenkelhalsfraktur alter Menschen

104

J. DEGREIF, L. RUDIG, M. RUNKEL, P. M. ROMMENS, Mainz

Anhand von klinischen und röntgenologischen Spätergebnissen soll über den hemiendoprothetischen Hüftgelenkersatz mittels Al_2O_3-Keramikkopf bei der medialen Schenkelhalsfraktur des alten Menschen als Alternative zur total- bzw. bipolaren Prothese berichtet werden.

Für den Hüftgelenkersatz nach Schenkelhalsfraktur wird meist eine TEP oder eine Duokopfprothese implantiert. Beide Verfahren sind nicht unproblematisch. Bei der TEP besteht die Gefahr der Luxation und der Pfannenlockerung. Bei der Duokopfprothese können die Kopfkomponenten verklemmen, so daß funktionell eine Metallkopfprothese mit der Gefahr der frühzeitigen Protrusio resultiert. Hier bietet sich wegen der wesentlich besseren Oberflächeneigenschaften der Hüftkopfersatz aus Keramik an, die beispielsweise im Vergleich zu Stahl eine um den Faktor 10 bessere Benetzbarkeit und damit bessere Schmiereigenschaft besitzt.

Die Fragestellung für die Untersuchung war, ob Hüftkopfprothesen aus Al_2O_3-Keramik eine adäquate Methode zur Versorgung von Schenkelhalsfrakturen sind. In einer retrospektiven Studie an 277 Patienten, die von 1985 bis 1990 eine Keramik-Hemiendoprothese erhielten, konnten aufgrund des hohen Alters zum Zeitpunkt der Implantation (82 Jahre) nach drei bis sechs Jahren 77 Patienten mit einem Durchschnittsalter von 87 Jahren klinisch und 41 auch röntgenologisch nachuntersucht werden. Es ergab sich nach einem modifizierten LYSHOLM-Score ein Durchschnittswert von 57 Punkten (max. 78). Der röntgenologische Gelenkspalt in der Standardbeckenübersicht im Bereich der PAUWELSschen Hüftgelenksresultierenden ergab Knorpeldicken des Acetabulums von 1,9 mm postoperativ. Nach einer mittleren Tragezeit von 4,2 Jahren konnte eine durchschnittliche Abnahme um 0,7 mm festgestellt werden. Bei zwei Patienten mußte wegen einer Protrusio acetabuli der sekundäre Pfannenersatz durchgeführt werden.

Die Ergebnisse lassen den Schluß zu, daß die Verwendung einer Keramik-Hüftkopfprothese bei kleinstmöglichem Eingriff die volle Funktion und Belastbarkeit des Hüftgelenkes für einen längeren Zeitraum zuläßt und hinsichtlich der Langzeitergebnisse zumindest für die alten Patienten keine Nachteile gegenüber der Totalendoprothese zu erwarten sind.

A Plenarthemen
1 Oberschenkelbrüche (31:33) Operative Konzepte – Methoden – Implantatwahl

Biologische Osteosynthese der periprothetischen Femurschaftfraktur mit Verriegelungsprothese

R. VOLKMANN, CH. EINGARTNER, M. PÜTZ, S. WELLER, Tübingen

Rasche Wiederherstellung der Mobilität der betroffenen Extremität und des Patienten – komplexe Lösung der Fraktursituation und konsekutiven Implantatlockerung durch transfemoralen Schaftwechsel und Induzieren der Frakturheilung.

Periprothetische Frakturen sind mit der stetig steigenden Zahl der Endoprothesenimplantationen als schwerwiegende Komplikation im Zunehmen begriffen. Es handelt sich zum größten Teil um ein älteres und entsprechend polymorbides Krankengut, das durch die Fraktursituation plötzlich vital gefährdet wird und bei dem es lokal zu Knochensubstanzdefekten gekommen ist. Demzufolge ist eine effektive Operationsmethodik notwendig mit dem Ziel der stabilen Implantatverankerung und des prospektiven Knochenaufbaus zur Sicherung eines optimalen Langzeiterfolges.

Unter diesen Gesichtspunkten hat sich der transfemorale Prothesenschaftwechsel bewährt. Über diesen Zugang wird das einliegende Implantat entfernt und die Frakturzone mit einer langschäftigen Revisionsprothese in zementfreier Implantationstechnik überbrückt. Zur Optimierung der Primärstabilität wird die Schaftprothese – ähnlich den Prinzipien der Oberschenkelverriegelungsmarknagelung – über Verriegelungsbolzen gesichert. Nach erfolgter Frakturheilung und gleichzeitigem periprothetischem Knochenaufbau erfolgt eine planmäßige Dynamisierung durch Entfernung der Bolzen. Das Implantat sintert danach einige Millimeter, um sich mit seinem speziell konzipierten Prothesenkörper metaphysär im zwischenzeitlich geheilten Knochen unter Press-Fit-Bedingungen zu verankern.

Seit Februar 1992 konnten 18 Patienten mit periprothetischen Frakturen in dieser Technik versorgt werden. Darüber hinaus wurde das Operationsprinzip im Rahmen von über 100 aseptischen Endoprothesenlockerungen im gleichen Zeitraum auf seine Funktionalität überprüft.

Mit der „biologischen Osteosynthese" der periprothetischen Frakturen konnte in allen Fällen eine Frakturheilung erzielt werden, nennenswerte Komplikationen traten nicht auf.

Neben einer deutlichen Operationszeitverkürzung sind prospektiv günstige Knochenregenerationen des periprothetischen Femur, klinisch eine rasche Schmerzregression sowie das Vermeiden von nennenswertem Implantatsintern oder gar Frühlockerung hervorzuheben.

A Plenarthemen
1 Oberschenkelbrüche (31:33) Operative Konzepte – Methoden – Implantatwahl

Gamma-Nagel und Classic-Nagel (intramedulläre Stabilisierung) versus DHS (extramedulläre Stabilisierung) bei proximalen Femurfrakturen – Perioperative Frühergebnisse im Rahmen einer prospektiv randomisierten Studie

126

S. PRINZ, R. LETSCH, D. BÜSCHER, Berlin

Ergeben sich wesentliche Unterschiede bei intraoperativem Blutverlust, Operationsdauer und Nachbehandlungsphase?

Es werden die Versorgungen von 38 31 A1–A3-Frakturen durch DHS, 43 31 A1–A3-Frakturen durch Gamma-Nagel bzw. 41 Versorgungen mit Classic-Nagel gegenübergestellt. Die Operationen wurden zwischen dem 01.03.95 und 01.03.96 durchgeführt, wobei die Wahl des Osteosyntheseverfahrens im Rahmen einer prospektiv randomisierten Studie unabhängig von Frakturtyp, Alter und Geschlecht des Patienten erfolgte. Es zeigten sich in beiden Gruppen annähernd 60% Typ 31 A2–3 und somit instabile Frakturen. Das Durchschnittsalter lag bei 81 Jahren, 22 Patienten waren 90 Jahre und älter. Das OP-Verfahren erfolgte jeweils in hierfür typischer Technik. Die durchschnittliche OP-Zeit lag mit 73 min bei intramedullärer Stabilisierung gegenüber 68 min bei DHS-Implantation nur geringfügig höher. Bezüglich intraoperativem Blutverlust (ca. 480 ml im Schnitt), perioperativer Letalität (je 5 Patienten), BV-Einsatzdauer und Krankenhausverweildauer (durchschnittlich 27,8 Tage) ergaben sich für beide Gruppen keine signifikanten Unterschiede. Primär voll belastbar waren ca. 94% nach Gamma-Nagel oder Classic-Nagel, 86% nach DHS. In keinem Fall kam es zu tiefen Infekten, eine Hämatomausräumung wurde nach DHS in 4 Fällen, bei Nagelung in 3 Fällen erforderlich. 6x nach DHS kam es unter Vollbelastung zu einer Beinverkürzung von > 1 cm, wobei zweimal ein Repositionsverlust (mediale Verschiebung des Trochantermassivs) bei instabiler Fraktur auftrat. Relevante Beinverkürzungen bei Gamma- oder Classic-Nagel ergaben sich nicht. Aufgrund von OP-technischen Fehlern konnte nach intramedullärer Stabilisierung in 3 Fällen nur eine dosierte Belastung durchgeführt werden. Rotationsfehler oder Beinverlängerungen traten nicht auf.

Sowohl intra- als auch extramedulläre Stabilisierung bieten das erforderliche schonende, einfache und komplikationsarme OP-Verfahren. Insbesondere bei instabilen Frakturen mit primärer Vollbelastung ist die Implantation von Gamma- oder Classic-Nagel vorteilhaft. Nach DHS-Versorgung kam es 6x zu einer signifikanten Beinverkürzung und zu 2 sekundären Repositionsverlusten.

A Plenarthemen
1 Oberschenkelbrüche (31:33) Operative Konzepte – Methoden – Implantatwahl

127 Indikationsabgrenzung und Möglichkeiten der Totalendoprothese in der Behandlung pertrochantärer Frakturen

K.-H. MÜLLER, Wuppertal

Fraktur und Gelenkerkrankung werden in einem operativen Zufassen mit dem Ziel der Vollbelastung und Gehfähigkeit behandelt. Fakultative, relative und absolute Indikationsabgrenzungen unter Berücksichtigung von Frakturen mit Coxarthrose. Fraktur mit erschwerter Osteosyntheseverankerung durch Osteoporose, instabilen Bruchformen (C3-Frakturen) und path. Frakturen.

Allgemein ist eine absolute Zunahme der Behandlungsfälle und des Durchschnittsalters pertrochantärer Frakturen festzustellen. In Abhängigkeit zur Polymorbidität ist es Op.-Ziel volle Belastbarkeit mit Gehfähigkeit zumindest eine angemessene Lebensqualität zu erreichen. Bei pertrochantären Frakturen mit schwerer Coxarthrose, Verlust der Osteosynthesefähigkeit durch extreme Osteoporose u. path. Frakturen ist die TEP für die Behandlung der Gelenkerkrankung und gleichzeitige Osteosynthese der pertrochanteren Region zu erwägen. Dabei bestehen unterschiedliche Indikationen für zementierte Geradschaftprothesen und die Revisionsprothese nach Wagner. Der hierbei verwendete zementfreie lange Schaftanteil entspricht dem Prinzip einer hüftnahen Marknagelung; gleichzeitig wird der Komfort eines Kunstgelenkes erreicht. Zwischen Jan. 93 u. Feb. 95 haben wir 61 TEP's bei pertrochantären Frakturen eingesetzt. In 39 Fällen Langschaftprothesen nach Wagner, 18x zementierte Geradschaftprothesen nach Müller, 4x Duokopfprothesen. Als Komplikationen mußten 6 Luxationen u. 7 Hämatomausräumungen sowie 1 Infektion behandelt werden. Die 61 Pat. mit einem mittleren Alter von 74 Jahren wurden durchschnittl. nach 17 Tagen aus der Akutklinik entlassen (28% Gehfähigkeit ohne Fremdhilfe, 43% Gehfähigkeit m. Fremdhilfe, 27% verbesserte Lebensqualität). 15 Mon. postoperativ verstarben 9 Pat. an Sekundärerkrankungen. 46 ermittelbare Pat. ergaben nach Umfrage jetzt in 52% eine Gehfähigkeit ohne, in 35% eine Gehfähigkeit m. Fremdhilfe und in 13% eine gute Pflegefähigkeit.

Durch die TEP bei pertrochantären und subtrochantären Frakturen mit erheblicher Instabilität und gleichzeitiger Erkrankung des Hüftgelenkes (Coxarthrose, Osteoporose, Tumor) ist die Verweildauer im Akutkrankenhaus u. die Rehabilitationsphase bei erhöhter Lebensqualität verbessert. Der Bruchschaden heilt durch intramedulläre Schienung, die Gelenkerkrankung wird gleichzeitig durch proth. Ersatz behandelt.

A Plenarthemen
1 Oberschenkelbrüche (31:33) Operative Konzepte – Methoden – Implantatwahl

Der lange Gamma-Nagel in der geschlossenen Behandlung komplizierter proximaler Femurbrüche. Resultate einer retrospektiven Serie von 79 Fällen

I. KEMPF, G. TAGLANG, E. FAVREUL, A. GROSSE, Illkirch

Verschiedene Typen von komplizierten proximalen Femurbrüchen: subtrochantäre, trochantero-diaphysäre, proximale diaphysäre Splitterbrüche, assozierte Hals-Trochanter-Schaftbrüche stellen schwierige Probleme in ihrer geschlossenen Behandlung. Obwohl interessante Resultate mit Y-Nägeln, Endernägeln oder konventionellen Verriegelungsnägeln erzielt werden konnten, blieben diese Methoden öfters unzufriedenstellend.

Der lange Gamma-Nagel in Länge von 300 bis 400 mm und 11 mm Durchmesser, Basiswinkel Schraube-Nagel 130°, Halsschrauben 80–120 mm, bietet nunmehr eine wirkungsvolle Alternative.

Von Januar 1990 bis Dezember 1992 wurden 79 komplizierte Femurfrakturen mit dem langen Gamma-Nagel versorgt, davon vorwiegend frische Frakturen (52 Fälle), auch pathologische Frakturen (9 Fälle), 6 Pseudarthrosen und 12 Reoperationen. Das Kollektiv unterscheidet sich deutlich von dem des Standardnagels: es handelt sich überwiegend um Männer, die im Durchschnitt jünger sind.

Die Operation wird geschlossen durchgeführt nach Reposition auf dem Extensionstisch. Wegen der relativ großen Starrheit des Nagels muß auf 13 mm, manchmal auf 14 mm, aufgebohrt werden und der Nagel muß sehr vorsichtig eingeführt werden. Die Montage ist immer statisch.

Frühzeitige Komplikationen waren: 1 Hämatom und eine schlechte Lage der Halsschraube: beide chirurgisch revidiert. Spätkomplikationen: zweimal Sepsis davon 1 tief, 2 Pseudarthrosen, 2 Fehlstellungen in Rotation bei mangelnder Reposition, 1 Refraktur nach High Energy Trauma. Teilweise Belastung in der ersten Woche: 36 Fälle, volle Belastung nach 30 Tagen.

Der lange Gamma-Nagel bietet eine elegante und wirkungsvolle Technik in der geschlossenen Behandlung komplizierter proximaler Femurfrakturen.

A Plenarthemen
1 Oberschenkelbrüche (31:33) Operative Konzepte – Methoden – Implantatwahl

Die Gammanagel-Osteosynthese – ein operationstechnisch einfaches Verfahren?

F. HOLMENSCHLAGER, TH. SCHILLING, U. REDLICH, ST. WINKLER, Magdeburg

Kritische Analyse der systemtypischen intra- und postoperativen Komplikationen sowie Schlußfolgerungen für das Implantat und dessen Anwendung anhand der objektiven Röntgenbefunde.

Material und Methode: Im Zeitraum vom 1.6.1991 bis 31.12.1994 wurden an unserer Klinik 143 Patienten mittels Gammanagel-Osteosynthese behandelt. Das Patientengut zeigte ein Durchschnittsalter von 68,2 Jahren, 62,2% waren Frauen. 98 Fälle konnten anhand der Röntgenbefunde ausgewertet werden. Innerhalb dieser Gruppe wurden 86 pertrochantäre (87,8%), 6 subtrochantäre und 2 Femurschaft-Frakturen sowie eine mediale und eine laterale Schenkelhalsfraktur operativ versorgt. Die Einteilung der pertrochantären Frakturen anhand der AO-Klassifikation zeigte folgende Verteilung: A.1 25,6%, A.2 54,7% und A.3 19,7%.

Ergebnisse: Die kritische röntgenologische Beurteilung zeigte eine Implantatlage, die in 49% der Fälle eine diskrete, mitunter aber auch eine starke Fehlposition aufwies.

In 8,2% wurde der Nagel nicht optimal plaziert (Einschlagstelle, unzureichende intramedulläre Einbringung vom Nagel). Die Schenkelhalsschraube wurde in 7,1% nur ungenügend weit in den Schenkelhals, dagegen in 6,1% zu nahe an der Gelenkfläche eingebracht. Im Schenkelhalsquerschnitt lag die Schraube nur in 67,4% zufriedenstellend. In 2 Fällen wurde der Schenkelhals und in einem Fall der Femurkopf perforiert. Die distalen Verriegelungsschrauben wurden in 9,2% der Fälle fehlplaziert. In 31,6% zeigte die distale Nagelspitze einen Anschlag an der lateralen Kortikalis. An intraoperativen Komplikationen zeigten sich 5 Femurschaftfissurierungen (zweimal durch distale Verriegelung bedingt) und 3 Femurschaftsprengungen. Wir sahen in 26,5% der Fälle Fehlstellungen (von 5–40°): 23,1% Varus-, 46,2% Valgus-, 15,3% Antekurvations- und 30,7% Rekurvationsfehlstellungen. In 20,4% kam es zum „Shifting". Postoperativ zeigte sich bei einer zu nahe an der Gelenkfläche eingebrachten Schenkelhalsschraube im Verlauf eine Femurkopfperforation, je einmal kam es zu einer Osteomyelitis und einer periartikulären Verkalkung.

Die kritische Auswertung der röntgenologischen Befunde ergab eine hohe Anzahl an Fehlpositionen des Implantats, die zum einen durch mangelnde Erfahrungen der Operateure am Anfang des Anwendungszeitraumes sowie durch das Implantat selbst bedingt waren.

Es ist festzustellen, daß die Gammanagelung ein operationstechnisch anspruchsvolles Verfahren ist. Durch eine sorgfältige Reposition der Fraktur sowie durch die genaue Plazierung des Führungsdrahtes für die Schenkelhalsschraube lassen sich die meisten der Fehlpositionen vermeiden. Die bei neuen Modellen (z.B. Classic-Nagel) durchgeführten Verringerungen des Nagelwinkels sowie des proximalen Durchmessers werden eine weitere Reduzierung der Implantatfehllagen und Komplikationen zeigen.

A Plenarthemen
1 Oberschenkelbrüche (31:33) Operative Konzepte – Methoden – Implantatwahl

Probleme mit dem Gamma-Verriegelungsnagel

L. SCHROEDER, Schleswig

Zahlreiche Veröffentlichungen aus Skandinavien und den USA berichten von erheblichen Problemen bei der Gamma-Nagel-Osteosynthese mit Schaftsprengungen bis zu 20%. Anhand unseres umfangreichen Krankengutes erfolgte die Aufschlüsselung der intraoperativen Probleme und postoperativen Komplikationen.

Seit Juni 1989 bis Februar 1995 wurden 510 Gamma-Nagel-Osteosynthesen durchgeführt. Es handelte sich um 77% Frauen und 23% Männer im Alter von 27 bis 99 Jahren (Mittel 79 Jahre). Anhand der Auswertung der Krankengeschichten einer katamnestischen Verlaufsbeobachtung und einer Nachuntersuchung von 170 Fällen konnten die folgenden Probleme und Komplikationen festgestellt werden:

9 Hüftschraubenausbrüche bei medialen Schenkelhalsfrakturen bei Kopfnekrosen, 3 Hüftschraubenausbrüche aus operationstechnischen Mängeln, 8 Rotationsfehler bei ungenügender Reposition, 10 Fissuren am Trochanter bei zu lateralem Zugang (jedoch ohne klinische Relevanz) sowie 2 Schaftfrakturen durch Einschlagen des Nagels mit dem Hammer. Innerhalb der ersten 2 Jahre traten bei 20 Patienten Probleme bei der distalen Verriegelung auf. Durch Verbesserung des Instrumentariums ist nun die Verriegelung problemlos. An postoperativen Komplikationen fanden sich 11 oberflächliche Infekte, 2 tiefe Infekte, 16 Thrombosen und 6 Lungenembolien. Die Klinikletalität betrug 7,8%.

Die beschriebenen Probleme sind vorwiegend operationstechnischer Art. Durch Einhaltung der Operationsanleitung mit genügendem Aufbohren und „Einführen" des Nagels können die Probleme auf ein Minimum reduziert werden. Durch die gute Biomechanik wird fast immer eine primäre Belastungsstabilität erreicht.

A Plenarthemen
1 Oberschenkelbrüche (31:33) Operative Konzepte – Methoden – Implantatwahl

Das intramedulläre Hüftschraubensystem „Classic-Nagel" für per- und subtrochantere Frakturen. Frühergebnisse einer prospektiven Studie

R. SCHULZ, ST. ELENZ, R. HOFFMANN, P. SÜDKAMP, Berlin

In einer prospektiven klinischen Studie werden die intraoperativen Daten, postoperativen Komplikationen und funktionellen Endergebnisse des intramedullären Hüftschraubensystems Classic Nagel untersucht.

Per- und subtrochantere Femurfrakturen als typischer Bruch des alten Menschen bedürfen nicht in der postoperativen Rehabilitationsphase einer belastungsstabilen Versorgung. Dies gilt insbesondere für „instabile" Frakturen. Hierfür eignen sich auf Grund ihrer hohen Primärstabilität intramedulläre Hüftschraubensysteme. Auf der anderen Seite werden bei intramedullären Hüftschraubensystemen lokale intra- und frühpostoperative Komplikationen wie Femurschaftfrakturen und -fissuren sowie Fehlverriegelungen beschrieben.

Seit dem 1.9.1992 wird der Classic Nagel eingesetzt. Bisher konnten 142 Patienten in die Studie aufgenommen werden. Das Durchschnittsalter betrug 81,3 Jahre bei einer Geschlechtsverteilung Frauen:Männer von 109:33. In Anlehnung an die Einteilung von Evans fanden sich 46 stabile und 96 instabile Frakturen. Die Operationszeit betrug durchschnittlich 68 Minuten. Perioperativ verstarben 2 Patienten.

An intraoperativ korrigierbaren Komplikationen fand sich eine Femurschaftfraktur und eine -fissur, neunmal eine distale Fehlverriegelung. In der postoperativen Rehabilitationsphase wurde allen Patienten eine symptomadaptierte Vollbelastung gestattet. In der 3-Monats-Kontrolle konnten bisher 104 Patienten nachuntersucht werden. Bei allen Patienten war die Fraktur radiologisch verheilt. Ein gutes bis sehr gutes funktionelles Ergebnis nach dem Merle-d'Aubigné-Score fand sich in über 90%.

Bei relativ geringer Gesamtkomplikationsrate ist bei instabilen Frakturen sowie eingeschränkter Kooperationsfähigkeit geriatrischer Patienten die Indikation zur Implantation eines Classic Nagels gegeben.

A Plenarthemen
1 Oberschenkelbrüche (31:33) Operative Konzepte – Methoden – Implantatwahl

Ergebnisse der Gamma-Nagel-Osteosynthese bei 300 Patienten mit per- oder subtrochanteren Femurfrakturen

132

D. TRALLES, E. SCHWARZ, Berlin

Analyse der über 300 Gamma-Nagelungen der Jahre 1991–1996. Aufzeigen der Lernkurve, intraoperativer Komplikationen, Wundheilungsstörungen, des Operationszeitpunktes und der erreichten Mobilität.

In den letzten Jahren deutliche Zunahme von hüftgelenksnahen Femurfrakturen in immer greiserem Alter. Daher ist eine belastungsstabile Osteosynthese zur schnellen Mobilisation notwendig.

Vor 1991 wurden ausschließlich der Lezius-Nagel und die Winkelplatte verwandt, die keine Belastungsstabilität erreichten. Nach der politischen Wende in der Ex-DDR führten wir als intramedullären Kraftträger die Gamma-Verriegelungs-Nagelung ein und haben sie bisher über 300 mal angewandt. Das Verhältnis Frauen zu Männer betrug 4:1. Der Altersdurchschnitt der Patienten lag bei 77 Jahren. In der Anfangsphase zeigte sich eine deutliche Abhängigkeit der Rate intraoperativer technischer Komplikationen vom Ausbildungsstand der Operateure. Nach Reduzierung der Anzahl der Operateure konnte mit steigender Erfahrung die Komplikationsrate erheblich gesenkt werden. Desweiteren führten technische Verbesserungen (Bohrer, röntgenstrahlendurchlässiges Zielgerät) und Änderung der Nageldimension zur weiteren Reduzierung von Fehlschlägen. So konnten die anfänglichen Fehlbohrungen oder Fehlplazierungen der Querschrauben völlig ausgemerzt werden. Traten bis 1992 bei 3% der Patienten noch eine tiefe Wundinfektion auf, so konnte sie danach auf 0% gesenkt werden. Trotz des hohen Alters der Patienten und der damit verbundenen Multimorbidität konnten wir ein zufriedenstellendes funktionelles Ergebnis erreichen. Über 50% der Patienten wurden selbständig gehfähig entlassen (86% der Männer und 49% der Frauen). Mit Hilfe gehfähig waren 20%. Die Anwendung des langen Gamma-Nagels brachte eine Erweiterung des Indikationsspektrums bei den auf den Schaft übergreifenden subtrochanteren Frakturen.

Unter Betrachtung der korrekten Op-Technik ist die Gamma-Nagelung aufgrund ihrer geschlossenen Op-Technik ein wenig belastendes und komplikationsloses Verfahren mit primärer Belastungsstabilität, was beim alten Menschen besonders wichtig ist.

A Plenarthemen
1 Oberschenkelbrüche (31:33) Operative Konzepte – Methoden – Implantatwahl

Aseptische Oberschenkelkopfnekrose bei operierten pertrochanteren Frakturen

133

S. PARASKEVAS, D. LOUVERDIS, P. KONTOS, G. STROUBOULAS, Piräus

Bei der retrospektiven Analyse von 2034 mit DHS operierten pertrochanteren Frakturen, stellten wir eine aseptische Oberschenkelkopfnekrose bei 9 Fällen (0,44%) fest. Die Parameter, Biologie, Biomechanik, Instabilität und Vascularisation werden als ursächliche Faktoren in Erwägung gezogen und zur Debatte gestellt.

Von 1987–1993 wurden 2034 Patienten wegen pertrochanteren Frakturen mit Richards und DHS der AO operativ versorgt. 1312 der Patienten waren Frauen und 722 Männer. Operationszeit 1–3 Tage nach der Aufnahme. Bei dem postoperativen Verlauf zeigten 9 Fälle, 0,44% eine aseptische Kopfnekrose in einem Zeitablauf von 8–20 Monaten. Bei der Analyse der Fälle wurden folgenden Faktoren ätiopathogenetisch konstantiert. 1) Biologischer Faktor: Alle Patienten haben aufgrund ihres hohen Alters eine schwere Osteoporose, die röntgenologisch und durch Messung der B.M.D. verifiziert wurde. 65–102 Jahre alt – Mittelwert 77 Jahre. 2) Biomechanischer Faktor: Trotz guter Reposition der Fraktur und exakter Position der Hüftschraube in der Kopfmitte, konnte die multifragmentere Art der Fraktur (4-Fragmente) nur relativ mäßig eine Stabilität erreichen. Das Gleiten der Schraube in der Öse-Teleskopeigenschaft mit Einstauchung kann eventuell fortleitend auch Minimalbewegungen und demzufolge Mikrotraumen in der Spongiosa verursachen. 3) Vascularisation: Zu dem zweiten Faktor, Instabilität, muß man die Blutversorgung, die in unmittelbarem Zusammenhang steht, in Betracht ziehen. a) Thrombosierung der Gefäße und b) das Einsprossen neuer Gefäße ist problematisch und erschwert. 4) In Betracht käme noch die Position der Schraube in der Kopfmitte, mit sekundärer Devitalisierung der Knochengewebe.

Bei der Operation von 2034 pertrochanteren Frakturen mußten wir bei 9 Fällen wegen Kopfnekrose eine Totalendoprothese einsetzen. Die Gleitschraube bietet viele Vorteile, man muß aber technische und andere Daten berücksichtigen.

A Plenarthemen
1 Oberschenkelbrüche (31:33) Operative Konzepte – Methoden – Implantatwahl

Minimalinvasive perkutane DCS-Plattenosteosynthese (MIPPO) am distalen oder proximalen Femur | 167

CH. KRETTEK, P. SCHANDELMAIER, R. BERTRAM, H. TSCHERNE, Hannover

Fragestellung: Die operative Behandlung suprakondylärer oder subtrochantärer Frakturen stellen Grenzindikationen für die antegrade Marknagelung mit konventionellen Verriegelungsoptionen dar. Die Plattenosteosynthese über den konventionellen lateralen Standarzugang mit Anhebung des M. vastus lateralis ist aus operationstechnischer Sicht gekennzeichnet durch eine gute Exposition im Frakturbereich, jedoch kompliziert durch eine relativ hohe Rate an Komplikationen. Nachdem von der Marknagelung und der biologischen Plattenosteosynthese bekannt ist, daß bei entsprechender Vaskularisation auf eine anatomische Reposition der Fragmente im extraartikulären Bereich verzichtet werden kann, stellte sich die Frage, ob zur Osteosynthese extraartikulärer Frakturen am distalen und proximalen Femur nicht die „Zweiteiligkeit" der DCS zur Minimierung des Zugangs und der Invasivität erforderlich genutzt werden kann.

Material und Methode: Zwischen 1/1994 und 12/1995 wurden 15 frische Frakturen und Osteotomien am distalen und proximalen Femur mit einer minimalinvasiven perkutanen Plattenosteosynthese (MIPPO) unter Verwendung der DCS versorgt. Operative Technik: Für die Einbringung wird das „sperrige", gewinkelte Implantat in zwei gut manipulierbaren geraden Bestandteile zerlegt und nach Passieren des Zugangs wieder zusammengebaut. Nach Einschrauben der Kondylenschraube Spalten des tractus iliotibialis/M. vastus lateralis auf eine Länge von ca. 2–3 cm. Einführen der Plattenkomponente, die mit einem speziellen Zentrierinstumentarium auf die Schraubenkomponente geschoben wird. Die Fixierung der Schaftkomponente an die Platte erfolgt indirekt, nicht anatomisch, lediglich unter Beachtung von Länge, Rotation und Achse. Die Plattenfixierung erfolgt über eine transmuskuläre Stichinzision mit oszillierendem Bohrer und selbstschneidenden Schrauben. Die Osteotomien erfolgten transmuskulär als „focal dome" Osteotomie mit Hilfe einer Bohrlehre. Die Fälle wurden bis zum Abschluß der Frakturheilung radiologisch und klinisch kontrolliert, in allen distalen Frakturen liegen postoperative Achsenaufnahmen und postoperative Drehfehler-CT's vor.

Gesamt	15
Patientenalter	
proximales Femur	10
distales Femur	5
Frakturen	12
Osteotomie	3
Ausheilung < 12 W	14
Ausheilung 20 W	1
Implantatversagen	1
Knochentransplantat	0
Infekt	0
Verz. Heilung/Pseud.	0
Varus/Valgus >5%	1
Beinl.-diff. > 10 mm	2

Ergebnisse: Alle Fälle konnten mindestens bis zur knöchernen Konsolidierung verfolgt werden, alle waren im Median nach 12 Wochen (8–20) verheilt. Infekte, verzögerte Heilung oder Pseudarthrosen wurden nicht beobachtet. Knochentransplantationen wurden in keinem Falle durchgeführt. In nur einem Fall einer per-/subtrochantären Fraktur (insulinpflichtige Diabetikerin mit erheblicher Mikroangiopathie) kam es zum Bruch der Plattenschrauben und -dislokation; nach Reosteosynthese problemlose knöcherne Konsolidierung (20 W).

Diskussion: Die geringe Invasivität des Verfahrens im Hinblick auf die Weichteilablösung und Erhalt der Vasa perforantia scheint der Vorteil des Verfahens zu sein. Es bestehen Vorteile gegenüber „durchgeschobenen" einteiligen Kondylenplatten, die größere Zugänge und ausgedehntere Muskelablösung benötigen.

A Plenarthemen
1 Oberschenkelbrüche (31:33) Operative Konzepte – Methoden – Implantatwahl

Dynamische Hüftschraube (DHS) und dynamische Kondylenschraube (DCS) zur Versorgung von Frakturen des coxalen Femurendes

168

E. KÖCK, R. KETTERL, Traunstein

Die Versorgung von Frakturen des coxalen Femurendes mit „starren" Osteosyntheseverfahren (z.B. Winkelplatte) war häufig mit der Ausbildung von Pseudarthrosen oder Implantatperforationen verbunden. Die Analyse unseres Krankengutes sollte den Vorteil der „dynamischen" Verfahren am Beispiel der DHS und DCS aufzeigen.

Im Zeitraum 1990 bis 1995 wurden 843 Patienten (498 Frauen und 345 Männer, mittleres Alter 80,4 (34–97) Jahre) wegen einer Fraktur des coxalen Femurendes mit einer DHS (n = 729) oder einer DCS (n = 114) operativ versorgt. 721 Patienten (85,5%) waren zum Zeitpunkt der Operation älter als 70 Jahre. Die Analyse unseres Krankengutes erfolgte durch die Auswertung der Röntgenbilder, der Kranken- und Ambulanzkarten sowie durch die Nachuntersuchung bei 428 Patienten (Nachbeobeachtungsdauer durchschnittlich 36 Monate), mit Bestimmung der Hüftfunktion nach dem Schema von Merle d'Aubigné, wobei Gangbild, Mobilität und Schmerzen mit jeweils 0 bis 6 Punkten bewertet wurden.

Ergebnisse: Eine durchschnittliche Operationsdauer von 57 Minuten für die DHS und von 79 Minuten für die DCS verdeutlicht die technisch einfache Handhabung der angewandten Implantate. Die mittlere stationäre Aufenthaltsdauer betrug 15 Tage; die Krankenhaus-Letalität 3%. Die Komplikationen sind in der nachfolgenden Tabelle I aufgelistet.

Tabelle I

Komplikationen	DHS (n = 729)	n	%	DCS (n = 114)	n	%
Infektion (tief u. oberflächlich)		14	1,9		3	2,7
Hämatom (revisionsbedürftig)		8	1,1		3	2,7
Hüftkopfnekrose		8	1,1		1	0,9
Rotationsfehlstellung (< 10 Grad)		12	1,6		3	2,7
Ausgeprägte Knochensinterung > 1 cm		62	8,5		0	0,0
sekundäre Dislokation		18	2,5		6	5,4
Kopf-Perforation		5	0,7		0	0,0
Pseudarthrose		2	0,3		1	0,9
Plattenbruch		0	0,0		10	8,8

Die Ergebnisse der 428 nachuntersuchten sind in der Tabelle II dargestellt.

Tabelle II

Hüftfunktion	DHS (n = 365)	n	%	DCS (n = 72)	n	%
sehr gut (17–18 Punkte)		183	51,4		30	41,7
gut (12–16 Punkte)		119	34,4		32	44,4
mäßig (0–11 Punkte)		39	11,0		8	11,1
schlecht (0–5 Punkte)		15	3,6		2	2,8

Die DHS eignet sich als einfaches und schnelles Operationsverfahren mit geringer Komplikationsrate für die Akutversorgung nahezu aller hüftgelenksnaher Femurfrakturen, Pseudarthrosen und Implantatperforationen traten bei beiden Osteosyntheseverfahren nur selten auf. Die DCS zeigte eine zu große Rate an sekundären Dislokationen und an Implantatkomplikationen und wurde deshalb in den letzten 18 Monaten durch die DHS in Kombination mit einer Trochanterabstützplatte abgelöst.

A Plenarthemen
1 Oberschenkelbrüche (31:33) Operative Konzepte – Methoden – Implantatwahl

Versorgung trochantärer Frakturen Typ A3 mit DHS und Trochanterstabilisierungsplatte – eine sichere Alternative?

A. DÁVID, T. HÜFNER, A. POMMER, J. RICHTER, Bochum

Klinische Prüfung dieser neuen Fixationstechnik bei hochinstabilen trochantären Frakturen.

Problem: Die DHS eignet sich zur stabilen internen Fixation von trochantären Frakturen Typ A1 und A2; A3-Frakturen respektive „reversed fractures" können mit diesem Implantat nur unbefriedigt retiniert werden. Die Frage ist, ob durch die zusätzliche, aufsteckbare Trochanterstabilisationsplatte eine belastungsstabile Fixation erreicht wird.

Patienten und Methode: Von Januar 1994 bis Januar 1996 wurden 23 Patienten mit dieser Implantatkombination im Rahmen einer offenen prospektiven Studie versorgt. Wesentlichstes Einschlußkriterium ist die Klassifikation der Fraktur Typ A3 und intraoperativ auftretende Fragmentationen der lateralen Kortikalis bei A1- und A2-Frakturen. Bewertungskriterien sind: 1. intra- und postoperative Komplikationen, 2. radiologischer Verlauf (Dislokation, knöcherner Durchbau, Implantatversagen), 3. skalierter Mobilisationsgrad.

Ergebnisse: Vier von 23 Patienten verstarben postoperativ innerhalb von 30 Tagen an unfallunabhängigen Erkrankungen. Bei 19 Patienten wurde eine knöcherne Heilung erreicht. Eine Varusdislokation von 5 Grad wurde bei einem Patienten beobachtet. Der knöcherne Durchbau wurde im Schnitt nach 11 Wochen erreicht. Bei 14 Patienten wurde nach knöcherner Konsolidierung der Fraktur der gleiche Mobilitätsstatus erreicht wie vor dem Unfallereignis. Eine Beinverkürzung von 2,5 cm wurde bei einem Patienten beobachtet.

Die ergänzende Trochanterstabilisationsplatte erlaubt nach unserer Erfahrung eine belastungsstabile Versorgung von trochantären Frakturen vom Typ A3. Sie stellt damit eine technisch einfach zu handhabende Ergänzung zur DHS dar und erweitert damit ihr Anwendungsspektrum auch auf diesen hochinstabilen Frakturtyp.

A Plenarthemen
1 Oberschenkelbrüche (31:33) Operative Konzepte – Methoden – Implantatwahl

Fehler und Gefahren bei der Versorgung petrochanterer Femurfrakturen mit DHS und Gammanagel

170

P. ULLRICH, E. MARKGRAF, Jena

Besonders bei A2-Frakturen des proximalen Femur herrscht Unsicherheit bei der Wahl des Osteosyntheseverfahrens. Ziel ist die sofortige Belastungsstabilität.

Die dynamische Hüftschraube ist op.-technisch einfacher, aber versagt bei bestimmten Frakturformen. Der Gammanagel ist theoretisch bei allen trochanteren Brüchen einsetzbar, ist aber mit einem hohen Risiko intra- und postoperativer Komplikationen behaftet.

Von 150 Patienten mit per- und subtrochanteren Frakturen aus 2 Jahren wurden retrospektiv klinisch und radiologisch die postoperativen Verläufe untersucht.

Dynamische Hüftschraube und Gammanagel wurden hinsichtlich Indikation, Komplikation und Ergebnissen verglichen.

An Beispielen werden op.-technische und indikatorische Fehler analysiert. An Beispielen wird weiterhin demonstriert, daß teilweise erhebliche postoperative Fehlstellung unerwartet gut toleriert werden.

Die dynamische Hüftschraube führt auch bei instabilen A2-Frakturen zu guten Ergebnissen. Der Gammanagel sollte den subtrochanteren A3-Frakturen vorbehalten bleiben.

Trochanter major und Trochanter minor müssen nicht zusätzlich stabilisiert werden. Winkelplatte und 95° dynamische Condylenschraube sind entbehrlich.

A Plenarthemen
1 Oberschenkelbrüche (31:33) Operative Konzepte – Methoden – Implantatwahl

„Behandlungskonzepte hüftgelenknaher Femurfrakturen im Zeitraum 1980–1995"　171

K. WALTHER, H. GELLNER, Blankenhain

Ziel des Vortrages ist es, die Überlegenheit einer frühestmöglichen operativen Versorgung gegenüber abwartender Behandlungskonzepte nachzuweisen und die Lumbalanaesthesie als besonders geeignetes Anaesthesieverfahren bei der Versorgung hüftgelenknaher Frakturen vorzustellen.

Im o.g. Zeitraum wurden im Kreiskrankenhaus Blankenhain 430 Patienten mit hüftgelenknahen Femurfrakturen behandelt. Dies betraf 93 männliche und 337 weibliche Patienten mit einem Durchschnittsalter von 74,5 Jahren. Es wurden 160 mediale und 20 laterale Schenkelhalsfrakturen sowie 209 pertrochantäre und 42 subtrochantere Oberschenkelfrakturen behandelt.

In der Auswertung wurden 2 Untersuchungszeiträume berücksichtigt: von 1980 bis 1987 sowie von 1988 bis 1995, da sie sich in ihrer Behandlungsstrategie wesentlich unterschieden haben.

Im ersten Zeitraum lag die Wahl des Operationszeitpunktes jenseits der 24-Stunden-Grenze (meistens Tage) und die Patientn wurden hauptsächlich in Intubationsnarkose operiert.

Nach Schaffung materiell-technischer Voraussetzungen (Einführung der Alloarthroplastik und neuer Ostoesyntheseverfahren) und personeller Voraussetzungen (unfallchirurgischer Bereitschaftsdienst) wird von uns ein frühestmöglicher Operationszeitpunkt innerhalb der ersten 12 Stunden favorisiert und als Narkoseverfahren die Lumbalanaesthesie in 97% der Fälle angewendet. Hierbei konnte die Krankenhausletalität von 40% im ersten Zeitraum auf durchschnittlich 5,05% im zweiten Zeitraum gesenkt werden. Parallel dazu wurde eine Verkürzung der Krankenhausverweildauer von 59,6 d auf 20,3 d erreicht.

Frühoperation in Kombination mit der Lumbalanästhesie kann die Krankenhausletalität bei hüftgelenknahen Femurfrakturen deutlich senken und ist besonders bei der Versorgung alter Menschen mit diesen Verletzungen zu favorisieren.

A Plenarthemen
1 Oberschenkelbrüche (31:33) Operative Konzepte – Methoden – Implantatwahl

Gibt es die optimale Osteosynthese der kindlichen Oberschenkelfraktur?

L. WESSEL, C.-S. SEYFRIEDT, ST. HOLLAND-CUNZ, A. SOMMER, Mannheim

Die Ergebnisse verschiedener Osteosyntheseverfahren aus einer restrospektiven Studie werden analysiert und mit einer laufenden prospektiven Studie hinsichtlich Komplikationen, Beinlängendifferenz und Wirtschaftlichkeit verglichen.

Die Operationsindikationen der kindlichen Oberschenkelfrakturen sind klar definiert und in der Literatur dokumentiert. Nur über die Wahl des Implantates besteht keine Einigkeit. Die Versorgung sollte technisch einfach sein, eine frühe Belastung ermöglichen und wirtschaftliche Überlegungen mit einbeziehen. Anhand einer retrospektiven Studie wurden 98 operierte Patienten (Zeitraum 1973–88) nach Wachstumsabschluß analysiert und nachuntersucht. Die gewählten Operationsverfahren waren die ungebohrte Marknagelung (n = 59), die Plattenosteosynthese (n = 34) die K-Drahtosteosynthese (n = 5). In 47 Fällen operierten wir primär. Bei der Nachuntersuchung erfragten wir subjektive Beschwerden und bestimmten Beinlängen und Rotationsverhalten. Die sekundär operierten Patienten zeigten eine signifikante Zunahme der Beinlängendifferenz (χ^2-test n. Pearson, p = 0,0035), wobei nach Verplattung am häufigsten Verlängerungen über 20 mm bestanden (p = 0,0003). Insgesamt traten nach Verplattungen die meisten Komplikationen auf. Nach Marknagelung fanden wir weder eine Coxa valga noch eine Femurnekrose (MRT n = 10). Die prospektive Studie beinhaltet die Versorgung mit Fixateur externe (n = 18) und elastischer Marknagelung (n = 31). Nach Fixateur externe traten pin-tract Infektionen in 30% sowie eine Refraktur auf. Die frühe Belastbarkeit erreichten wir in 5 Fällen. Eine zu frühe Belastung führte in 2 Fällen zur Dislokation. Nach elastischer Marknagelung bestanden in 5 Fällen instabile Verhältnisse. In 3 Fällen kam es zur Perforation bzw. zusätzlichen Fraktur. Die frühe Belastbarkeit war nie gegeben.

Die retrospektive Studie zeigt, daß einem intramedullären Verfahren der Vorzug zu geben ist. Ab dem 10. LJ sollte die ungebohrte Marknagelung als Alternativverfahren erwogen werden.

A Plenarthemen
1 Oberschenkelbrüche (31:33) Operative Konzepte – Methoden – Implantatwahl

Unilaterale externe Fixation als ein empfehlenswertes Therapiekonzept der kindlichen Femurfraktur – Indikationen und Langzeitergebnisse

W. KLEIN, H. RIEGER, H.-S. NEUMAN, J. FÜHNER, Münster

Evaluation der therapeutischen Möglichkeiten und Grenzen der Behandlung kindlicher Femurfrakturen im Rahmen einer prospektiven Studie unter besonderer Berücksichtigunt der Langzeitergebnisse.

Die Versorgung kindlicher Frakturen langer Röhrenknochen hat in den letzten 10 Jahren Wandlungen und neue Konzepte erfahren. Nicht zuletzt unter dem Einfluß der Frühversorgung beim Erwachsenen wurde zunächst auch bei mehrfachverletzten Kindern, später auch bei isolierten Traumen, dieses Vorgehen favorisiert und entsprechend operative Verahren häufiger angewandt. Im Rahmen unserer Studie wurden zwischen 1985 und 1992 58 kindliche Frakturen langer Röhrenknochen mit unilateraler externer Fixation versorgt, davon 32 (bei 31 Patienten) am Femur. 2 Patienten verstarben an ihrem Polytrauma, 27 (mit 28 Frakturen) wurden persönlich nach im Mittel 54,5 Monaten nachuntersucht. Betroffen waren 19 Jungen und 8 Mädchen mit einem Durchschnittsalter von 9,3 Jahren. 14 Kinder erlitten ein Polytrauma, 5 eine Mehrfachverletzung mit unter anderem Fraktur der gleichseitigen Tibia. Die durchschnittliche Applikationszeit betrug 82,6 Tage. Wir sahen 2 Refrakturen, bei denen retrospektiv gesehen, der Fixateur zu früh entfernt worden war. Nach erneuter Applikation heilten beide komplikationslos aus. Achsabweichungen über 10 Grad wurden in keinem Fall beobachtet. 3 Pintractinfektionen wurden durch verbesserte Pinpflege und Antibiose therapiert, in einem Fall mußte eine persistierende Fistel nachkürettiert werden. Die Kniegelenksbeweglichkeit war in allen Fällen bis auf einen frei, letztere Einschränkung resultierte nach einer 3. gradig offenen Verletzung mit schwerem Weichteilschaden auch in der Kniegelenksregion. Bezüglich der Längendifferenz konnte keine Variabilität gegenüber anderen Verfahren erreicht werden, auch in unserem Kollektiv fanden sich sowohl Minder- als auch Mehrwachstum, allerdings in über 70% der Fälle lediglich im Rahmen von 1 cm. Gerade die Frage des unterschiedlichen Wachstums muß nach den Untersuchungen von van Laer, wonach 35% einer GESUNDEN Schulkindpopulation eine Beinlängendifferenz von im Mittel 8 mm haben, sehr differenziert gesehen werden, die Einzelergebnisse werden daher genau vorgestellt.

Die unilaterale externe Fixation zur Therapie kindlicher Oberschenkelfrakturen hat sich in unserer Hand auch im Hinblick auf die Langzeitergebnisse bewährt. Sie stellt unseres Erachtens ein empfehlenswertes Verfahren dar, mit dem im Gegensatz zur elastischen Markraumschienung auch primär instabile Frakturen problemlos stabilisiert werden können.

A Plenarthemen
1 Oberschenkelbrüche (31:33) Operative Konzepte – Methoden – Implantatwahl

Komplikationsanalyse der Fixateur externe Therapie kindlicher Oberschenkelfrakturen

U. OBERTACKE, F. NEUDECK, L. C. OLIVIER, K. P. SCHMIT-NEUERBURG, Essen

Zur Therapie der kindlichen Femurfraktur wurde neben der konservativen Extensionsbehandlung die Plattenosteosynthese und der Fixateur externe (FE) angewandt. Als Vorteil des FE erschien eine geringe operative Belastung und die frühe Mobilität für die schulpflichtigen Kinder. Anhand einer Komplikationsanalyse der FE-Therapie im eigenen Krankengut soll die Wertigkeit dieser Therapie kritisch beobachtet werden.

Von 1988 bis 1993 wurden 13 Femurfrakturen bei Kindern zwischen 3 und 15 Jahren mit einem unilateralen FE therapiert. Die Operation wurde ohne Extensionstisch in Rückenlage durchgeführt. Nach Stichinzision und Spaltung des Tractus iliotibialis wurden die Schanzschrauben eingedreht, die Fraktur geschlossen reponiert und der FE montiert. Ab dem 2. postoperativen Tag wurden die Kinder mit Teilbelastung mobilisert.

2 der 13 Kinder verstarben an den Folgen eines schwersten SHT.

Pin-track-Infektionen mit positiven Keimnachweis (S. aureus) wurden bei 7 Kindern beobachtet: 3x mußte der FE aus diesem Grunde vorzeitig entfernt werden, 2x mit Wechsel auf einen gefensterten Becken-Beingips; 1 Femur refrakturierte am 2. Tage nach ME, Ausheilung im Becken-Beingips. Bei den anderen 4 Kindern gelang unter lokaler Therapie und Antibiose die Hinauszögerung der Metallentfernung (ME) bis zur Frakturkonsolidierung.

Refrakturen nach geplanter ME bei ausreichender Retentionszeit erlitten weitere 3 Kinder (< 48. Std. nach ME): 2x erfolgte eine Reosteosynthese mit einer Platte, einmal auswärts eine Extensionsbehandlung.

Nur eine Femurfraktur konnte komplikationslos im FE zur Ausheilung gebracht werden.

Die FE-Therapie bei der kindlichen Femurfraktur ist in der Literatur (1983–94: n = 11 Zitate) ein oft genutztes, aber komplikationsreiches Verfahren (14–90%). Wir fanden bei den überlebenden 11 Kindern 11 Komplikationen. Die Strahlenbelastung während der Reposition ist durch keinen Vorteil aufzuwiegen. Wir haben FE-Therapie der kindlichen Femurfraktur verlassen und favorisieren ab dem 3. Lebensjahr die Plattenosteosynthese.

A Plenarthemen
1 Oberschenkelbrüche (31:33) Operative Konzepte – Methoden – Implantatwahl

Spätergebnisse bei der Behandlung kindlicher Schenkelhalsfrakturen (AO-Klassifikation Typ 31B) | 196

K. ABDUSSALAM, W. SCHLICKEWEI, E. KUNER, Freiburg

Zielsetzung: Anhand der klinischen und radiologischen Spätresultate soll das Behandlungskonzept (sofortige Operation, Entlastung des intrakapsulären Hämatoms und übungsstabile Versorgung mit Schraubenosteosynthese) der im Kindesalter seltenen medialen Schenkelhalsfraktur überprüft werden. Einzelne Kliniken überblicken nur geringe Fallzahlen dieses Frakturtyps.

Problembeschreibung: Die besondere Problematik der kindlichen Schenkelhalsfraktur liegt in der Durchblutungssituation des proximalen Femur: Kopf und Hals erhalten ihre Gefäße ausschließlich über den Schenkelhals. Zusätzlich bedingt das posttraumatische Spannungshämarthros eine Störung der verbliebenen Durchblutung.

Material und Methode: Seit 1972 wurden insgesamt 25 Kinder mit einem Durchschnittsalter von 10 Jahren wegen medialer bzw. lateraler Schenkelhalsfraktur behandelt. 23 der Kinder wurden operativ versorgt. 22 Kinder konnten im Verlauf im Durchschnitt fünf Jahre nach Operation klinisch und radiologisch kontrolliert werden. 3 Kinder sind nach außerhalb verzogen. Beurteilungskriterien waren Röntgen- und klinischer Befund, Beinlängendifferenz sowie die subjektiven Beschwerden.

Ergebnisse: Bei 20 der 22 Kinder konnten gute bis sehr gute Befunde erhoben werden. Beide Patienten, die im Spätverlauf ein schlechtes Ergebnis aufwiesen, waren primär nicht nach dem o.g. Behandlungskonzept versorgt worden: bei einem 15jährigen Mädchen war außerhalb eine Adaptionsosteosynthese mit Bohrdrähten ohne korrekte Reposition erfolgt (sekundär intertochantere Korrekturosteotomie erforderlich), bei einem 11jährigen Jungen war die Verletzung 6 Wochen vom Hausarzt als Hüftprellung behandelt worden. Hier hat sich eine typische Coxa vara retrotorta mit Hirtenstabdeformität entwickelt.

Das Ziel der Behandlung einer kindlichen Schenkelhalsfraktur muß die rasche Beseitigung des Spannungshämatoms und die übungsstabile Osteosynthese mit Schrauben nach anatomischer Reposition unter Schonung der Wachstumsfugen sein. Hierdurch kann, wie die vorgestellte Fallserie zeigt, ein gutes Spätresultat ohne funktionelle Einschränkung erreicht werden.

A Plenarthemen
1 Oberschenkelbrüche (31:33) Operative Konzepte – Methoden – Implantatwahl

Die kindliche Oberschenkelschaftfraktur: konservative oder operative Behandlung unter Berücksichtigung somatischer und psychischer Folgen

W. BRAUN, M. MARKMILLER, A. RÜTER, Augsburg

Die Frage der „kind- und frakturgerechten" Behandlung der kindlichen Femurfraktur wird seit langem kontrovers diskutiert, insbesondere im Hinblick darauf, ob das konservative oder operative Vorgehen günstigere Ergebnisse erbringt. Interessanterweise werden dabei von den beiden konträren Lagern bei der Bewertung der erzielten Resultate neben rein anatomischen auch negative psychische Folgen für das Kind als Argumentationshilfe gegen das jeweils abgelehnte Behandlungsregime angeführt.

Um etwas mehr Klarheit in dieser Frage zu erhalten, haben wir unser kindliches Patientengut mit konservativ und operativ durch Plattenosteosynthese behandelten Femurfrakturen aus den Jahren 1989–1991 klinisch, radiologisch und psychologisch nachverfolgt.

Methode: In die Studie wurden 44 Kinder mit konservativ und operativ versorgten Femurfrakturen aus den Jahren 1989–1991 einbezogen. Neben den rein somatisch bezogenen Behandlungsergebnissen, wie Rotationsfehler und Störungen des Längenwachstums, wurden dabei auch mögliche psychische Folgen des Krankenhausaufenthaltes und der Behandlungsmethode für den Patienten und sein Familienumfeld unter Mitarbeit eines Psychologen untersucht.

Ergebnisse: Während bei den somatischen Folgezuständen die operierten Kinder mit 14,2% Rotationsfehlern > 10° gegenüber 45,8% bei den konservativ Behandelten sowie geringfügig kleineren Beinlängendifferenzen eindeutig bessere Ergebnisse zeigten, war bei den psychischen Folgen ein deutlicher Vorteil einer Methode nicht zu erkennen: Bei der Beeinflussung des emotionalen Verhaltens und der Entwicklungsmotorik in Abhängigkeit von der Therapieform ergaben für die operierten Kinder Vorteile (Verzögerung der Entwicklungsmotorik bei 7% der Operierten gegenüber 37,5% der konservativ Behandelten), dagegen bei kreativem und sprachlichem Verhalten eindeutig für die konservativ versorgten Kinder (positive Beeinflussung bei 25% der konservativ behandelten, kein erkennbarer Einfluß bei den operierten Kindern).

Zusammenfassend läßt sich feststellen, daß neben eindeutig besseren somatischen Ergebnissen bei der Plattenosteosynthese im Hinblick auf mögliche negative psychische Folgen für den Patienten keinem Behandlungsregime der Vorzug zu geben ist. Bei der Wahl des Behandlungsverfahrens sollten daher vor allem rein chirurgische und – nicht zuletzt auch – wirtschaftliche Gesichtspunkte im Vordergrund stehen.

A Plenarthemen
1 Oberschenkelbrüche (31:33) Operative Konzepte – Methoden – Implantatwahl

Der neue Femurmarknagel der AO – Klinische Ergebnisse einer prospektiven multizentrischen Studie mit 365 Fällen

M. SCHÜTZ, P. HEINI (Bern), D. HÖNTZSCH (Tübingen), CH. KRETTEK (Hannover), K. KUNDEL (Augsburg), N. HAAS, Berlin

Resultate einer prospektiven multizentrischen Studie an acht europäischen und nordamerikanischen Kliniken bei Verwendung des neuen AO Femurnagels (Studienbeginn August 1993, Studienabschluß August 1995).

Definition: Der neue aus Titan gefertigte Femurnagel der AO stellt eine Weiterentwicklung bisheriger Marknagelsysteme dar. Durch ein modulares proximales Verriegelungssystem (Statisch, Dynamisch, Antegrad, Spiralklinge, und Miss A Nail) wird der Indikationsbereich bei diesem System auf nahezu alle Femurfrakturen ausgeweitet. Insbesondere bei biomechanisch anspruchsvollen hohen subtrochantären Frakturen kann eine gute Stabilität zur frühfunktionellen Nachbehandlung gewährleistet werden.

Material: In einer mit der AO Dokumentation geführten multizentrischen Studie wurden an acht europäischen und nordamerikanischen Kliniken vom 1. August 1993 bis 1. August 1994 insgesamt 365 Femurfrakturen mit dem neuen Femurnagel stabilisiert und prospektiv dokumentiert. Die Heilungsverläufe dieser Fälle wurden engmaschig mit klinischen und radiolgischen Daten bis zum 1. August 1995 nachkontrolliert.

Ergebnisse: Bei den 365 Nagelungen lagen 328 frische Femurfrakturen und in weiteren 28 Fällen pathologische Frakturen vor. Die restlichen neun Fälle verteilten sich auf spezielle Indikationen (Refrakturen, Korrektur- und Verlängerungsosteotomien, etc.). Das Patientendurchschnittsalter betrug 35 Jahre mit einer überwiegenden Anzahl männlicher Patienten (252). Die Hauptverletzungsgründe waren Verkehrsunfälle (232), häusliche Unfälle (30) und Arbeitsunfälle (22) und Gewalttätigkeiten (20). In 24% der Fälle lag ein offener Weichteilschaden vor (31 x I, 24 x II und 31 x III). Der Frakturtyp verteilte sich auf 186 A, 103 B und 76 C Frakturen. Die Frakturlokalisation war in 70 Fällen sub- bzw. pertrochantär und in 57 Fällen im distalen dia-/metaphysärem Übergang. In 8 Fällen lagen Femurdoppelfrakturen vor. Eine Markkanalaufbohrung wurde vor Nagelinsertion in 16 Fällen (4%) durchgeführt, in den restlichen Fällen erfolgte die Nagelung in unaufgebohrter Technik. Folgende Verriegelungsoptionen kamen zur Anwendung: statisch (243), primär dynamisch (49), Spiralklinge (53), antegrad (13) und in 8 Fällen Miss A Nail. In 86% der Fälle wurde die Operation von den Operateuren als einfach bzw. gewöhnlich hinsichtlich des Schwierigkeitsgrades eingestuft. Von den nachkontrollierten Fällen (82%) mußten 14 (5%) reoperiert werden (2x verzögerte Heilung, 2x Pseudarthrose, 3x Infekt, 5x Fehlstellung, 1x Nagelbruch nach Sturz , 1x Hämatom). In 95% war der Heilungsverlauf zeitgerecht und kompliktionslos, wobei die Analyse des Ausheilungsbildes in 89% der Fälle anatomische Achsverhältnisse, in 5% eine Varusfehlstellung < 10°, in 2% eine Varusfehlstellung > 10°, in 3% eine Valgusfehlstellung < 10° und in 1% eine Antekurvation < 10° ergab.

Der neue AO Femurnagel erweitert deutlich durch ein modulares Verriegelungssystem die Nagelindikationen am Femur. Dies gilt insbesondere für hohe subtrochantäre Frakturen, bei denen die speziellen Verriegelungsoptionen mit gutem Ergebnis angewandt wurden. Auch wenn in der Vielzahl die Operationstechnik als einfach eingestuft wurde, setzt der Gebrauch des Nagelsystems eine klare Operationsplanung und das Beherrschen gängiger Marknageltechniken voraus.

A Plenarthemen
1 Oberschenkelbrüche (31:33) Operative Konzepte – Methoden – Implantatwahl

Marknagelung von Oberschenkelschaftfrakturen mit dem unaufgebohrten Femurnagel (UFN) als Standardimplantat

220

E. SCHWAB, C. BRETSCHNEIDER, D. HÖNTZSCH, K. WEISE, Tübingen

Nachweis des universellen Einsatzes des unaufgebohrten Femurnagels (UFN) im klinischen Alltag unabhängig von dem vorliegenden Weichteilschaden. Kann auf den AO-Universalnagel mit Aufbohrung verzichtet werden?

Methodik: In einer prospektiven Untersuchung werden seit Juli 1993 alle frischen Femurschaftfrakturen unabhängig vom Weichteilschaden mit dem unaufgebohrten Femurnagel versorgt. Bisher konnten 90 Frakturen (75 geschlossen, 15 offen) unterschiedlicher Frakturschweregrade (AO-Klassifkation Typ 1: 32, B: 26, C: 32) hiermit behandelt werden. In Abhängigkeit vom Weichteilschaden und weiterer Begleitverletzungen erfolgte die primäre Nagelung (n = 16) oder Primärversorgung mit Fixateur externe und späterer Verfahrenswechsel nach durchschnittlich 9,4 Tagen (n = 74). Bei 48 Patienten handelte es sich um ein Polytrauma mit einem Injury Severity Score > 25.

Ergebnisse: Bei allen Frakturen kam es zu einer knöchernen Ausheilung nach 11–13 Wochen. Auffällig war eine ausgeprägte Kallusbildung v.a. bei C-Frakturen. Die Vollbelastung konnte im Mittel nach 8 Wochen erfolgen. Der Zeitpunkt der knöchernen Ausheilung und Vollbelastung war abhängig vom Frakturtyp. Eine Weichteil- oder Knocheninfektion trat in keinem Fall auf.
Intraoperative Komplikationen betrugen 2%, postoperative Komplikationen 2%. Funktionell fand sich eine initiale Einschränkung der Beugung im Kniegelenk auf unter 90° bei 26 Patienten (= 29%), nach 6 Monaten postoperativ noch bei 4 Patienten (= 4,4%) aufgrund von Weichteilverkalkungen.

Mit dem unaufgebohrten Femurnagel lassen sich alle Oberschenkelschaftfrakturen komplikationslos primär oder sekundär versorgen. Vorteile sind ein geringes Weichteil- und Knochentrauma bei frühzeitiger Belastungsstabilität und gutem funktionellen Ergebnis.

A Plenarthemen
1 Oberschenkelbrüche (31:33) Operative Konzepte – Methoden – Implantatwahl

Differenzierte Indikationsstellung bei Oberschenkelfrakturen auf der Basis experimenteller und echokardiographischer Untersuchungen

K. WENDA, Wiesbaden

Die Indikation zur Nagelung mit Aufbohren ist bei Mehrfachverletzten insbesondere mit gleichzeitiger Lungenkontusion wegen der Embolisation eingeschränkt. Ziel der Untersuchung war es, das Ausmaß der Embolisation bei der ungebohrten Verriegelungsnagelung zu klären und damit eine differenzierte Indikationsstellung zu ermöglichen.

Um das Ausmaß der Embolisation zu klären, wurden während zehn ungebohrter Verriegelungsnagelungen eine transösophageale Echokardiographie durchgeführt und die aufgezeichneten Videos hinsichtlich der auftretenden Embolisation analysiert. Diese klinische Untersuchung der Nagelung wurde bei Obeschenkelfrakturen mit sicher ausreichend weiter Markhöhle und mit langsamen Vorschub des Nagels durchgeführt. An Cadaverfemora wurde der Verlauf des intrafemoralen Druckes bei unterschiedlich schnellem Vorschub des Nagels und unterschiedlicher Nageldicke untersucht.

Ergebnisse: Bei den zehn echokardiographisch analysierten ungebohrten Verriegelungsnagelungen mit ausreichend weiter Markhöhle und langsamer Insertion des Nagels konnte nur eine minimale Embolisation nachgewiesen werden. Das Ausmaß lag drastisch unter dem bei früher untersuchten Nagelungen mit Aufbohren. Bei der experimentellen Untersuchung des intramedullären Druckes bei Cadaverfemora traten bei dünnen Nägeln und vorsichtiger Insertion keine wesentlichen Druckspitzen auf (Maximum 200 mmHg). Die Menge des über ein supracondyläres Bohrloch ausgetretenen Markrauminhaltes war minimal. Bei raschem Vorschub des Nagels in der Markhöhle traten dagegen Druckspitzen über 1000 mm Hg auf. Über das Bohrloch traten drastisch höhere Mengen Markrauminhalt aus, zum Teil spritzte dieser über einen Meter weit heraus. Bei raschem Vorschub traten auch bei Anlage von großen Knochenfenstern zur Simulation der Austrittsmöglichkeit bei Frakturen bei fehlendem Spalt zwischen Nagel und Eintrittstelle ins distale Fragment hohe Drucke auf und erhebliche Mengen Markrauminhalt aus.

Auch bei der ungebohrten Nagelung sollten alle Manipulationen in der Markhöhle vorsichtig und langsam erfolgen. Bei ausreichend weiter Markhöhle ist die ungebohrte Nagelung auch unter Berücksichtigung der Embolisation immer dann vertretbar, wenn der Zustand des Patienten die Prozedur einer Nagelung an sich zuläßt.

A Plenarthemen
1 Oberschenkelbrüche (31:33) Operative Konzepte – Methoden – Implantatwahl

Implantatlängenbestimmung bei intramedullären Osteosynthesen am Femur: Erlauben Planungsschablonen die korrekte Implantatwahl? | 222

B. KÖNEMANN, CH. KRETTEK, J. RUDOLF (Celle), P. SCHANDELMAIER, Hannover

Fragestellung: Zur präoperativen Planung intra- und extramedullärer Osteosynthesen werden Planungsschablonen empfohlen. Die Tatsache einer vergrößerten Abbildung auf Röntgenaufnahmen ist hinreichend bekannt, zum Vergrößerungsfaktor am Femur liegen jedoch keine Studien vor. Die empfohlenen Werte gegenwärtig erhältlicher Schablonen liegen zwischen 15 und 17% (Tabelle). Ziel der vorliegenden Studie war es, die Richtigkeit von gegenwärtig erhältlichen Planungsschablonen mehrerer Hersteller für das Femur zu überprüfen.

Hersteller	Nagelsystem	Schablonenfaktor
Synthes (Chur, Schweiz)	Unaufgebohrter Femur Nagel	1.15
ACE Medical (Los Angeles, CA, USA)	AIM Nagel Femur	1.15
Howmedica (Rutherford, NJ, USA)	Gamma Nagel Femur	1.15
Smith & Nephew (Memphis, TN, USA)	Recon Nagel Femur	1.17

Material und Methode: 100 zufällig ausgewählte Femurschaftfrakturen wurden analysiert. Einschlußkriterien: 1) Intramedulläre Stabilisierung mit UFN und dokumentierter Implantatlänge; 2) Röntgenaufnahmen im anterior-posterioren Strahlengang unter Anwendung einer standardisierten Röntgentechnik; 3) Abbildung des Implantates in gesamter Länge. Alle Aufnahmen wurden mit einer Phillips Super 80CP (Phillips Medical Systems) mit dem 'Philipps Horizontal Diagnostic table' oder 'Bucky DL4 table' angefertigt. Das radiologische Assistenzpersonal war angehalten, einen Film-Fokusabstand von 100 cm einzuhalten. Mit einem kalibrierten Metermaß wurde die 'gemessene Implantatlänge' auf den Röntgenaufnahmen in Millimetern bestimmt. Die 'verwendete Implantatlänge' wurde aus dem OP Bericht entnommen. Für jeden der 100 Fälle wurde der Quotient aus 'gemessener Implantatlänge' und 'verwendeter Implantatlänge' gebildet, sowie Mittelwert und Standardabweichung berechnet.

Ergebnisse: Der Vergrößerungsfaktor für das Femur betrug 1.09 (SD: ± 0.03; Streubreite: 1.01 to 1.26).

Diskussion: In der vorliegenden Studie wurde erstmals systematisch der Vergrößerungsfaktor für das Femur bestimmt. Die allgemein empfohlene Verwendung von Planungsschablonen mit einem zu hohen Vergrößerungsfaktor führt zur Auswahl zu kurzer Implantate. Diese Diskrepanz ist erheblich und beträgt zwischen 6% und 8% (Tabelle) ober bei einem Implantat von 42 cm Länge zwischen 2,52 cm und 3,36 cm. Bei einer Standardabweichung von ± 0,03 befinden sich nur 95% der Messungen innerhalb des Bereiches zwischen 1,06 und 1,12. Die klinische Bedeutung liegt in der Wahl eines zu kurzen Implantates, entsprechend verlängerter Operationszeit, zusätzlicher Strahlenbelastung und in den Ländern, in denen eine Wiederverwendung bereits implantierter Implantate nicht zugelassen ist, in den Kosten eines zusätzlichen Implantates.

Schlußfolgerungen: 1) Die gegenwärtig benutzen Planungsschablonen für das Femur mit prozentualer Vergrößerung zwischen 15 und 17% sollten für die Wahl der Implantatlänge nicht verwendet werden. 2) Selbst nach Änderung des Schablonenmaßstabes auf 1,09 sind wegen der relativ hohen Standardabweichung von ± 0,03 damit nur grobe Abschätzungen möglich. 3) Die Wahl der Implantatlänge sollte intraoperativ erfolgen.

A Plenarthemen
1 Oberschenkelbrüche (31:33) Operative Konzepte – Methoden – Implantatwahl

Die primäre Marknagelung von Femurschaftfrakturen – Risiken und Ergebnisse

223

A. LEITNER, G. BLOME, W. KÖSTLER, R. KETTERL, Traunstein

Die primäre Nagelung der Femurfrakturen wird kontrovers diskutiert. Die Analyse unseres Patientengutes sollte Auschluß darüber geben, ob die bei uns bis auf wenige Ausnahmen durchgeführte Sofortversorgung mit dem Vorteil der definitiven Versorgung hinsichtlich der diskutierten Risiken gerechtfertigt ist.

Im Zeitraum 1988–1995 wurden am Krankenhaus Traunstein insgesamt 556 Femurfrakturen mittels Marknagelung versorgt. Es handelte sich dabei bei knapp 500 Patienten um eine Primärversorgung, 60 Patienten wurden im Behandlungsverlauf bei Pseudarthrosen oder bei späterem Verfahrenswechsel umgenagelt. Bei den Primärverletzten handelte es sich in knapp 30% um Mehrfachverletzte, 5% wiesen beidseitige Femurfrakturen auf. Insgesamt lagen bei 10% Weichteilschäden 2. und 3. Grades vor. Mehrfach knöcherne Verletzungen am gleichen Femur fanden wir bei 35 Patienten. Die Versorgung der isolierten Femurfraktur erfolgt bei uns primär auf dem Extensionstisch. Als Lagerung verwenden wir die Seitlagerung. Hier sehen wir Vorteile der Reposition, bei der einfachen Zugänglichkeit der Eintrittstelle sowie auch bei der einfach möglichen Bildwandlerkontrolle im gesamten Nagelverlauf. Mehrfachverletzte in Kombination mit Schädel-Hirn-Wirbelsäulentrauma oder Trauma im Bereich von Thorax und Abdomen wurden primär in Rückenlagerung genagelt. Es handelt sich hier um knapp 80 Patienten. Zu diesen Patienten gehörten auch diese Fälle, die eine gleichzeitig vorliegende C-Fraktur am distalen Femur hatten, sie wurden ebenfalls in Rückenlagerung genagelt. Einfache Condylenfrakturen oder A-Frakturen wurden in Seitenlagerung mitversorgt. Bei schweren begleitenden Thoraxtraumata erfolgte keine primäre Nagelung. Hier wurde ein Fixateur externe angelegt und früh-sekundär in 22 Fällen eine Marknagelung durchgeführt. Die Marknagelung erfolgte von 88–94, mit der gebohrten AO-Verriegelungsmarknagelung. Seit 1994 verwenden wir den ungebohrten Femurnagel. Die Indikationsstellung hinsichtlich der primären Nagelung hat sich durch den ungebohrten Femurnagel bei Thoraxtrauma und Weichteilschäden noch erweitert. Bei schweren Lungenkontusionen und bei 3.-gradig offenen Femurfrakturen verwenden wir jedoch nach wie vor den Fixateur externe. In der Phase vor der ungebohrten Nagelung, wurde bei Weichteilschäden und offenen Frakturen nur gering aufgebohrt und bei diesen Fällen dünne Verriegelungsnägel verwendet. Primär pulmonale Komplikationen hatten wir insgesamt bei 10 Patienten, 2 mußten postoperativ beatmet werden. In einem Fall wurde ein ARDS diagnostiziert. An weiteren Allgemeinkomplikationen hatten wir bei einem Patienten eine tödliche Lungenembolie 10 Tage postoperativ bei unauffälligem Operationsverlauf. Operative Komplikationen teilen sich in Komplikationen während des Eingriffes selbst, in der Frühphase nach der Operation sowie dann im weiteren Verlauf. Es werden operationstechnische Komplikationen wie Femurfrakturen bei der ungebohrten Nagelung beschrieben sowie Teleskopierungen bei Verkennen der primären Fraktursituation. In der frühen Phase nach der Operation werden als Komplikationen sekundäre Dislokationen und ebenfalls Teleskopierungen hier in 3 Fällen berichtet. Tiefe Infekte lagen bei 2 Patienten vor, Weichteilinfekte in der Einschlagstelle bei 3 Patienten. Spätere Komplikationen in der Form von Pseudarthrosenbildung, Materialkomplikationen bis hin zum Nagelbruch, lagen bei insgesamt 36 Patienten vor. Hier erfolgte die Therapie durch Stellungskorrektur, Aufbohren und erneute Stabilisierung mit einem dicken Nagel. Zusätzliche Verriegelung bzw. Spongiosaplastik. Über häufig diskutierte Rotationsfehler können wir nur ungefähre Anga-ben machen, da uns nur bei insgesamt 12 Patienten Rotationsfehler bekannt sind, wobei 5 operativ sekundär korrigiert werden mußten. Computertomographische Messungen zur Bestimmung der Rotation führten wir insgesamt bei 40 Fällen mit klinischem Verdacht durch. Die klinischen Ergebnisse der Nachuntersuchung bei der wir bislang 250 Patienten erfaßten, sind bislang ausschließlich gut und sehr gut.

Schlußfolgernd kann festgestellt werden, daß die primäre Nagelung mit gebohrten aber vor allem mit der ungebohrten Nagelung bei entsprechender personeller Besetzung mit Erfahrung im Umgang mit dem Extensionstisch mit Ausnahme des primären schweren Thoraxtraumas problemlos rund um die Uhr mit großer Sicherheit und guten Ergebnissen durchzuführen ist. Bei den Fällen mit Thoraxtrauma, kann primär die Anlage eines Fixateur externe und die früh-sekundäre Umnagelung bei problemlosem Verlauf erfolgen.

A Plenarthemen
1 Oberschenkelbrüche (31:33) Operative Konzepte – Methoden – Implantatwahl

Die überbrückende Plattenosteosynthese beim Polytrauma mit einfachen Oberschenkelschaftbrüchen | 224

U. SCHMIDTMANN, W. KNOPP, K. M. STÜRMER, Göttingen

Die primäre Stabilisierung von Femurfrakturen wird beim Polytrauma gefordert, diskutiert wird die Methode (intra- oder extramedulläre Stabilsierung?). Zielsetzung dieser Studie war die überbrückende Plattenostesynthese bei einfachen (nicht komplexen!) Schaftbrüchen als minimal-invasive Methode.

Problem: Beim Polytrauma umstritten ist die primäre, auch ungebohrte Marknagelung in klinischen und tierexperimentellen Studien, besonders in Kombination mit SHT und Thoraxtrauma. Die überbrückende Plattenosteosynthese, bei komplexen Bruchformen bereits anerkannt, ist auch bei der einfachen Oberschenkelschaftfraktur möglich: die frakturnahen Plattenlöcher dürfen jedoch nicht besetzt werden, um die Elastizität der Osteosynthese zu erhöhen. Unter der Muskulatur eingeschoben ist sie gewebe- und fragmentschonend und verursacht keine Knochenmarksextravasation.

Methodik: Seit dem 1.09.1994 wurde die überbrückende Plattenosteosynthese bei 13 polytraumatisierten Patienten (durchschnittlicher IS-Score: 24) mit einfachen Oberschenkelschaftfrakturen (lediglich AO-Typ A und B) durchgeführt. Die Platten wurden unter der Muskulatur, z.T. über zwei getrennte Hautinzisionen durchgeschoben. Die Plattenosteosynthese ist in überbrückender Technik, ähnlich der Marknagelung, als extramedulläre Schienung anzusehen. Abhängig von den begleitenden Verletzungen wurden die Patienten unter Teilbelastung (1/2 Körpergewicht) mobilisiert. Alle Patienten wurden prospektiv kontrolliert und durchschnittlich 7 Monate nach Unfall nach dem Score von Sanders et al. beurteilt (mögliche Punktzahl: 0 bis 40).

Ergebnisse: 11 Brüche, deren Operationszeitpunkt über drei Monate zurückliegt, sind vorläufig ausgeheilt. Bereits nach 7 Wochen zeigte sich bei 9 diese 11 Patienten eine überbrückende Kallusbildung. Als Komplikationen mußte einmal eine Antekurvationsstellung postoperativ korrigiert und einmal ein Weichteilinfekt revidiert werden. Der durchschnittliche Score betrug 32,5. Zwei Patienten erreichten mäßige Ergebnisse aufgrund ihrer Begleitverletzungen.

In der vorgestellten Technik kann die durchgeschobene Plattenosteosynthese auch bei einfachen Bruchformen angewandt werden. Bei polytraumatisierten Patienten, besonders mit begleitendem Schädel-Hirn-Trauma und Thoraxverletzungen, stellt sie eine sinnvolle Alternative dar.

A Plenarthemen
1 Oberschenkelbrüche (31:33) Operative Konzepte – Methoden – Implantatwahl

Marknagelung oder Platte – Wieviel Polytraumatisierte können den Vorteil der primären Belastbarkeit der Marknagelosteosynthese am Oberschenkel nutzen?

F. NEUDECK, M. AUFMKOLK, U. OBERTACKE, K.-P. SCHMIT-NEUERBURG, Essen

Derzeit wird eine leidenschaftliche Diskussion geführt, ob die Femurfraktur beim Polytrauma primär mit Platte, Marknagel oder Fixateur externe und Verfahrenswechsel stabilisiert werden soll. Anhand einer retrospektiven Analyse des eigenen Patientenkollektivs Polytraumatisierter wurde untersucht, wieviele Patienten den Vorteil der primären Belastbarkeit eines Marknagels überhaupt nutzen können.

Es wurden die Verletzungsmuster und Verläufe von 1271 Polytraumatisierten mit einem ISS > 17 im Zeitraum von 1975 bis 1995 nach dem Kriterium „Vorteil der primären Belastungsstabilität einer Marknagelosteosynthese von Femurfrakturen" retrospektiv analysiert. Insgesamt hatten 302 (23,8%) Verunfallte eine Oberschenkelfraktur. Wegen genereller Kontraindikation zur Marknagelosteosynthese wurden Kinder unter 16 Jahren (n = 47/verblieben 255) sowie Patienten mit einem SHT III° (n = 30/225) ausgeschlossen. Ein zusätzliches retrospektives Ausschlußkriterium waren Patienten, die länger als 21 Tage auf der Intensivstation behandelt werden mußten (n = 66/159). Während der Intensivphase (21 T) verstarben 18 Patienten, so daß 141 Polytraumatisierte mit Femurfraktur verblieben.

Als primär nicht belastungsstabile Extremität nach Femurfrakturen wurden alle zusätzlichen ipsilateralen Frakturen des Sacrums, des Azetabulums und die medialen Schenkelhalsfrakturen eingeordnet sowie folgende Gelenkfrakturen: Femur diacondylär, Tibiakopf, Pilon, OSG, Talus, Calcaneus sowie Mittelfußluxationsfrakturen (n = 61). Es verblieben somit 79 Patienten (26,2%), die aufgrund des Verletzungsmusters in der Lage gewesen wären, die biomechanischen Vorteile des Marknagels zu nutzen. Zieht man von diesen 79 Polytraumatisierten die Patienten mit Milz- und/oder Leberruptur und einer nachweisbaren Lungenkontusion ab und sieht eine III° offene Fraktur mit Gefäßverletzung als Kontraindikation für eine Marknagelung an, so verbleiben letztendlich von den 302 Polytraumatisierten Patienten mit einem ISS > 17 und einer Femurfraktur 70 Verunfallte = 23%, die den Nutzen „primäre Belastbarkeit" vom Marknagel hätten.

Unabhängig von der bewiesenen Fettintravasation, bei UFN und MN, mit all ihren additiven Folgen für einen bestehenden Lungenschaden ist aufgrund unserer Untersuchungen die primäre Marknagelung beim Polytrauma unter dem Aspekt „biomechanisch günstiges Implantat mit primärer Belastungsstabilität" nur bei 23% der Patienten von Vorteil. Somit ist die Plattenosteosynthese nicht nur eine Alternative sondern immer noch das Standardimplantat zur primären Versorgung von Femurfrakturen beim Polytrauma.

A Plenarthemen
1 Oberschenkelbrüche (31:33) Operative Konzepte – Methoden – Implantatwahl

Beeinflußt die Oberschenkel-Plattenosteosynthese den primären Verlauf polytraumatisierter Patienten mit Thoraxtrauma? — 226

M. AUFMKOLK, F. NEUDECK, U. OBERTACKE, K.-P. SCHMIT-NEUERBURG, Essen

Bei polytraumatisierten Patienten mit Oberschenkelfraktur (OSFx) und schwerem Thoraxtrauma wird bei primärer Marknagelosteosynthese mit einer höheren pulmonalen Komplikationsrate gerechnet. Diese Untersuchung an polytraumatisierten Patienten sollte die Auswirkungen der Versorgung einer OSFx mit primärer Plattenosteosynthese auf die Entwicklung von Komplikationen und Letalität beim Thoraxtrauma verdeutlichen.

Eingeschlossen wurden polytraumatisierte Patienten mit einer Gesamtverletzungsschwere über 17 Pkt. im Injury Severity Score mit Thoraxtrauma (Verletzungsschwere des Thorax > 3 Pkt. im Abbreviated Injury Scale, AIS) und einem Alter zwischen 16 und 65 J. Ausgeschlossen wurden sekundär verlegte Patienten, sowie polytraumatisierte Patienten, die innerhalb von 24 h verstarben. Alle Ergebnisse sind als Mittelwert ± SEM aufgeführt. Kontinuierliche Variablen wurden mit dem Student-t-Test, ordinale Variablen mit dem Chi-Quadrarat-Test auf ihre Signifikanz geprüft. Als statistisch signifikant wurde ein $p < 0,05$ angesehen. 240 Patienten wurden in die Untersuchung eingeschlossen. Patienten ohne wesentliche Frakturen (AIS < 3) wurden der Gruppe OS– (n = 185) zugeordnet. Patienten mit primärer Plattenosteosynthese der Oberschenkelfraktur wurden in die Gruppe OS+ (n = 55) eingeordnet. Patienten mit Oberschenkelfraktur wiesen eine signifikant höhere Verletzungsschwere im ISS auf (OS–: 28 ± 1, OS+: 32 ± 1, $p < 0,001$). Mit Ausnahme der Verletzungsschwere der Extremitäten fanden sich keine relevanten Unterschiede im AIS. Die Inzidenz des Lungen- (OS–: 16%, OS+: 18%, $p = 0,7$) oder Multiorganversagen (OS–: 7%, OS+: 9%, $p = 0,6$) war ebenso wie die Pneumonierate (OS–: 21%, OS+: 20%, $p = 0,9$) und die Letalität (OS–: 23%, OS+: 16%, $p = 0,3$) nicht signifikant unterschiedlich. Auch schwere septische Komplikationen traten bei Patienten mit Oberschenkelfraktur nicht signifikant häufiger auf (OS–: 13%, OS+: 16%, $p = 0,5$). Die Dauer der intensivmedizinischen Behandlung war in beiden Grupen gleich lang (OS–: 20 ± 2 d, OS+: 24 ± 3 d, $p = 0,2$).

Die primäre Plattenosteosynthese einer Oberschenkelfraktur führt nicht zur Erhöhung der pulmonalen Komplikationsrate oder Steigerung der Letalität. Die Plattenosteosynthese ist als komplikationsarmes Verfahren gerade bei polytraumatisierten Patienten mit schwerem Thoraxtrauma von Vorteil.

A Plenarthemen
1 Oberschenkelbrüche (31:33) Operative Konzepte – Methoden – Implantatwahl

Osteosynthese proximaler Oberschenkelschaftfrakturen mit UFN und Twisted Blade

P. SCHANDELMAIER, P. MAI, CH. KRETTEK, Hannover, J. RUDOLF (Celle)

Fragestellung: Der UFN ist Bestandteil eines modularen Stabilisierungssystems, das neben statischer und dynamischer, sowie ante- und retrograder Verriegelung eine weitere spezielle Verriegelungsmöglichkeit für proximale Frakturen beinhaltet (Twisted Blade TB). Mit Ausnahme einzelner Fallbeschreibungen oder der Analyse kleinerer Fallgruppen liegen bisher keine Studien und Komplikationsanalysen vor. Es stellt sich nun die Frage, wie häufig diese Spiralklingenverriegelung in einem größeren Krankengut überhaupt erforderlich ist und inwieweit sie mit intraoperativen Schwierigkeiten und Komplikationen, postoperativem Repositionsverlust und Implantatversagen behaftet ist.

Material und Methode: Im Rahmen einer prospektiven Studie wurden zwischen 1991 und 1995 insgesamt 194 Femora mit einem unaufgebohrten Femurnagel (UFN) stabilisiert, davon wurden 22 proximal mit der Spiralklinge verriegelt. Einschlußkriterien waren: traumatische, drohende oder manifeste pathologische Frakturen sowie Osteotomien (Tabelle).

	Gruppe 1	Gruppe 2
UFN + TB	14	8
drohend./man. path. Fx	1	2
Osteomie	0	1
subtr. Fx	11	1
subtr. + pertroch.	2	3
subtr. + pertroch. + SH Fx	1	1
subtr. + pertroch. + SH FX	1	1
Distraktor	7	2
OP Zeit min	117 ± 45	147 ± 57
intraop. Abbruch	0	1
Revision	0	2
Varusfehlstellung > 5°	3	4

Die Frakturformen umfaßten subtrochantäre Frakturen ohne oder mit gering dislozierten (< 2 mm) Frakturlinien im proximalen Femur, wo die Stabilisierung auch alternativ mit einer Standardverriegelung und/oder antegrader Verriegelung hätte erfolgen können (Indikationsgruppe 1 n = 14). Subtrochantäre Frakturen mit disloziertem Trochantermassiv (> 2 mm, n = 8), begleitender Schenkelhalsfraktur oder reduzierte Knochenkonsistenz waren in der Minderzahl (Indikationsgruppe 2). In einem Fall erfolgte die Arretierung der Verriegelungsklinge mit einer Abschlußkappe ohne Polyaethyleneinsatz. Patienten wurden mit einem medianen Nachuntersuchungsintervall (12–35 Monate) klinisch und radiologisch nachuntersucht. Bei 5 Fällen wurde die Spiralklinge bereits entfernt.

Ergebnisse: Bei einem voroperierten Patienten mit kontrakter Varusfehlstellung bei Phosphatdiabetes mußte die geplante Stabilisierung mit UFN und TB aufgegeben und zu einer DCS gewechselt werden (Achsenkorrektur bei liegendem Einschlaginstrumentarium nicht möglich). Bei 7 weiteren Patienten zeigten die postoperativen Röntgenaufnahmen Varusfehler von im Mittel 7° (5°–18°), die in 3 von 7 Fällen um 7° bis zur Ausheilung zunahmen. In einem Fall kam es zum Ausbrechen der Spiralklinge nach einem Sturz (nicht arretierte Spiralklinge, Abschlußkappe ohne Polyaethyleneinsatz).

Einmal wurde eine Pseudarthrose beobachtet. Alle anderen Frakturen verheilten im Mittel nach 15 Wochen.

Schlußfolgerungen: Die TB wurde als Erweiterung der proximalen Verriegelungsmöglichkeiten vorgestellt. Intra- und postoperative Schwierigkeiten/Komplikationen waren nur bei Fällen, wo auch eine Standardverriegelung möglich gewesen wäre gering. Instabile pertrochantäre oder begleitende Schenkelhalsfrakturen zeigten intra- und postoperative Schwierigkeiten, so daß hier retrospektiv die Indikationsbreite überschritten schien.

A Plenarthemen
1 Oberschenkelbrüche (31:33) Operative Konzepte – Methoden – Implantatwahl

Subtrochantere Femurfrakturen bei alten Menschen – Vorteile der Versorgung mit UFN und Spiralklinge

260

A. KOTTER, K. KUNDEL, A. RÜTER, Augsburg

Statistische Aufarbeitung der ersten 17 subtrochanteren Frakturen, die mit UFN und Spiralklinge versorgt wurden.

Bei der Versorgung subtroch. Frakturen hat bei uns der UFN mit Spiralklinge den langen Gammanagel abgelöst. Zwischen April 1994 und Mai 1995 versorgten wir 16 Pat. zwischen 50 und 88 Jahren (Durchschnittsalter 73 Jahre) mit 17 entsprechenden Frakturen (davon 5 patholog. Frakturen) mit dieser Technik. Die durchschnittliche OP-Zeit betrug 76 min. Als intraoperative Schwierigkeit zeigte sich öfter das Problem, die Rotation des Nagels primär so einzustellen, daß die später eingesetzte Spiralklinge bezügl. der Antetorsion im Zentrum des Kopfes zu liegen kam. Von den so versorgten Patienten konnten 10 durchschnittlich 1,1 Jahre postoperativ nachuntersucht werden. Die 4 Patienten mit patholog. Frakturen waren zwischenzeitl. verstorben. Bei diesen hatten sich von Seiten des operierten Beines keine Probleme ergeben. Bei 7 der Nachuntersuchten war die Gebrauchsfähigkeit der Beine seitengleich, bei 2 Pat. diejenige des operierten Beines leicht, bei 1 Pat. deutlich gemindert. 5 Pat. berichteten über keine, 4 Pat. über leichte und 1 Pat. über ausgeprägte Schmerzen. An Komplikationen traten 6mal eine tolerable, nicht korrekturbedürftige Achsfehlstellung, 1mal ein revisionspflichtiges Serom sowie 1mal ein Ausriß der Spiralklinge auf. Alle Frakturen waren knöchern verheilt.

Subtroch. Frakturen können mittels UFN u. Spiralklinge zuverlässig stabilisiert werden. Das Verfahren ist rasch u. biologisch, der Substanzverlust im prox. Fragment auf ein Minimum begrenzt. Weiter nach distal reichende Frakturausläufer werden problemlos mitstabilisiert. Wie bei allen gedeckten Verfahren bedarf die Ausrichtung der Achsen, vor allem bzgl. der Antetorsion des Schenkelhalses, besonderer Sorgfalt.

A Plenarthemen
1 Oberschenkelbrüche (31:33) Operative Konzepte – Methoden – Implantatwahl

Erste Erfahrungen mit dem proximalen Femurnagel (PFN) der AO | 261

P. VERHEYDEN, U. von SALIS-SOGLIO, ST. NAUMANN, K. WEISE (Tübingen), K. SANDER, Leipzig

Neuentwicklung und klinische Prüfung eines intramedullären Implantates für per- und subtrochantäre Femurfrakturen.

Für per- und subtrochantäre Femurfrakturen steht im Implantatspektrum der AO bisher kein adäquates intramedulläres Implantat zur Verfügung.
Ziel war einen proximalen Femurnagel zu entwickeln, der unaufgebohrt implantiert werden kann, bei dem eine perkutane Implantationstechnik möglich ist, der die Möglichkeit einer Antirotationsschraube im Schenkelhals hat und dessen distales Ende dynamische und statische Verriegelung ermöglicht.
Im Rahmen einer prospektiven Studie wurden bisher 20 per- und subtrochantäre Femurfrakturen der AO-Klassifikation 31 A2/A3 mit dem Prototypen des proximalen Femurnagels behandelt. Die Fälle gehen außerdem in die prospektive Studie der Arbeitsgruppe „Osteosynthesen am proximalen Femur" der AO ein.
Es kam bisher zu keinen intra- oder postoperativen Komplikationen bei kurzer OP-Zeit, einfachem Instrumentarium und meist minimal invasiver Implantation.
Alte Patienten konnten immer gleich voll belasten, junge Patienten wurden mit 20 kg Teilbelastung remobilisiert.

Der proximale Femurnagel ist eine sinnvolle Erweiterung der AO-Implantatpalette und stellt insbesondere durch die Möglichkeit der Antirotationsschraube und der unaufgebohrten Implantation eine Verbesserung der auf dem Markt befindlichen Implantate dar.

A Plenarthemen
1 Oberschenkelbrüche (31:33) Operative Konzepte – Methoden – Implantatwahl

Fixateur externe und Verfahrenswechsel auf interne Osteosyntheseverfahren nach diaphysären Femurfrakturen beim polytraumatisierten Patienten

262

P. HOCHSTEIN, ST. PFRENGLE, H. WINKLER, A. WENTZENSEN, Ludwigshafen

Behandlungsverfahren, Analyse von Verlaufskomplikationen und Behandlungsergebnisse beim primären Einsatz des Fixateur externe beim Schwerverletzten.

Problem: Die Notwendigkeit der primären Stabilisierung rumpfnaher Frakturen großer Röhrenknochen beim Polytraumatisierten ist unbestritten. Die konventionelle Marknagelung mit Aufbohrung am Oberschenkel führt in der Primärphase zu erhöhten pulmonalen Komplikationen, Plattenosteosynthesen erfordern eine zusätzliche Belastung des Verletzten. Der Fixateur externe bietet sich als minimal invasives Verfahren bei der Primärstabilisierung deshalb an.

Material: Seit 1988 wurden 88 diaphysäre Oberschenkelschaftfrakturen mit Fixateur externe primär stabilisiert. 48 Patienten (50 FR) waren polytraumatisiert (Hannover PTS durchschnittlich 38). Weitere Indikationen waren kindliche und III.-gradig offene Frakturen sowie eine primäre Inoperabilität wegen Begleiterkrankungen. Nach Polytrauma verstarben 6 Patienten vor einem Verfahrenswechsel. Zwischen dem 2. und 29. Tag erfolgte die interne Osteosynthese (38 Marknägel, 5 DC-Platten). Eine Markraumkontamination beim Verfahrenswechsel wurde in 36% nachgewiesen.

Ergebnisse: Eine Nageldislokation sowie 2 korrekturbedürftige Drehfehler erforderten eine Reoperation. In einem Fall wurde bei Osteitis revidiert. Eine Pinlochrevision war notwendig. Problemlose Verläufe fanden sich bei 37 Patienten, zwei konnten nicht verfolgt werden. Funktionell heilten 40 Frakturen bei 28 Patienten problemlos aus.

Das Behandlungsmanagement (primär Fixateur externe, Verfahrenswechsel) hat sich bewährt. In keinem Fall wurde der Verlauf durch das gewählte Osteosyntheseverfahren negativ beeinflußt (keine pulmonalen Komplikationen). Behandlungskomplikationen und Ergebnisse entsprechen der Verletzungsschwere.

A Plenarthemen
1 Oberschenkelbrüche (31:33) Operative Konzepte – Methoden – Implantatwahl

Die Kompressionsmarknagelung des Femur: Einzeitige Marknagelung versus zweizeitigem Verfahrenswechsel über Fixateur externe

I. MARZI, ST. WEBER, W. FRIES, W. MUTSCHLER, Homburg

Beurteilung der Sicherheit des Verfahrenswechsel vom Fixateur externe auf einen Femurmarknagel im Vergleich zur primären Osteosynthese mit einem Kompressionsverriegelungsmarknagel.

Da die primäre Marknagelung bei schwer polytraumatisierten Patienten im Hinblick auf schwerwiegende pulmonale Komplikationen als riskant gilt, findet in dieser Situation der Fix. ext. regelmäßig Anwendung. Der Verriegelungsmarknagel mit Kompressionsmöglichkeit (Osteo) bietet sich gerade bei Polytraumatisierten mit verzögerter Mobilisation an, wobei die erzielbare Kompression eine sofortige 'Belastung' der Fraktur erlaubt.

Methodik: Nach prospektiver Datenerhebung (1990–1995) wurde eine Nachuntersuchung nach durchschnittlich 36 Monaten durchgeführt. Von insgesamt 68 Frakturversorgungen mit einem Kompressionsmarknagel wurden 33 dynamisch verriegelt, davon 82% mit Kompression. Es handelte sich hierbei um 27 A und 6 B Frakturen. Statisch verriegelt wurde in 35 Fällen (4 A, 12 B und 19 C Frakturen). Die einzeitige Marknagelung wurde bei isolierten Verletzungen mit einem ISS Score von $13,9 \pm 9,3$ Punkten nach 2,7 Tagen durchgeführt, während der Verfahrenswechsel bei einem ISS von $26,9 \pm 9,7$ Punkten nach 11,6 Tagen erfolgte.

Ergebnisse: Trotz des direkten Verfahrenswechsel vom Fix. ext. auf den Kompressionsmarknagel zeigten sich keine relevanten Unterschiede der perioperativen Komplikationen gegenüber dem einzeitigen Vorgehen. Sowohl bei einzeitiger als auch bei zweizeitiger Marknagelung wurden je 2 Unterschenkelthrombosen beobachtet mit einer ausgeheilten Lungenembolie in der letzten Gruppe. Bei beiden Verfahren wurde je eine Spätinfektion beobachtet, die nach Metallentfernung ausheilte. Die Nachuntersuchung, die aufgrund der flächenübergreifenden Versorgung nur bei 49% durchgeführt werden konnte, ergab keine relevanten Unterschiede. Insgesamt zeigten die mit Kompression versorgten Femurfrakturen gegenüber der statischen Verriegelung bessere funktionelle Ausheilungsergebnisse (Sehr gut: 58% versus 24%; Gut 42% versus 60%; Mäßig: 0% versus 16%).

Der Verfahrenswechsel vom Fix. ext. auf einen Kompressionsmarknagel ist auch im Vergleich mit dem einzeitigen Vorgehen sicher und erlaubt eine sofortige Druckbelastung der Fraktur durch die Kompressionsschraube. Insgesamt zeigen die mit Kompressionseffekt versorgten Frakturen ein besseres Funktionsergebnis, was am ehesten auf eine indikationsimmanente Selektion zurückzuführen ist.

A Plenarthemen
1 Oberschenkelbrüche (31:33) Operative Konzepte – Methoden – Implantatwahl

Der Unaufgebohrte Femurmarknagel (UFN) mit dem modularen Verriegelungssystem bei der Stabilisierung proximaler Femurfrakturen

285

ST. KOLBECK, M. SCHÜTZ, R. HOFFMANN, N. SÜDKAMP, Berlin

Die Einsatzmöglichkeiten und klinischen Ergebnisse des Unaufgebohrten Marknagels (UFN) bei der Stabilisierung proximaler Femurfrakturen wurden in einer prospektiv angelegten Studie untersucht.

Problem: Konventionelle Marknagelsysteme, die über eine statische oder dynamische Verriegelungsoption verfügen, sind bei proximalen Frakturen, wie subtrochantären Femurfrakturen und ispsilateralen Schenkelhals-/Schaftfrakturen, in ihrer Anwendbarkeit limitiert. Um die Vorteile der Marknagelung auch bei diesen Problemfrakturen nutzen zu können, ist für den Unaufgebohrten Femurmarknagel der AO ein modulares System mit verschiedenen Möglichkeiten der proximalen Verriegelung entwickelt worden: Spiralklingenverriegelung, Miss-A-Nail Verriegelung und antegrade Verriegelung.

Material und Methode: Von August 92 bis Juli 95 wurden 30 Patienten (Durchschnittsalter 56 Jahre) mit proximalen Femurfrakturen (AO-Klass: 20x Typ A, 5x Typ B und 5x Typ C) – incl. 8 pathologischer Frakturen bei generalisiertem Tumorleiden und 6 polytraumatisierten Patienten – mit dem unaufgebohrten Marknagel versorgt. Die Datenerfassung erfolgte prospektiv zum Operationszeitpunkt, zur Entlassung und 6 bis 12 (durchschnittlich 9) Monate post operationem mittels Dokumentationsbögen. 6 Patienten konnten nicht nachkontrolliert werden (3 starben an ihrem Tumorleiden). In 22 Fällen bei hohen subtrochantären Frakturen kam eine Spiralklinge und bei 6 ipsilateralen Femurfrakturen die Miss-A-Nail Verriegelung zum Einsatz.

Ergebnisse: Die durchschnittliche Operationszeit betrug 95 Minuten, der intraoperative Blutverlust weniger als 500 ml. Die durchschnittliche Anwendungszeit des Röntgen-Bildverstärkers lag unter 10 Minuten. Intraoperativ ergaben sich in keinem Fall Komplikationen. Der durchschnittliche Schwierigkeitsgrad der Operation auf einer Skala von 1 (leicht) bis 4 (sehr schwer), ermittelt anhand der Einschätzung der 9 Chirurgen, die die Operationen durchführten, lag bei 1,8. Prospektiv kam es bei einem Patienten mit einem M. Parkinson zu einer diskreten Varusfehlstellung, ohne daß ein erneuter Eingriff notwendig wurde. Bei einem Patienten mit einem generalisierten Tumorleiden (Malignes Lymphom) kam es nach 1,5 Jahren zu einem asymptomatischen Bruch der Spiralplatte. In allen anderen Fällen kam es zu einer komplikationslosen Ausheilung der Frakturen innerhalb der ersten 18 Wochen, ohne daß eine operative Revision notwendig wurde. Das klinische Ergebnis wurde von 14 Patienten als sehr gut, von 8 als gut und 2 Patienten als zufriedenstellend beurteilt.

Das modulare proximale Verriegelungssystem des unaufgebohrten Femurmarknagels erweitert die Einsatzmöglichkeiten der intramedullären Marknagelung auf hohe subtrochantäre Frakturen und vereinfacht die Versorgung ipsilateraler Femurdoppelfrakturen. Es handelt sich um ein operationstechnisch ausgereiftes und komplikationsarmes Implantat, das eine schnelle und stabile Versorgung ermöglicht.

A Plenarthemen
1 Oberschenkelbrüche (31:33) Operative Konzepte – Methoden – Implantatwahl

Der lange Gamma-Nagel – „Ideales" Implantat zur Behandlung subtrochanterer Femurfrakturen?

286

D. SANDER, H.-G. BREYER, R. TEISER, Berlin

Prospektive Studie zur klinischen Erprobung eines neuen Implantats.

Proximale (subtrochantere) Femurfrakturen sind mit den konventionellen Verriegelungsnägeln nicht ausreichend belastungsstabil zu versorgen. Als eine Alternative steht der lange Gamma-Nagel mit kräftiger Schenkelhalsschraube zur Verfügung. Ein Nachteil dieses Implantats ist jedoch die fehlende Antekurvation, die durch unerwünschte Krafteinflüsse auf das proximale Fragment beim Einschlagen erfolgen, so daß sekundäre Fehlstellungen unter der Operation entstehen können.

Unter 109 von Februar 1994 bis Februar 1996 durchgeführten Gamma-Nagelosteosynthesen proximaler Femurfrakturen wurden an unserer Klinik 12 wegen subtrochanterer Frakturen mit einem langen Gamma-Nagel durchgeführt, die prospektiv dokumentiert wurden. Es ergaben sich in 2 Fällen primäre Schwierigkeiten bei der geschlossenen Reposition der Frakturen, die die offene Reposition sowie die zusätzliche Verwendung von Cerclagen erforderlich machten. In 2 weiteren Fällen kam es unter dem Einschlagen des Nagels zu nicht mehr beseitigenden Sekundär-Dislokationen. Weitere Schwierigkeiten traten in 3 Fällen beim Freihand-Bohren der Bohrlöcher für die distalen Verriegelungsbolzen auf, wobei 2 Fehlplazierungen eines Bolzens außerhalb des Nagelloches beobachtet wurden, die jedoch noch unter der Operation korrigiert versorgten Frakturen heilten zeitgerecht. Sekundäre Dislokationen durch die erlaubte Vollbelastung traten nicht auf. Die Nachuntersuchung ergab bei den Patienten mit Fehlstellungen Bewegungseinschränkungen, die der Fehlstellung entsprachen.

Der lange Gamma-Nagel ist ein stabiles Implantat zur Behandlung subtrochanterer Femurfrakturen. Aufgrund seiner Form und des Nachteils der Notwendigkeit, den Markraum aufzubohren, halten wir ihn jedoch nicht für ein „ideales" Implantat.

A Plenarthemen
1 Oberschenkelbrüche (31:33) Operative Konzepte – Methoden – Implantatwahl

Proximale Femurfrakturen und ipsilaterale Schaftfrakturen

F. LAUDY, Venlo

Stabilisierung mit dem langen Gamma-Nagel.

Eine proximale Femurfraktur und ipslaterale Schaftfraktur ist eine seltene Kombinationsverletzung. Diese Verletzung wird häufig verursacht durch einen schweren Verkehrsunfall.

Folgende Möglichkeiten der Stabilisierung stehen zur Verfügung: DHS oder DCS mit langer Platte, die Verschraubung der proximalen Fraktur und Nagelung der Schaftfraktur als Kombinationsosteosynthese oder die Versorgung mit dem langen Gamma-Nagel.

Zwischen 1989 und 1994 wurde bei 8 Patienten (Durchschnittsalter 36,4 Jahre, Durchschnitt I.S.S. 26) eine derartige Kombinationsverletzung mit dem langen Gamma-Nagel stabilisiert.

Die Osteosynthese wurde immer innerhalb von 8 Stunden und gedeckt durchgeführt. Nur einmal mußte die proximale Fraktur geöffnet werden. Ein Patient verstarb wegen eines Multiorganversagens am 12. Tag. 7 Patienten konnten nachuntersucht werden. Die mittlere Nachuntersuchungszeit war 27 Monate.

Frühe und späte Infektionen wurden nicht festgestellt. Alle Frakturen heilten knöchern aus mit einem Mittelwert von 13,8 Wochen für die proximalen Frakturen und 17,5 Wochen für die Schaftfrakturen. Bei einem Patient mußte wegen einer verzögerten Bruchheilung eine Schaftfraktur dynamisiert werden.

Eine Femurkopfnekrose, Varus- und Valgusfehlstellungen wurden nicht nachgewiesen, aber bei 3 Patienten war eine geringgradige Einschränkung der Hüftgelenksfunktion, und bei 3 Patienten eine durchschnittliche Beinverkürzung von 1,5 cm vorhanden.

Mit dem langen Gamma-Nagel können die proximale und ipsilaterale Femurschaftfrakturen stabilisiert werden, und die Nachuntersuchung dieses Verfahrens zeigte gute Endergebnisse.

A Plenarthemen
1 Oberschenkelbrüche (31:33) Operative Konzepte – Methoden – Implantatwahl

Erweitertes Indikationsspektrum für die primäre und sekundäre Nagelung des Femur durch Einsatz des UFN (ungebohrter Femurnagel). Erfahrungen bei 117 Patienten | 288

R. KETTERL, Traunstein

Mit dem unaufgebohrten Femurnagel (UFN) der AO steht ein fortschrittliches Marknagelsystem zur Verfügung, das durch spezielle modulare Verriegelungsmöglichkeiten auch bei schwierigen Fraktursituationen eingesetzt werden kann. Zudem ist diese Nagelungstechnik als schonendes, biologisches Verfahren mit Reduzierung der Einschwemmung von Markraumpartikeln und der Minderung der Mediatorenfreisetzung bekannt, so daß dadurch eine primäre Marknagelung auch im Rahmen einer Polytraumaversorgung und bei Patienten mit Thoraxtrauma möglich ist. In dieser Arbeit werden unsere Erfahrungen und Ergebnisse dargestellt.

Patienten: Im Zeitraum Januar 1994–Dezember 1995 wurden bei 117 Patienten (45 Frauen, 72 Männer, Durchschnittsalter 31,5 (16–69 Jahre) 124 UFN implantiert. Es erfolgte der Einsatz bei 99 Patienten mit 106 Frakturen primär, 8x wurde ein Verfahrenswechsel vom Fixateur externe auf UFN durchgeführt. Je 2x erfolgte der Einsatz des UFN bei Pseudarthrose und bei pathologischen Frakturen. In 6 Fällen wurde ein Segmenttransfer in Kombination mit dem UFN durchgeführt.
Verriegelungstechniken: 100 Standardverriegelungen, 4 retrograde Verriegelungen, 5 Miss-A-Nail, 2x Spiralklinge, 3x dynamische proximale Verriegelung. Die Operation wurde auf dem Extensionstisch (91 Seitenlage, 26 Rückenlage) durchgeführt. Frakturklassifikation bei 114 Frakturen (G 0 36, G I 31, G II 12, G III 2, O I 18, O II 12, O III 3). Bei 15 der Patienten war eine Mehrfachverletzung vorgelegen. Bei mehr als 40% der Patienten war ein begleitendes Thoraxtrauma zu diagnostizieren.

Nachuntersuchung: 97 Patienten (103 UFN), 2 Patienten verstorben (1x Tumorprogression, 1x erneuter Unfall), 18 Patienten waren wegen großer Entfernung vom Wohnort nicht einzubestellen. Nachbeobachtungszeitraum 10,4 (3–21) Monate; bei 45 Patienten bereits Entfernung des UFN bei knöcherner Konsolidierung.

Ergebnisse: Die Operationsdauer betrug durchschnittlich 54 Minuten. Es wurden nur Nägel der Stärke 10 und 11 mm implantiert. Implantatkomplikationen wie Nagelbruch oder Verriegelungsbolzenbrüche traten nicht auf. Unterschiede bei primärer oder sekundärer Marknagelung hinsichtlich der pulmonalen Situation ergaben sich bei den Polytrauma-Patienten nicht.

			n	%
Dynamisierung			98	78
Mortalität			0	0
Infektion			1	0,8
Hämatom, revisionsbedürftig			2	1,6
verzögerte Bruchheilung			2	1,8
knöcherne Konsolidierung	6–9 Wochen		17	14,9
	10–12 Wochen		84	73,7
	> 12 Wochen		13	11,4
Rotationsfehlstellung	> 10 Grad		7	6,8
Achsabweichung	> 5 Grad		5	4,9
Längendifferenz	> 1 cm		6	5,8
Gelenkbeweglichkeit	Defizit > 10 Grad	Hüftgelenk	4	3,9
		Knie	1	0,9

288

Der UFN ist als geeignetes Implantat sowohl zur Primärversorgung von offenen und geschlossenen Femurschaftfrakturen, als auch zum Verfahrenswechsel sowie zum Segmenttransfer am Oberschenkel zu bezeichnen. Es können nahezu alle Schaftfrakturen gegebenenfalls unter Einbeziehung von proximalen Femurfrakturen und ipsilateralen Schenkelhalsfrakturen sicher versorgt werden. Auch der Einsatz ist beim Mehrfachverletzten und den Patienten mit Thoraxtrauma im Sinne einer Primärversorgung möglich. Die operative Versorgung ist in der Hand eines in der konventionellen Marknageltechnik geübten Chirurgen als schnelle und sichere Versorgungsmöglichkeit zu bewerten.

A Plenarthemen
1 Oberschenkelbrüche (31:33) Operative Konzepte – Methoden – Implantatwahl

Die Versorgung komplexer Frakturen des Oberschenkelschaftes mit einem unaufgebohrten Verriegelungsnagel

R. BEISSE, O. GONSCHOREK, B. SCHUPFNER, V. BÜHREN, Murnau

Prospektive Erfassung der Ausheilungsergebnisse insbesondere hinsichtlich Infektfreiheit und Funktion bei der Versorgung komplexer Oberschenkelfrakturen mit einem Verriegelungsmarknagel ohne kortikalen Aufbohrvorgang.

Plattenosteosynthese als auch Verriegelungsnagelung stellen bewährte Methoden der operativen Behandlung komplexer Oberschenkelschaftbrüche dar. Nachteile der Plattenosteosynthese, auch bei Verwendung minimal invasiver perkutaner Techniken unter Verwendung der Wellenplatte, sind die Eröffnung des Frakturhämatoms und das zusätzliche Weichteiltrauma in unmittelbarer Frakturnähe. Der Vorteil der Verriegelungsnagelung als primär gedecktes Verfahren der Frakturstabilisierung wurden demgegenüber nicht selten durch eine höhere Rate an Dreh- und Achsenfehlern erkauft. Zwischen 1. April 1993 und 31. Januar 1995 wurden bei 35 Patienten 37 komplexe Schaftfrakturen des Oberschenkels des Typs B und C der AO-Klassifikation mit einem statisch verriegelten Marknagel ohne kortikale Aufbohrung operativ versorgt und im Rahmen einer prospektiven Studie erfaßt und ausgewertet.

Das Patientenkollektiv umfaßte 10 Frauen und 25 Männer. Das Durchschnittsalter betrug 29 Jahre (+ 10,4), der durchschnittliche Injury Severity Score 16 (± 12,5). Versorgt wurden 4 offene und 33 geschlossene Frakturen. Aufgrund des Verletzungsmusters mit pulmonaler Komponente wurde vorab in 14 Fällen die Primärstabilisierung mittels Fixateur externe vorgenommen. Der Verfahrenswechsel von Fixateur externe auf einen Verriegelungsnagel erfolgte in diesen Fällen durchschnittlich 7 (+ 4) Tage nach dem Unfall unter antibiotischer Abdeckung. Die Operation wurde standardmäßig in Seitenlage vorgenommen. Die Verwendung des Distraktors oder eine offene Reposition war in keinem Fall erforderlich.

In 35 Fällen konnte primär die knöcherne Überbauung bei sehr guter Funktion ohne relevante Dreh- oder Achsenfehler erzielt werden. In einem Fall war wegen Bolzenbruchs, in einem weiteren Fall wegen verzögerter Knochenbruchheilung ein Nagelwechsel erforderlich. Weder bei den offenen Frakturen noch bei primärer Stabilisierung mit Fixateur externe und nachfolgenden Verfahrenswechsel wurde ein Infekt beobachtet.
In der Behandlung von komplexen Brüchen des Oberschenkelschaftes mit Keilaussprengung oder Trümmerzone stellt die gedeckte Verriegelungsnagelung ein sicheres und komplikationsarmes Verfahren mit gutem funktionellen Ausheilungsergebnis dar.

A Plenarthemen
1 Oberschenkelbrüche (31:33) Operative Konzepte – Methoden – Implantatwahl

Der infizierte Femur nach Marknagelung – Wert der Markraumbohrung   311

A. POMMER, A. DÁVID, D. PAPE, G. MUHR, Bochum

Validität der Markraumbohrung in der Therapie des Markrauminfektes nach Femurmarknagelung anhand einer retrospektiven Studie.

Die Markraumbohrung erreicht eine hohe Erfolgsrate beim Frühinfekt und bei der chronischen Osteitis.

Problem: Der Infekt des Femurmarknagels stellt den Chirurgen vor ein besonderes Problem, da aufgrund der intramedullären Infektion die üblichen Verfahren der Infektchirurgie (Exzision, repetitives Debridement, lokale und systemische Antibiose) wenig erfolgreich sind.

Patienten: In den Jahren 1986–1991 wurden 21 Patienten mit infizierten Femurnägeln mittels Nagelentfernung und Markraumbohrung behandelt. Betroffen waren 14 Männer und 7 Frauen (mittl. Alter 38 ± 15 J). Zehn Patienten hatten einen Frühinfekt nach primärem gebohrten Nagel, 11 Patienten hatten multiple Voroperationen (4–11) bevor sie einen Marknagel erhielten. Alle Patienten hatten bei Indikationsstellung zur Markraumbohrung klinische Zeichen einer floriden Osteitis und produktive Fisteln. Bei 6 Patienten war die ehemalige Fraktur inzwischen fest, 15 wiesen eine infizierte Pseudarthrose mit Knochendefekten auf.

Ergebnisse: Der durchschnittliche Nachuntersuchungszeitraum betrug 7,1 J. In der Gruppe der Patienten mit Frühinfektionen betrug die durchschnittliche Behandlungsdauer 233 Tage und 2,5 weitere Eingriffe (0–7) waren erforderlich, bei chronischen Infekten waren 635 Tage und 3,6 Eingriffe (2–11) bis zum Abschluß erforderlich. Zum Nachuntersuchungszeitpunkt wiesen 2 Patienten noch eine zeitweilige Fistelung der Einschlagstelle auf. Alle stattgehabten Frakturen waren knöchern überbaut, 18 Patienten (85%) führten eine Vollbelastung des Beines durch. 15 Patienten (71%) wiesen eine sehr gute oder gute Funktion der angrenzenden Gelenke auf.

Schlußfolgerung: Die Markraumbohrung führt bei Markrauminfekten nach Marknagelung in einem hohen Prozentsatz zur definitiven Sanierung.

A Plenarthemen
1 Oberschenkelbrüche (31:33) Operative Konzepte – Methoden – Implantatwahl

Derotationsosteotomien nach Femurschaftfrakturen – offene versus gedeckte Osteotomie

312

M. KETTRUKAT, M. PRÖBSTEL, M. BÖRNER, Frankfurt

Die offene Osteotomie und die Osteotomie mit der Innensäge als Behandlungsmöglichkeit der Drehdifferenzen nach Femurschaftfrakturen sollen dargestellt und anhand der Indikationen und Komplikationen verglichen werden.

Insbesondere nach Stabilisierung von Oberschenkelschaftfrakturen mit dem Marknagel ist die postoperative Drehdifferenz ein bekanntes Problem. Die Indikation zur Derotation ist bei einer Innenrotationsfehlstellung von 10°–15° und bei einer Außenrotationsfehlstellung von 15°–20° gegeben. Von 20 Patienten mit lediglich Rotationsfehlstellungen nach Oberschenkelschaftfrakturen wurden 10 mit der Innensäge und 10 offene osteotomiert. Die prä- und postoperative Drehdifferenzmessung erfolgte mittels CT-Messung. Die postoperativen Messungen zeigten bei beiden Verfahren vergleichbar geringe Drehdifferenzen. Die Operationszeit war für die offene Osteotomie kürzer, im Verlauf zeigten die Röntgenkontrollen hier auch eine schnellere knöcherne Durchbauung.
Wegen der jeweiligen Versorgung mit statischer Verriegelungsnagelung zeigte sich hinsichtlich des Zeitpunkts der Belastung kein wesentlicher Unterschied.

Die gedeckte Osteotomie gehört in die Hand des Geübten und findet ihre Anwendung beim Schwerpunkt auf das kosmetische Ergebnis. Die offene Osteotomie stellt das Routineverfahren dar mit kürzerer Operationszeit und schnellerer Durchbauung.

A Plenarthemen
1 Oberschenkelbrüche (31:33) Operative Konzepte – Methoden – Implantatwahl

Behandlungsstrategie komplexer diaphysärer Femurfrakturen mit Kompartment-Syndrom beim Mehrfachverletzten — 313

O. HOLBEIN, G. BAUER, L. KINZL, Ulm

Ziel unserer Untersuchung war es, bei komplexen Femurfrakturen mit drohendem oder manifestem Kompartment-Syndrom folgendes operationstaktisches Vorgehen zu überprüfen: Stabilisierung mittels durchgeschobener Überbrückungsplatte, Kompartmentspaltung und Vakuumversiegelung.

Bei Femurmehrfachfragment- und -trümmerfrakturen ist die „biologische Überbrückungsosteosynthese" mit durchgeschobener Platte vor allem beim Mehrfachverletzten das überlegene Verfahren (Heitemeyer 1994, Wende 1995).
Nicht selten findet man eine zusätzliche Weichteilschädigung durch ein drohendes oder manifestes Kompartment-Syndrom, welches die Fasziotomie erfordert, und somit eine minimal invasive Osteosynthese (perkutane Schraubenplazierung) nicht möglich ist.

Im Jahre 1995 wurden 10 komplexe Femurfrakturen bei Mehrfachverletzten (3 weibliche und 6 männliche Patienten, Durchschnittsalter 32 Jahre) mit durchgeschobener Überbrückungsplatte versorgt und prospektiv erfaßt. In 5 Fällen erfolgte eine primäre Kompartmentspaltung und Vakuumversiegelung.
Frakturklassifikation (AO-Klassifikation): 3 C1-Frakturen; 3 C2-Frakturen, 4 C3-Frakturen.

Wir hatten keine Früh- oder Spätinfekte, keine Refrakturen oder Reosteosynthesen. Sekundäre Spongiosaplastiken wurden nicht durchgeführt. Korrekturbedürftige Fehlstellungen (Varus/Valgus, Rotation, Verkürzung) traten nicht auf. Alle Frakturen waren bis zur 24. Woche voll belastungsstabil ausgeheilt.

Die Technik der durchgeschobenen Überbrückungsplattenosteosynthese bei komplexen Femurfrakturen beim Mehrfachverletzten stellt ein sicheres Verfahren mit Schonung der Vaskularität der Fragmente dar. Die Vakuumversiegelung erlaubt eine großzügige Indikationsstellung zur Kompartmentspaltung ohne Nachteile hinsichtlich der knöchernen Heilung.

Die offene Femurschaftfraktur: Eine Indikation zur sofortigen Marknagelung?

R. FEIL, CH. JOSTEN, A. EKKERNKAMP, G. MUHR, Bochum

Zielsetzung: Die ungebohrte Femurmarknagelung stellt eine geeignete primäre Osteosynthese bei offenen Femurschaftfrakturen dar.

Patientengut: 23 Patienten, welche in der Zeit vom 01.06.1993 bis 31.11.1995 aufgrund einer offenen Femurschaftfraktur behandelt wurden. Es handelte sich hierbei nach Gustillo Anderson um 9 erstgradig, 8 zweitgradig und 6 drittgradig offene Femurschaftfrakturen. Hierunter waren 8 polytraumatisierte Patienten mit einem durchschnittlichen ISS-Score von 48. Bei allen 23 Patienten erfolgte die operative Versorgung innerhalb der ersten 36 Stunden. Bei polytraumatisierten Patienten erfolgte die Indikationsstellung zur ungebohrten Femurnagelung in Abhängigkeit der Stabilität der Vitalfunktionen. 20 Patienten wurden primär mit einer Marknagelung versorgt. 3 Patienten wurden mittels eines Fixateur externe stabilisiert, hiervon wurde bei 2 Patienten ein Verfahrenswechsel zu einer späteren Marknagelosteosynthese durchgeführt. Bei 1 Patient wurde später eine Plattenosteosynthese vorgenommen. Desweiteren wurde ein Patient mittels primärer Plattenosteosynthese bei Gefäß- und Nervenläsion versorgt.

Ergebnisse: 17 Patienten zeigten nach Abschluß der Behandlung eine freie Beweglichkeit, eine eingeschränkte Beweglichkeit mit maximal bis zu 20° Streckdefizit lag bei 6 Patienten vor.

Komplikationen: Bei 1 Patienten trat eine Lockerung des distalen Verriegelungsbolzen auf. Bei 2 Patienten konnte eine Dislokation des Nagels diagnostiziert werden. Eine Thrombose zeigte sich bei 1 Patienten. Der Verlauf wurde bei keinem Patienten durch Infektion, Nachblutung oder Pseudarthrosenbildungen kompliziert. Insgesamt gestaltete sich der Verlauf bei 18 Patienten vollkommen komplikationsfrei. Eine sekundäre Spongiosaplastik war bei keinem Patienten erforderlich.

Schlußfolgerung: Die sofortige ungebohrte Femurmarknagelung stellt bei offener Femurschaftfraktur (ausgeschlossen Typ Gustillo Anderson 3C) ein geeignetes Verfahren der primären Osteosynthese dar. Eine erhöhte Infektionsrate fand sich in unserer Untersuchung nicht. Bei der ungebohrten Femurmarknagelung handelt es sich um ein definitives Verfahren. Bei entsprechend strenger Indikationsstellung stellt auch bei dem polytraumatisierten Patient die ungebohrte Femurmarknagelung innerhalb der ersten 36 Stunden ein geeignetes Verfahren der Osteosynthese dar.

A Plenarthemen
1 Oberschenkelbrüche (31:33) Operative Konzepte – Methoden – Implantatwahl

Ist die Dynamisierung bei primärer statischer Nagelung am Oberschenkel noch indiziert? | 315

F. HOLMENSCHLAGER, H. RIEGER, ST. WINKLER, TH. GÖSSLING, Magdeburg

Darstellung der Endergebnisse bei primär statischer Verriegelungsnagelung von traumatischen Femurschaftfrakturen im Vergleich zur sekundär dynamischen Verriegelungsnagelung.

Material und Methode: Zwischen dem 1.1.1983 und 31.12.1993 haben wir in unserer Klinik insgesamt 402 Marknagelungen an Femur- und Tibiaschaftfrakturen durchgeführt (292 Oberschenkelfrakturen und 110 Unterschenkelfrakturen). Die Frakturen teilten sich auf in 295 traumatische (220 Oberschenkel-, 75 Unterschenkelfrakturen), 53 Verfahrenswechsel nach sonstiger osteosynthetischer Versorgung (Fixateur externe, Platte, ...), und 54 weiteren Ursachen. Das Durchschnittsalter betrug 38,1 Jahre (14,1–93,6). Bei den traumatischen Frakturen handelt es sich überwiegend um Verkehrsunfälle (196). Geschlossener Weichteilschaden bei 197 bzw. offener bei 23 Femurfrakturen (1.–2.° offen). 174 Oberschenkelfrakturen wurden in dieser Studie röntgenologisch ausgewertet. Der Typ der Fraktur nach der AO-Klassifikation ist wie folgt: der Typ A-3 (54), Typ B-2 (32) und Typ C-3 (32) überwogen.
114mal wurde eine statische und 60mal eine dynamische Nagelung durchgeführt. Die sekundäre Dynamisierung erfolgte 59mal (59/114).

Ergebnisse: Die Ausheilung wurde röntgenologisch in 3 Perioden (0–12 Monate, 12–18 Monate und > 18 Monate) ausgewertet und in 2 Gruppen (Durchbauung und Kallusbildung) aufgeteilt. Bei den Oberschenkelfrakturen fanden sich in der 1. Periode (2. Periode, 3. Periode) bei der primär statischen Nagelung 8 (13, 23) Durchbauungen und 2 (0, 0) Kallusbildungen bzw. bei primär dynamischer Nagelung 13 (24, 30) Durchbauungen und 4 (0, 0) Kallusbildungen, bei sekundärer Dynamisierung 20 (35, 48) Durchbauungen und 10 (3, 1) Kallusbildungen.
Der Zweiteingriff zur Dynamisierung erfolgte im Durchschnitt nach 149 Tagen (12–489). Die Ausheilung der Fraktur (bzw. Nagelentfernung) erfolgte für die statische bzw. primär und sekundär dynamisierte Nagelung 638 bzw. 658 und 672 Tagen.
Komplikationen: 2 Pseudarthrosen: davon 1 stat. VN und 1 dyn., der Nagel wurde in beiden Fällen belassen. 3 Osteitis (davon eine ehem. offene Fraktur) bei 2 stat. und 1 sek. dyn. VN. 2 Lockerung von Bolzen. 1 Bolzendurchbruch nach stat. VN. Keine Refrakturen und kein Nagelbruch.

Die Studie zeigt, daß die statische Verriegelungsnagelung ohne Entriegelung gleich gute Ergebnisse aufweist wie die sekundäre Dynamisierung. Wir stimmen überein mit der Meinung von Vecsei (1989) und Brumback (1988), die die routinemäßige Dynamisierung nicht für indiziert halten. Jedoch ist die Dynamisierung bei verzögerter Knochenheilung sinnvoll.

A Plenarthemen
1 Oberschenkelbrüche (31:33) Operative Konzepte – Methoden – Implantatwahl

Die Plattenosteosynthese bei Femurschaftfraktur – Überholtes oder alternatives Operationsverfahren?

R. WAGNER, A. WECKBACH, Würzburg

Indikation und Stellenwert der Plattenosteosynthese in der Versorgung der Femurschaftfraktur sollen definiert, Komplikationen analysiert werden.

Mit Einführung des Verriegelungsnagels – eine für die Regelversorgung der Oberschenkelschaftfraktur zweifelsfrei der Platte überlegenes Implantat – hat sich das Indikationsspektrum der Plattenosteosynthese zu Recht beträchtlich verkleinert. Parallel zum Rückgang der Plattenosteosynthese ist auch die Erfahrung mit diesem Operationsverfahren gesunken. Unter Respektierung der korrekten Indikation stellt die Plattenosteosynthese dennoch ein etabliertes, alternatives Verfahren bei der Behandlung der Femurschaftfraktur dar, das jedoch technisch anspruchsvoll ist, eine unbedingte Beachtung der Biologie erfordert sowie biomechanisches Verständnis für den Komplex Knochen-Frakturzone-Platte voraussetzt. Bei Mißachtung dieser Prämissen ist eine Fehlstellung vorprogrammiert. Deshalb sollen die Komplikationen dieses Verfahrens analysiert werden und klare Differentialindikationen für die Plattenosteosynthese herausgearbeitet werden.

Bei 189 Patienten wurden im Zeitraum von Jan. 82 bis Juni 87 199 Femurschaftfrakturen mittels Plattenosteosynthese versorgt. Die Krankenunterlagen wurden katamnestisch ausgewertet, die Komplikationen evaluiert und deren Ursachen analysiert. Bei 41 Osteosynthesen (20,5%) fanden sich aseptische Komplikationen in Form von Implantatkomplikationen (11%) (Lockerung 2,5%, Verbiegung 1,0%, Bruch 7,5%), verzögerten Bruchheilungen (3,0%), Pseudarthrosen (4,5%), Achsenfehlstellungen (2,5%) und Beinlängendifferenzen (5,0%). Septische Komplikationen zeigten sich in 2,5%. Die Implantatkomplikationen ereigneten sich zum Großteil zwischen der 12. und 20. postoperativen Woche aufgrund der bei Vollbelastung eintretenden alternierenden Biegebeanspruchung, bedingt durch fehlende mediale Abstützung.

Die Indikation zur Plattenosteosynthese sollte daher streng limitiert sein auf Frakturen des Jugendlichen (offene Wachstumsfugen), offene Defektfrakturen (Debridement), pathologische Frakturen (falls kurative Intention besteht), Frakturen mit begleitenden Gefäß- oder Nervenläsionen (Revision der Begleitschäden), Frakturen bei liegenden Implantaten (z.B. Hüft- bzw. Knieprothese, Winkelplatte etc.). Gelegentlich kann auch bei bilateralen Oberschenkelschaftfrakturen eine Simultanversorgung durch zwei Operationsteams opportun sein.

Die Plattenosteosynthese der Femurschaftfraktur ist für ein eng begrenztes Indikationsspektrum unseres Erachtens ein etabliertes Alternativverfahren zum Verriegelungsnagel, das jedoch aufgrund seiner Komplikationsträchtigkeit eine Operationstechnik voraussetzt, die biomechanische und biologische Erfordernisse respektiert und die Indiktion zur autologen Spongiosaanlagerung kennt.

A Plenarthemen
1 Oberschenkelbrüche (31:33) Operative Konzepte – Methoden – Implantatwahl

Operative Therapie der pathologischen Fraktur und frakturgeschädigter Osteolysen am Femur

C. MELLA, CH. EGGERS, Hamburg

Ziel der Arbeit ist die retrospektive Analyse der operativen Verfahren sowie eine kritische Bewertung der Behandlungsergebnisse nach operativer Stabilisierung einer pathologischen Fraktur am Femur. Ziel der operativen Therapie ist die schnelle Wiederherstellung der schmerzfreien Belastbarkeit der Extremität. Hierzu sollte als palliative Behandlung der kleinstmögliche operative Eingriff durchgeführt werden.

Ossäre Metastasen am Femur stellen die häufigste Ursache für pathologische Frakturen an den Extremitäten dar. In einem Zeitraum von 10 Jahren (1986 bis 1995) wurden in unserer Abteilung 239 Patienten mit einer pathologischen Fraktur an den Extremitäten operiert, dabei war das Femur mit 166 Pat. (69%) am häufigsten betroffen. Es zeigte sich mit 73% ein deutlich höherer Anteil an weiblichen Patienten; dieses auf Grund der hohen Anzahl von ossär metastasierenden Mammakarzinomen (67% Primärtumor bei Frauen). Am Femur waren 111 (67%) Frakturen am metabolisch aktiveren, hüftnahen Ende lokalisiert.

Alle Patienten mit einem Tumorbefall am Schenkelhals (52 Pat.) wurden mit einer zementierten Endoprothese versorgt, im Regelfall wird hier ein Standard-Modell verwendet. Auch bei den pertrochantären Frakturen (18 Pat.) wurde die Versorgung mit einer Prothese bevorzugt. Eine Osteosynthese halten wir auf Grund der Gefahr der sekundären Instabilität durch lokalen Tumorprogress für nicht indiziert. Je nach Ausdehnung der Osteolysen waren hier bei 10 der 18 Pat. die Verwendung von Spezialimplantaten erforderlich. Bei den subtrochantären Frakturen (41 Pat.) wurde die Osteosynthese mit dem Gammanagel bevorzugt (27 Pat.), welcher die Versorgung in früheren Jahren durch Verbundosteosynthese (4 Pat.) oder Endoprothese (9 Pat.) weitestgehend abgelöst hat. Im Schaftbereich (43 Pat.) bevorzugten wir zunehmend die Marknagelung (23 Pat.) als schnelleres und stabileres Verfahren. Die Verbundosteosynthese mit Platte bleibt das Verfahren der Wahl am distalen Femurende (9 von 12 Pat.). Bei Zerstörung der Gelenkfläche ist hier der totale achsgeführte Kniegelenksersatz erforderlich.

Durch den Einsatz der verschiedenen OP-Verfahren konnte bei insgesamt 83% der Patienten primär eine volle Belastbarkeit der Extremität erreicht werden. Diese operativen Verfahren sind sowohl für die pathologische Fraktur wie auch für die frakturgefährdeten Osteolysen geeignet. Bei letzteren sollte eine Indikation zur operativen Stabilisierung im Rahmen der interdisziplinären Behandlung in Abhängigkeit von AZ, Lebenserwartung und Möglichkeiten anderer Therapien (Radiatio) gestellt werden.
Durch den bevorzugten Einsatz der erwähnten operativen Verfahren läßt sich im Regelfall (> 80%) das Ziel der schnellen, vollen Belastbarkeit erreichen. Eine Ausnahme stellt vor allem die multiple Metastasierung am Femur dar. Die Indikation zur radikalen Tumorresektion besteht nur bei gesicherter isolierter Metastase. Besteht eine höhere Lebenserwartung muß im Falle der Osteosynthese diese zur Vermeidung einer Refraktur biologisch (z.B. durch Radiatio oder Spongiosa) abgesichert werden.

A Plenarthemen
1 Oberschenkelbrüche (31:33) Operative Konzepte – Methoden – Implantatwahl

Versorgungsmöglichkeiten von Mehrfachfrakturen der unteren Extremität in Abhängigkeit von Begleitverletzungen

318

W. LUNGERSHAUSEN, E. MARKGRAF, M. SCHUMANN, Jena

Es soll die Beeinflussung des Operationszeitpunktes und der Operationsmethode von Mehrfachfrakturen der unteren Extremität, insbesondere durch Schädel-Hirn-Verletzungen dargestellt werden.

An Hand einer retrospektiven Analyse des Krankengutes der Jahre 1991 bis 1995 wird zunächst die relative Häufigkeit von Mehrfachfrakturen der unteren Extremitäten mit Beteiligung des Femurs im Rahmen eines Polytraumas dargestellt.
Die Versorgung der Frakturen wird durch die neurochirurgische Behandlung nicht unerheblich verzögert. Dies trifft sowohl für die primäre Diagnostik (CT Schädel/Wirbelsäule) als auch den Zeitpunkt der definitiven Operation der Extremitätenfraktur zu. Dabei sind Zeiten für letztere auf Grund sekundär ansteigender Hirndruckwerte bis zu 2 Wochen keine Seltenheit. Diese Verzögerung führt sowohl zu pathophysiologischen als auch pflegerischen Problemen.
Thorakale und abdominale Verletzungen beeinflußten das Management hinsichtlich der Extremitätenverletzung lediglich in der Akutphase.
Gegenüber Monoverletzungen ist trotz der Einführung des ungebohrten Marknagels die primäre äußere Stabilisierung beim Polytraumatisierten die Regel. Allerdings muß unter dem Aspekt der verzögerten Folgeoperation, wenn irgend möglich, die Definitivversorgung angestrebt werden.

Bei Kombination von Extremitätenverletzungen und Schädel-Hirn-Traumen sollte bei fehlender primärer Hindrucksymptomatik die Definitivversorgung der Frakturen vorgenommen werden.

A Plenarthemen
1 Oberschenkelbrüche (31:33) Operative Konzepte – Methoden – Implantatwahl

351 Die biologische Osteosynthese distaler Femurfrakturen mit dem GSH-Nagel – eine minimal invasive Methode

P. OSTERMANN, M. P. HAHN, A. EKKERNKAMP, A. DÁVID, G. MUHR, Bochum

Zielsetzung dieser Studie war es, das Management distaler Femurfrakturen mit dem GSH-Nagel zu evaluieren.

Problem: Die offene Reposition und interne Fixation distaler Femurtrümmerfrakturen ist mit einer hohen Anzahl Spongiosaplastiken behaftet. In einer offenen prospektiven Studie wurden seit Juni 1993 18 Patienten mit Frakturen des distalen Femurs durch eine retrograde Verriegelungsnagelung behandelt. Die Frakturen wurden nach der AO-Klassifikation eingeteilt: Es waren 8 rein suprakondyläre Frakturen vom Typ A vorhanden (A1: 4; A2: 1; A3: 3). Die gelenkeinbeziehenden Frakturen vom Typ C waren in 10 Fällen vorhanden (C1: 1; C2:7, C3: 2). Es handelte sich um 8 Frauen und 10 Männer. Das Durchschnittsalter betrug 42,3 Jahre. Alle Frakturen wurden durch retrograde Verriegelungsnagelung mit dem GSH-Nagel stabilisiert. Operationstechnisch wird bei den Typ-A-Frakturen eine percutane Stichinzision durch das Ligamentum patellae durchgeführt; der Nagel wird dann nach Eröffnung des Markraums in der Interkondylarregion ventral des Ursprungs des hinteren Kreuzbandes über einen Führungsdraht eingeführt. Bei den Typ-C-Frakturen kann derselbe Zugang gewählt werden, wenn es gelingt die Kondylen percutan zu verschrauben. Ansonsten ist eine Medianinzision und eine mediale parapatelläre Arthrotomie zu wählen. Trümmerzonen bleiben immer unberührt. Nach distaler Verriegelung mit dem Zielgerät erfolgt nach Kontrolle der Achse, Rotation und Länge die proximale Verriegelung.

Ergebnisse: Der durchschnittliche Nachuntersuchungszeitraum betrug 18,2 Monate. Alle Frakturen heilten ohne Spongiosaplastik knöchern vollständig aus. Die durchschnittliche Heilungsdauer betrug 12,4 Wochen. Die durchschnittliche Beugung im Kniegelenk betrug 106 Grad (90–135 Grad) bei freier Streckung bei allen Patienten. Der durchschnittliche Winkel betrug bei 17 Patienten 3 Grad Valgus (2–9 Grad). Ein Patient hatte eine Varusstellung von 10 Grad, welche durch eine suprakondyläre Umstellungsosteotomie korrigiert werden mußte. Pseudarthrosen und Infekte traten nicht auf.

Der GSH-Nagel ist eine elegante, minimal invasive Methode zur Stabilisierung von supra- und diakondylären Femurfrakturen. Durch die geschlossene Methode werden die Weichteile in maximalem Maße respektiert. Trümmerzonen werden nicht freigelegt. Dieses führt zu einer drastischen Reduktion von notwendigen Spongiosaplastiken bei diesen schweren Verletzungen.

A Plenarthemen
1 Oberschenkelbrüche (31:33) Operative Konzepte – Methoden – Implantatwahl

Die retrograde Verriegelungsnagelung distaler Femurfrakturen, eine biologische Alternative?

352

H. M. J. JANZING, B. STOCKMAN, G. VAN DAMME, P. BROOS, Leuven

Zielsetzung: Die gedeckte Osteosynthese distaler Femurfrakturen mittels retrograder Femurnagelung wurde von uns untersucht.

Kurzfassung: Die retrograde Femurnagelung ermöglicht eine biologische Osteosynthese distaler Femurfrakturen.

Problembeschreibung: Die Nachteile konventioneller Stabilisierungsmethoden distaler Femurfrakturen sind die damit verbundenen Schädigungen der Weichteile und somit auch die Devaskularisierung der Frakturfragmente. Die gedeckte Osteosynthese distaler Femurfrakturen mittels retrograder Femurnagelung wurde von uns als biologische Alternative untersucht.

Methodik und Patienten: An der Unfallchirurgischen Abteilung der Uniklinik Gasthuisberg Leuven wurden vom 1.3.93 bis 1.9.95 25 Patienten mit 26 distalen Femurfrakturen mit einem retrograden Femurnagel behandelt. Die Frakturen wurden nach der AO-Klassifikation und der Weichteilschaden nach der Tscherne- und Gustilo-Klassifkation klassifiziert. Die A-Frakturen wurden ausschließlich mit dem retrograden Nagel behandelt, bei den C-Frakturen fand zuerst eine interkondyläre Schraubenosteosynthese statt.

Ergebnisse: Von 26 Frakturen sind 25 geheilt. Eine Patientin starb frühzeitig infolge einer nicht mit der Femurfraktur zusammenhängenden Erkrankung. Nach unserer „relativen Neer-Klassifkation" fanden wir 18/25 (72%) ausgezeichnete (≥ 85) Ergebnisse, 5 (20%) gute (≥ 70) Ergebnisse, 1 (4%) mäßiges (≥ 55) Ergebnis und 1 (4%) schlechtes Ergebnis (≥ 55). Technische Probleme sind die schwierige proximale Verriegelung und der schwache Halt der distalen Verriegelungsschrauben.

Schlußfolgerung: Die retrograde Femurnagelung ermöglicht eine biologische Osteosynthese distaler Femurfrakturen mit minimaler Schädigung der Weichteile und Devaskularisierung der Frakturfragmente. Auch in unserer sehr alten Patientengruppe (Durchschnittsalter 81 Jahre) war ein gutes funktionelles Ergebnis zu erreichen.

A Plenarthemen
1 Oberschenkelbrüche (31:33) Operative Konzepte – Methoden – Implantatwahl

Monokondyläre Frakturen des distalen Femurs – Therapieregime und Behandlungsergebnisse

R. A. LAUN, P. A. W. OSTERMANN, M. P. HAHN, G. MUHR, Bochum

In einer offen prospektiv randomisierten Studie sollte der Effekt der offenen Reposition und internen Fixation mittels Zugschraubenosteosynthese bei monokondylären Frakturen des Femurs überprüft werden.

Problem: Monokondyläre Femurfrakturen sind Gelenkfrakturen mit all ihren Komplikationen (Fehlstellung, Arthrose, etc.). In einer offen prospektiv randomisierten Studie wurden 30 Patienten mit monokondylären Frakturen des distalen Femurs seit 1983 behandelt. Es handelte sich um 23 Männer und 7 Frauen. Das Durchschnittsalter betrug 42,4 Jahre. Die Frakturen wurden nach der AO-Klassifikation eingeteilt. Es handelte sich um 17 Frakturen des lateralen Kondylus Typ B1, um 7 Frakturen des medialen Kondylus Typ B2 und um 6 Frakturen mit tangential posterioren Rollenabbrüchen (Typ B3, Hoffa-Fraktur). Elf Patienten erlitten Begleitverletzungen des muskuloskeletären Systems. Operationstechnisch wurde eine Arthrotomie durchgeführt, die Fraktur reponiert und mit 6,4 mm Durchmesser Spongiosaschrauben osteosynthetisiert. Bei den tangential posterioren Rollenabbrüchen wurden die Schrauben anterior posterior im rechten Winkel zur Femurschaftachse eingebracht. Alle Frakturen wurden frühfunktionell nachbehandelt. Die Resultate wurden nach dem Schema von Neer (JBJS 1967) bewertet. 28 Patienten konnten nachuntersucht werden, 2 polytraumatisierte Patienten verstarben. Der durchschnittliche Nachuntersuchungszeitraum betrug 62 Monate. Nach dem angewandten Neer-Score erzielten 23 Patienten ein exzellentes Resultat mit durchschnittlich 91 Punkten, drei Patienten wurden befriedigend bewertet mit durchschnittlich 77 Punkten, ein Patient mit drittgradig offenem Weichteilschaden und Kniegelenksluxation erzielte ein unbefriedigendes Resultat mit 48 Punkten.

Die offene Reposition und interne Fixation monokondylärer Frakturen des distalen Femurs ist Methode der Wahl bei der Stabilisierung dieser Verletzungen. Bei Monoverletzungen läßt sich mit dieser Methode fast immer ein exzellentes Resultat erzielen. Jedoch sei darauf hingewiesen, daß Begleitverletzungen den funktionellen und radiologischen Outcome dieser Verletzungen beeinträchtigen.

A Plenarthemen
1 Oberschenkelbrüche (31:33) Operative Konzepte – Methoden – Implantatwahl

Retrograde Nagelung von supracondylären Oberschenkelfrakturen bei liegendem Hüftimplantat in percutaner Technik | 354

W. A. MENTH-CHIARI, G. E. WOZASEK, V. VÉCSEI, Wien

Die Anwendung der retrograden genucephalischen Nagelung bietet bei supracondylären Oberschenkelfrakturen mit liegendem Hüftimplantat die Vorteile einer intramedullären Stabilisierung in minimal invasiver Technik.

Retrograde Nagelung supracondylärer Oberschenkelfrakturen mit liegendem Hüftimplantat bei 6 Patienten. Abhängig von der Frakturlokalisation stellt die Verplattung die am häufigsten angewandte Operationsmethode zur Versorgung periprothetischer Oberschenkelfrakturen dar. Die reduzierte vasculäre Versorgung bei der Knochenheilung und die mindere Knochenqualität erklären die relativ hohe Komplikationsrate nach dieser Frakturstabilisierung. So ist von biomechanischem Standpunkt ein intramedullärer Kraftträger vorzuziehen. Der aufsteigende intramedulläre supracondyläre Nagel bietet bei ausgewählten Typen der supracondylären Oberschenkelfraktur eine sinnvolle Alternative. Präoperativ ist zu beachten, daß zumindest jeweils zwei Verriegelungsschrauben stabil im proximalen und distalen Fragment der Fraktur verankert werden können. Die percutane Technik erfordert lediglich eine das Ligamentum patellae spaltende Miniarthrotomie. Eine retrospektive Analyse über sechs Patienten berichtet über die klinische Erfahrung.

Fall	Alter (Jahre)	Frakturtyp (AO-Klassifikation)	Implantat-typ	Intervall zw. Hüftprothetik u. Fraktur (Monate)	aktive Beweglichkeit (Grad)	letzte Nachuntersuchung (Monate)
1	70	33 – A.3	z.f. HTEP	12	0 – 0 – 110	10
2	83	33 – A.1	z.f. HTEP	6	0 – 0 – 90	10
3	74	33 – C.1	z.f. HTEP	3	0 – 0 – 100	15
4	61	33 – A.3	z.f. HTEP	120	0 – 0 – 90	5
5	87	33 – A.3	DHS	12	0 – 0 – 90	3
6	94	33 – C.1	DHS	20	0 – 0 – 90	12

Die Vorteile der retrograden Nagelung von supracondylären Oberschenkelfrakturen mit liegendem Hüftimplantat sind das schonende Operationsverfahren mit geringer Weichteiltraumatisierung, die kürzere Operationszeit, der geringe Blutverlust, die erhöhte Stabilität mit der Möglichkeit zur früheren Belastung im Vergleich zur Plattenosteosynthese.

A Plenarthemen
1 Oberschenkelbrüche (31:33) Operative Konzepte – Methoden – Implantatwahl

Retrograd Nailing of the femur: Indications – Technics – Results 355

PH. VICHARD, P. GARBUIO, B. E. ELIAS, E. GAGNEUX, Besançon

The authors have voluntarily moved away from using the GSH nail which was considered too short and multiperforated and gone towards employing long nails with mechanical condylar locking and freehand subtrochanteric locking.

14 injured patients have been reexamined with sufficient follow-up.

The earliest tests date back to 1994 and concern non-specific nails (HOWMEDICA and UFN nails). Actually, we use a long personal prototype whose locking is very close to the knee with associated „miss-a-nail" screws; it is inserted through the patellar tendon (same approach as the tibial nail).
Using this material has led to promising results which induce us to pursue in this direction.

For the moment, our indications concern supra-condylar fractures (comminuted +++), distal diaphyseal fractures with an intercondylar fracture line, supracondylar and intercondylar fractures with respected articular surfaces.

A Plenarthemen 2 Spätschäden nach Verletzungen und Polytrauma – Wiederherstellung – Kompetenzen

Die berufliche Rehabilitation Polytraumatisierter – eine Analyse zwei Jahre nach dem Unfall

227

E. M. FUNK, S. WAGNER, A. RÜTER, Augsburg

Welche Spätschäden beeinflußen die berufliche Rehabilitation im Wesentlichen?

2 Jahre nach dem Unfall waren von 198 ursprünglich erwerbstätigen Polytraumatisierten 55% wieder arbeitsfähig, 21% endgültig nicht wieder erwerbsfähig, 11% noch ungeklärt. Bei den nicht mehr Erwerbsfähigen standen die Folgen von Verletzungen der unteren Extremität mit 35% im Vordergrund, gefolgt von Kopfverletzungen in 23% und Querschnittslähmungen in 19%.

Von 11/90 bis 10/93 wurden in unserer Klinik 460 Polytraumatisierte primär versorgt und prospektiv erfaßt. Die Verletzungsschwere gliederte sich nach dem Hannoveraner Polytraumaschlüssel wie folgt (unfallbedingte Letalität in Klammer): Grad 1:32,2% (4,7%), Grad 2:41,7% (21,9%), Grad 3:17,0% (41,0%), Grad 4:9,1% (52,4%).

Von den 349 Überlebenden (75,9%) konnten 326 (93,4%) bezüglich ihrer beruflichen Situation in Abhängigkeit von ihren körperlichen unfallbedingten Schäden befragt werden. Von diesen Patienten waren zum Unfallzeitpunkt 198 erwerbstätig, 62 aus unterschiedlichen Gründen nicht erwerbstätig und 66 in Ausbildung.

55,6% der Erwerbstätigen waren zum Nachuntersuchungszeitpunkt wieder arbeitsfähig. Bei 11,2% war die Rückkehr ins Erwerbsleben noch unsicher, 21,4% konnten endgültig keine Erwerbstätigkeit mehr erreichen. Eine Umschulung hatten 4,6% der Verletzten angetreten, 6,6% hatten formal wieder Arbeitsfähigkeit erreicht, waren aber arbeitslos und schwer vermittelbar. Das vorrangige Problem bei den Patienten, die nicht mehr ins Erwerbsleben zurückkehren konnten, waren Verletzungen der unteren Extremität (35,7%), Kopfverletzungen (23,8%) oder Querschnittslähmungen (19,0%).

Von den ursprünglich in Ausbildung befindlichen hatten 77,3% ihre frühere Ausbildung fortgesetzt bzw. die geplante Ausbildung begonnen. Bei 10,6% war keine Ausbildung mehr möglich. Bei je 6,1% war noch keine endgültige Aussage möglich bzw. wurde eine untergeordnete Ausbildungsform aufgenommen. Bei den Verletzten, die das ursprüngliche Karriereniveau nicht wieder erreichen konnten, standen Folgen einer Schädel-Hirn-Verletzung in 53,3% der Fälle deutlich im Vordergrund, gefolgt von Verletzungen der unteren Extremität, des Beckens sowie Querschnittslähmungen in je 13,3%.

Während sich als Haupthindernis für die berufliche Rehabilitation bereits Berufstätiger Folgen von Verletzungen der unteren Extremität finden, zeigen sich bei noch in Ausbildung befindlichen Verletzten die Folgen eines erlittenen Schädel-Hirn-Traumas als größte Belastung.

A Plenarthemen   2 Spätschäden nach Verletzungen und Polytrauma – Wiederherstellung – Kompetenzen

228 Vergleich zwischen interner Osteosynthese und Beckenfixateur bei instabilen Beckenringfrakturen – Nachuntersuchungsresultate einer multizentrischen Studie

F. DRAIJER, H.-J. EGBERS, W. SCHLICKEWEI (Freiburg), A. WEINBERG (Braunschweig), Kiel

Aus den Nachuntersuchungen von 106 Typ B und C Verletzten, die im Rahmen einer prospektiven multizentrischen Studie der Arbeitsgruppe Becken (10 unfallchirurgische Kliniken) der Deutschen Gesellschaft für Unfallchirurgie gewonnen werden konnten, sollen die Vor- und Nachteile der offenen Reposition und internen Stabilisation mit denen der externen Beckenfixation verglichen werden.

Aus den Jahren 1991 und 1992 wurden 106 Patienten mit instabilen Beckenringverletzungen vom Typ B und C nach der Tile/AO-Klassifikation nach 2 Jahren nachuntersucht. 60 Patienten waren intern stabilisiert worden, 22mal wurde mit einem ventralen Fixateur und supraazetabulärer Schanz-Schraubenposition ausbehandelt, 24mal erfolgte eine Kombination aus interner und externer Stabilisation. Für Typ B-Läsionen (n = 46) konnte mit interner Ostosynthese in 84,6% und damit deutlich häufiger eine anatomische Reposition des vorderen Beckenringes (Dislokation < = 5 mm) erzielt werden, als bei B-Verletzungen mit Fixateurbehandlung (42,9%). Im radiologischen Score (max. 3 Punkte = gutes Resultat) hatten 85,5% der B-Läsionen nach ORIF ein gutes Resultat gegenüber 71,4% nach Fixateurmontage. In der klinischen Bewertung (Schmerzen, neurologische, urologische und funktionelle Störungen wie Gangbildänderungen und Beweglichkeitsstörungen) zeigte die interne Osteosynthese bessere Ergebnisse als nach Fixateur-Therapie. Die B-Verletzten konnten nach ORIF häufiger als mit Fixateur bereits in der ersten Woche nach Op mobilisiert werden. Es wurden weniger Infekte und allgemeine Komplikationen beobachtet als bei Fixateur-Therapie. Die mit Fixateur behandelten B-Verletzten waren im Symphysenbereich häufiger schmerzfrei als nach Plattenosteosynthese. Bei C-Läsionen (n = 60) konnte mit interner Osteosynthese ein höherer Anteil von anatomischen Repositionen des vorderen und hineren Beckenrings bzw. ein geringer Anteil an dorsalen Fehlstellungen > = 5 mm gegenüber dem Beckenfixateur erreicht werden. Während sich für die Parameter klinischer Score, Merle D'Aubigné-Score, Symphysenschmerz, Komplikations- und Infektionsrate keine Differenzen zwischen interner und externer Osteosynthese zeigte, fanden sich Vorteile für den Beckenfixateur bei den subjektiv gefärbten Kriterien Schmerzen im Visual-Score, Schmerzen Iliosakralgelenk, Schmerzen am Sakrum und Low Back Pain.

Mit den internen Osteosynthesetechniken gelingt eine Formwiederherstellung des ventralen und dorsalen Ringsegmentes bei instabilen Beckenverletzungen deutlich besser als mit externer Fixation. In der Gesamtbeurteilung (Becken-Outcome-Score) zeigen sich deutlich bessere Resultate für die interne Osteosynthese. Bemerkenswert ist, daß mit dem Fixateur trotz schlechterer Rekonstruktion des Rings die Schmerzanalyse günstigere Ergebnisse für die externe Stabilisation zeigt.

A Plenarthemen 2 Spätschäden nach Verletzungen und Polytrauma –
Wiederherstellung – Kompetenzen

Neurologisches Langzeitergebnis nach instabilen Beckenring- und Acetabulumfrakturen: Eine prospektive 2-Jahres Untersuchung

229

T. POHLEMANN, A. GÄNSSLEN, U. WEBER, H. MÜLLER-VAHL, CH. PAUL, Hannover

Problemstellung: Becken- und Acetabulumfrakturen sind seltene aber häufig schwerwiegende Verletzungen. Eine wichtige Langzeitkomplikation nach diesen Verletzungen ist der persistierende Nervenschaden. Ziel der prospektiven Studie war es, die Inzidenz und Prognose neurologischer Schäden nach Becken- und Acetabulumfrakturen zu untersuchen.

Methodik: Zwischen März 1991 und Juni 1992 wurden 67 Patienten mit instabilen Beckenringverletzungen (Typ B, C nach Tile) und Acetabulumfrakturen behandelt. Neben der Erfassung der üblichen klinischen Parameter wurde im Rahmen einer interdisziplinären Studie zusätzlich eine detaillierte neurologische Untersuchung durchgeführt. 51 Patienten (76%) konnten nach mindestens 2 Jahren nachuntersucht werden. Nachuntersuchungsparameter waren neben ausführlicher klinischer und radiologischer Untersuchung eine fachneurologische Untersuchung (n = 51) einschließlich EMG und NLG (n = 37). Kriterien waren Art und Schwere des Nervenschadens sowie dessen Prognose.

Ergebnisse: Primär: Insgesamt hatten 53% der Patienten einen primären Nervenschaden: Typ B 33% (37% zusätzliche Acetabulumfrakturen), Typ C 64% (27% zusätzliche Acetabulumfrakturen), isolierte Acetabulumfrakturen: 77%.
55% wiesen eine Beteiligung mehrer Nerven auf, meistens war der N. ischiadicus und der N. gluteus superior beteiligt. SI-Gelenksverletzungen waren zu 60% mit Nervenläsionen kombiniert, Sakrumfrakturen zu 36,8%.
Mit zunehmender Beckenringinstabilität stieg die Rate begleitender Nervenläsionen. Iatrogene Nervenschäden lagen bei 7 Patienten vor. Nachuntersuchung: 30% der Patienten zeigten eine vollständige Remission (44% motorisch, 30% sensibel). Nach B-Verletzungen hatten 25% persistierende Nervenläsionen, nach C-Verletzungen 57%, nach isolierten Acetabulumfrakturen 38%. Läsionen des rektalen Sphincter lagen nicht vor. Bei 4 Patienten mit Miktionsstörungen und 3 Patienten mit erektiler Dysfunktion trat keine Befundbesserung innerhalb von 2 Jahren auf. Es bestand eine Korrelation zwischen Schwere der initialen motorischen Läsion und der Remissionsrate (leichte motorische Läsion: 70% Remission, mittelgradig: 35%, schwer: 12%).

Schlußfolgerungen: Eine detaillierte neurologische Untersuchung läßt eine im Vergleich zur aktuellen Literatur nochmals erhöhte Rate an neurogenen Begleitverletzungen nach Becken- und Acetabulumfrakturen erkennen. Da in nicht unwesentlichem Ausmaß mit Spontanremissionen gerechnet werden kann, sollten langfristige Kontrolluntersuchungen nach diesen Verletzungen geplant werden.

A Plenarthemen   2 Spätschäden nach Verletzungen und Polytrauma – Wiederherstellung – Kompetenzen

Langzeitergebnisse kindlicher Beckenfrakturen

T. HÜFNER, A. GÄNSSLEN, R. HAFEMANN, T. POHLEMANN, Hannover

Kindliche Beckenfrakturen sind selten, treten jedoch häufiger im Rahmen schwerer extrapelviner Begleitverletzungen auf. Ziel dieser retrospektiven Studie war es, das Langzeitergebnis kindlicher Beckenfrakturen zu untersuchen und prognostische Faktoren zu bestimmen.

Methodik: Von 1908 Patienten mit Beckenfrakturen von 1972–93 wurden alle 114 Kinder (6%) (Alter bei Unfall < 15 Jahre) erfaßt. Die primären klinischen und radiologischen Befunde sowie Komplikationen und der Verlauf wurden nach Aktenlage erhoben. 13 Kinder waren verstorben, 61 von 101 konnten nach durchschnittlich 12,6 Jahren (2–22,2 Jahre) nach dem Unfall klinisch und radiologisch untersucht werden.

Ergebnisse: Das Durchschnittsalter bei Unfall betrug 8,9 Jahre (3–14 J.) Bei 57,9% (66/114) handelte es sich um A-, in 20,2% (23) um B- und in 16,7% (19) um C-Verletzungen, 5,3% (6) der Patienten hatten eine isolierte Acetabulumfraktur. In 21 Fällen (18,4%) lag eine Komplextrauma mit A-, B- oder C-Verletzung vor, 9 Patienten (4,9%) hatten zusätzlich eine Acetabulumfraktur, 3 Patienten (2,7%) eine traumatische Hemipelvektomie. 13 Patienten (11,4%) starben während des stationären Aufenthaltes: 6 (5,3%) an einer Kombination von einem SHT mit schweren Begleitverletzungen, 3 (2,6%) in Folge eines isolierten SHT, je 2 (1,8%) an einem komplexen Beckentrauma oder extrapelvinen inneren Verletzungen. 61 von 101 überlebenden Patienten konnten nachuntersucht werden. 46 waren konservativ und 15 operativ behandelt. Outcome: Schmerzfrei waren 54 Patienten, 4 gaben leichte, 2 mäßige und ein Pat. schwere Ruheschmerzen an. Neurologisch waren bei 9,8% (6/61) der Pat. Läsionen feststellbar. Miktionsstörungen wiesen 11,5% (7/61) auf, eine erektile Dysfunktion 1 Pat. (C-Komplextrauma). Als Zeichen der Reintegration hatten 86,9% (53/61) eine Karnowsky-Index > 80/100, nur 2 einen Index < 50. Ein normales Röntgenbild zum Zeitpunkt der NU wiesen 82% (50/61) der Pat. auf. Eine Beckenhypoplasie wiesen 9,8% (6/61 auf, eine posttraumat. Pfannendysplasie 4 Patienten (6,6%). Bei einem Pat. waren Ossifikationen Brooker 4 nach komplexer C-Verletzung und Operation vorhanden. Im SI-Gelenk ließen sich Arthrosen in 3 Fällen nach C-Verletzung (davon 2x komplex), Ankylosen in 3 Fällen nach komplexer C-Verletzung feststellen. Auffallend bei der retrospektiven Analyse der Röntgenbilder, waren zum Zeitpunkt des Unfalles 13/61 (21%) übersehene Frakturen, sowohl im Beckenring (n = 12) als auch am Acetabulum (n = 1).

Kindliche Beckenfrakturen sind häufig mit schweren Weichteilverletzungen vergesellschaftet. Das Korrekturpotential ist begrenzt und eine hohe Rate an Spätfolgen durch Hypoplasie am Beckenring und am Acetabulum, neurologische und urologische Beeinträchtigungen sind zu erwarten. Bei instabilen Frakturen und Komplextraumen ist ein aktives therapeutisches Vorgehen zu fordern, möglicherweise sind die Ergebnisse dadurch zu verbessern.

A Plenarthemen 2 Spätschäden nach Verletzungen und Polytrauma – Wiederherstellung – Kompetenzen

Welche prognostischen Faktoren beeinflussen das Langzeitergebnis nach Acetabulum-T-Frakturen?

A. GÄNSSLEN, T. POHLEMANN, CH. PAUL, H. TSCHERNE, Hannover

Einleitung: T-Frakturen des Acetabulums sind seltene Frakturen. Letournel fand diesen Frakturtyp nur in 7%. Als wesentlicher Faktor für ein gutes Langzeitergebnis wurde von ihm das Repositionsergebnis bewertet. Ziel der vorliegenden Studie war es, weitere prognostische Faktoren zu evaluieren.

Material und Methoden: Zwischen 1972 und 1993 wurden 70 Patienten (100%) mit T-Frakturen des Acetabulums behandelt (24 konservativ, 46 operativ). Neben allgemeinen demographischen Daten wurden insbesondere fraktur- und therapietypische Daten erhoben (Zeitpunkt der Reposition, Luxationsrichtung, Analyse des OP-Berichtes, Auswertung der Röntgenbilder hinsichtlich Begleitverletzungen von Acetabulum und Hüftkopf, wie Impressionszonen, intraartikuläre Fragmente, Knorpelläsionen etc.). 8 Patienten verstarben primär. Von den verbleibenden 62 Patienten konnten 48 (77%) nach mindestens 2 Jahren (Ø 4 Jahre) nachuntersucht werden. Neben der klinischen Untersuchung erfolgte eine detaillierte radiologische Auswertung (z.B. Repositionsergebnis, Arthrosegrad, heterotope Ossifikation, Hüftkopfnekrose).

Ergebnisse: Von den nachuntersuchten Patienten wurden 9 konservativ behandelt. Indikation zur konservativen Therapie waren minimale Dislokation (< 5 mm) oder infratektale Frakturen bei 6 sowie schlechter Allgemeinzustand bei 3 Patienten. 3 Patienten entwickelten nach durchschnittlich 2,8 Jahren schwere Arthrosezeichen (33%), bei 2 Patienten (22%) mußte eine TEP implantiert werden.
In der operativ behandelten Gruppe (n = 39) lagen 3 infra-, 13 juxta- und 23 transtektale T-Frakturen vor. Zusatzpathologien hatten 34 Patienten (Hüftkopfimpressionen 28%, Acetabulumimpressionen 56%, ausgedehnte Trümmerzonen 59%, zusätzliche Hintere-Wand-Fraktur 72%). Bei 8 Patienten (21%) mußte aufgrund schwerer degenerativer Veränderungen eine TEP nach 1–21 Jahren implantiert werden. Insgesamt entwickelten nach durchschnittlich 4,3 Jahren 15 Patienten eine schwere Arthrose (38%), 5 eine Hüftkopfnekrose (13%), 9 signifikante heterotope Ossifikationen (23%).
Insgesamt waren schwere Arthrosen nach isolierten Zusatzpathologien (Impressionen Acetabulum/Hüftkopf, Trümmerzone, Hintere- Wand-Fraktur, postoperative Inkongruenz) in 45–64% zu finden, bei Kombination von zwei Zusatzpathologien bei 80% (Ausnahme: Impression Hüftkopf + Inkongruenz: 100%), bei drei Zusatzpathologien stieg die Inzidenz auf 85%, nach Acetabulum + Hüftkopf-Impressionen und postoperativer Inkongruenz entwickelten alle Patienten schwere Arthrosen.

Diskussion: Die operative Stabilisierung von T-Frakturen des Acetabulum zögert die Arthroseentwicklung trotz primär schwer verletzten Gelenken hinaus. Insgesamt ist nach diesen Frakturen in 38% der Fälle mit schweren Arthrosen zu rechnen, einem Fünftel der Patienten mußte eine TEP implantiert werden. Neben dem postoperativen Repositionsergebnis bestimmen v.a. Impressionszonen am Acetabulum und Hüftkopf die Prognose des Hüftgelenkes.

A Plenarthemen 2 Spätschäden nach Verletzungen und Polytrauma – Wiederherstellung – Kompetenzen

Posttraumatische periartikuläre Ossifikationen – Langzeitergebnisse einer Strahlentherapie nach operativer Ausräumung von periartikulären Ossifikationen des Hüftgelenkes | 232

TH. EBINGER, I. HOELLEN, M. MENTZEL, A. WILKE, H. KIEFER (Bünde), L. KINZL, Ulm

Ziel der Arbeit ist die Untersuchung der klinischen Wertigkeit einer postoperativen Strahlentherapie im Hüftgelenksbereich nach Entfernung periartikulärer Ossifikationen bei traumatisierten Patienten im Rahmen einer Langzeitstudie.
Die chirurgische Therapie der ektopen Ossifikation ist mit einer hohen Inzidenz von Rezidiven behaftet.

Von 1986 bis 1990 wurden 30 Patienten mit einer Dosis von 10 Gy fraktioniert auf 5 Sitzungen postoperativ bestrahlt um die Wiedereinsteifung nach blutiger Mobilisation stark bewegungseingeschränkter Hüftgelenke durch Entfernung der Knochenspangen zu vermeiden. Im Rahmen einer klinischen prospektiven Untersuchung wurden neben subjektiven und klinischen Kontrollen der Ossifikationsgrad entsprechend den Röntgenbildern planimetrisch im Verlauf dokumentiert.

Die Ergebnisse nach 1 bis 8 Jahren zeigten anhand des Punkteschemas von Merle d'Aubigné und Postel eine dauerhafte Verbesserung der Schmerzsymptomatik (von präoperativ 1,7 auf 4,1 Punkte), Gehfähigkeit (von 1,9 auf 3,7 Punkte) und der Gesamtbeweglichkeit (von 2,7 auf 4,6 Punkte) des betroffenen Hüftgelenkes. Die durchschnittliche planimetrisch gemessenen Ossifikationsgrößen reduzieren sich von präoperativ 7,1 cm^2 auf 2,3 cm^2 im Rahmen der Nachuntersuchung. Zwischen dem 1. und 8. postoperativen Jahr war es zu keinem radiologischen Ossifikationsrezidiv und keiner Verschlechterung der subjektiven und klinischen Parameter gekommen. Im Zeitraum der Studie wurden keine Nebenwirkungen der Strahlentherapie beobachtet. Alter, Geschlecht, Voroperation und Vorerkrankung hatten keinen eindeutigen Einfluß auf den Therapieerfolg. Das Therapieergebnis wurde auch vom variablen zeitlichen Beginn der Strahlenbehandlung (1.–4. postoperativer Tag) nicht wesentlich beeinflußt.

Wir halten die postoperative Bestrahlung in diesem Dosisbereich für eine sinnvolle Ergänzung der operativen Therapie. Mit einem erneuten Wachstum der Ossifikationen ist nach dem 1. postoperativen Jahr anhand unserer Ergebnisse nicht zu rechnen.

A Plenarthemen 2 Spätschäden nach Verletzungen und Polytrauma – Wiederherstellung – Kompetenzen

Outcome nach Beckenfrakturen – Wie geht es Patienten nach Versorgung einer traumatischen Symphysenruptur?

R. BECKER, B. BOUILLON, R. LEFERING, TH. TILING, Köln

Ziel der Untersuchung war eine Analyse der Lebensqualität von Patienten nach osteosynthetischer Versorgung traumatischer Symphysenrupturen.

Symphysenrupturen treten nach Literaturangaben zu 40% als Einzelverletzungen und zu 60% im Rahmen einer Mehrfachverletzung auf. Die Verplattung der Symphyse gilt derzeit als Versorgungsstandard bei diesen Verletzungen. Über die Sterblichkeit und früh postoperativen Komplikationen nach Beckenfrakturen sind eine Reihe von Arbeiten publiziert, nur wenige beschäftigen sich mit der Frage, wie es überlebenden Patienten Monate oder Jahre nach Symphysenrupturen geht.

Zur Beantwortung dieser Frage wurde eine Untersuchung von 15 Patienten, die in der Zeit vom 01.01.1993 bis zum 31.12.1995 wegen einer Symphysenruptur in unserer Klinik versorgt wurden, durchgeführt. Der Krankheitsverlauf wurde retrospektiv analysiert und die überlebenden Patienten im Rahmen einer Kontrolluntersuchung standardisiert befragt und körperlich untersucht.

11 Patienten waren männlich und 10 zogen sich ihre Verletzungen im Rahmen eines Verkehrsunfalles zu. 11 Patienten waren schwerverletzt. Die Verletzungsschwere wurde durch einen Injury Severity Score von 27, einem Trauma Score von 11 und ein Alter von 36 Jahren definiert. 3 Patienten verstarben. 11 Patienten konnten nachuntersucht werden.
Revisionspflichtige Hämatome oder Infektionen traten bei 2 Patienten auf. Ihr Befinden gaben 6 Patienten mit gut oder sehr gut an, 5 fühlten sich mäßig oder schlecht. Wesentliche Probleme nach Symphysenrupturen waren Schmerzen bei 5 Patienten, Miktionsbeschwerden bei 3 und sexuelle Störungen bei 4.

Die vorliegende Untersuchung zeigt, daß das Outcome nach traumatischer Symphysenruptur eingeschränkt ist. Die relevanten Probleme sind Schmerz, sexuelle Störungen und Miktionsbeschwerden. Diese Erkenntnisse müssen in zukünftige therapeutische Konzepte eingebracht werden.

A Plenarthemen   2 Spätschäden nach Verletzungen und Polytrauma – Wiederherstellung – Kompetenzen

234 Beinflußt die Primäreinlieferung Polytraumatisierter in Krankenhäuser der Regel- und Grundversorgung die Prognose?

M. VARNEY, H.-D. RÖHER (Düsseldorf), Gütersloh

Entscheidend für die Prognose Polytraumatisierter ist eine adäquate interdisziplinäre klinische Versorgung mit strengen Anforderungen am diagnostischen und therapeutischen Vorgehen. Insbesonders Krankenhäuser der Regel- und Grundversorgung stoßen hier an die Grenzen des Machbaren, wobei die Frage der Prioritätenabklärung entscheidende Bedeutung erlangt.

Patienten und Methoden: In einer prospektiven Studie wurde der Verlauf von 505 Polytraumatisierten dokumentiert. Hierunter befanden sich 103 Patienten mit primär auswärtiger Therapie. 10 Patienten wurden aus Schwerpunktkliniken zur gezielten weiterführenden Therapie übernommen, 40 Patienten wurden erst später als 24 Std. nach dem Unfall zuverlegt. Bei den übrigen 53 Patienten erfolgte die Verlegung innerhalb der ersten 24 Std. aus Krankenhäusern der Regel- bzw. Grundversorgung: 18 weibl. und 35 männl. Pat. (Durchschnittsalter 35,5 bzw. 30,2 Jahre), schockrelevante Verletzungen: Kopf n = 49, Bewegungsapparat n = 40, Thorax n = 36, Abdomen n = 23, Becken n = 18, Verletzungsschwere (PTS) II n = 25, III n = 14, IV n = 14, stat. Verweildauer 30,8 Tage, Intensiv 10,5 Tage, Beatmung 8,0 Tage.

Ergebnisse: Häufigster Verlegungsgrund stellten bei 33 Pat. (62,3%) Kopfverletzungen dar, Thoraxverletzungen waren bei 6 Pat. (11,3 %) Verlegungsgrund ebenso wie Extremitätenverletzungen. 5 Pat. (9,4%) wurden wegen abdomineller Traumen verlegt, bei 2 Pat. erfolgte die Zuweisung wegen WS Frakturen, 1 Pat. wurde wegen fehlender § 6 Zulassung verlegt.
22 Pat. (41,5%) wiesen teilweise lebensbedrohliche Verletzungen auf, die im erstbehandelnden Krankenhaus nicht erkannt wurden: Leber- n = 4, Milz- n = 3, Zwerchfell n = 2, Nierenrupturen n = 2, je 2 Darmzerreißungen, Spannungs-, Hämato-, Pneumothorax, Rippenserienfrakturen n = 4, Becken- n = 6, Extremitätenfrakturen n = 7. Noch am Übernahmetag operiert wurden 23 Pat.: Laparotomie n = 14, Thorakotomie n = 3, Trepanation n = 5, Gesichtsschädel n = 2, Osteosynthesen n = 13. Bei 49 Pat. (92,5%) wurden weitere fachdisziplinäre Mitbehandlungen erforderlich.
Bei einer Gesamtletalität von 26,4% (n = 14) verstarben 6 Pat. am SHT, 3 im hämorrh. Schock, 1 Pat. wurde bereits tot eingeliefert, 3 weitere verstarben noch in der Ambulanz.

Problematisch ist und bleibt die Überbewertung des SHT mit schnellstmöglichem Verlegungswunsch. Entscheidend für die Prognose ist jedoch das Erkennen der lebensbedrohlichen Verletzungen insbesondere des Abdomens und des Thorax, deren Versorgung Priorität hat und im Aufnahmekrankenhaus erfolgen sollte.

A Plenarthemen 2 Spätschäden nach Verletzungen und Polytrauma – Wiederherstellung – Kompetenzen

Spätschäden nach suizidalem Polytrauma | 264

ST. RUCHHOLTZ, F. PAJONK, CH. WAYDHAS, D. NAST-KOLB, L. SCHWEIBERER, München

Pro Jahr wählen 30% der ca. 13000 Selbstmörder in Deutschland den Freitod durch eine Sprung aus großer Höhe bzw. vor einen Zug (BGM 1995, Jung 1993). Bei der Therapie polytraumatisierter Suizdpatienten befindet sich der Arzt in einer Konfliktsituation, in der er, vordergründig gegen den Patientenwillen, eine langwierige, kostenintensive Therapiephase einleiten und fortführen muß.
Ziel der vorliegenden Studie ist es, die Langzeitprognose dieses speziellen Kollektivs aufzuzeigen.

Methodik: Im Kollektiv von 198 prospektiv erfaßten Schwerstverletzten (1/86 bis 6/94) mit wertigem Polytrauma (mittl. ISS 39,3 Pkt.) wurde die aktuelle Lebenssituation der Suizidpatienten 1–8 Jahre nach dem Trauma mittels einer eingehenden körperlichen und psychiatrischen Untersuchung evaluiert. Daten zum Verlauf der psychiatrischen Grunderkrankung, zur beruflichen Leistungsfähigkeit und zur sozialen Integration wurden erhoben. Die Objektivierung des psychiatrischen Langzeitergebnisses erfolgte anhand validierter Score-Systeme: Befindlichkeitsskala n. v. Zerssen (1970), 'Brief Psychiatric Rating Scale' (BPRS; Overall 1962) und 'Global Assessment of Functioning Scale' (GAF; DSM III-R 1987).

Ergebnisse: Unter den 42 Suizidpatienten (mittl. Alter 36 Jhr., mittl. ISS 42 Pkt.) überwogen schwere, jedoch therapierbare psychiatrische Erkrankungen (schizophrene Erk. = 33% und affektive Erk. = 31%).
Von 28 Überlebenden konnten 20 (72%) nachuntersucht werden. Nach primär psychiatrischer Therapie sind 50% der Patienten voll berufstätig bzw. teilzeitbeschäftigt (10%) und 35% schwerbehindert. Von keinem Patienten ist ein weiterer Suizidversuch bekannt. 50% befinden sich aktuell nicht, 35% in ambulanter und 15% in stationärer psychiatrischer Behandlung. In der psychiatrischen Untersuchung hatten 70% weitgehend unauffällige Befunde, 20% ein paranoides bzw. subdepressives und 10% ein schwer depressives Syndrom. Nach der BPRS* (Schweregrad der psychischen Störung) zeigten sich 70% der Patienten weitestgehend unauffällig, 20% gering und 10% stark beeinträchtigt. Ein gutes psychosoziales Funktionsniveau (GAF*) mit allenfalls leichten bis mäßigen psychiatrischen Symptomen ließ sich bei 70% der Patienten feststellen, bei 30% lag eine starke Beeinträchtigung von Verhalten oder Lebensfähigkeit vor (Tabelle; n = 20).

Berufsfähigkeit:	50% Arbeit	15% Arbeitsfähigkeit	20% Berentung
Aktuelle psych. Therapie:	50% keine Therapie	35% ambulante Therapie	15% stationäre Therapie
BPRS:	70% unauffällig	20% geringe Beeinträchtigu.	10% starke Beeinträchtigung
GAF*:		70% keine bis geringe Auffälligkeiten	30% ernste Beeinträchtigung

264

Suizidpatienten haben mit einem Fünftel einen hohen Anteil am Patientengut der Polytraumatisierten einer Großstadt. Das Vorliegen eines Suizidversuchs erlaubt zum Zeitpunkt der klinischen Traumaversorgung keine Aussage über zukünftige Lebenseinstellung und -qualität. Bei ca. 80% liegen potentiell therapierbare psychiatrische Erkrankungen vor. Trotz der Kombination aus psychiatrischer Grunderkrankung und schwerer Mehrfachverletzung sind 50% der Überlebenden wieder arbeitsfähig und weitestgehend selbstständig.

A Plenarthemen 2 Spätschäden nach Verletzungen und Polytrauma – Wiederherstellung – Kompetenzen

Lungenfunktionsanalyse nach Polytrauma

I. GÄRTNER, A. SINTENIS, CH. WAYDHAS, N. NAST-KOLB, München

Fragestellung: Ist die Lungenfunktion nach Polytrauma im Langzeitergebnis eingeschränkt? Ergeben sich Unterschiede zwischen Patienten mit und ohne Thoraxtrauma und in Abhängigkeit von der Art der Thoraxverletzung?

Problemstellung: Polytraumen weisen in bis zu 50% der Fälle ein wertiges Thoraxtrauma auf. Die Letalität und Morbidität wird neben der Bedeutung des SHT ganz wesentlich von der Thoraxverletzung bestimmt. Über die Bedeutung des Thoraxtrauma für die pulmonale Langzeitfunktion sind nur wenige Daten bekannt.

Methode: Von 144 überlebenden Patienten einer prospektiven Studie (mittlerer ISS = 34, Alter 16–70 Jahre) wurde bei 63 Patienten nach 2–5 Jahren eine Lungenfunktionsuntersuchung durchgeführt (VK, FEV1). Neben der klinischen und radiologischen Untersuchung erfolgte eine Spirometrie mit Messung der Vitalkapazität (VK angegeben in % der Norm) und des Tiffeneau Wert (FEV1 angegeben als % der VK).

Ergebnisse: 32 Patienten mit Thoraxtrauma (AIS $\geq$ 3) wurden mit 31 Patienten ohne Thoraxtrauma verglichen. Die Patienten mit Thoraxtrauma wiesen nur eine unwesentlich schlechtere Funktion auf (Tab. 1). Bei der genauen Analyse der Patienten mit Thoraxtrauma (beidseitig versus einseitig) und in Abhängigkeit der Art der Thoraxverletzung zeigte sich für die einseitigen Verletzungen keine wesentliche Einschränkung, für den beidseitigen Hämatothorax wurde eine deutliche, wenn auch nicht signifikante Einschränkung festgestellt (Tab. 2).

Tabelle 1

	mit TT	ohne TT
ISS	39	30
mittl. Alter	42 J.	30 J.
FEV1	86%	92%
VK	87%	96%

Tabelle 2

Verletzungsart	Hämatothorax			Rippenserien#		Lungenkontusion		
n = 32	n = 15			n = 21		n = 15		
Spirometrie	VK	FEV1	Ø B	VK	FEV1	VK	FEV1	Ø B
gesamt	88%	82%	9	91%	86%	95%	90%	10
einseitig	93%	90%	10	92%	88%	97%	96%	10,5
beidseitig	77%	67%	8	91%	80%	92%	82%	9,5

Schlußfolgerung: Polytraumatisierte Patienten mit Thoraxtrauma haben gegenüber polytraumatisierten Patienten ohne Thoraxtrauma eine vergleichbare, normale Lungenfunktion 2 und mehr Jahre nach dem Unfall. Die beidseitige Thoraxverletzung, insbesondere der beidseitige Hämathorax, führt im Langzeitverlauf zu einer Beeinträchtigung. Neben der möglichst vollständigen Drainage der beidseitigen Hämathoraces sollten die Patienten bezüglich ihrer Lungenfunktion routinemäßig nachuntersucht werden u. ggf. eine Dekortikation in Erwägung gezogen werden.

A Plenarthemen 2 Spätschäden nach Verletzungen und Polytrauma – Wiederherstellung – Kompetenzen

Spätergebnisse polytraumatisierter Patienten mit schwerem Schädel-Hirn-Trauma

U. LEHMANN, K. STEINBECK, W. GOBIET, G. REGEL, Hannover

Präklinisch erhobene Daten sollten auf ihre Wertigkeit als Prädiktoren zur Beurteilung von funktioneller und neuropsychologischer Rehabilitation sowie beruflich-sozialer Reintegration überprüft werden.

Einleitung: Durch eine genaue Vorhersage des Outcomes können Therapieentscheidungen beeinflußt, der Effekt von Behandlungskonzepten überprüft, Qualitätskontrollen vorgenommen und den Angehörigen des Patienten frühzeitig eine realistische Prognose mitgeteilt werden.

Methodik: Retrospektiv wurden klinische Daten und prospektiv berufliche und soziale Veränderungen, die Funktion der Gelenke und neuropsychologische Beeinträchtigungen untersucht.

Ergebnisse: 58 Patienten im Alter von 27 ± 10 Jahren wurden durchschnittlich 5,8 Jahre nach dem Unfall untersucht. Die Verletzungsschwere betrug nach dem PTS 34 ± 11 Punkte, die initiale Glasgow Coma Scale (GCS lag bei 6,2 ± 3,2 Punkten, das Koma dauerte durchschnittlich 15,4 Tage an, die Intensivzeit belief sich auf 20,2 Tage, die Weaning-Dauer auf 7,2 Tage, die primäre stationäre Behandlung dauerte 33,4 Tage. Es folgten weitere 223 Tage Behandlung in der Neurologischen Reha-Klinik. Insgesamt kehrten 42% in den früheren Beruf zurück, 5% befanden sich in Ausbildung/Studium, 32% wurden umgeschult, 16% waren arbeitslos und 5% in Vollrente. Im sozialen Umfeld blieben über 50% unbeeinträchtigt. Insbesondere Ellenbogen- und Sprunggelenke wiesen verletzungsbedingt die größten Einschränkungen auf. Die psychologischen Tests zeigten die größten Defizite in den Bereichen Informationsverarbeitungsgeschwindigkeit, Konzentrationsleistung, Merkfähigkeit und Lernleistung. Gemessen am Glasgow Outcome Scale trugen 53% keine oder eine geringe Behinderung davon, eine teilweise (33%) und eine vollständige Abhängigkeit lag bei 14% vor. In der schrittweisen Regressionsanalyse waren gute Prädiktoren zur Beurteilung des Outcome Alter, Verletzungsschwere, GCS, Komadauer und Beatmungsparameter.

Die Spätergebnisse nach schwerem SHT werden entscheidend durch Alter, Verletzungsschwere und Komadauer beeinflußt, sekundäre Hirnschädigungen werden durch Hypoxie und Hämorrhagie induziert.

A Plenarthemen 2 Spätschäden nach Verletzungen und Polytrauma – Wiederherstellung – Kompetenzen

Ergebnisse der Rehabilitation polytraumatisierter Patienten mit Multiorganversagen (MOV) / Langzeitintensivtherapie

267

M. GROTZ, A. HOHENSEE, D. REMMERS, M. STALP, G. REGEL, Hannover

Diese klinische Nachuntersuchungsstudie sollte klären, ob es bei polytraumatisierten Patienten, die ein während der Langzeitintensivtherapie entwickeltes MOV überlebten, zu bleibenden Organfunktionsstörungen kommt. Weiterhin sollte das allgemeine und berufliche Rehabilitationsergebnis dieser Patienten analysiert werden, bzw. Ursachen für ein schlechteres Rehabilitationsergebnis aufgedeckt werden.

Bei einer Letalität von 60–70% überleben nur wenige polytraumatisierte Patienten ein Multiorganversagen (Inzidenz: 15–20%). Bisher sind Spätschäden (Organfunktionsstörungen, Rehabilitationsergebnis) in diesem sehr ausgewählten Patientengut noch nicht analysiert worden.

Methodik: 1189 polytraumatisierte Patienten (1984–1993; PTS > 20), davon 173 (14,5%) mit MOV (Goris-Score > 7), davon 104 verstorben (60,1%)/69 überlebend (39,1%). 52 dieser Patienten (75,4%) konnten 4,9 ± 1,8 J. nach Trauma nachuntersucht werden. Dokumentation der epidemiologischen Daten und des intensivmedizinischen Verlaufs. Nachuntersuchungen (NU): Organfunktionsparameter: Lunge: PaO_2/FiO_2, Spirometrie, Bodypletysmographie, Diffusionskapazität (DLCO); Leber: Bilirubin, GOT, GPT, ChE; Niere: Kreatinin, Harnstoff; Blutbild. Rehabilitationsergebnis: Bewegungsapparat: Bewegungseinschränkung, Locomotion-Score (Johnson/Larsson); Neurologie: Glasgow Outcome Score (GOS), Motorik/Sensibilität; Beruf: Arbeitsplatzsituation, Minderung der Erwerbsfähigkeit (MdE).

Ergebnisse: Alter bei Trauma: 33,6 ± 14,1 J.; GCS: 10,4 ± 3,2; PTS 45,3 ± 15,0; ISS: 33,8 ± 11,0; stat. Aufenthalt 64,5 ± 40,5 d; ICU: 30,1 ± 20,8; beatmet: 24,6 ± 16,3; Weaning 6,7 ± 5,4; Rehabilitation: 156 ± 197. Organfunktion bei NU: Lunge: PaO_2/FiO_2: 415 ± 6; Spirometrie 91% Normalwerte, Bodypletsymographie: 83% Normalwerte, DLCO: 81% Normalwerte; Leber: Bilirubin: 9,0 ± 0,5 µmol/l, GOT: 10,4 ± 0,6 U/l, GPT: 14,1 ± 1,3 U/l, ChE: 5,6 ± 0,2 kU/l; Niere: Kreatinin: 65 ± 2 µmol/l, Harnstoff: 4,8 ± 0,2 µmol/l; Blutbild: alles Normalwerte. Rehabilitationsergebnis: Bewegungsapparat: Bewegungseinschränkung > 30% des Gesamtbewegungsumfanges: Schulter: 16,3%, Ellenbogen: 25,8%, Hand: 4,4%, Hüfte: 26,1%, Knie: 20,1%, OSG: 27,2%, Locomotion-Score: 348,9 Pkt. (Maximum: 400 Pkt.); Neurologie: GOS: 4,6 ± 0,6, periphere Lähmungen: 40%, Sensibilitätsstörungen: 50%; Beruf: Arbeitsplatzsituation: kein Arbeitsplatzwechsel: 38%, Arbeitsplatzwechsel: 15%, Berufswechsel: 7%, arbeitslos: 23%, Rente/krank: 17%, MDE: 43,2 ± 25,7%.

Polytraumatisierte Patienten, welche ein im Rahmen der Langzeitintensivtherapie entwickeltes MOV überlebten, zeigen auch noch Jahre nach dem Trauma keine Residuen der Organfunktionsstörung. Das Rehabilitationsergebnis ist ausschließlich eingeschränkt durch periphere neurologische Schäden bzw. bleibende Bewegungseinschränkungen.

A Plenarthemen 2 Spätschäden nach Verletzungen und Polytrauma – Wiederherstellung – Kompetenzen

268 Sekundäre Früh- und Spätschäden der Weichteile bei traumatisierten Patienten

W. SCHNORR, J. KÜHLING, J. KIMMRITZ, T. HAASE, Berlin

Sekundäre Weichteilschäden nach Traumen können den Prozeß der Rehabilitation teilweise deutlich verlängern und komplizieren, außerdem treiben sie die Behandlungskosten erheblich in die Höhe. Ein frühzeitiges und entschlossenes chirurgisches Behandlungskonzept ist gefordert, um den Verlauf solcher Komplikationen günstig zu beeinflussen.

Neben Patienten mit Querschnittlähmungen, die lebenslang von der Herausbildung von Dekubitalulzera bedroht sind, stellt die zunehmend größer werdende Gruppe alter, traumatisierter Patienten eine Risikopopulation für die Entwicklung mittelbar durch den Unfall hervorgerufener Weichteilschäden dar. Sind die häufigsten knöchernen Verletzungen inzwischen mittels Fallkostenpauschalen in ihrer Behandlungszeit definiert, dauert die Behandlung der Sekundärschäden oftmals ein Mehrfaches dieser Vorgabenzeiten.

In unserer Unfallchirurgischen Klinik wurden von 10/93–12/95 28 Patienten mit Dekubitalulzera nach traumatischen Querschnittlähmungen (Spätschäden) und 23 Patienten mit sekundären Weichteilschäden im Verlauf des stationären Aufenthaltes nach hüftgelenknahen Frakturen oder Komplexverletzungen (Frühschäden) operativ behandelt. Die Patienten mit Querschnittlähmungen waren jung, mit einem Durchschnittsalter von 44,6 Jahren, die andere Gruppe bildeten geriatrische Patienten, durchschnittlich 82 Jahre alt. Retrospektiv, anhand der Krankenakten sowie einer klinischen Untersuchung bzw. einer Fragebogenerhebung erfolgte im Mittel nach 8 Monaten die Kontrolle der Weichteilbefunde.

Bei den Patienten nach traumatischen Querschnittlähmungen wurden 18 praesakrale Dekubitalulzera ab Stadium 5 nach Campbell mittels myokutanen Glutaeus maximus Lappen und 10 Sitzbeinulzera mittels Biceps femoris Lappen plastisch gedeckt. Bei 12 Patienten waren plastische Korrektureingriffe vorausgegangen. Bei 8 Patienten waren wegen Wundrandnekrosen oder Hämatomen lokale Revisionen nötig, die mittlere stationäre Behandlung bis zum Abheilen der Weichteile betrug 29 Tage, bei 3 Patienten kam es zum Lokalrezidiv. In der Gruppe der Frühschäden wurden 14 praesakrale Dekubitalulzera ab Stadium 4/5 nach Campbell myocutan und 9 Fersenulcera mittels lokaler Verschiebelappen plastisch gedeckt. Waren bei den praesakralen Ulcera bei 9 Patienten lokale Revisionen und zwei komplette neue Plastiken nötig, so konnte nur bei 3 Patienten mit Fersenulcera eine bleibende Deckung erreicht werden. Der mittlere Krankenhausaufenthalt bis zum Weichteilverschluß betrug in der Gruppe der Frühschäden 48 Tage.

Sekundäre Weichteilschäden nach traumatischen Querschnittlähmungen können mittels frühzeitiger plastischer Deckungen bei entsprechender Compliance mit guter Prognose therapiert werden. Treten diese Weichteilkomplikationen bei alten Patienten in Verbindung mit einer schwerwiegenden Verletzung auf, ist auch hier ein analoges Vorgehen sinnvoll, die Prognose verschlechtert sich jedoch deutlich.

A Plenarthemen 2 Spätschäden nach Verletzungen und Polytrauma – Wiederherstellung – Kompetenzen

Einfluß eines Nervenschadens auf das funktionelle Spätergebnis nach Unfallverletzungen

290

W. SCHLICKEWEI, B. BLINKERT, E. KUNER, Freiburg

Zielsetzung: In einer therapiebegleitenden Studie von Nervenverletzungen bei unfallchirurgischen Patienten sollen prognostische Faktoren für die Verlaufsbeurteilung sowie die Bedeutung von Art und Ausmaß eines Nervenschadens auf das funktionelle Outcome der Patienten evaluiert werden.

Problembeschreibung: Periphere Nervenverletzungen sind eher seltene Komplikationen von Verletzungen des Bewegungsapparates. Nicht selten sind diese Schäden allerdings von entscheidender Bedeutung für das Spätergebnis nach Abschluß der Therapie. Für den behandelnden Arzt ist die Prognose oft schwierig abzuschätzen.

Material und Methode: In einer therapiebegleitend durchgeführten Studie konnten insgesamt 578 Nervenläsionen bei 438 Patienten, die zwischen 1990 und 1993 wegen eines Traumas in stationärer Behandlung waren, erfaßt werden. Unterschieden wurde zwischen primär-traumatischen, sekundären und iatrogenen Läsionen. Alle Patienten wurden initial fachneurologisch untersucht. 476 Läsionen (82,4% der Patienten) konnte im Mittel 33 Monate nach Trauma nochmals kontrolliert und somit Verlauf und Spätergebnis des Nervenschadens ausgewertet werden.

Ergebnisse: Der Schweregrad der Nervenläsionen nahm mit dem Ausmaß der Gewalteinwirkung, korrelierend mit dem ISS der Patienten zu. Schwerwiegende proximale Läsionen hatten vor allem mehrfachverletzte Patienten. Bei der Nachkontrolle hatten sich 80% der Nervenläsionen weitgehend erholt (bei 57% Restitutio ad integrum). 13% der Patienten hatten ein funktionell befriedigendes, 7% ein schlechtes Spätergebnis. Dies betrifft vor allem initial komplette, primär entstandene Läsionen bei Patienten mit hohem ISS. Das Alter hat auf den Verlauf keine signifikanten Einfluß. Die ungünstigsten Ergebnisse fanden sich bei Läsionen des Pl. brachialis. Sekundäre bzw. im Behandlungsverlauf entstandene iatrogene Läsionen haben dagegen eine statistisch hochsignifikant bessere Prognose.

Nervenläsionen bieten häufig schwere Probleme, die für das funktionelle Endergebnis von entscheidender Bedeutung sind. Wichtig ist die primäre exakte Erfassung des traumatischen Nervenschadens. Eine Graduierung erlaubt eine relativ sichere prognostische Aussage für den weiteren Verlauf.

A Plenarthemen   2 Spätschäden nach Verletzungen und Polytrauma – Wiederherstellung – Kompetenzen

Plexuslaesionen nach Polytraumata   291

R. HENKE, Bad Langensalza

Polytraumen lassen für die Diagnostik von Armlähmungen oft keine Möglichkeit, so daß die Diagnosestellung meist sekundär erfolgt und die Therapie als sekundäre Rekonstruktion erfolgt.

Darstellung der Begleitverletzungen bei 310 Plexuslaesionen. Diagnosestellung erfolgt nach der Behandlung lebenswichtiger Verletzungen. Möglichkeiten der Diagnostik. Therapieempfehlungen. Therapiemaßnahmen. Erfolgsaussichten.

Die klinische Diagnostik einer Plexusläsion läßt dennoch jede korrekte Ursachenfindung offen, obwohl alle bestehenden instrumentellen Diagnostika ausgeschöpft werden. Weder die Höhe der Verletzung noch die Art der Nervenlaesion kann so entschieden werden.

Aufgrund von 310 klinischen Fällen werden die therapeutischen Möglichkeiten und Ergebnisse dargelegt.

Plexuslaesionen bei jungen Menschen nach Polytrauma werden spät diagnostiziert. Bei Eintritt der Operationsfähigkeit ist eine operative Klärung der Verletzungsschwere und die gleichzeitige Rekonstruktion zu suchen.

HWS-Schleudertrauma. Gibt es prognosebestimmende psychologische Faktoren für Verletzungsfolgen?

B. KUTUP, N. MEENEN, M. HASENBRING (Kiel), M. DALLEK, Hamburg

Die Bedeutung psychometrischer Verfahren für die Beurteilung von Folgezuständen nach HWS-Distorsionen soll in einer prospektiven Studie dargestellt werden.

Beschwerden nach Distorsionsverletzung der Halswirbelsäule stellen therapeutische und gutachterliche Probleme dar. Besonders das häufige Fehlen objektivierbarer klinischer Befunde bei gleichzeitig glaubhaft vorgetragenen Beschwerden führt zu Fehleinschätzungen der Unfallfolgen mit Betonung psychischer Einflußgrößen für Verlauf und Prognose.

Wir haben deshalb eine prospektive Untersuchung mit 50 Patienten nach leichtem Schleudertrauma der HWS unter Verwendung chirurgischer, neurologischer und psychologischer Kriterien durchgeführt. Zur psychometrischen Erfassung wurde eine Vielzahl von bei anderen Wirbelsäulen-Schmerzzuständen bewährten Tests (SDS, BDI, KRSS, ERSS, CRSS) verwendet und eine statistische Datenanalyse durchgeführt. Dabei zeigt sich, daß auch bei den Patienten in unserer Studie persistierende Beschwerden häufig waren. Die Vorhersage anhaltender Symptomatik gelang am besten mit der Kombination von klinisch-chirurgischen und psychologischen Parametern. Dabei erzielten unsere Patienten mit persistierenden Beschwerden in puncto Schmerzbewältigung, Schmerzverarbeitung, emotionalen Schmerzerlebens und bezüglich eines depressiven Zustandsbildes keine von der Norm abweichenden Befunde.

Die Vorhersage anhaltender Symptomatik nach HWS-Schleudertrauma gelingt am besten mit der Kombination von klinisch-chirurgischen und psychologischen Parametern.

Definition und Bestimmung der Kniegelenkspropriozeption an gesunden Probanden und bei chronischer vorderer Knieinstabilität

R. W. FREMEREY, U. BOSCH, P. LOBENHOFFER, C. LATTERMANN, Hannover

Ziel der Studie ist zunächst die Etablierung eines Meßverfahrens zur Bestimmung der Kniegelenkspropriozeption am gesunden Kollektiv. Daneben wird der Einfluß der häufigen, symptomatischen vorderen Knieinstabilität auf den propriozeptiven Regelkreis untersucht.

In neuerer Zeit wird zunehmend die elementare Bedeutung der Propriozeption für die komplexe Kniekinematik deutlich. Eine Störung dieses Regelkreises durch Trauma oder Operation kann zur erheblichen Funktionsstörung des Gelenkes führen. Diese Regulationsmechanismen sind bisher lediglich ansatzweise bekannt, wobei es offensichtlich nach VKB-Ruptur häufig neben einer rein mechanischen Störung zusätzlich zur signifikanten Beeinträchtigung der Propriozeption mit muskulärer Imbalance und Koordinationsstörungen kommt.

Material und Methoden: Die Propriozeption wurde anhand einer speziell entwickelten Meßvorrichtung bestimmt. Dabei wurde die passive Winkelreproduktionsfähigkeit (RPP) sowie der Schwellenwert zur Erkennung einer konstanten passiven Bewegung (TTDPM) ermittelt. RPP und TTDPM wurden an 15 gesunden Probanden (Gruppe A, M/F: 9/6, x = 27,8 ± 4,2 Jahre) und an 15 Patienten (Gruppe B, M/F: 10/5, x = 29,7 ± 5,9 Jahre) mit symptomatischer, isolierter vorderer Knieinstabilität bestimmt. Statistik: t-Test f. unverb. Stichproben, $p < 0{,}05$.

Ergebnisse: In Gruppe A wurde keine signifikante Differenz der Propriozeption zwischen dominanter und nicht dominanter Körperhemisphäre beobachtet. In Gruppe B zeigte sich im RPP-Test auf der verletzten Seite ein signifikantes ($p = 0{,}012$) Propriozeptionsdefizit, während im TTDPM-Test kein signifikanter Unterschied zwischen verletzter und unverletzter Seite ermittelt wurde.

	Gruppe A			Gruppe B	
	RPP-Test	TTDPM-Test		RPP-Test	TTDPM-Test
dominant	2,8 ± 0,7	1,6 ± 0,8	verletzt	6,2 ± 2,6	1,8 ± 1,1
nicht dominant	3,0 ± 1,1	1,4 ± 0,9	unverletzt	2,7 ± 0,8	1,4 ± 0,9

Die Kniegelenkspropriozeption kann durch die Ermittlung von RPP und TTDPM reproduzierbar bestimmt werden und ist im gesunden Kollektiv nicht von der Hemisphärendominanz abhängig. Eine Ruptur des VKB führt zur Läsion von intraartikulären Rezeptoren mit signifikanter Störung der Propriozeption. Die Instabilitätssymptomatik ist somit nicht allein durch ein rein mechanische Defizit erklärbar, wobei zukünftig das Ausmaß der für die Gelenkfunktion elementaren propriozeptiven Restitutionsfähigkeit analysiert und optimiert werden muß.

Tibialis posterior-Sehnentransfer zur Behandlung der posttraumatischen Peronaeuslähmung

G. BAUER, D. ROSENBAUM, G. ZEITHAMMEL, TH. WISSMEIER, Ulm

Ziel der Umsetzung der Tibialis posterior-Sehne in der Behandlung einer posttraumatischen Peronaeusläsion ist, dem Patienten ein normales Gehen ohne orthopädische Hilfsmittel zu ermöglichen. Prospektiv wurden die Patienten erfaßt und nachuntersucht.

Schwere Verletzungen des Unterschenkels sind nicht selten mit einer Schädigung des N. peronaeus kombiniert und führen zu einem Hängefuß, Steppergang und der Notwendigkeit orthopädischer Hilfsmittel wie Schienen.
Kontraindiziert ist die Umsetzung der Tibialis posterior-Sehne bei fortgeschrittener Arthrose im oberen Sprunggelenk.

Material/Methode: Von 1991–1995 haben wir bei 15 Patienten (10 Männer, 5 Frauen, Durchschnittsalter 27 Jahre) einen Transfer der Tibialis posterior-Sehne vorgenommen und alle Patienten prospektiv erfaßt. In 5 Fällen bestand eine teilweise oder komplette Spitzfußfixation, so daß hier zusätzlich eine Verlängerung der Achillessehne und dorsales Kapselrelease erfolgte. In 4 Fällen bestand eine Varusdeformität des Rückfußes, die zusätzlich eine knöcherne Korrektur erforderlich machte.
Die Nachuntersuchung erfolgte durchschnittlich nach 13 Monaten (6–24) und umfaßte die klinische Untersuchung, die dynamische Pedographie, die Kraftmessung der Dorsalflexion sowie ein selektives EMG der Tibialis posterior-Sehne.

Wesentliche Ergebnisse: Die dynamische Pedographie zeigte insgesamt eine verstärkte Belastung im Bereich des lateralen Vorfußes, stärker bei den Patienten mit präoperativ bestehender fixierter Fehlstellung. Im Vergleich zur gesunden Seite zeigte die Kraftentfaltung für die Dorsalflexion bei 2/3 der Patienten 1/3–1/2. Das selektive EMG der Tibialis posterior-Sehne zeigte nur bei 2 Patienten ein normales Muster. Das funktionelle Ergebnis (nach Blauth) ergab bei 9 Patienten ein sehr gutes und gutes Ergebnis, bei 5 Patienten ein mäßiges und in 1 Fall ein schlechtes Ergebnis.

Der Transfer der Tibialis posterior-Sehne bei der posttraumatischen Peronaeusläsion führt in einem hohen Prozentsatz zu einem guten funktionellen Ergebnis und ermöglicht dem Patienten ein annähernd normales Gehen ohne orthopädische Hilfsmittel. Ein Wiedererreichen der aktiven Dorsalflexion ist nicht immer möglich, insbesondere bei vorbestehendem fixierten Spitzfuß oder knöcherner Fehlstellung im Rückfußbereich.

A Plenarthemen
3 Induktion der Heilung: Weichteile – Knochen – Gelenke

Die Biologie der Knochenbruchheilung — 235

ST. M. PERREN, S. TEPIC, Davos

Unser Verständnis der Biologie der Knochenbruchheilung hat in den letzten Jahren eine wesentliche Veränderung durchgemacht. In den frühen sechziger Jahren war die Ermöglichung der schmerzlosen funktionellen Nachbehandlung im Vordergrund des klinischen Interesses. Die Forschung konzentrierte sich damit in den folgenden Jahren und Jahrzehnten auf die Mechanik und Biomechanik der Knochenbruch-Behandlung. Ziel war die primäre Knochenbruch-Heilung und die optimale, das hieß damals maximale Stabilität der Fixation. Präzise Reposition und stabilisierende Kompression waren fallweise wichtiger als die Erhaltung der Biologie. Dies wohl aus Sorge, daß verzögerte Heilung und Pseudarthrosen drohten.

Ansatzweise haben aber schon vor 20 Jahren Boitzy und Weber, Heitemeyer und Hierholzer und andere in Einzelfällen mit gutem Erfolg auf genaue Reposition und Kompression diaphysärer Brüche verzichtet. Auch die Marknagelung – vor allem die Verriegelungs-Nagelung – zeigte, daß Stabilität und Präzision nicht immer notwendig waren.

Die Schulen um Ganz, Mast, Bohlhofner und anderen haben aus der sogenannten biologischen Osteosynthese ein logisches System entwickelt, dessen Grenzen heute klarer werden.

Erstaunlich gut erträgt der lebende Knochen Instabilität, und die gefürchteten Komplikationen der fehlenden Abstützung sind ausgeblieben. Die Komplikationen, die lebenden Knochen betreffen, sind harmloser als jene, die nekrotischen Knochen betreffen. Eine durch Unfall und Transport vorgeschädigte Blutversorgung des Knochens bedingt aber auch heute noch eine nach Möglichkeit stabile Versorgung. Für Gelenkbrüche und metaphysäre Brüche gelten ohnehin andere Anforderungen und Gesetzmäßigkeiten.

Schlußfolgerung: Die stärkere Berücksichtigung der Biologie der Knochenbruch-Heilung eröffnet uns interessante neue Möglichkeiten. Die Grenzen des sanfteren chirurgischen Vorgehens und der entsprechenden Implantate wie z.B. die des PC-Fix müssen aber ausgelotet werden.

A Plenarthemen
3 Induktion der Heilung: Weichteile – Knochen – Gelenke

Die frühe Phase der Frakturheilung – Innervation, Vaskularität und Granulationsgewebe | 236

K. WOLF, I. GÜRTNER, I. RÖSCH, P. TRUDRUNG, L. SCHWEIBERER, München

Zielsetzung: Im Zentrum der Fragestellung steht die vegetative Innervation in Form neuropeptidpositiver Fasern (CGRP = Cacitonin-gene related peptide) im Knochen. Ihre Wirkung auf den Verlauf der Knochenheilung blieb bisher größtenteils unberücksichtigt. Nur wenig Wissen existiert überhaupt von der Innervation des Knochens. Unsere Untersuchungen sollen die Frage auf der Ebene einer funktionell-anatomischen Betrachtungsweise bezüglich des Einflußes der Innervation auf die frühe Phase der Frakturheilung klären.

Problembeschreibung: Ein Knochenbruch beinhaltet multiple Ereignisse an der Frakturstelle. Die Kontinuität des Periosts, des kortikalen Knochens ist unterbrochen, Kapillaren und Nervenfasern sind durchtrennt. Der Weichgewebemantel mit anliegender Muskulatur, Sehnen und Bändern ist im Frakturbereich zerstört. Die Unterbrechung der Blutversorgung im Knochen und die Läsion begleitender Nervenfasern führt zu Ischämie, Dysregulation und Zelltod.

Methodik: Der Versuchsansatz beinhaltet die histologische immunozytochemische Darstellung von neuropeptidpositiven Fasern im Granulationsgewebe bei Frakturen des Humanpatienten an der oberen und unteren Extremität. Für die Neuropeptiddarstellung wurde ein modifizierter Fixier- und Bearbeitungsmodus nach Bjourholm (1988) verwendet. Die zeitliche Abfolge des Erscheinens von Nervenfasern wurde mit histologischen Befunden eines tierexperimentellen Spaltmodells der Kaninchentibia verglichen.

Ergebnisse: Bereits nach einem Zeitraum von 3–5 Tagen waren im interfragmentären Granulationsgewebe erstmals neuropeptidpositive Nervenfasern nachweisbar. Sie erschienen in Gewebebezirken mit Zelleinwanderung, Kapillar- und Bindegewebsproliferation. Neugebildete Kapillaren wurden von neuropeptidpositiven Nervenfasern begleitet.

Schlußfolgerungen: Die Befunde weisen darauf hin, daß neuropeptidpositive Nervenfasern beim Humanpatienten sich bereits während der ersten Tage nach der Fraktur bilden und daß sie aus einer funktionell anatomischen Betrachtungsweise für den Regelmechanismus der Frakturheilung zur Verfügung stehen. Neuropeptide im Knochen bewirken eine Gefäß-Kapillarregulation mit Durchblutungssteigerung, sie vermitteln einen Reiz für die Proliferation und Differenzierung von Vorläuferzellen. Sie stimmulieren die Osteoblastentätigkeit und reduzieren die Osteoklastentätigkeit.

A Plenarthemen
3 Induktion der Heilung: Weichteile – Knochen – Gelenke

Biomechanische Induktion der spontanen Knochenheilung und deren Störungen

TH. RACK, K. M. STÜRMER, Göttingen

Übersicht und Untersuchung der biologisch-mechanischen Beeinflussung der Gewebsdifferenzierung im Verlauf der spontanen Knochenbruchheilung.

Methodik: Modell Schafstibia unter Marknagel- oder Fixateur externe. 83 Tiere, Nembutalnarkose, Osteotomie in Schaftmitte, Vollbelastung, intravitale polychrome Sequenzmarkierung, Röntgen alle 2 Wochen, 2x pro Woche Bewegungsmessung, Versuchsdauer 8–26 Wochen. Am Versuchsende intravitale Gefäßfüllung, Röntgen, Auswertung anhand unentkalkter Serienschnitte mittels Mikroradiographien, Mikroangiographien, Fluoreszenz-, Durchlichtmikroskopie, und Bewegungsmessung. Auswertung klinischer Beispiele und der verfügbaren Literatur.

Ergebnisse: Physiologie der spontanen Frakturheilung: Die spontane Frakturheilung ist ein geordneter Ablauf von biologischen und mechanischen Triggersignalen, Proliferations- und Differenzierungsreizen. Sie hängt von Belastung und Biomechanik der Fraktur ab. Triggerphase: Reize aus Fraktur, Hämatom und Nekrosen starten die Heilung. Zweite Phase: Proliferation und Einwanderung osteogenetisch potenter Zellen, Gefäßneubildung zur Versorgung. Dritte Phase: Überbrückung durch Osteoblasten im Callus durch Collagenproduktion und Calcifikation. Die Stabilität nimmt steil zu. Der Vorgang der Stabilisierung zeigt sich röntgenologisch mit einer Verzögerung von 2–4 Wochen. Vierte Phase: Reorganisation der stabilisierten Fraktur durch Umbau, Resorption im Frakturspalt. Abbau des Callus. Die vier Phasen überlappen sich. Störungen werden teilweise kompensiert. Bei langanhaltender Instabilität „zweite Heilungschance" durch Resorption der Fragmentenden und Verkürzung.

Störung der spontanen Frakturheilung: Die hypertrophe Pseudarthrose entsteht bei vitalem Knochen und Callusüberlastung unter wiederholtem Durchlaufen von Phase zwei. Knorpel- und Bindegewebe treten auf. Die atrophe Pseudarthrose (fehlende Induktion bei Nekrose oder unzureichender Gefäßversorgung) erreicht Phase zwei nicht (Triggersignal fehlerhaft oder erreicht keinen vitalen Knochen). Die Brückenheilung (fehlende Reorganisation) stoppt während Phase vier (Reiz zum Frakturumbau fehlt).

Schlußfolgerung: Die spontane Frakturheilung wird induziert durch Instabilität bei vitalem Knochen. Sie verläuft ungestört unter einem Optimum an mechanischer Unruhe mit Kompensationsreserven bei erhöhter Unruhe (dann unter Verlängerung der Heilungsdauer). Entscheidend für die Klinik ist die richtige Dosierung der Belastung entsprechend dem gewählten Implantat und der Vitalität der Fragmentenden. Das Röntgenbild hinkt dem Heilungsablauf hinterher. Im Tierversuch ist die knöcherne Überbrückung durch mechanisches Monitoring 2–4 Wochen eher erkennbar, als in den Röntgenkontrollen.

Die spontane Frakturheilung wird induziert durch ein Optimum an interfragmentärer Instabilität. Ein biomechanisches Monitoring ist der Röntgenkontrolle bei der spontanen Frakturheilung überlegen.

A Plenarthemen
3 Induktion der Heilung: Weichteile – Knochen – Gelenke

Die Elektrostimulation der Scaphoid-Pseudarthrose – Eine prospektive Studie gegen die Matti Russe-Technik

238

ST. REHART, L. ZICHNER, Frankfurt/Main

Die prospektive Untersuchung soll Auskunft geben über die Qualität der AO-Verschraubung mit Elektrostimulationen gegen die Matti-Russe-Technik der Pseudarthrose des Scaphoids mit einem Alter von 6 Monaten bis zu 2 Jahren ohne Dislokation der Frakturstelle.

Eine gesicherte Therapie einer mittelfristig-bestehenden Scaphoid-Pseudarthrose ohne Dislokation existiert nicht. Der operationstechnisch aufwendigen Methode nach Matti-Russe mit Beckenkammspanentnahme und Vollnarkose steht die AO-Verschraubung mit Elektrostimulator in Plexusanästhesie (mit später notwendiger Metallentfernung) gegenüber.

120 Patienten wurden zwischen 1/80 und 12/93 operiert. Bei 80 Patienten (8 W/72 M) im mittleren Alter von 28 Jahren (14–55 wird eine AO-Schraube mit Elektrostimulator von radial eingebracht. 40 Patienten (6 W/34 M) mit mittlerem Alter von 32 Jahren (16–60) werden nach der Matti-Russe-Technik von volar versorgt. Die postoperative Nachuntersuchungszeit liegt bei 80 Monaten (12–156). Die Zuordnung zu den Gruppen erfolgt anhand von Zufallszahlen. Der Elektrostimulator besteht aus Batterie und elektronischem Anteil mit zwei Drähten (Katode und Anode) wobei ein Gleichstrom von 25 mA mit 800 mV produziert wird. Der Apparat wird am dorsalen Unterarm in einer subcutanen Tasche plaziert.

Die postoperative Gipsimmobilisierung liegt in der Gruppe A (elektrostimuliert) bei 4 Wochen, in der Gruppe B (Matti-Russe) bei 10 Wochen. Schmerzfreie Handgelenksbeweglichkeit in Gruppe A: 75%, Gruppe B: 50%. Radiocarpale Arthrose ist radiologisch in Gruppe A bei 32% zu vermerken, in Gruppe B bei 40%. Die absolute Beweglichkeit des Handgelenkes ist bei beiden Gruppen nicht mehr als zufriedenstellend. Die subjektive Zufriedenheit bezüglich OP-Technik und Erfolg der Therapie liegt in der Gruppe A bei 90%, in Gruppe B bei 60% (Schmerz am Beckenkamm!). Der sichere Nachweis des ossären Scaphoid-Pseudarthrosendurchbaus gelingt in Gruppe A 90%, in Gruppe B in 60%. Eine postoperative persistierende Pseudarthrose findet sich in Gruppe A in 8%, in Gruppe B 25%.

Diskussion: In der Zuordnung zu der Studie erfolgt keine Differenzierung bezüglich der Lage der Fraktur am Scaphoid. Algodystrophie und Infektionen sind in beiden Gruppen gleich niedrig. Seinerzeit wurde bezüglich der in einigen Fällen erfolgten mehrfachen konservativen Therapie präoperativ, bzw. überhaupt keiner stattgehabten Behandlung, als Einschluß in die Studie kein Unterschied gemacht. Einige andere Studien zeigten, daß die Verschraubung ohne Elektrostimulation allenfalls mittelmäßige Erfolge bei dieser Indikation ergibt.

Bei nicht dislozierter mittelfristig bestehender Pseudarthrose des Scaphoids ist die Versorgung mit AO-Schraube und Elektrostimulator der Matti-Russe-Technik überlegen.

A Plenarthemen
3 Induktion der Heilung: Weichteile – Knochen – Gelenke

Stratification by Patient and Fracture Characteristics of Low-Intensity Ultrasound Accelerated Healing Effect on Tibia Diaphysis Fractures

J. D. HECKMAN, J. P. RYABY, J. MCCABE, J. FREY, San Antonio

Tibial Diaphyseal Fresh Fractures.

Certain fracture and patient characteristics can affect the healing time. This study assessed the effect of the different stratum within each characteristic on the time to a healed fracture in fresh, closed and Grade I open tibial diaphysis fractures. It has been demonstrated in a multi-center, prospective, randomized, placebo-controlled and double-blind study that low-intensity pulsed ultrasound can significantly accelerate the time to a healed fracture (Active ultrasound treated = 96 days ± 4.9, Placebo (no ultrasound) = 154 days ± 13.7; $P < 0.0001$) and significantly accelerate the time to clinical healing and cast removal. Active ultrasound treatment also significantly reduced ($P < 0.003$) the incidence of delayed union with 41% delayed union in the Placebo group versus only 6% in the Active group. Fracture and patient characteristic stratum were analyzed by ANOVA for means ± SEM, treatment effect and stratum by treatment interaction. The stratification results indicate that the healing time is longer in oblique versus transverse fractures, distal versus mid-shaft fractures, in fractures with large fracture gaps, in fractures without fibula fractures versus those with fibula fractures and in patients that are female, older, or are smokers. There was a significant treatment effect and non-significant stratum by treatment interaction effect in all analyzed characteristics.

Low-intensity pulsed ultrasound provides predictable healing and significantly accelerates the healing time even in the presence of fracture and patient characteristics that delay healing.

A Plenarthemen
3 Induktion der Heilung: Weichteile – Knochen – Gelenke

Extrakorporale Stoßwellenbehandlung – Induktive Revolution oder Scharlatanerie?

A. EKKERNKAMP, Bochum

Mit der flächendeckenden Aufstellung von Stoßwellengeräten in Kliniken und Praxen werden Fakten geschaffen und Wirkungsnachweise suggeriert.

Drei tierexperimentelle Untersuchungen haben die Wirkung extrakorporaler Stoßwellen auf die Knochen-/Pseudarthrosenheilung erforscht. Graff sah Effekte am nichtfrakturierten Tierknochen, Haupt untersuchte an nichtstandardisiert frakturierten Rattenfemora. Ekkernkamp fand positive Effekte, allerdings in noch nicht klinisch relevantem Ausmaß und empfahl Folgeuntersuchungen am Tier. Zum Effekt der Stoßwelle bei Weichteilveränderungen, besonders an der Schulter und bei Insertionstendopathien liegen zahlreiche Anwenderbeschreibungen vor. Grundlagenuntersuchungen blieben singulär.

Im krassen Widerspruch hierzu steht die breite Anwendung der Stoßwellentherapie in Klinik und Praxis bei zahllosen Indikationen.

Anhand einer eingehenden Literaturrecherche und eigener experimenteller und klinischer Erfahrungen wird der Effekt extrakorporaler Stoßwellen außerhalb der ableitenden Harnwege kritisch analysiert und dargestellt.

Der routinemäßige Einsatz extrakorporaler Stoßwellen kann Patienten und Kostenträgern nur zugemutet werden, wenn gesicherte und nachvollziehbare Erkenntnisse über den Wirkungsnachweis vorliegen.

A Plenarthemen
3 Induktion der Heilung: Weichteile – Knochen – Gelenke

241 Dosis-Wirkungsbeziehung bei BMP – Implantaten

G. HERR, W. KÜSSWETTER, Tübingen

In einer tierexperimentellen Studie im Modell der ektopen Knochenneubildung sollte überprüft werden, inwieweit die osteoinduktive Wirkung von BMP-Implantaten einer Dosisabhängigkeit unterliegt und damit eine Kontrollierbarkeit der biologischen Wirkung solcher Implantate bei einer möglichen klinischen Anwendung gegeben ist.

Die Knochenneubildung ist ein komplexer biologischer Prozess, der dem Einfluß vieler Faktoren unterliegt. Unter den biologischen Faktoren, die die Knochenneubildung beeinflussen, finden die osteoinduktiven Polypeptidfaktoren wie die verschiedenen Isoformen von Bone Morphogenetic Protein (BMP) besonderes Interesse, da sie in der Lage sind, eine Knochenbildung selbst in normalerweise nicht ossifizierenden Geweben auszulösen. Kombiniert mit geeigneten Trägermaterialien weisen diese Faktoren ein großes Potential als neue mögliche Knochenersatzmaterialien auf. Zur vollständigen Charakterisierung der biologischen Wirkungen von BMP wurde in einer tierexperimentellen Studie der Dosis-Wirkungszusammenhang bei BMP-Implantaten untersucht.

BMP-3 wurde aus Schlachttierknochen isoliert und mittels verschiedener chromatographischer Verfahren hochgereinigt. Pellets von inaktiven Rattenknochenmatrix-Granulae (je 25 mg) wurden mit 6 verschiedenen Dosen (0, 1, 2, 5, 10 und 20 µg) an BMP-3 beschichtet. Der biologische Aktivitätsnachweis erfolgte durch mehrfache Implantation in die vordere Bauchwandmuskulatur von 12 Ratten. Zur Bildung von Versuchsblöcken wurden pro Tier je sechs Implantate (1 Implantat/Dosis) gesetzt. Nach 25 Tagen Liegedauer wurden die Implantate entnommen und makroskopisch und histologisch auf Knochenneubildung untersucht. Der Calcium-Gehalt der Explantatgewebe diente als quantitativer Parameter der Knochenneubildung und wurde aus der Knochenasche nach Trockenveraschung der Explantate flammenphotometrisch bestimmt.

Bei den höheren Dosen konnte bereits makroskopisch eine ektope Knochenneubildung beobachtet werden. Bei den niederen BMP-3-Dosen zeigten die Explantate mit hoher Inzidenz inselartig isoliert liegende Knochenareale, die in Abhängigkeit von der Dosis in ihrer Ausdehnung zunahmen bis hin zur Bildung geschlossener Ossikel bei einer Dosis von 20 µg. Ein direkter linearer Zusammenhang zwischen Calcium- bzw. Knochenmenge und BMP-3-Dosis wurde ab einer Dosis > 2 µg über den gesamten untersuchten Dosisbereich gefunden. Der statistisch signifikante untere Schwellenwert lag bei 5 µg pro Implantat (Friedman-Rangtest).

Die Ergebnisse zeigen, daß mit osteoinduktiven Faktoren reproduzierbar und dosisabhängig eine kontrollierte Knochenneubildung ausgelöst werden kann, die auf den Implantationsort sowie Form und Dimension des Implantates begrenzt ist. Sie ist daher als implantat-geführte Osteogenese einzustufen. BMP entfaltet seine biologische Wirkung in spezifischer und vorhersagbarer Weise und erfüllt somit zwei wesentliche pharmakologische Voraussetzungen, die an ein potentielles Knochenersatzmaterial zu stellen sind.

A Plenarthemen
3 Induktion der Heilung: Weichteile – Knochen – Gelenke

Klinisch-chemische Untersuchungen zur Dynamik des Kollagenmetabolismus rekonstruktiver ossärer Prozesse in der operativen Behandlung von Frakturen des oberen Sprunggelenkes, des proximalen Femur und des Schenkelhalses

TH. GAERTNER, M. HAHN, W. PRELLWITZ, P. M. ROMMENS, Mainz

Mittels einer klinischen Studie sollten an homogenen Patientenkollektiven Grundlagen schaffende Erkenntnisse zum Stoffwechsel reparativer Vorgänge des organischen Knochengerüstes erarbeitet werden, da diese die Voraussetzung einer suffizienten Mineralisation bei der Induktion der Knochenbruchheilung sind.

Das Osteid besteht zu 90% aus Typ I-Kollagen. Als biochemische Parameter seines Auf- bzw. Abbaus entstehen äquimolar das carboxyterminale Propeptid des Typ I-Prokollagens (PICP) bzw. das I-carboxyterminale Telopeptid (ICTP). Durch Verlaufsbestimmungen dieser Parameter nach unterschiedlichen Verfahren der komplikationslosen operativen Frakturbehandlung sollte dem mit morphologischen Methoden experimentell gewonnen Wissen über die Knochenheilung ein biochemisches Fundament gelegt werden.

In einer prospektiven Studie wurden prä- und 3 Wochen lang postoperativ bei Patienten mit osteosynthetisch stabil versorgten Sprunggelenksfrakturen (n = 13, SG), schienend osteosynthetisch versorgten Frakturen des proximalen Femur (n = 12, PF) und mit zementierten Hüftendoprothesen versorgte Schenkelhalsfrakturen (n = 12, SH) wöchentlich die PICP- und ICTP-Serumkonzentrationen (Ref.-Bereich: 40–200 bzw. 1,4–4,6 µg/l) mittels eines Radioenzymimmunoassay der Fa. Orion Diagnostica, Finnland, bestimmt. Sie wurden nach dem Wilcoxon Test für gepaarte Werte statistisch geprüft.

Die Ausgangswerte lagen im Normbereich. Die mediane PICP-Konzentration zeigte in der SG- keine, in der PF- eine signifikante Steigerung mit einem Gipfel von 335, 5 µg/l in der 2. postoperativen Woche (p < 0,05) und in der SH-Gruppe einen kontinuierlichen Anstieg auf 181,1 µg/l (p < 0,01). Die mediane ICTP-Konzentration zeigte in der SG- keinen, jedoch in der PF- und SH-Gruppe signifikante Anstiege auf 16,5 und 17,4 µg/l in der 3. postoperativen Woche (p < 0,05).

Demnach eignen sich die Verlaufsbestimmungen dieser Parameter zur Beurteilung ungestörter Knochenheilungsvorgänge. Sie spiegeln, wie gezeigt, verfahrensimmanent vorherrschend die primäre Knochenbruchheilung mit implantatnahem rarifizierendem Umbau, die sekundäre Kochenbruchheilung mit Kallusbildung sowie Abräumreaktionen ossärer Mikrosequester und Knochennekrosen wider.

A Plenarthemen
3 Induktion der Heilung: Weichteile – Knochen – Gelenke

Gentransfer zur lokalen Applikation von Wachstumsfaktoren in der Patellarsehne von Kaninchen

269

T. GERICH, P. LOBENHOFFER, Hannover; R. KANG, F. FU, C. H. EVANS, Pittsburgh

Lokal applizierte Wachstumsfaktoren zur Unterstützung der Ligamentheilung unterliegen einem raschen Abbau. Die genetische Modifikation von Zellen zur lokalen Produktion dieser Faktoren ist eine Alternative. Ziel einer präliminären Studie war die Klärung, ob Fibroblasten der Knieligamente nach Transduktion durch virale Vektoren Markergene exprimieren und ob mit dieser Technik die Expression exogener Gene in vivo durchgeführt werden kann.

Material und Methode: Fibroblasten des VKB, des HKB, des medialen Seitenbandes, der Patellarsehne und der Semitendinosussehne wurden von Neu Seeland Kaninchen gewonnen, in Zellkultur expandiert und mit den derzeit zur Verfügung stehenden viralen Vektoren untersucht.
Adenovirus lacZ (AdlacZ) kodiert β-Galaktosidase. Transduzierte Zellen können durch Zugabe von X-gal histochemisch dargestellt werden. Derart transduzierte Zellen stellen sich blau dar. Das Retrovirus BAG lacZ neo^r enthält neben dem Gen für β-Galaktosidase zusätzlich das neo^r-Gen, das Resistenz gegenüber dem sonst zytotoxischen G-418 vermittelt. Zellen, die dieses Transgen exprimieren, können in vitro selektiert und expandiert werden. Fibroblasten wurden zunächst in einer in vitro Studie mit beiden viralen Vektoren transduziert. In der folgenden in vivo Studie wurde AdlacZ in die Patellarsehne von Kaninchen injiziert. Retroviral transduzierte Zellen wurden allogen in die Patellarsehne transplantiert. Die Sehne wurde nach 1, 2, 6 und 10 Wochen gewonnen und mit X-gal und Eosin gefärbt.

Ergebnisse: AdlacZ transduzierte Fibroblasten in vitro mit hoher Effektivität. Retroviral transduzierte und G-418-selektierte Zellen exprimierten β-Galactosidase und ließen sich expandieren. Die Voraussetzungen für eine hierauf aufbauende in vivo Studie waren somit gegeben. Die anschließende Injektion von AdlacZ in die Patellarsehne führte zur Transduktion vornehmlich in der synovialen Schicht. Die Transplantation retroviral transduzierter Zellen unterschied sich von diesem Ergebnis histologisch. Zellen mit β-Galaktosidaseexpression zeigten sich in der synovialen Schicht und in der Sehne, wo sie sich in der Matrix ausrichteten. Offensichtlich behalten diese Zellen die Potenz, sich zu integrieren und auf mechanischen Streß zu reagieren. Beide Verfahren zeigten einen Rückgang der Expression nach 6 Wochen. Nach 10 Wochen fand sich keine β-Galaktosidaseexpression mehr.

Mit dieser Studie haben wir nachgewiesen, daß virusvermittelter Transfer von Markergenen in Fibroblasen möglich ist. Zukünftig kann diese Technik die lokale Produktion von Wachstumsfaktoren ermöglichen und damit Ligamentheilung in den Fällen unterstützen, in denen eine unzureichende spontane Heilungstendenz besteht.

A Plenarthemen
3 Induktion der Heilung: Weichteile – Knochen – Gelenke

TGF-β in der Verbrennungskrankheit — 270

J. LIEBAU, N. PALLUA, H. G. MACHENS, A. BERGER, Hannover

Die Bedeutung des Wachstumsfaktors transforming growth factor-β (TGF-β) bei der Wundheilung und systemisch beim Entzündungsgeschehen ist Gegenstand von aktuellen Untersuchungen. Die vorliegende Studie untersucht TGF-β systematisch bei Verbrennungspatienten mit und ohne Sepsis.

In hypertrophen Narben findet man lokal hohe Konzentrationen TGF-β. Wird TGF-β durch monoklonale Antikörper antagonisiert, so entwickelt sich die Wundheilung mit minimaler Narbenbildung.

Im Zusammenhang mit Zytokinen sind Spiegelveränderungen während eines systemischen Entzündungsgeschehens zu beobachten. So wird der frühe TGF-β-Anstieg 4 Stunden nach experimentell induzierter Sepsis durch IL-6 gesteuert.

19 Patienten mit Verbrennungstrauma, Mittelwert ABSI-Score 7, 7 mit und 12 ohne septischen Verlauf wurden im zeitlichen Verlauf untersucht. Serologische Bestimmungen von TGF-β und IL-6 wurden zum Aufnahmezeitpunkt, in der Folge alle 24 Stunden, bei Sepsisverdacht alle 6 Stunden mittels ELISA durchgeführt. Die Wundheilung wurde klinisch beobachtet und dokumentiert.

Bei den 7 septischen Patienten waren vor Beginn klinischer Sepsiszeichen erhöhte IL-6-Spiegel zu beobachten, in der Sepsis Werte bis 740 pg/ml. Parallel hierzu stiegen die TGF-β-Spiegel an auf Werte bis 110 ng/ml. Vergleichsmittelwerte für Patienten ohne Sepsis betragen: IL-6 20 pg/ml, TGF-β 10 ng/ml. Auffällig war eine kompromittierte Wundheilung bei den septischen Patienten, Transplantate hatten eine schlechtere take-Rate als bei Patienten ohne Sepsis.

TGF-β ist systemisch erhöht bei der Sepsis beim Verbrennungstrauma. Bei diesen Patienten verläuft die Wundheilung verzögert. Ziel ist es, einen septischen Verlauf frühzeitig zu erkennen und die Wundheilung zu optimieren.

A Plenarthemen
3 Induktion der Heilung: Weichteile – Knochen – Gelenke

Die Antigenpräsentation als Induktion der Frakturheilung

H.-E. SCHRATT, U. BOSCH, B. DECKER, M. GROTZ, CH. KRETTEK, H. TSCHERNE, Hannover

Zielsetzung: Ziel unserer Versuche war es, die zellulären Vorgänge zu untersuchen, die zur Induktion der Heilungsvorgänge bei Frakturen führen.

Problembeschreibung: Die Osteoinduktion ist zwar in der heutigen Unfallchirurgie ein gebräuchlicher Begriff, doch ist das entsprechende zelluläre Korrelat bislang weitgehend unbekannt. Es war daher unser Ziel, anhand eines experimentellen Modells die Antigenpräsentation am Knochengewebe und damit das wohl entscheidende Stimulans zur Induktion zellulärer Vorgänge zu analysieren.

Methodik: Es wurden spezielle Ratten-Inzuchtstämme (LEW 1A, 1U, 1WR1, 1WR2) mit zueinander definierter Antigenkompatibilität bzgl. MHC-Klasse I und II für diese Untersuchungen verwendet. Mittels Booster-Immunisierungen durch Leber- und Milzgewebe konnten ausreichende Antikörpertiter gegen die spezifischen Antigenstrukturen (MHC-Klasse I und II) hergestellt werden. Diese Antikörper wurden nunmehr zu immunhistologischen Untersuchungen an entkalkten Knochenpräparaten verwendet. Wir verglichen die Ergebnisse von „nicht-aktivem" Knochen, d.h. unverletztem Knochen bei ausgewachsenen Ratten, mit den Resultaten 2 und 4 Wochen nach Fraktur.

Ergebnisse: Am nicht-aktiven Knochengewebe konnten wir mittels Immunhistologie MHC-Klasse I-positive Reaktionen an allen Knochenzellenarten sowie im Knochenmark nachweisen. Auffällig war vor allem das deutliche Anfärben einer Zellreihe zwischen Knochenmark und Kortikalis, was wir als Endost interpretierten. MHC-Klasse II-Antigene, also Steuerungsantigene konnten wir an diesen Knochen nicht nachweisen. Demgegenüber fanden wir 2 und 4 Wochen nach Fraktur auch einen positiven MHC-Klasse II-Nachweis, zugleich war die Anzahl Klasse-I positiver Zellen erhöht.

Diese Untersuchungen zeigen, daß die Antigenexpression bei der Frakturheilung verändert ist. Dies wird vermutlich über Klasse II Antigene gesteuert, wobei bislang unbekannte Transmittervorgänge im Knochen ablaufen. Vitaler Knochen scheint jedoch für solche Vorgänge erforderlich zu sein.

A Plenarthemen
3 Induktion der Heilung: Weichteile – Knochen – Gelenke

Dermale Neogenese durch elastische Traktion bei posttraumatischen Integumentdefekten – Indikation, Technik und erste Ergebnisse

M. MARKMILLER, W. BRAUN, A. RÜTER, Augsburg

Evaluierung des Prinzipes der ortsständigen Gewebevermehrung durch gummielastische Zügelung im Falle posttraumatischer Hautdefekte.

Bei der Akutversorgung frischer Skelettverletzungen ergibt sich nicht selten aufgrund von Defektverletzungen, des Schwellungszustandes der Weichteile oder eines bestehenden Kompartmentsyndromes die Notwendigkeit des aufgeschobenen Hautverschlußes.

Die sekundäre einzeitige Versorgung des Hautdefektes durch Hauttransplantate nach vorgängiger alleiniger Deckung durch synthetischen Hautersatz führt neben erheblichen kosmetischen Einbußen zu großflächiger instabiler und asensibler Narbenbildung, nicht zuletzt häufig auch im Bereich des Hebedefektes der Spalthaut.

Einen Lösungsansatz bietet die ortsständige flächige Gewebevermehrung durch kontinuierlichen Zug an den Haut rändern über gummielastische Zügelung. Bei diesem Verfahren werden mit einem Klammernahtgerät bereits beim Ersteingriff Wundverschlußklammern in Ösenfunktion eingebracht, durch die schnürsenkelartig gekreuzt Silasticzügel geflochten werden. Durch tägliches mäßiges Nachziehen kommt es zu einer kontinuierlichen Annäherung der Wundränder, wobei die gewonnene Wegstrecke durch die Gummielastizität des verwendeten Materials erhalten wird. Der erreichte Defektverschluß wird durch sekundäre Wundnaht dauerhaft gesichert.

Mit dieser Methode wurden von 10/94 bis 03/96 30 Patienten behandelt. Hauptindikationen waren Hautverschlüsse bei dekomprimierten Extremitäten – Kompartmentsyndrom sowie Verschluß von Hebedefekten nach großflächigen Verschiebelappenplastiken. Die durchschnittliche Traktionsdauer betrug 15 Tage, eine zusätzliche Spalthauttransplantation war in lediglich 4 Fällen erforderlich.

Hauptkomplikationen waren in der Anfangzeit der Ausriß einzelner Ösen sowie der Bruch eines Gummizügels. Durch Verwendung doppelter Ösensicherung an Problemzonen sowie dem Einsatz stärkerer Gummizügel konnten diese Probleme sicher beherrscht werden.

Die vorgestellte Methode der kontinuierlich-elastischen Dermatotraktion vereinigt in sich die Vorteile von verkürzter Behandlungsdauer und vergleichsweise gutem kosmetischen Ausheilungsresultat.

A Plenarthemen
3 Induktion der Heilung: Weichteile – Knochen – Gelenke

Physikalische Stimulation der Gewebeneubildung durch Vakuumversiegelung

273

U. BECKER, W. FLEISCHMANN, E. LANG, M. BISCHOFF, Ulm

Die Vakuumversiegelung ist eine effiziente Methode zur Behandlung des traumatischen Weichteilschadens. In einer Nachuntersuchung von Patienten mit offenen Frakturen konnte gezeigt werden, daß mit Hilfe dieser Technik frühzeitig ein sekundärer Wundverschluß und stabile Narbenverhältnisse erzielt werden können.

Die Vakuumversiegelung dient dem temporären Wundverschluß durch Abdecken der gesamten Wundoberfläche mit einem drainierten Polyvinylalkoholschaum und einer atmungsaktiven, transparenten Polyurethanfolie. Über die Drainagen erfolgt der Aufbau eines kontinuierlichen Unterdruckes von 60–80 kPa. Die Wunde ist sicher vor Kontamination geschützt, Wundsekrete werden schwerkraftunabhängig vollständig abgeleitet. Es erfolgt eine heilungsfördernde Ruhigstellung der von dem Schaum angesaugten Wundoberflächen sowie eine ausgeprägte Stimulation der Gewebeneubildung. Über das Versiegelungssystem lassen sich zusätzlich Zugkräfte auf die Haut und die Weichgewebeoberflächen aufbringen, die unter Ausnutzung der viskoelastischen Gewebeeigenschaften, weiterhin aber auch über eine echte Gewebeneubildung den sicheren Verschluß von Defektwunden ermöglichen.

Vom 01.01.1992 bis 31.10.1995 wurden 117 Patienten mit schwerem Weichteilschaden bei offenen Frakturen (OII–OIV gemäß der Klassifikation von Oestern & Tscherne) durch Vakuumversiegelung behandelt. Der durchschnittliche Behandlungszeitraum betrug 13,7 Tage. Pro Patient wurden durchschnittlich 2,3 Versiegelungswechsel in einem durchschnittlichen Abstand von 5,0 Tagen durchgeführt, bevor der definitive Wundverschluß durch Sekundärnaht (n = 50), Hauttransplantat (n = 56) und Lappentransfer (n = 6) erfolgte. 4 mal wurde auf eine offene Behandlung übergegangen, ein Patient mußte im Unterschenkel amputiert werden. Die Nachuntersuchung 1/2 Jahr nach definitivem Wundverschluß zeigte bei 97,4% aller Patienten reizlose, stabile Narbenverhältnisse. 2 Patienten waren verstorben, ein Patient mit primär subtotaler Unterschenkelamputation entwickelte eine chronische Osteitis. Eine vergleichende retrospektive Untersuchung eines Kollektivs von 69 Patienten aus den Jahren 1990/91, vor Einführung der Vakuumversiegelung, ergab, daß bei vergleichbarem Schweregrad des Weichteilschadens mit Einführung der Vakuumversiegelung ein signifikant größerer Anteil von Wunden (42,7% von 1992–95 gegenüber 26,1% von 1990–91) mittels Sekundärnaht verschlossen und somit der Anteil an funktionell stabilen und kosmetisch weniger störenden Narben deutlich erhöht werden konnte.

Die Vakuumversiegelung stellt eine einfache und sichere Methode zur Behandlung des ausgedehnten Weichteilschadens dar. Sie schützt die Wunde vor Verunreinigung von außen, induziert über die hohe Flächenpressung die Bildung von Granulationsgewebe und ermöglicht über eine sukzessive Wundverkleinerung einen frühzeitigen definitiven Wundverschluß.

A Plenarthemen
3 Induktion der Heilung: Weichteile – Knochen – Gelenke

Beeinflußt der Zeitpunkt der Weichteildeckung die Regeneratbildung bei der Distraktionsosteogenese des Unterschenkels

274

CH. JOSTEN, M. KREMER, G. MÖLLENHOFF, G. MUHR, Bochum

Fragestellung: Beantwortung der Frage, ob der Zeitpunkt (vor, mit oder während) des Segmenttransportes bei einem freien Gewebetransfer Einfluß auf die Regeneratbildung hat.

Verzögerte Regeneratbildung und Regeneratversagen treten bei 5–6% aller Patienten mit Segmenttransport der Tibia auf. Direkten Einfluß hat neben allgemeinen Parametern (Alter, Durchblutungssituation, Rauchen) die Weichteilsituation.

Patienten: In einer retrospektiven Untersuchung des Zeitraumes 1990 bis 1994 wurden 25 Patienten mit chronischer Osteitis des Unterschenkels, die eine Segmentresektion und Distraktion sowie einen freien Gewebetransfer erhielten, nachuntersucht. Das Durchschnittsalter lag bei 34,1 Jahren (17–58 Jahre) (32 Männer, 3 Frauen). 19 Patienten wurden mit einem unilateralen Fixateur (Regazzoni), 5 mit einem Ilizarov-Ring-Fixateur und 1 mittels eines Hybridsystems behandelt. 21 Patienten erhielten einen freien Gewebetransfer durchschnittlich 8,1 Monate vor Transportbeginn (1 Monat bis 2 Jahre), 4 Patienten durchschnittlich 6,7 Monaten nach Transportbeginn (2 Monate bis 15 Monate). Die durchschnittliche Distraktionsstrecke belief sich auf 10,9 cm.

Ergebnisse: Die durchschnittliche Konsolidierungsphase des Regenerats lag bei 41,5 Tagen pro Zentimeter neugebildeten Knochens. Hinsichtlich der Fixateursysteme (Ringunilateral) gab es keine signifikanten Unterschiede hinsichtlich der Regenerationszeit (38,1 Tage pro Zentimeter zu 43,6 Tage pro Zentimeter). 2 Patienten wiesen ein Regeneratversagen auf, je 1 Patient mit Gewebetransfer vor und 1 Patient mit Gewebetransfer nach Corticotomie. Es bestand jedoch ein signifikanter Unterschied hinsichtlich der Regenerationszeit in Abhängigkeit des Gewebetransfers. Patienten, deren Weichteildeckung vor Beginn der Corticotomie vorgenommen wurde, wiesen eine Regenerationszeit von 33,6 Tagen auf, Patienten bei denen dies nach Corticotomie vorgenommen wurde, eine von 68,8 Tagen pro Zentimeter auf. Ebenfalls lag kein Unterschied vor hinsichtlich der Konsolidierungsphase und der Länge des Transportsegmentes.

Das korrekte Weichteilmanagment ist entscheidend für den weiteren Verlauf der Behandlung. Ist eine Weichteildeckung durch Gewebedistraktion nicht möglich und somit die Indikation zu einem freien Gewebetransfer gegeben, so sollte dies im Sinne einer deutlich beschleunigten Regeneratbildung vor Durchführung der Corticotomie und Beginn der Distraktion erfolgen.

A Plenarthemen
3 Induktion der Heilung: Weichteile – Knochen – Gelenke

Unterschiede der Osteogenese in den Knochenersatzmaterialien Algipore®, Interpore 200™ und 500™, Bio-OssR, Pyrost® und Ionogran®

H. FEIFEL, Aachen

Zielsetzung: In einem standardisierten tierexperimentellen Modell sollten die Osteoneogeneseraten in unterschiedlichen Knochenersatzmaterialien (KEM) qualitativ histologisch untersucht, quantitativ histomorphometrisch ermittelt und statistisch analysiert werden. Die Ergebnisse sollten eine vergleichbare Bewertung und vorsichtige Schlußfolgerung für den klinischen Einsatz ermöglichen.

Material und Methode: Untersucht wurden granulatförmiges Algipore®, Interpore 200™ und 500™, Bio-Oss® und Ionogran® sowie blockförmiges Bio-Oss® und Pyrost®. Bei 160 Kaninchen der Rasse Chinchilla wurden in Bohrlochdefekte von 4 mm Durchmesser und ca. 9 mm Tiefe in den distalen Femurenden (Patellagleitlagermodell) auf der einen Seite jeweils ein mit osteoinduktiven Proteinen beschichtetes und kontralateral das native (unbeschichtete) KEM implantiert. Die Femurenden wurden nach Liegezeiten von 28 (n = 6/KEM), 84 (n = 6/KEM), 168 (n = 6/KEM) und 365 (n ≤ 6/KEM) Tagen entnommen und nach Herstellung unentkalkter Serien-Dünnschliffe histologisch und histomorphometrisch ausgewertet.

Ergebnisse: Histologisch fanden sich bei Ionogran® häufig Makrophagenansammlungen und überwiegend eine Neubildung von Osteoid, also nicht mineralisiertem Knochen. Bei Algipore® imponierten ausgeprägte Resorptionen schon nach 84 Tagen und Ersatz durch neugebildeten Knochen. Die übrigen Materialien unterlagen nicht der Resorption. Bio-Oss®-Blöcke hatten vergleichsweise nur einen dünnen Überzug neugebildeten Knochens. Bei allen Materialien war die enchondrale Osteogenese von untergeordneter Relevanz. Außer bei Ionogran® verlief die Osteoneogenese bei allen anderen Materialien jedoch regelrecht. Es resultierten folgende Knochenneubildungsraten in % der Hohlräume in den nativen KEM (die Ergebnisse nach Beschichtung mit osteoinduktivem Protein werden an dieser Stelle nicht, statistische Signifikanzen im Vortrag dargestellt).

Liegezeit	Algipore®	Interpore 200™	Interpore 500™	Bio-Oss® Gran.	Bio-Oss® Block	Pyrost®	Ionogran®
28 Tage	37,2 ± 17,3	42,5 ± 8,0	34,3 ± 10,8	50,8 ± 12,2	24,2 ± 7,6	13,8 ± 8,5	12,0 ± 4,5
84 Tage	56,0 ± 9,5	51,4 ± 5,9	55,0 ± 14,9	50.7 ± 8,5	34,7 ± 8,2	51,9 ± 28,0	9,0 ± 7,0
168 Tage	66,5 ± 8,4	56,6 ± 8,1	54,4 ± 10,2	51,8 ± 6,8	34,9 ± 9,7	65,7 ± 16,9	9,5 ± 9,4
365 Tage	71,0 ± 8,8	57,3 ± 8,8	49,8 ± 0,4	58,2 ± 6,4	38,5 ± 13,0	73,5 ± 14,3	8,5 ± 5,5

Schlußfolgerungen: Die Dominanz des Osteoid bei Ionogran® legt die Annahme einer Mineralisationshemmung nahe. Ausgehend vom Kaninchenmodell ist ein klinischer Einsatz zurückhaltend zu bewerten. Alle anderen Materialien dagegen zeigten im unbelasteten Lager eine suffiziente Knochenneubildung im Sinne der Osteokonduktion. Vorteilhaft beim Algipore® sind die Resorption des Materials und der Ersatz durch Knochen.

A Plenarthemen
3 Induktion der Heilung: Weichteile – Knochen – Gelenke

Defektdurchbau nach Curettage und Auffüllung benigner Knochentumore an der Hand durch teildemineralisierte Knochenmatrix

H. STÜTZLE, M. SCHIEKER, K. WILHELM, L. SCHWEIBERER, München

Untersuchung der Knochendefektdurchbauung durch teildemineralisierte Knochenmatrix als Knochenersatzmaterial anhand einer klinischen, prospektiv-randomisierten Studie bei benignen Knochentumoren der Hand.

Operationen an der Hand sind aufgrund der zur Verfügung stehenden lokalen wie regionalen Anästhesieverfahren gut dafür geeignet, die Operationsbelastung für den Patienten zu minimieren. Eingriffe, die jedoch einen Gewebetransfer erfordern, wie z.B. die Defektauffüllung nach Ausräumung von Knochentumoren, sind stets mit einer Ausweitung des operativen Eingriffs zur Transplantatgewinnung belastet. Um diesen Nachteil auszugleichen, wird zum Nachteil der Stabilität teilweise auf eine Defektauffüllung verzichtet oder mit anorganischen Knochenersatzmaterial zum Nachteil der knöchernen Defektdurchbauung aufgefüllt. Teildemineralisierte Knochenmatrix (DKM) als azellulärer, allogener Knochenersatz wies in experimentellen wie klinischen Untersuchungen gute osteogenetische Eigenschaften auf, so daß ihr therapeutischer Nutzen bei der Behandlung von benignen Knochentumoren der Hand untersucht wurde.

Patienten und Methode: Anhand einer prospektiv-randomisierten Studie wurden bei bisher 45 Patienten die verbliebenen Knochendefekte an der Hand nach Tumorausräumung entweder mit DKM oder – als Kontrollgruppe – mit autogener Spongiosa aufgefüllt. Die Auswertung erfolgte anhand der klinischen Untersuchung sowie Röntgenverlaufskontrollen praeop., p.op., 1 Mon., 2 Mon. und 6 Mon. p.op.

Ergebnisse: Die Mehrzahl der Patienten (n = 34) wurde an Enchondromen der Phalangen bzw. Metacarpalia, die übrigen 11 an Knochenzysten der Carpalia operiert. Bis zum jetzigen Zeitpunkt konnte bei 35 Patienten die Untersuchung abgeschlossen werden. Dabei zeigte sich, daß durch DKM auch in Knochendefekten der Hand eine Defektdurchbauung erzielt werden kann, die weitgehend der autogener Spongiosa entspricht. Lediglich radiologisch läßt sich eine etwas langsamer verlaufende Konsolidierung sowie Remodeling der Defekte finden.

Schlußfolgerung: Mit der DKM können Knochendefekte an der Hand knöchern durchbaut werden. Die Ergebnisse sind mit denen autogener Spongiosa vergleichbar. Dabei bietet DKM zusätzliche Vorteile wie stete Verfügbarkeit, Sterilität, Verkleinerung des operativen Eingriffs, Verringerung der p.op. Morbidität und nicht zuletzt der Kostensenkung. DKM kann als Knochenersatzmaterial empfohlen werden.

A Plenarthemen
3 Induktion der Heilung: Weichteile – Knochen – Gelenke

Die klinische Anwendung von Hydroxylapatit-Keramik. Indikation und Probleme

C. DOROW, H. HERRMANN, I. SCHMIDT, E. MARKGRAF, Jena

Eine Analyse der eigenen Patienten innerhalb von 2 Jahren soll die möglichen Indikationen aber auch die Probleme bei der Anwendung von HA-Keramiken in der Unfallchirurgie darstellen.

Innerhalb von 2 Jahren wurden in unserer Einrichtung bei 107 Patienten HA-Keramiken zur Defektfüllung angewandt. Die Anwendungslokalisationen waren sehr unterschiedlich. Bei Radiusfrakturen mit 31%, Calcaneusfrakturen mit 12,3% und die Tibiakopffrakturen mit 14,1% wurden die HA-Keramiken am Häufigsten angewendet. Polytraumatisierte Patienten stellten mit 33% ein erhebliches Krankengut dar. In 89 Fällen wurde die Keramik isoliert und in 18 Fällen kombiniert mit autologer Spongiosa angewandt. Postoperative Komplikationen waren mit 7 Infekten, 6 Refrakturen und verzögerten Heilungen und 2 vorzeitigen Entfernungen der Keramik zu verzeichnen. Eine Analyse dieser Patienten ergab als Ursachen falsche oder grenzwertige Indikationen und zum Teil ein Überschätzen der Möglichkeiten einer Keramik.
Voraussetzung für die knöcherne Integration von HA-Keramiken ist eine stabile Verankerung und ein ausreichend starkes Implantatlager. Die Kombination mit autologer Spongiosa kann als günstig angesehen werden. Als Kontraindikationen werden Defektauffüllungen im Schaftbereich des Unterschenkels und Frakturen an den Phalangen angesehen. Eine Anwendung bei polytraumatisierten, hämophilen und polymorbiden Patienten mit ausgeprägter Osteoporose kann als vorteilhaft angesehen werden.

Die Anwendung von HA-Keramiken in der Unfallchirurgie stellt eine gute Ergänzung zur autologen Spongiosa bei entsprechender Beachtung der Indikationen und der Möglichkeiten eines nur osteokonduktiven Knochenersatzmaterials dar.

A Plenarthemen
3 Induktion der Heilung: Weichteile – Knochen – Gelenke

Kreuzbandrekonstruktion oder Kreuzbandplastik. Stellt sich die Frage neu?

W. FRIEDL, S. RIEDEL, Aschaffenburg

Die genaue Erhaltung der anatomischen Insertionspunkte des vorderen Kreuzbandes sowie der korrekten Vorspannung und somit der Isometrie sind die bisher am meisten beachteten Forderungen zur Kreuzbandchirurgie. Neuere Untersuchungen wiesen jedoch auf die Bedeutung der Propriozeption und die fehlende Wiederherstellung der Propriozeption in einem Kreuzbandtransplantat hin. Daher sollten die Langzeitergebnisse der Kreuzbandrekonstruktion und Ersatzplastik klinisch, sonographisch (funktionell) und kernspintomographisch (morphologisch) bewertet werden.

Material und Methode: 55 Patienten mit isolierter frischer Kreuzbandverletzung oder antero-medialer Instabilität, deren Operationszeitpunkt mindestens zwei Jahre und maximal fünf Jahre zurücklag, wurden nachuntersucht. Dabei wurde die klinische Bewertung nach dem OAK-Score bewertet, die Sonographie mit der dynamischen Methode von ventral und die Kernspintomographie zur morphologischen Beurteilung eingesetzt.

Ergebnisse: Nach Kreuzbandrekonstruktion waren stabil: nach klinischer Bewertung 83–88%, sonographish 64,3% und kernspintomographisch normale Darstellung in 54%. Weitere 26,2% wiesen sonographisch nur eine leichte vordere Kreuzbandlockerung auf und 40% eine inhomogene, jedoch vollständige kernspintomographische Darstellung. Nach Kreuzbandersatzplastik wurden 61,5–84% klinisch stabil bewertet, sonographisch zeigte jeweils ein Drittel eine Stabilität, leichte Lockerung und Instabilität, kernspintomographisch wiesen nur 18,2% der Patienten nach Kreuzbandersatzplastik eine normale Struktur auf. Weitere 45,5% wiesen eine inhomogene durchgängige Struktur auf.

Die klinische, sonographische wie kernspintomographische-morphologische Beurteilung des Kreuzbandes nach Rekonstruktion waren durchweg günstiger als die nach Kreuzbandersatzplastik. Die grundsätzliche Indikation zur primären Kreuzbandersatzplastik muß daher in Frage gestellt werden.

A Plenarthemen
3 Induktion der Heilung: Weichteile – Knochen – Gelenke

Bieten Rehabilitationsübungen in geschlossener Kette Vorteile für die Transplantatheilung nach vorderem Kreuzbandersatz? Eine experimentelle Studie

CH. LATTERMANN, A. WEINBERG, T. GERICH. H. P. LOBENHOFFER, Hannover

Für die funktionelle Stabilität eines Kreuzbandtransplantats ist sowohl die Kraft und Koordination der kniegelenksnahen Muskulatur als auch die ungestörte Transplantateinheilung entscheidend. Für die Heilungsinduktion des Transplantates ist eine Beanspruchung im Rahmen der physiologischen Belastungen notwendig, ohne das Transplantat zu überlasten. An einer Gruppe von VKB-insuffizienten Patienten gingen wir der Frage nach, ob bestimmte Trainingsformen die vordere Translation des Kniegelenkes und damit die potentielle Belastung einer VKB-Rekonstruktion beeinflussen.

Der ausgewogenen Balance zwischen Muskelkräftigung und Transplantatschutz kommt daher eine besonder Bedeutung zu. Übungen in geschlossener kinetischer Kette (axiale Belastung des Beins unter Ausnutzung des Körpergewichtes) sollen hier von großem Vorteil gegenüber Übungen in geschlossener Kette sein.

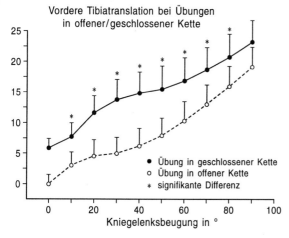

Material und Methode: Bei 10 Patienten mit arthroskopisch verifizierter chronischer VKB-Insuffizienz wurde das verletzte und das unverletzte Kniegelenk getestet. Ein computerunterstütztes Meßsystem mit vier Freiheitsgraden zeichnete simultan die vordere Translation, die Beugung sowie die Varus/Valgus und die axiale Rotation des Kniegelenks auf. Jede Testperson führte dynamische Übungen sowohl in offener Kette (Kniegelenksextension gegen Widerstand) als auch in geschlossener Kette (Beinpresse in Rückenlage) durch. Aufgezeichnet wurden jeweils 10 Zyklen. Signifikante Differenzen wurden mittels des parameterfreien Wilkoxon-Tests (Signifikanzniveau von $p \leq 0{,}01$) bestimmt.

Ergebnisse: In unseren Versuchen zeigte sich ein signifikant vermehrter Tibiavorschub der VKB-insuffizierten Kniegelenke bei Übungen in offener Kette zwischen 10° und 80° Beugung. Gegenüber den Übungen in geschlossener Kette kam es zu einem vermehrten Tibiavorschub von 5–8 mm mit einem Maximum bei 30°. Bei den unverletzten Kniegelenken zeigte sich kein signifikanter Unterschied hinsichtlich der vorderen Tibiatranslation. Subjektiv empfanden die Patienten die Übungen in geschlossener Kette, aufgrund einer höheren Kontrolle über das Kniegelenk während der Belastung, als angenehmer.

Schlußfolgerung: Übungen in geschlossener Kette führen bei VKB-insuffizienten Kniegelenken zu einer deutlich geringeren anterioren Tibiatranslation als Übungen in offener Kette. Die Übungen in geschlossener Kette entsprechen durch die axiale Druckkomponente der physiologischen Belastung des Kniegelenkes und werden von den Patienten besser toleriert. Der Einsatz von Übungen in geschlossener Kette ist daher optimal geeignet, um die muskuläre Rehabilitation und Transplantatheilung zu gewährleisten. Übungen in offener Kette führen zu einer signifikant höheren Belastung des vorderen Kreuzbandes und bergen besonders in den frühen Rehabilitationsphasen die Gefahr einer Überbelastung des Transplantates.

A Plenarthemen
3 Induktion der Heilung: Weichteile – Knochen – Gelenke

Einfluß von Hormonen und parakrinen Faktoren auf die in-vitro Kultivierung differenzierter Chondrozyten

J. HOLZ, N. MEENEN, P. ADAMIETZ, K. H. JUNGBLUTH, Hamburg

Wie erreicht man nach Entnahme einer kleinen, autologen Knorpelbiopsie Implantatmaterial für die Deckung eines großen Gelenkflächendefektes?

Tierische Chondrozyten vom ausgewachsenen Minipig (2,5 J.) wurden isoliert und in Primärkultur gebracht. Nach 8 Tagen erfolgte die Subkultivierung in niedriger Zelldichte, um durch einen Verdünnungseffekt die Proliferation anzuregen. Als Kulturmedium verwendeten wir DMEM mit Zusätzen von 25 mmol/l Glukose, 50 mg/l Ascorbinsäure und 1% Antibiotika-Antimykotika-Lösung. Ohne chondrotrophe Substanzen wie Agarose oder Hydroxylapatitkeramik dedifferenzieren Chondrozyten in vitro. Aufgrund der Dedifferenzierungstendenzen entschlossen wir uns zur Zellvermehrung im dedifferenzierten Zustand. Nach Austestung verschiedener parakriner Faktoren in Kurzzeit-Proliferationsversuchen zeigte sich bei Zugabe von 1 ng/ml Epidermal-Growth-Factor (EGF) und 10 ng/ml basic-Fibroplast-Growth-Factor (bFGF) die höchste Zellstimulation. Es gelang uns innerhalb von 30 Tagen die Zellzahl um den Faktor 34 zu steigern. Die Kontrollkultur ohne parakrine Faktoren erreichte nur einen Vermehrungsfaktor von 13 im gleichen Zeitraum. Bei den immunologischen Kollagenanalysen der EGF- und bFGF-behandelten Zellen wurden nur geringe Spuren sowohl von Kollagen I als auch von Kollagen II nachgewiesen. Mit Einsatz einer hohen absoluten Zellzahl durch Konzentration gelang uns anschließend eine Redifferenzierung der Zellen in High-Density-Kulturen.

Unter der Behandlung von Gelenkknorpelchondrozyten mit EGF und bFGF wird die Proliferationsleistung auf Kosten der Syntheseleistung stimuliert.

A Plenarthemen
4 Versorgung komplexer Verletzungen von Unterarm und Hand

Management und Behandlungsergebnisse von offenen Unterarmschaftfrakturen

P. A. W. OSTERMANN, A. EKKERNKAMP, B. HONERVOGT, G. MUHR, Bochum

In einer offenen prospektiven Studie sollte der Effekt eines modernen Behandlungsprotokolls bei offenen Unterarmfrakturen studiert werden.

Problembeschreibung: Offene Unterarmfrakturen sind komplexe und schwere Verletzungen. Komplikationen sind häufig.

Material und Methode: In einer offenen prospektiven Studie wurden seit 1986 61 offene Unterarmfrakturen primär behandelt. Dabei handelte es sich um 35 erstgradig offene Frakturen, 15 zweitgradig offene Frakturen und 11 drittgradig offene Frakturen, wobei zwei mit rekonstruktionspflichtigen Arterienverletzungen assoziiert waren. In 7 Fällen lag eine proximale Schaftfraktur vor, in 18 Fällen eine Fraktur im mittleren Schaftdrittel und in 36 Fällen eine Fraktur im distalen Schaftdrittel. Das Behandlungsprotokoll sah ein radikales Debridement, eine Lavage der Wunde, intravenöse Antibiotikagabe, sowie eine Frakturstabilisierung vor. Hierbei kam in erster Linie die Verplattung und der Fixateur externe zum Einsatz (48 Fälle). Bei schwerstem vorliegendem Weichteilschaden wurde in jedem Fall eine Transfixation unter Einbeziehung des Ellenbogengelenkes und des Handgelenkes durchgeführt. Alle zweit- und drittgradig offenen Weichteilschäden wurden primär offen gelassen.

Ergebnisse: Alle Frakturen heilten knöchern aus. In 27 Fällen mußte ein Verfahrenswechsel durchgeführt werden. In den meisten Fällen vom Fixateur externe auf eine Plattenosteosynthese. In 20 Fällen war eine Spongiosaplastik erforderlich. Es wurden 20 Mesh-Graft-Transplantationen durchgeführt, in 21 Fällen wurde eine Sekundärnaht durchgeführt. Zwei drittgradig offene Frakturen vom Typ IIIB (Knochendeperiostierung, primär hohe Kontamination) entwickelten einen tiefen Infekt, ansonsten heilten alle Frakturen infektfrei aus.

Mittels moderner Behandlungsprotokolle läßt sich die Komplikationsrate offener Unterarmschaftfrakturen drastisch senken. Dieses zeigt sich in einer niedrigen Pseudarthrose- und einer niedrigen Infektrate.

A Plenarthemen
4 Versorgung komplexer Verletzungen von Unterarm und Hand

Die elastische Markraumschienung – ein Konzept zur Behandlung der instabilen Unterarmschaftfraktur im Kindesalter

D. RICHTER, M. HAHN, P. A. W. OSTERMANN, G. MUHR, Bochum

Anhand der Nachuntersuchungsergebnisse von 20 Patienten sollen Indikationen, Technik und Wertigkeit der elastischen Markraumschienung instabiler kindlicher Unterarmfrakturen im Vergleich zu den alternativen Verfahren analysiert werden.

Über 90% der kindlichen Unterarmbrüche können konservativ behandelt werden. Für die weit proximal gelegenen kompletten dislozierten Unterarmbrüche besteht aufgrund der hohen Redislokationsrate mit funktionell schlechten Ergebnissen häufig eine Operationsindikation. Die elastische Markraumschienung mit Titanstiften bietet sich als minimal-invasive Osteosynthese für diese Frakturen als Alternative zur Plattenosteosynthese an. In den Jahren 1994–1995 wurden 20 Patienten (8 Mädchen, 12 Jungen) mit einem Durchschnittsalter von 10,8 Jahren (6–14) mit instabiler Unterarmfraktur durch elastische Markraumschienung versorgt. Bei allen Kindern fanden sich geschlossene Frakturen von Ulna und Radius, die zur Hälfte auf unterschiedlichem Niveau lokalisiert waren. Bei neun Patienten (45%) war es nach konservativ-immobilisierender Therapie zur Redislokation gekommen, eine Patientin hatte eine Refraktur erlitten. Bei den übrigen 10 Kindern wurde die Operationsindikation primär gestellt. Die Versorgung wurde in neun Fällen in Plexusanästhesie und in 11 Fällen in Allgemeinnarkose vorgenommen. Postoperativ wurde ein oberflächlicher Wundinfekt beobachtet. Bei einem Patienten kam es radiologisch zu einer verzögerten Bruchheilung bei klinisch gut belastbarem Arm.

Bei der Nachuntersuchung nach 1/2 Jahr wurden 16 Patienten nach dem von Tscherne vorgeschlagenen Bewertungsschema funktionell mit „sehr gut", 3 mit „gut" und 1 Patient mit „ausreichend" bewertet. 16 Patienten waren beschwerdefrei und ohne meßbare Bewegungseinschränkung der angrenzenden Gelenke. Zwei Patientinnen wiesen endgradige Einschränkungen der Supination von 10° auf. Zwei Patienten gaben wetterabhängige geringe Restbeschwerden an. In der radiologischen Auswertung wurde bei keinem der Patienten ein Achsenfehler von mehr als 5° festgestellt.

Die elastische Markraumschienung stellt ein nur wenig traumatisierendes Verfahren mit kurzer Operationszeit zur Versorgung kindlicher Unterarmbrüche dar und kann während der für die Reposition ohnehin notwendigen Anästhesie erfolgen. Für instabile, proximal gelegene Unterarmfrakturen sollte die Indikation zur elastischen Markraumschienung in Grenzfällen großzügiger gestellt werden, um Nachrepositionen zu vermeiden.

A Plenarthemen
4 Versorgung komplexer Verletzungen von Unterarm und Hand

Die komplette distale Unterarmfraktur: Behandlungsmöglichkeit durch den Fixateur externe der AO

75

H.-J. ANDREß, R. SCHWAB, H. HERTLEIN, G. LOB, München

Ziel soll es sein, funktionelle, subjektive und radiologische Ergebnisse nach kompletter distaler Unterarmfraktur in einer retrospektiven Analyse unseres Krankengutes auch im Vergleich zur isolierten distalen Radiusfraktur darzustellen.

Zur Behandlung von kompletten distalen Unterarmfrakturen eignen sich Plattenosteosynthesen, Kirschnerdrahtosteosynthesen oder der Fixateur externe der AO. Bei den häufig alten Patienten mit schlechten Weichteilverhältnissen bietet der Fixateur die Möglichkeit einer gewebeschonenden Operationstechnik, wobei sich die häufig komplexen Frakturen (Typ C und Typ A.3) durch Ligamentotaxis reponieren lassen. Deswegen verwenden wir seit 1990 regelmäßig den Fixateur in unserer Klinik.

Von Januar 1990 bis Dezember 1994 wurden an unserer Klinik insgesamt 157 Patienten mit distaler Unterarmfraktur durch einen Fixateur externe stabilisiert. Hiervon konnten 100 Patienten funktionell, radiologisch und nach subjektiven Beschwerden nachuntersucht werden. 25 Patienten hatten eine komplette Unterarmfraktur, die mit doppelseitigem Fixateur behandelt wurden. Die Nachuntersuchung erfolgte durch den Score nach Castaing.

20% der kompletten distalen Unterarmfrakturen waren erstgradig offen, der Anteil liegt damit wesentlich höher als bei Patienten mit einer solitären distalen Radiusfraktur. Verglichen mit der einfachen distalen Radiusfraktur lagen komplexere Frakturtypen vor (56% C.3-Frakturen), wobei dennoch 76% subjektiv und funktionell ein gutes Endergebnis hatten. Bei 84% der Patienten lag ein gutes röntgenologisches Ergebnis vor. Schlechte Ergebnisse wurden lediglich bei 4% der Patienten erreicht. Bei fast 40% der Patienten bestand keine Korrelation zwischen dem röntgenologischen Ergebnis und dem klinischen Befund. An Komplikationen zeigten 2 Patienten einen Pinbruch, dreimal trat ein Pininfekt auf und bei 5 Patienten bestand der Verdacht auf einen Morbus Sudeck.

Aufgrund der guten klinischen und radiologischen Ergebnisse bietet der doppelseitige Fixateur externe eine gute Behandlungsmöglichkeit der kompletten distalen Unterarmfraktur, die häufig auch eine offene Fraktur darstellt. Die Komplikationen durch Pinbruch und Pininfekt lassen sich konservativ gut beherrschen, eine Ausbehandlung durch eine Gipsschiene war immer möglich. Die Patienten mit kompletter distaler Unterarmfraktur zeigen oft einen komplexen Frakturtyp mit entsprechender Weichteilschädigung. Dennoch zeigen 3/4 der Patienten ein gutes subjektives und funktionelles Ergebnis, die röntgenologisch guten Ergebnisse liegen sogar noch darüber.

A Plenarthemen
4 Versorgung komplexer Verletzungen von Unterarm und Hand

Kombinationsverletzungen mit Beteiligung des Unterarms und des Handgelenkes – Epidemiologie, Behandlung und funktionelles Ergebnis

76

G. REGEL, H. C. PAPE, K. KUHN, H. TSCHERNE, Hannover

Diese klinische Nachuntersuchung sollte klären, welche speziellen Kombinationsverletzungen (KV) sich am Unterarm differenzieren lassen, wie sich die Inzidenz und die Art der Begleiterscheinungen darstellen, und wie das funktionelle Ergebnis bei diesen schweren Verletzungen nach mindestens 2 Jahren, in Abhängigkeit von der Behandlung aussieht.

Kombinationsverletzungen der oberen Extremität, insbesondere des Unterarms und der Hand, sind häufig mit erheblichen Begleitverletzungen (Weichteilschaden (WT), Kompartment (KP), Gefäß- und Nervenschaden (G/N) vergesellschaftet. Das funktionelle Ergebnis ist für jede spezif. KV unterschiedlich.

Methodik: Als KV wurde eine schwere serielle Fraktur des Unterarms (min. 2 Regionen) mit Beteiligung des prox. Abschnittes (nach AO Klassifikation 21-Typ C), des Schaftes (AO 22), und/oder des Handgelenkes (AO 23-Typ C) angesehen. Es erfolgte eine Dokumentation des WT (geschl.: G0–III, offen: OI–IV), KP und der G/N. Art und Zeitpunkt (prim/sek) der operativen Behandlung wurden festgehalten. Das funktionelle Ergebnis wurde beurteilt 1) anhand des Bewegungsausmaßes (Anz. der Pat. mit % eingeschränkter Bewegung), 2) orientierend an einem anerkannten Funktionsscore mit Summenwert von max. 70 Pkt. für Ellenbogen, Handgelenk und Allgemeinfunktion (modifiz. nach Morrey, Cooney 1987). Statistische Signifikanz nach Mann-Whitney-U-Test $p > 0{,}05^*$.

Ergebnisse: Von 1989–1993 wurden bei Erwachsenen insgesamt 715 Verletzungen des Unterarms mit Beteiligung der angrenzenden Gelenke behandelt. Hiervon waren 47 KV, von denen 41 (87,2%) nach min. 2 Jahren (x = 3,4 Jahre) nachuntersucht wurden. Begleitverletzungen: (G = 4,2%/N = 11,1%/KP = 2,8%). OP-Behandlung: 20/41 prim., 13/41 sek, 8/41 keine OP. (Funktionelles Ergebnis siehe Tabelle).

	SCORE				Ellenbogen-Einschränkung			Handgelenk-Einschränkung		
	Ellenb.	Handg.	Allg.	Gesamt	0–25%	25–50%	50–100%	0–25%	25–50%	50–100%
Gesamt	23,7	18,0	16,1	57,8	28	11	2	31	4	6
WT (n = 29) geschl.	24,5*	17,6	16,1	58,2	22	7	0	20	4	5
WT (n = 12) offen	21,8*	18,9	16,1	56,8	6	4	2	11	0	1
Operation primär	27,6*	18,2	16,0	61,8	15	3	2*	13	3	2
Operation sekundär	22,2*	17,1	14,9	54,2	8	2	3*	9	1	3
Kombi (14) AO 21/22	17,8	15,2	12,6	45,6	6	6	2*	8	5	1
Kombi (17) AO 21/33	24,9	19,7	16,0	60,6	10	4	3*	11	4	2
Kombi (10) AO 22/23	26,3	15,7	16,3	58,3	9	1	0*	5	4	1

Schlußfolgerung: Signifikant höhere Bewegungs- und Funktionseinschränkung 1) bei off. Ellenbogen-Verletzung (AO21); 2) sowohl des Ellenbogens, als auch des Handgelenkes, wenn der Ellenbogen beteiligt ist (AO21); 3) nur des Handgelenkes, wenn das Handgelenk beteiligt ist (AO23) und 4) bei sekundärer Versorgung der Gelenkfrakturen.

A Plenarthemen
4 Versorgung komplexer Verletzungen von Unterarm und Hand

Subtotale und totale Makroamputationen im Unterarmbereich – Rechtfertigt das Ergebnis den therapeutischen Aufwand?

R. HIERNER, P. BRENNER, A. BERGER, Hannover

Mit den heute gegebenen operationstechnischen Maßnahmen kann der Operateur in den meisten Fällen die Vitalität eines subtotal oder total amputierten Unterarms wiederherstellen. Der Erfolg der Operation wird aber nicht mehr nur an der Vitalität gemessen, sondern auch an einem möglichst geringem Risiko für den Patienten während und nach der Revaskularisation/Replantation, an dem funktionell und ästhetischen Ergebnis, Art und Anzahl von Komplikationen, der Dauer der Arbeitsunfähigkeit und der Möglichkeit der beruflichen Wiedereingliederung.

Im Zeitraum von 1982 bis 1993 wurden 47 Patienten mit subtotalen oder totalen Makroamputationsverletzungen im proximalen (n = 32) sowie mittleren und distalen Unterarmbereich behandelt. In einer retrospektiven klinischen Studie wurden 17 Patienten mit einer Nachuntersuchungszeit von mehr als 2 Jahren nachuntersucht.

Bei keinem der Patienten war eine frühe Reamputation aufgrund von Gefäßkomplikationen oder systemischen Beeinträchtigungen notwendig. Bei keinem Patienten traten schwerwiegende systemische Beeinträchtigungen nach Revaskularisation/Replantation auf.
Bei 10% der Patienten mit proximaler Unterarmamputation zeigten ein Grad I Ergebnis nach der Klassifikation nach CHEN, 20% ein Grad II, 20% ein Grad III und 50% ein Grad IV Ergebnis. Bei Amputationen im distalen Unterarmbereich konnte jeweils in 28% ein Grad I, II und III Ergebnis erreicht werden. Ein Grad IV Ergebnis zeigte sich bei 14,5%. Bei allen Patienten waren mindestens zwei Sekundäroperationen notwendig. Bei keinem Patient mußte eine spätere Reamputation durchgeführt werden. Etwa 20% der Patienten beklagten sich über Kälteintoleranz und intermittierende Schwellungszustände im Handbereich. Durchschnittlich beträgt die Dauer der Arbeitsunfähigkeit 18 Monate. Handwerklich tätige Patienten müssen mit seltenen Ausnahmen nach distaler Unterarmamputation trotz gelungener Revaskularisation/Replantation als funktionell einhändig betrachtet werden, weshalb eine Umschulung notwendig werden kann.

Der Vorteil der Revaskularisation/Replantation an der oberen Extremität besteht in der Rekonstruktion einer sensiblen (protektive Sensibilität zumindest in einem Teil der Hand) Extremität mit motorischer Teilfunktion, die jeder heute verfügbaren Prothese überlegen ist. Die höheren Kosten, größere Anzahl an notwendigen Operationen, längere postoperative Nachsorge und Arbeitsunfähigkeit nach Rekonstruktion verglichen mit der primären Stumpfversorgung sind wegen der signifikanten besseren durchschnittlichen Lebensqualität dieser Patienten gerechtfertigt.

A Plenarthemen
4 Versorgung komplexer Verletzungen von Unterarm und Hand

Unsere Indikationen zur Extremitätenerhaltung bei Komplex- und Amputationsverletzung am Arm und Hand

R. SLODICKA, R. FRIEDEL (Jena), C. DOROW (Jena), A. MAHLFELD, M. SITTE, Halle

Anhand einer retrospektiven Analyse und Nachuntersuchung des Patientengutes von 2 handchirurgisch tätigen Kliniken (Zeitraum 1982 bis 1996) wird versucht, Kriterien auszuarbeiten, welche für oder gegen einen Erhaltungsversuch des verletzten Extremitätenabschnittes sprechen. Auch Fragen der Wirtschaftlichkeit der langen und anspruchsvollen Therapie und ihre Ergebnisse sind dabei aus sozioökonomischer Sicht zu berücksichtigen.

Erhaltung der Hand und des Unterarms um jeden Preis?
Medizinische und ökonomische Überlegungen, abgeleitet aus der retrospektiven Analyse zweier handchirurgischer Kliniken.

Bemühungen, eine komplexe Verletzung der Hand und des Unterarms korrekt zu versorgen und dabei die Extremität in ihrer ursprünglichen Form, Länge und Funktion zu erhalten, stoßen manchmal auf medizinisch-technische und wirtschaftlich-ökonomische Probleme. Dabei ist die lange Zeit zur Wiederherstellung der Funktion betroffener Extremitätenabschnitte und die eventuelle Enttäuschung des Patienten und des Arztes, wenn das erwünschte funktionelle und ästhetische Ergebnis nicht erreicht wird, zu berücksichtigen. In ausgewählten Fällen ist eine frühzeitige (primäre) Kürzung mit Berücksichtigung der späteren Funktion der verbliebenen Extremität vorzuziehen. Anhand der retrospektiven Analyse solcher Verletzungen aus eigenem Krankengut werden die Entscheidungskriterien für oder gegen einen Extremitätenerhalt überprüft und neu formuliert.

Die Erhaltung einer komplexverletzten Hand und eines Unterarms ist sinnvoll, wenn eine Aussicht auf eine funktionelle Wiederherstellung der Extremität besteht. In begründeten Fällen, welche nach strengen allgemeinen und individuellen Kriterien beurteilt werden sollten, ist eine Teil- bzw. Totalamputation der verletzten Extremität und damit eine frühzeitige Einleitung notwendiger Rehabilitationsmaßnahmen vorzuziehen.

A Plenarthemen
4 Versorgung komplexer Verletzungen von Unterarm und Hand

Nervenverletzungen am Unterarm

O. SÖLCH, R. FRIEDEL, E. MARKGRAF, Jena

Durch Auswertung des Krankengutes von 1983 bis 1995 der Abteilung für Unfallchirurgie und Neurochirurgie bezüglich von operativ versorgten Nervenläsionen soll auf die hierbei auftretenden Probleme hingewiesen und schlußfolgernd Empfehlungen zur Verbesserung der Ergebnisse gegeben werden.

Berichtet wird über 61 Patienten mit insgesamt 67 operativ versorgten frischen und älteren Nervenverletzungen im Unterarmbereich. Die kürzeste Nachbeobachtungszeit nach Nerven-OP betrug 1 Jahr, die längste 12 Jahre. Dem funktionellen Ergebnis nach Wiederherstellung der Nervenschädigung wurde das HIGHET-Schema zugrunde gelegt.

Ergebnisse: Schnittverletzungen fanden sich als häufigste Ursache. Seltener waren Kontusions-Traktionsverletzungen der Nerven im Zusammenhang mit Frakturen und iatrogene Nervenläsionen. Der Nervus medianus war der am häufigsten verletzte Nerv. Nervenläsionen im distalen Unterarmdrittel überwogen. Viele Patienten wurden erst nach über einem halben Jahr nach der Nervenschädigung bzw. erfolgloser Nervennaht uns zugewiesen, so daß folglich im Krankengut die spätsekundäre Nervenwiederherstellung dominant war (29 Nerven). Dementsprechend kam von den Operationen die Nervenrekonstruktion mit autologen Nerventransplantaten am häufigsten zur Anwendung. Nachuntersuchungen bei 51 Patienten (54 Nerven) zeigten in 46,3% gute, in 35,2% mäßige, in 18,5% schlechte Ergebnisse bezüglich der Nervenfunktion. Der wohl wichtigste Grund für die eher bescheidenen Ergebnisse ist in der hohen Zahl der spätsekundären Eingriffe zu sehen. Merkmale in der Gruppe der schlechten Resultate waren: Alles Reeingriffe, keine Kinder, 11 spätsekundäre Eingriffe, relativ hoher Anteil von Läsionen im mittleren und unteren Unterarmdrittel.

Schlußfolgerung: 1. Bei klarer Nervendurchtrennung und sauberen Wundverhältnissen sollte die Primärnaht im Sinne der perineuralen Koapdation angestrebt werden. Auch die sekundäre Naht, bis maximal 3 Monate nach der Nervenverletzung bringt gute Ergebnisse und findet Anwendung, wenn die primäre Naht nicht möglich ist oder unter schlechten Bedingungen erfolgen mußte. 2. Im oberen und mittleren Unterarmdrittel gefährden Osteosynthesen wie auch Materialentfernungen die 3 wichtigen Armnerven. Die Wahl des Zugangsweges zum Knochen muß deshalb absolut die Topographie dieser Nerven beachten. Besonders problematisch kann die Wiederherstellung des tiefen Astes des Nervus radialis am Übergang des proximalen zum distalen Drittel des Radium durch seine Aufteilung in die feinen Muskeläste sein. 3. Bei irreparablem Schaden stellen die funktionsverbessernden Muskelsehnenoperationen eine Alternative dar. 4. Die Ausführung einer komplizierten Operation am Unterarm sollte zumindest bis zur Darstellung der wichtigen, im Operationssitus liegenden, nervalen Strukturen in Blutleere erfolgen.

A Plenarthemen
4 Versorgung komplexer Verletzungen von Unterarm und Hand

Gutachterliche radiologische und sonographische Beurteilung ausgeheilter Ellenbogenluxationsfrakturen unter Berücksichtigung isokinetischer Kraftmessung – eine 10-Jahresuntersuchung

80

C. TESCH, O. OETKE, T. WESSINGHAGE, K.-H. JUNGBLUTH, Hamburg

Die Wertigkeit von sonographischer Gelenkbeurteilung, isokinetischer Kraftanalyse und der Einteilung nach Morrey (Funktion, Röntgen) sollte anhand unserer Patienten der letzten 10 Jahre mit Ellenbogenluxationsfraktur überprüft werden.

Die Begutachtung ausgeheilter Ellenbogenverletzungen zeigt innerhalb der ersten 2 Jahre nach Verletzung eine Diskrepanz zwischen guter Beweglichkeit und radiologisch-sonographischen Arthrosezeichen. Die Gelenkflächen- und Funktionsbeurteilung ist jedoch nur unzureichend objektivierbar.

Methode: In den Jahren 1984–1994 wurden 521 Patienten mit Verletzungen des Ellenbogens ausgewertet. 42 Patienten hatten entweder eine Ellenbogenluxationsfraktur (N = 22) oder eine Monteggiafraktur (N = 20), die operativ (Plattenosteosynthese, Reinsertion der Seitenbänder, Naht des Ringbandes) versorgt wurden. 21 Patienten konnten nachuntersucht werden (die anderen Patienten waren in der Zwischenzeit verstorben (2), unbekannt verzogen (10) oder verweigerten die Nachuntersuchung (9)). Die Patienten wurden nach Morrey mit Röntgen (4 Ebenen), Haltegerät nach Scheuba (Stabilität 30° Beugung radiologisch) untersucht und sonographiert. Zusätzlich wurde eine Kraftanalyse im Seitenvergleich an einem Cybex®-Gerät in Ext./Flex.- und Pro./Sup. durchgeführt.

Ergebnisse: Der radiologische und sonographische Stabilitätstest zeigte eine lineare Korrelation (r = 0,98). Die Stellung des Radiusköpfchens wurde zuverlässig radiologische in 2 Ebenen beurteilt. Der Tragewinkel kann in ap-Projektion sowohl auf einem Foto, als auch im Röntgen linear korreliert (r = 0,96) werden. Die Einschätzung von Knorpeldicke, Kongruenz und Form der humeralen Gelenkfläche gelingt sonographisch ebenso, wie die Beurteilung des Radiusköpfchens, des Processus coronoideus und der Fossa olecrani in dynamischer Untersuchung. Die schräge Kapitulum-Radiusköpfchen-Aufnahme stellt das Radiusköpfchen ebenso deutlich dar, wie die Sonographie. Alle Patienten mit einem meßbaren Verlust der Pronationskraft (N = 9) gaben Bewegungsschmerzen an. Vor allem dann, wenn eine Verletzung von Radiusköpfchen (N = 7) und/oder Proc. coron. (N = 5) vorlagen.

Die Stellung der Gelenkflächen des Ellenbogengelenkes zueinander wird mit der Standardaufnahme in 2 Ebenen beurteilt. Zwei zusätzliche Schrägprojektionen zur Beurteilung der Gelenkflächen liefern keine mit der Standardsonographie zu gewinnende Zusatzinformation. Ultraschall kann sowohl den Gelenkknorpel in seiner Beschaffenheit, wie auch die humerale Gleitfläche, die Rotation des Radiusköpfchens und den Processus coronoideus darstellen und in der dynamischen Untersuchung beurteilen. Isokinetische Untersuchungen helfen bei der Objektivierbarkeit späterer Folgeschäden.

A Plenarthemen
4 Versorgung komplexer Verletzungen von Unterarm und Hand

Kombinierte, multistrukturelle Lappenplastiken zum Ersatz kombinierter Knochen- und Weichteilverluste

106

G. GERMANN, TH. RAFF, B. BICKERT, M. SAUERBIER, Ludwigshafen

Die Möglichkeiten der einzeitigen Rekonstruktion komplexer Defekte mit kombinierten Knochen-/Weichteilverlusten an einem Kollektiv von 15 Patienten darzustellen und zu analysieren.

Kombinierte Verluste von Knochen und Weichteilen führten früher häufig zum Verlust/Teilverlust der betroffenen Extremität. Hier wurden mit der Nutzung mikrochirurgischer multistruktureller Lappenplastiken neue Horizonte eröffnet.

Material und Methodik: An 15 Patienten mit kombinierten Knochen-/Weichteilverlusten in unterschiedlicher Höhe (Finger/Schulter) werden folgende Parameter untersucht: Klassifikation des Defektes, Art und Form der kombinierten Lappenplastik, Revisionsrate, Komplikationsrate, erreichte Funktion.

Ergebnisse: Die chirurgische Rekonstruktion gelang in allen Fällen. Die Überlebensrate der Lappenplastiken betrug 100%. In 8 Fällen ist das Ergebnis als sehr gut, in 5 Fällen als gut und in 2 Fällen als befriedigend bis mäßig einzustufen. Die Knochenbruchheilung bewegte sich durch den Einsatz vaskularisierter Knochentransplantate zwischen 6 und 8 Wochen. Neben der Wiederherstellung von Funktion und Ästhetik konnte auch im Vergleich zur Literatur eine signifikante Kostensenkung erzielt werden.

Multistrukturelle kombinierte Lappenplastiken ermöglichen bei kombinierten Knochen-/Weichteilverlusten zeitlich, funktionell und kostenmäßig optimale Rekonstruktion. Die Zeit zur knöchernen Stabilisierung ist durch den Einsatz vaskularisierter Knochentransplantate allen anderen Formen der Knochenwiederherstellung überlegen.

A Plenarthemen
4 Versorgung komplexer Verletzungen von Unterarm und Hand

Primärversorgung großer Hautweichteildefekte im Rahmen komplexer Verletzungen von Unterarm und Hand durch freien Gewebetransfer

H. HAMMER, H. VOßMANN, Bremen

Diese Arbeit soll den Nachweis erbringen, daß durch die freie, mikrovaskuläre Übertragung des M. latissimus dorsi auch ausgedehnte Defekte an der oberen Extremität primär adäquat verschlossen werden können, was zu einer zeitgerechten Heilung tiefer gelegener Strukturen des Stützgewebes und Bewegungsapparates führt.

In den Jahren 1988 bis 1995 haben die Autoren bei der Versorgung von 11 komplexen Verletzungen von Hand und Unterarm die Weichteilrekonstruktion mit Hilfe des frei übertragbaren myocutanen Latissimus dorsi-Lappens vorgenommen. Bei der Erstversorgung nach dem Trauma erfolgten Débridement, Frakturstabilisierung sowie Rekonstruktion des Bewegungsapparates. Der bei diesen Verletzungen entstandene Hautweichteildefekt wurde im Mittel 3 Tage (20 Stunden bis 6 Tage) später durch den freien Gewebetransfer geschlossen. Die Größe der zu versorgenden Defekte lag zwischen etwa 200 und annähernd 600 cm^2. Aufgrund der Ausdehnung war bei 2 Patienten außer dem Latissimus-dorsi-Muskel auch der M. serratus anterior am selben Gefäßstiel übertragen worden.
Bei allen Patienten kam es zur regelrechten Einheilung der freien Lappenplastiken, konsekutiv trat zeitgerechte knöcherne Konsolidierung von Frakturen bzw. Sehnenheilung ein.

Der freie Gewebetransfer bietet eine ausgezeichnete Möglichkeit große posttraumatische Defekte an Hand und Unterarm im Rahmen der Primärversorgung adäquat zu verschließen. Durch die Rekonstruktion des Hautmantels mit Hilfe von gut durchblutetem Gewebe kommt es zur zeitgerechten Heilung tiefer gelegener Strukturen wie Knochen und Sehnen.

A Plenarthemen
4 Versorgung komplexer Verletzungen von Unterarm und Hand

Fernlappenplastiken an der oberen Extremität | 108

M. MENTZEL, TH. EBINGER, H. HOSS, L. KINZL, Ulm

Weichteilrekonstruktionen an der oberen Extremität nach individuellen Erfordernissen.

Zur Weichteilrekonstruktion an der oberen Extremität stehen eine ganze Reihe verschiedener Lappenplastiken zur Verfügung. Vor- und Nachteile eines Verfahrens sind im Einzelfall genau abzuwägen. In der Universitätsklinik Ulm wurden von 1990 bis 1995 30 Patienten mit 34 Fernlappenplastiken an der oberen Extremität versorgt. Verursacht wurden die Gewebedefekte durch komplexe Verletzungen (n = 26), instabile Narben (n = 3) und einmal durch eine Tumorexcision.
Hauptlokalisation zur Defektdeckung war die Mittelhand (n = 13), gefolgt vom Daumen (n = 10) und den Fingern (n = 5). 4mal war der Ellenbogen betroffen, je 1mal der Ober- und der Unterarm.
Das Vorgehen bestand in der Regel darin, zunächst die Wunden zu konditionieren und sekundär den Lappentransfer vorzunehmen. Bei der Lappenplanung wurde individuell nach den jeweiligen Erfordernissen entschieden. Jeder Lappen muß in einer bestimmten Situation bestimmte Anforderungen erfüllen. Das Aufgabenspektrum der Lappen umfaßt die stabile Bedeckung tiefer Strukturen, das Ermöglichen einer guten Gelenkfunktion sowie den Aufbau des knöchernen Skelettes oder der Rekonstruktion von Sehnen. Lappen dienen des weiteren der Vermittlung immunkompetenter Zellen zur Infektbehandlung oder der Vermittlung von Sensibilität an der Greifseite der Hand.
Unter diesen Voraussetzungen kamen 9 verschiedene Lappen in 14 verschiedenen Varianten zur Anwendung. Im einzelnen handelte es sich um Radiallappen (n = 14), neurovaskuläre Insellappen (n = 7), Leistenlappen (n = 4), Latissimuslappen (n = 2), Pulpalappen (n = 2), Cross-arm-Lappen (n = 2), Cross-Fingerlappen (n = 1), Oberarmlappen (n = 1), Bauchhautlappen (n = 1).
Nach individueller Planung ließ sich in allen Fällen eine stabile Weichteilrekonstruktion erzielen. Kein Lappen ging verloren. Über die Ergebnisse der Nachuntersuchung wird berichtet.

Ein individuelles Therapiekonzept ist die Voraussetzung, damit unter funktionellen Gesichtspunkten bestmögliche Ergebnisse bei minimalem Risiko erzielt werden können.

A Plenarthemen
4 Versorgung komplexer Verletzungen von Unterarm und Hand

Der traumatische Knochendefekt bei komplexen Handverletzungen: Behandlungskonzept und Ergebnisse

109

P. PREISSER, K. RUDOLF, B.-D. PARTECKE, Hamburg

Vergleich verschiedener Osteosynthesetechniken zum Aufbau traumatischer Knochendefekte bei komplexen Handverletzungen.

Die Rekonstruktion knöcherner Defekte im Rahmen komplexer Handverletzungen ist für das spätere funktionelle Resultat von entscheidender Bedeutung.
Zwischen 1984 und 1994 wurden insgesamt 123 Knochendefekte im Rahmen komplexer Handverletzungen mit autologen Knochentransplantaten aufgebaut. Die Ergebnisse wurden im Rahmen einer retrospektiven Untersuchung ausgewertet.
Ein primärer Knochenaufbau war nur bei günstiger Weichteilsituation möglich. Alternativ erfolgte ein zweizeitiges Vorgehen mit primärer Stabilisierung und temporärer Defektfüllung mit PMMA-Miniketten. Der Knochenaufbau erfolgte nach Abheilung der Weichteile durch autologe Transplantation und interne Stabilisierung. Zur Osteosynthese wurden Kirschner-Drähte allein oder in Verbindung mit intraossären Drahtnähten, Plattenosteosynthesen und der Fixateur externe verwendet. In einer durchschnittlich 6monatigen Behandlungszeit konnten auch langstreckige Defekte zur Ausheilung gebracht werden. Komplikationen im Sinne einer verzögerten Knochenbruchheilung oder einer posttraumatischen Ostitis wurden in 20% der Fälle beobachtet. Der Aufbau traumatischer Knochendefekte durch Kallusdistraktion hat sich an der Hand aufgrund der Häufigkeit technischer Probleme nicht bewährt.

Es konnte gezeigt werden, daß kein einzelnes Osteosynthesekonzept den verschiedenen Situationen im Rahmen komplexer Handverletzungen gerecht wird. Neben der Stabilität der Osteosynthese wird das Ergebnis sehr wesentlich durch die Weichteilbedeckung und ihre operative Versorgung bei gleichzeitigen Defekten beeinflußt.

A Plenarthemen
4 Versorgung komplexer Verletzungen von Unterarm und Hand

Inkorporation von Hydroxylapatite-Keramik (EndobonR) als künstlicher Knochenersatz nach Radiustrümmerfraktur – eine Langzeitstudie

110

R. B. BRAUER, K. BECKER, W. WEIß, M. DIRKING, K.-D. WERBER, München

Kann die Implantation von Endobon® zur strukturellen Unterstützung der dorsalen Trümmerzone bei distalen Radiusfrakturen, die Verwendung von Fremd- oder Eigenspongiosa ersetzen?

Um in einer prospektiven Langzeitstudie die Inkorporation von Hydroxylapatite Keramik zu untersuchen, erfolgte die Implantation von Endobon® als Ersatz für Eigenspongiosa oder Fremdspongiosa zur strukturellen Unterstützung der dorsalen Trümmerzone von distalen Radiusfrakturen. Die chirurgischen Eingriffe wurden zwischen 1992 und 1994 in 13 Patienten durchgeführt. Das Durchschnittsalter betrug 38 Jahre, 70% der Patienten waren weiblich und in 77% war die rechte Hand betroffen. 15–18 Monate postoperativ erfolgte die Entfernung des Osteosynthesematerials und in einigen Fällen zusätzlich eine Biopsie des Endobon® Implantates. Die Inkorporation von Endobon® wurde durch MRT in T1 Sequenzen und nach Gadoliniumgabe in T2 Sequenzen jeweils in axialer und koronarer Schnittführung durchgeführt. Die Langzeituntersuchung ergab in allen Fällen vollen Bewegungsumfang im Handgelenk, verglichen mit der gesunden Seite. Endobon® wurde innerhalb von Wochen radiologisch völlig inkorporiert. MRT-Scans nach 15–18 Monaten zeigten Knochenmarkstrukturen in T1 und Gadoliniumaufnahme in T2 Sequenzen als Zeichen der Vaskularisierung. Die Biopsien in Elastica von Giesen und HE-Färbung zeigten apositionelles Knochenwachstum, Osteoidauflagerungen und Gefäßanschnitte als Zeichen der knöchernen Konsolidierung von Endobon®.

Endobon® bietet eine ausgezeichnete Alternative zur strukturellen Unterstützung von Knochendefekten nach distaler Radiusfraktur. Durch Vaskularisierung und apositionelle Osteoidanlagerung findet eine knöcherne Konsolidierung statt. Die Vorteile sind geringe Morbidität und kein Risiko für Übertragung von Krankheiten.

A Plenarthemen
4 Versorgung komplexer Verletzungen von Unterarm und Hand

Darf der Speichenkopf bei Frakturen reseziert werden? Posttraumatische Spätveränderungen am Unterarm nach Resektion des Speichenkopfes

111

CH. CHYLARECKI, CH. BETTAG, G. HIERHOLZER, Duisburg

Die Resektion des Speichenkopfes nach einer nicht retinierbaren Speichenkopffraktur gilt als eine radikale Maßnahme, die nur nach Ausschöpfen der kopferhaltenden Maßnahmen empfohlen wird. In einer retrospektiven Nachuntersuchungsstudie sollten der Funktionsverlust des Ellenbogengelenkes sowie die Auswirkungen auf das Handgelenk und den Unterarm nach einer Resektion quantifiziert und der Stellenwert eines solchen aggressiven Vorgehens bei Speichenkopfmehrfragmentfrakturen definiert werden.

Im Zeitraum von 1981-1992 wurde in der Klinik bei 108 Patienten nach Speichenkopffrakturen eine Resektion des Speichenkopfes vorgenommen. Die Operation erfolgte in 44% primär (1.-2. Woche), in 56% sekundär (> 2 Wochen). 61 Patienten mit einer isolierten Speichenkopffraktur konnten einer umfangreichen klinischen, radiologischen und einer isokinetischen Nachuntersuchung unterzogen werden. Die mittlere Beobachtungszeit betrug 6 J. Die Patienten waren zum Zeitpunkt der Resektion durchschnittlich 38 J. alt, es überwogen Männer (52%), die eine mittelschwere bis schwere körperliche Tätigkeit (48%) ausübten.

26 Patienten (42%) beklagten Ellenbogenschmerzen, 18 (29%) haben die Einschränkung im Alltag als mäßig bis stark eingestuft. 12 Patienten (20%) gaben Schmerzen im Handgelenk an. Der ulnare Vorschub lag bei 3 ± 3 (MW ± SD) mm und korrelierte nicht mit dem Ausmaß der Handgelenkbeschwerden ($r = 0,024$, $p = 0,862$). Die mittlere Varusachsenabweichung betrug $4,2° \pm 5,8°$ (MW ± SD), eine Abweichung von 10° oder mehr bestand bei 16 Patienten (28%). Eine resektionsbedingte Ellenbogeninstabilität konnte selten bestätigt werden: nur 2 Ellenbogengelenke waren klinisch und 8 anamnestisch seitlich instabil. Die isokinetischen Messungen (PT_{max}) zeigten eine Kraftminderung gegenüber der unverletzten Gegenseite von 27% bei Flexion, 29% bei Extension, 28% bei Supination und 34% bei Pronation. Bei sekundärer Resektion des Speichenkopfes waren funktionelle Parameter sowohl bei der subjektiven Patienteneinschätzung als auch bei den objektivierbaren Messungen vorwiegend signifikant schlechter ($p > 0,05$ in t-Test oder Wilcoxon-Test).

Die primäre Resektion bei einer nicht retinierbaren Fraktur des Speichenkopfes stellt eine Alternative dar, die eine gute Funktion bei einer Kraftminderung erwarten läßt. Eine Gelenkinstabilität ist nicht zu befürchten, hingegen sind Handgelenksbeschwerden und ein leichter cubitus valgus resektionsspezifisch. Eine abwartende gelenkerhaltende Strategie bringt schlechtere Ergebnisse und ist nicht gerechtfertigt.

A Plenarthemen
4 Versorgung komplexer Verletzungen von Unterarm und Hand

Die gedeckte Kombinationsosteosynthese mit Kirschnerdrähten und Fixateur externe bei distalen Trümmerfrakturen des Radius

134

E. RZESACZ, U. CULEMANN, A. ILLGNER, H. REILMANN, Braunschweig

Im Rahmen einer prospektiven Studie sollen die Ergebnisse einer gedeckten Kombinationsosteosynthese mit Kirschnerdrähten und Fixateur externe bei Trümmerfrakturen des distalen Radius verifiziert werden.

Von Januar 1993 bis Dezember 1995 wurden bei insgesamt 642 distalen Radiusfrakturen 61 Patienten (9,5%) mit einer distalen Trümmerfraktur des Radius operativ durch eine gedeckte Drahtspickung in Kombination mit Fixateur externe versorgt. Dabei handelte es sich um 22 Männer und 39 Frauen mit einem mittleren Alter von 79.3 ± 13.7 Jahre (Range 29–92 Jahre). Unter Verwendung der AO-Klassifikation handelte es sich in 19 Fällen um eine A3, in 31 Fällen um eine C2 und bei 11 Patienten um eine C3 Fraktur des distalen Radius. Bei allen Patienten wurde die Indikation zum operativen Vorgehen primär gestellt. Zunächst wurde über einen angelegten AO-Fixateur externe die grobe Dislokation und Verkürzung der Fraktur ausgeglichen. Anschließend erfolgte die Gelenkrekonstruktion und Retention der Fraktur über in typischer Weise percutan eingebrachte Kirschnerdrähte. Bei vier Patienten (jeweils C3 Frakturen) war eine geschlossene Gelenkrekonstruktion nicht möglich, so daß auf ein offenes Verfahren gewechselt werden mußte. Diese Patienten wurden im weiteren Studienverlauf nicht mehr berücksichtigt. In den verbleibenden 57 Fällen war die Fraktur zwischen der 4. und 6. Woche knöchern durchbaut. Bei zwei Patienten entwickelte sich ein klinisch relevanter Pininfekt, ein Verfahrenswechsel war jedoch nicht erforderlich. Der Fixateur externe konnte im Mittel nach 4,2 ± 0,8 Wochen entfernt werden. Die Kirschnerdrähte wurden nach durchschnittlich 4,9 ± 1,2 Wochen entfernt. Korrektureingriffe waren bei keinem Patienten erforderlich. 52 Patienten konnten nach durchschnittlich 13,7 Monaten (Range 3–21 Monate) nachuntersucht werden. Unter Verwendung des Bewertungsschemas nach Lindström (1959) bzw. nach den Kriterien von Gartland und Werley modifiziert nach Sarmiento (1975) konnte in 83% der nachuntersuchten Patienten ein sehr gutes bzw. gutes Ergebnis gefunden werden. Lediglich bei 9 Patienten war das Ausheilungsergebnis nur befriedigend oder schlecht.

Die Kombinationsosteosynthese mit Kirschnerdrähten und Fixateur externe zeichnet sich neben der minimalen Weichteiltraumatisierung vor allem durch die guten funktionellen Ergebnisse gerade beim alten Menschen mit geringer Kompensationsmöglichkeit der Handgelenksfunktion aus. Sie ist dabei die Methode der Wahl bei Trümmerfrakturen des distalen Radius.

A Plenarthemen
4 Versorgung komplexer Verletzungen von Unterarm und Hand

Die distale Radiusfraktur des Erwachsenen: umfassende Therapie mit besonderer Berücksichtigung der schweren Formen – Erste Ergebnisse einer prospektiven Studie

135

CH. WEIßER, A. WECKBACH, U. BREITENBACH, Würzburg

Um die immer wieder zu beobachtenden schlechten Behandlungsergebnisse nach distaler Radiusfraktur zu verbessern, wurde ein umfassendes Therapiekonzept entwickelt, welches klare Indikationen zur konservativen und operativen Therapie vorsieht und die heterogenen Bruchformen einer differenzierten sowie adäquaten Behandlungsform zuführt.

Problem: Die Behandlung der distalen Radiusfraktur wird auch unter den Voraussetzungen moderner Osteosynthesetechniken kontrovers diskutiert. Besonders zu Operationsindikationen und Verfahrenswahl finden sich in der Literatur unterschiedliche Angaben.

Methodik: Unser Therapiekonzept wird im Rahmen einer prospektiven Studie validiert. Die Operationsindikation wird in Abhängigkeit von der Stabilität der Fraktur gestellt, die in Anlehnung an die Stabilitätskriterien von Poigenfürst (1978) beurteilt wird. Als Kriterien für eine instabile Fraktur gelten demnach: 1. Abkippung der normalen Radiusbasiswinkel um mehr als 15°; 2. Abriß des Proc. styloideus ulnae; 3. Beteiligung der Gelenkflächen mit Dislokation. Die operative Stabilisierung erfolgt je nach Frakturform mit Kirschnerdrähten, Fixateur externe (Minifixateur der AO oder Orthofix), Schrauben- oder Plattenosteosynthese allein oder in Kombination. Bei den schwersten Formen (Typ C3) wird die Gelenkfläche mit autogener Spongiosa (ergänzt durch Endobon) unterfüttert und das Repositionsergebnis durch Fixateur exerne oder (meist dorsale) Abstützplatte stabilisiert.

Ergebnisse: Von Dezember 1993 bis März 1996 wurden 200 Frakturen bei 193 Patienten (Alter 17–91 J., durchschnittlich 55 J.) behandelt, davon 78 (39%) konservativ und 122 (61%) operativ. Mit einer Nachbeobachtungszeit von mindestens 6 Monaten sind bisher 122 Frakturen (49 kons., 73 op.) ausgewertet, davon 110 (90%) Extensions-(Colles)-Frakturen. Stabile (instabile) Frakturen wiesen eine durchschnittliche dorsale Abkippung von 9 (25)° auf, die durch die Reposition um 4 (20)° korrigiert werden konnte, während ein sekundärer Korrekturverlust von 2 (0)° zu beobachten war. Die primäre Radiusverkürzung gegenüber der Ulna von 0,3 (1,8) mm war um 0,1 (1,8) mm zu korrigieren und wies einen sekundären Verlust von 0,1 (0,4) mm auf. Sehr gute und gute Ergebnisse ließen sich bei 44 (90%) der konservativ und bei 61 (84%) der operativ behandelten Fälle erzielen.

Das primäre Repositionsergebnis bei konservativ zu behandelnden Frakturen ist zwar vergleichbar mit demjenigen der operativen Behandlung; ein sekundärer Korrekturverlust kann jedoch im Gegensatz zur konservativen Behandlung nur durch die operative Stabilisierung vermieden werden. Auch die Radiusverkürzung ist durch die operative Stabilisierung besser auszugleichen.

A Plenarthemen
4 Versorgung komplexer Verletzungen von Unterarm und Hand

Dynamische Speichenbruchbehandlung – Analyse der Behandlung von 30 Frakturen der distalen Speiche durch einen dynamischen Handgelenksfixateur

M. DIENST, G. WOZASEK, D. SELIGSON, Hannover

Zielsetzung der retrospektiven Untersuchung waren die Analyse und der Vergleich der funktionellen und röntgenologischen Ergebnisse.

30 Patienten im Alter von 19 bis 80 Jahren mit geschlossenen vorwiegend intraartikulären distalen Radiusfrakturen – nach der AO-Klassifikation 1 A3-Fraktur, 21 C1-, 7 C2-Frakturen sowie 1 C3-Fraktur – wurden in einem Zeitraum von 2 Jahren durch geschlossene Reposition und Anlage eines dynamischen Handgelenksfixateurs (Fa. Howmedica) behandelt. Bei 13 Patienten wurden zusätzlich Kirschner-Drähte zur Stabilisierung verwendet. Nach 10 bis 14 Tagen wurde das Bewegungselement bis zu einer Flexion im Handgelenk von 30 Grad freigegeben. Etwa 6 Wochen postoperativ wurde der Fixateur entfernt. Der Nachuntersuchungszeitraum betrug im Durchschnitt 24 Wochen. Nach den Kriterien von Sarmiento (1975) fand sich ein sehr gutes funktionelles Ergebnis bei 6 Patienten (20%), ein gutes bei 20 (67%) und ein befriedigendes bei 4 (13%) Patienten. Entsprechend der Einteilung nach Stewart (1989) zeigte sich röntgenologisch bei 15 Patienten ein sehr gutes Ausheilungsergebnis (50%), bei 14 (47%) ein gutes und bei 1 (3%) ein befriedigendes. Der durchschnittliche Verlust des seitlichen Speichenschaftgelenkwinkels betrug nur 1 Grad. Eine tiefe Bohrdrahtinfektion und eine Mittelhandfraktur komplizierten den Verlauf. Parästhesien und oberflächliche Infektionen der Eintrittstellen der Schanz-Schrauben verschwanden vollständig nach Abnahme des Fixateurs. Eine Lockerung der Schanz-Schrauben, Zeichen einer Inaktivitätsosteoporose und eine Materialermüdung im Bewegungselement fanden sich nicht.

Der dynamische Handgelenksfixateur stellt insbesondere auch in der Kombination mit Kirschner-Drähten eine sinnvolle Alternative in der Behandlung von intraartikulären Frakturen der distalen Speiche dar.

A Plenarthemen
4 Versorgung komplexer Verletzungen von Unterarm und Hand

137 Welcher Score erfaßt die Handgelenksfunktion? – Outcome nach distalen Radiusfrakturen: Vergleich von 3 Score-Systemen

W. J. KASPERCZYK, J. MEIER, H. TSCHERNE, Hannover

Die Behandlungsergebnisse der distalen, intraartikulären Radiusfrakturen in einem Fünf-Jahreszeitraum (1989–1993) werden nach drei anerkannten Score-Systemen zur Beurteilung der Handgelenksfunktion [Sarmiento + Castaing (= klassische Scores), Levine (= Patienten-orientierte Funktion per Fragebogen)] bewertet. Die erzielten Ergebnisse werden dargestellt, miteinander verglichen und die Scores auf Korrelation der Ergebnisse statistisch überprüft.

58 von 622 distalen Radiusfrakturen (9,8%) wurden nach der AO-Klassifikation als C-Frakturen klassifiziert, 41 konnten nach durchschnittlich 41 Monaten (14–71 Monate) klinisch und radiologisch nachuntersucht und zusätzlich per patientenorientierten Fragebogen evaluiert werden. Die Bewertung wurden nach o.g. Scores vorgenommen. Die Score-Mittelwerte (Tabelle 1) ließen im Hinblick auf den Frakturtyp (C1–C3) und die Frakturversorgung (perkutane K-Drähte, Platte, Fix. externe) keine signifikanten Unterschiede erkennen (Manova). Für die häufigste Fraktur, die C3-Frakturen, fielen die Bewertungen nach Sarmiento und Castaing deutlich unterschiedlich aus (Tabelle 2 + 3). Levine vergibt keine Noten. Zwischen den beiden klassischen Scores (S. + C) und dem neuartigen, validierten, patientenorientierten Funktions-Score (L.) wurden mittels Pearson Korrelationskoeffizient nur schwache Korrelationen erkannt (S. = .5864; C. = .6725). Keine Korrelation wurde gefunden zwischen Levine und den Parametern: posttraumatischer Bewegungsumfang, Stellungsverlust verschiedener radiologisch-anatomischer Gelenkwinkel und positiver Radioulnarer Index, Auftreten von Nervenläsionen, Alter und Geschlecht des Patienten.

Tabelle 1. Score-Mittelwerte der drei Systeme

	C1 (n = 13)	C2 (n = 8)	C3 (n = 20)	Intervall
Sarmiento	7,7 ± 5,1	12,8 ± 8,5	11,1 ± 4,7	[0–39 Pts]
Castaing	9,8 ± 3,9	12,4 ± 6,5	10,7 ± 4,1	[0–27 Pts]
Levine	30,1 ± 11,1	29,3 ± 8,2	33,2 ± 9,4	[19–95 Pts]

Tabelle 2. Fallzahlen (C3) in den Bewertungsklassen nach Sarmiento

	K-Drähte (n = 2)	Platte (n = 12)	Fix. ext. (n = 16)
Excellent	–	–	–
Good	2	4	1
Fair	–	7	5
Poor	–	–	–

Tabelle 3. (C3) Fallzahlen in den Bewertungsklassen nach Castaing

	K-Drähte (n = 2)	Platte (n = 12)	Fix. ext. (n = 16)
Excellent	–	–	–
Good	–	1	1
Fair	–	7	3
Moderate	2	3	2
Poor	–	1	–
Very Poor	–	–	–

Die Auswahl des Bewertungssystems, mit dem Behandlungsergebnisse von Verletzungen gemessen werden sollen, ist von besonderer Bedeutung, da gleichartige Ergebnisse durch differente Scores sehr unterschiedlich bewertet werden können. Diese Tatsache erschwert den Vergleich von Publikationen und behindert den wissenschaftlichen und klinischen Fortschritt. Es ist ein allgemein anerkannter, valider Score für Outcome-Analysen zu fordern.

A Plenarthemen
4 Versorgung komplexer Verletzungen von Unterarm und Hand

Richtlinien für das therapeutische Vorgehen bei Galeazzifraktur anhand leichenexperimenteller Stabilitätsuntersuchungen des distalen Radioulnargelenkes (DRUG)

O. KWASNY, M. FUCHS, Wien

Als Galeazzifraktur wird eine Radiusschaftfraktur mit gleichzeitiger Inkongruenz im distalen Radioulnargelenk bezeichnet. Ziel der Studie war es zu überprüfen, ab welcher Dislokation im Seitenvergleich mit einer Diskusruptur obligat zu rechnen ist.

Als Galeazzifraktur wird die Fraktur des Radiusschaftes mit gleichzeitiger Dislokation im Radioulnargelenk bezeichnet. Als Unfallmechanismus wird meist der Sturz auf die ausgestreckte Hand bei extremer Pronation des Vorderarmes angegeben. Dadurch kommt es zu einer Fraktur des Radius, meist zwischen der Insertion des M. pronator teres und des M. pronator quadratus. Durch die ansetzende Muskulatur kommt es zu einer Verlagerung des distalen Radiusfragmentes nach proximal ulnar, mit Verdrehung in Pronation.

Leichenexperimentelle Studie: Zehn Präparate der gesamten oberen Extremität wurden bei erhaltenen Weichteilen in einen Fixateur-externe-Rahmen eingespannt. Es erfolgte eine Extension über einen Transfixationsdraht mit 10 Newton. Es wurden Röntgenbilder in Mittelstellung ap standardisiert aufgenommen und nach der Meßmethode nach Palmer ausgewertet. Der Radiusschaft wurde über eine dorso-radiale Inzision freigelegt. Von dort aus wurde eine Osteotomie an der typischen Frakturstelle des Radiusschaftes gesetzt. Es erfolgte dann über einen Draht und über eine Schraube eine Extension im distalen Fragment mit 50 N entsprechend der Zugrichtung der ansetzenden Muskulatur. Es erfolgte dann schrittweise zuerst die Durchtrennung der Membrana interossea, dann auch die Durchtrennung des Diskus artikularis. Alle diese Schritte wurden radiologisch dokumentiert und entsprechend ausgemessen.

Ergebnisse: Der durchschnittliche primäre Ellenvorschub betrug –0,43 mm. Durch Osteotomie kam es zu keiner wesentlichen Änderung. Durch Zug mit 5 kp ändert sich der Ellenvorschub auf durchschnittlich 3,97 mm (2,1 bis 5,2 mm). Die Durchtrennung der Membrana interossea alleine bringt keine wesentliche Änderung. Die Durchtrennung des Diskus articularis führt zu einer Zunahme des Ellenvorschubes auf durchschnittlich 11,4 (8,7 bis 12,2 mm).

Auch bei erhaltenem Diskus artikularis und dorsalen und volaren Verstärkungsbändern des DRUG ist ein Ellenvorschub bis zu 5 mm möglich. Es muß daher nicht bei jeder Galeazzifraktur zwangsläufig nach anatomischer Rekonstruktion des Radius mit einer Instabilität im distalen Radioulnargelenk gerechnet werden. Wichtig erscheint nach Stabilisierung des Radiusschaftes die exakte klinische und radiologische Untersuchung des Gelenkes.

A Plenarthemen
4 Versorgung komplexer Verletzungen von Unterarm und Hand

Korrekturosteotomie nach peripheren Radiusfrakturen

U. HORAS, M. KAPPUS, M. BÖRNER, Frankfurt

Über eine vergleichende standardisierte Vor- und Nachuntersuchung bei Korrekturosteotomie am distalen Radius soll der Stellenwert dieser Operation dargelegt werden.

Ein Untersuchungsbogen erfaßt den klinisch funktionellen und radiologischen Befund sowie das subjektive Befinden des Patienten prä- und postoperativ, einschließlich der Indikationsstellung zu Korrektureingriffen, operatives Vorgehen und Komplikationen. Ca. 60% vollständige Untersuchungen erlauben eine aussagekräftige Auswertung.
Die Gebrauchsfähigkeit eines Handgelenkes ist nach Heilung eines distalen Radiusbruches in Fehlstellung durch Inkongruenz der Gelenkflächen und Schädigung der Bandführung z.T. stark eingeschränkt. In der Zeit von 1985 bis 1995 wurden 72 Korrekturosteotomien am distalen Radius durchgeführt. 42 Patienten konnten ausreichend nachuntersucht werden. Die Auswertung erfolgte über eine Punktvergabe nach Pechlaner, wobei subjektive Einschätzung des Patienten/funktionelle Gesamtwertung/radiologischer Befund beurteilt werden. Postoperativ klagten 27 Patienten über Schmerzen, 24 über Bewegungseinschränkungen und 17 über Kraftminderung. Sehr zufrieden waren 10, zufrieden 23 und unzufrieden 9 Patienten. Durchschnittlich verbessert wurde die Beweglichkeit handrückwärts um 10°, hohlhandwärts um 10°, speichenwärts um 8° und ellenwärts um 9°. Röntgenologisch verblieb 26x eine Verkürzung von durchschnittl. 2 mm, 12x Radialabweichung von durchschnittl. 6°, 34x eine Dorsalabweichung von durchschnittl. 7° und 1x eine Palmarabweichung von 10°. Die durchschnittliche Besserung der Gesamtwertung durch Korrekturosteotomien betrug 4,6 Punkte von 9 möglichen.

Bei posttraumatischer Fehlstellung des distalen Radius sollte eine Korrekturosteotomie, evtl. in Verbindung mit einer Ellenkürzung so frühzeitig wie möglich, jedenfalls vor Auftreten einer Arthrose zur anatomischen Wiederherstellung des distalen Unterarmendes führen.

A Plenarthemen
4 Versorgung komplexer Verletzungen von Unterarm und Hand

Differenzierte Therapie schwerer Speichenfrakturen mit Gelenkbeteiligung unter Berücksichtigung von Alter, ossärem Substanzdefekt und innerer Osteosynthesefähigkeit	**140**

M. WENNING, D. VON DER HEIDE, K.-H. MÜLLER, Wuppertal

Das Problemfeld der Versorgung schwerer Speichenfrakturen mit Gelenkbeteiligung wird dargestellt: Interne Stabilisierung mit den Vorteilen einer frühfunktionellen Nachbehandlung auf der einen, den Nachteilen einer zusätzlichen Weichteiltraumatisierung auf der anderen Seite, Fixateure externe mit dem Vorteil einer geringeren operativen Weichteilschädigung und dem Nachteil eingeschränkter Mobilisationsfähigkeit.

Ausschlaggebend für die Behandlungsentscheidung für die schwere Speichenfraktur mit Gelenkbeteiligung sind in unserer Klinik die Faktoren Alter, ossärer Substanzdefekt und innere Osteosynthesefähigkeit. Wenn möglich – vorwiegend bei jüngeren Patienten mit guter Kooperationsfähigkeit – streben wir eine interne Stabilisierung mit T-Platte und der Möglichkeit einer frühfunktionellen Nachbehandlung an. Ist dies nicht möglich – bei osteoporotischen Knochen, schweren ossären Substanzdefekten oder ausgedehntem Weichteilschaden – wird durch einen Fixateur externe Stabilität angestrebt. Ziel ist dabei eine geringe zusätzliche Traumatisierung durch Schonung der corticalen und Weichteildurchblutung. Kombiniert wird der Fixateur externe bei Bedarf mit einzelnen atraumatischen Kirschnerdrähten. Von 93 schweren Speichenfrakturen mit Gelenkbeteiligung wurden 43 mit Fixateur und ggf. Kirschnerdrähten und 50 mit T-Platte versorgt. Aus diesem Kollektiv wurden bislang 61 Patienten nach dem Jakim-Score nachuntersucht. Bei 70% der intern stabilisierten Frakturen zeigten sich dabei gute und sehr gute Ergebnisse, jedoch nur bei 60% der mit Fixateur versorgten ließen sich vergleichbare Ergebnisse feststellen. Die Behandlungsergebnisse zeigten dabei eine Abhängigkeit von Alter, Weichteilschaden und Knochenfestigkeit.

Die Versorgung von schweren Speichenbrüchen mit Gelenkbeteiligung (C-Frakturen) erfordert eine differenzierte und patientenangepaßte Therapie. Die Vorteile einer inneren Fixierung mit Frühmobilisation müssen dabei abgewogen werden gegenüber Verschlechterung der Weichteilverhältnisse.

A Plenarthemen
4 Versorgung komplexer Verletzungen von Unterarm und Hand

Die kindliche Unterarmschaftfraktur – Indikation zur intramedullären Osteosynthese?

E. LENZ, G. HOFFMANN, K. NEUMANN, Garmisch-Partenkirchen

Primäre Stabilität und somit Vermeidung einer Redislokation bei Unterarmschaftfrakturen von Kindern im Alter von 4–10 Jahren sind das Ziel eines Verfahrens geringer Invasivität, mit dem eine längerfristige Ruhigstellung vermieden wird. Dies gilt besonders für die Radius- und Ulnaschaftfraktur in gleicher Höhe im mittleren und distalen Drittel.

Nach Reposition und Oberarmgipsverband bei kindlichen Unterarmschaftfrakturen beträgt die sekundäre Redislokationsrate 50%. Außerdem resultieren aus sekundären Achsabweichungen von über 10° bei Kindern über 8 Jahren Bewegungseinschränkungen in Pro- und Supination, welche im weiteren Wachstumsverlauf nicht mehr spontan korrigiert werden.

Bei 12 Kindern mit Durchschnittsalter 8,4 Jahre (4.–11. Lebensjahr) mit einer irreponiblen Unterarmfraktur oder einer sekundären (5–7 Tage nach Reposition) Redislokation führten wir zwischen 1993 und 1995 eine Markraumschienung mit 2,5er Kirschnerdrähten durch. Die K-Drähte lagen bis zur Entfernung 6 Wochen in Situ. Eine funktionelle Therapie konnte bereits nach 3 Wochen eingeleitet werden. Nach Metall-Entfernung kam es zu keiner Refraktur.

Zum Zeitpunkt der Nachuntersuchung (durchschnittlich 20 Monate post OP (12–36 Monate)) zeigten sich keine funktionellen Defizite. Durch die lokal eng begrenzten Zugänge entstanden keine Weichteilprobleme oder Sehnenirritationen. Achsabweichungen oder Störungen der knöchernen Konsolidation wurden nicht beobachtet.

Die Rate an Redislokationen und Achsdeviationen bei konservativer Behandlung der kindlichen Unterarmschaftfraktur hat uns dazu bewogen, die Indikation zur komplikationsarmen intramedullären Osteosynthese weiter zu stellen, zumal durch die Möglichkeit der frühfunktionellen postoperativen Remobilisation den Patienten eine lange Immobilisation erspart bleibt.

A Plenarthemen
4 Versorgung komplexer Verletzungen von Unterarm und Hand

Versorgung komplexer Amputationsverletzungen an der Hand | 172

P. GRAF, R. GRÖNER, M. GEISHAUSER, E. BIEMER, München

Eine Übersicht über die möglichen primären, abe auch sekundären Rekonstruktionsverfahren bei komplexen Amputationsverletzungen an der Hand soll helfen die Erstversorgung dieser Verletzungen zu optimieren.

Im Rahmen der Versorgung komplexer Amputationsverletzungen an der Hand ist das Debridement, mit Darstellung der für Vitalität und Funktion wichtigen Strukturen, sowie die anschließende Planung der Rekonstruktion von entscheidender Bedeutung.
Das Ziel ist die Wiederherstellung einer Greiffunktion. Ästhetische Belange sollen selbstverständlich nicht unberücksichtigt bleiben, haben jedoch in diesem Zusammenhang bei uns nachgeordnete Bedeutung.

Häufig sind die ursprünglichen topographischen Verhältnisse einer Fünffingerhand nicht wieder herzustellen. In diesen Fällen muß versucht werden, individuell die differenzierteste Greiform aus den Gegebenheiten zu rekonstruieren. Mögliche Optionen sind: Zweipunkt- oder Zangengriff (mit einem oder zwei beweglichen „Greifarmen"). Dreipunkt oder Mehrfingergriffe.

Unter Berücksichtigung der unverletzten Handteile kommen im Rahmen der Primärversorgung orthotope oder heterotope Replantationen bzw. temporäre ektope Implantationen der Amputate zur Wiederherstellung der Greiffunktion in Frage. Ferner sind regelmäßig rekonstruktive Eingriffe an Knochen, Sehnen, Nerven, Gefäßen und Hautweichteilen zu diesem Zeitpunkt notwendig.
Darüberhinaus muß das Spektrum sekundärer Rekonstruktionsmöglichkeiten bekannt sein und bereits bei der Erstversorgung diese später durchzuführenden Maßnahmen eingeplant werden.

Zur Versorgung komplexer Amputationsverletzungen an der Hand ist das gesamte Spektrum primärer und sekundärer rekonstruktiver Maßnahmen notwendig.
Entscheidend für die spätere Funktion ist die Planung der wiederherzustellenden Greiform.

A Plenarthemen
4 Versorgung komplexer Verletzungen von Unterarm und Hand

Behandlungsstrategie und -ergebnisse bei komplexen Mittelhandverletzungen

TH. RUDY, H. BURCHARD, P. STANKOVIĆ, M. STÜRMER, Göttingen

Zielsetzung: Anhand einer Analyse unseres Patientengutes sollten die Charakteristika der Versorgung komplexer Mittelhandverletzungen dargestellt und die Behandlungsergebnisse diskutiert werden.

Problemstellung: Komplexe Mittelhandverletzungen sind Kombinationsverletzungen von Mittelhandknochen (MHK), Sehnen, Nerven oder Weichteilmantel, wie sie bei erheblicher Gewalteinwirkung entstehen. Häufig bestehen Kettenverletzungen oder Polytraumen, so daß bei der lokalen chirurgischen Therapie die Gesamtbehandlung zu berücksichtigen ist.

Material und Methode: Es wird in einer retrospektiven Analyse über 22 operierte Patienten mit 42 MHK-Frakturen berichtet. 8 Pat. erlitten offene Frakturen. 13 – dabei alle mit Weichteilverletzungen – wurden primär, 9 sekundär osteosynthetisch versorgt. 12 Pat. wurden mit K.-Draht, 2 mit Platten-, 6 mit kombinierten Osteosynthesen und 2 mit einem Fixateur externe osteosynthetisch versorgt. Bei 6 Pat. lagen Sehnenverletzungen, bei 3 Pat. Nervenverletzungen vor. 6 Pat. waren polytraumatisiert.

Ergebnisse: Bei 8 Pat. waren Folgeeingriffe notwendig (3 Korrekturosteotomien, 2 Osteoplastiken, 4 Tenolysen/plastiken). Bei einem Pat. kam es nach offener MHK-Serienfraktur zur Osteomyelitis, die multiple Folgeeingriffe notwendig machte und zum Verlust der Hand führte. Nach Ausheilung zeigten 12 Patienten gute, 3 befriedigende und 3 schlechte funktionelle Ergebnisse.

Schlußfolgerungen: Die funktionellen Ergebnisse wurden bei knöcherner Ausheilung im wesentlichen von den Behandlungsergebnissen der Weichteil- und Begleitverletzungen bestimmt.

A Plenarthemen
4 Versorgung komplexer Verletzungen von Unterarm und Hand

Therapieplanung, Primärversorgung und sekundäre Rekonstruktion bei schweren Handverletzungen

174

K. RUDOLF, P. PREISSER, B.-D. PARTECKE, Hamburg

Analyse unterschiedlicher Behandlungskonzepte bei schweren Handverletzungen.

Die Rekonstruktion schwerster komplexer Handverletzungen erfordert ein von der Notfallversorgung über die sekundären Rekonstruktionen bis hin zur Rehabilitation reichendes Therapiekonzept.

Im Rahmen der Notfallversorgung steht die knöcherne Stabilisierung und Weichteilbedeckung im Vordergrund. Bereits jetzt wird die geplante spätere Rekonstruktion der Strukturen des Bewegungsapparates mit in die Planung einbezogen: Eine stabile Osteosynthese ermöglicht frühzeitige Folgeeingriffe. Bei der Weichteilbedeckung wird die Lage und der Verlauf späterer Sehnen- und Nerventransplantate berücksichtigt.

In besonderen Situationen sollten schon im Rahmen der Erstversorgung definitive Rekonstruktionen durchgeführt werden: Hierzu gehören heterotope Replantationen, die primäre Umsetzung von Fingerstrahlen und die Verwendung von Amputaten zum Aufbau von Gewebedefekten.

Anhand klinischer Fallbeispiele und einer retrospektiven Analyse von 100 schweren Handverletzungen werden Behandlungsstrategien zur Wiederherstellung der einzelnen verletzten Strukturen erarbeitet. Nur die frühzeitige definitive Versorgung sämtlicher Strukturen läßt günstige funktionelle Resultate erwarten.

Die optimale Erstversorgung schwerer und schwerster Handverletzungen erfordert die Einbeziehung geplanter Sekundäreingriffe anhand eines zu Beginn festgelegten Behandlungsziels.

A Plenarthemen
4 Versorgung komplexer Verletzungen von Unterarm und Hand

175 Wieviel Stabilität muß die Osteosynthese bei komplexen Handverletzungen gewährleisten?

H. TROEGER, R. FRICKER, Basel

Entscheidungshilfe für die Versorgungsstrategie komplexer Handverletzungen.

Die verschiedenen Osteosynthesemöglichkeiten an der Hand unterscheiden sich erheblich hinsichtlich ihrer Stabilität einerseits und der zusätzlichen Knochen- und Weichteilschädigung andererseits. Stabilität als ein wesentliches Moment der Infektionsverhütung wird bei aufwendigen Osteosynthesen mit ausgedehnter Freilegung erkauft. Die Erfahrungen der Replantationschirurgie haben gezeigt, daß Minimalosteosynthesen mit K-Drähten, transossären Drahtnähten und Mini-H-Plättchen auch für die Frühmobilisation ausreichend sein können. Bei ausgedehnten Weichteilschädigungen geben wir der Stabilisierung mit dem AO-Mini-Fixateure-externe den Vorzug, da er die zusätzliche Weichteilschädigung extrem niedrig hält. Seine Montage ist auch gelenküberbrückend möglich und erfordert wenig Aufwand. Die nicht immer wahlfreie Lage der Pins kann vorübergehend zur Strecksehnenbehinderung führen – ein Kompromiß, der vertretbar ist. Vorzüge und Nachteile der einzelnen Osteosyntheseverfahren werden im Zusammenhang mit den übrigen Verletzungskomponenten an Hand von Verlaufsbeispielen und deren Ergebnissen dargestellt und bewertet.

Im Gegensatz zur Behandlung isolierter Frakturen unter planbaren Bedingungen muß das Osteosyntheseverfahren bei komplexen Handverletzungen der Gesamtsituation angepaßt sein, Kompromisse sind oft erforderlich zugunsten eines bestmöglichen Gesamtresultates.

A Plenarthemen
4 Versorgung komplexer Verletzungen von Unterarm und Hand

Die Luxation/Luxationsfraktur der Handwurzelknochen mit Mondbeinbeteiligung – Ein therapeutisches Problem?

176

M. JAKOB, G. MÖLLENHOFF, M. WALZ, G. MUHR, Bochum

Hat das zeitliche Intervall zwischen Trauma und Diagnose bzw. Therapiebeginn bei Handwurzelluxationen und Luxationsfrakturen mit Mondbeinbeteiligung eine prognostische Bedeutung? Überprüfung der Langzeitergebnisse anhand von 25 behandelten Patienten über einen Zeitraum von 9 Jahren (1985–1993).

Luxationen und Luxationsfrakturen von Handwurzelknochen mit Mondbeinbeteiligung entgehen nach wie vor häufig der primären Diagnostik. Aufgrund des uncharakteristischen Beschwerdebildes und des seltenen Vorkommens von Mondbeinverletzungen sowie der ungenügenden Beachtung bei Mehrfachverletzten kann dieses Verletzungsmuster leicht übersehen werden.
Von 1985–1993 wurden 25 Patienten (10 weibl., 15 männl.) mit Handwurzelverletzungen mit Mondbeinbeteiligung behandelt. Die Langzeitergebnisse wurden im Februar 1996 nach durchschnittlich 56 Monaten anhand einer erweiterten Lidström-Klassifikation erhoben und analysiert. 10 Patienten erlitten eine isolierte Lunatumluxation, 10 Patienten eine De Quervain'sche Luxationsfraktur und 5 eine Kombinationsverletzung.

Behandlung: Neben einer isolierten unblutigen Reposition des Mondbeines bei 5 Patienten mußte bei weiteren 5 Patienten wegen einer nachfolgenden bestehenden Instabilität oder eines ungenügenden Repositionsergebnisses eine operative Einrichtung und KD-Osteosynthese – z.T. mit Bandplastik – durchgeführt werden. Die vorliegenden Kahnbeinfrakturen wurden mit einem Miniplättchen versorgt. Die Kombinationsverletzungen wurden teils mit KD-Osteosynthese oder Fixateur externe behandelt.

Ergebnisse: 10 Patienten wiesen ein sehr gutes, 10 ein gutes und 4 ein befriedigendes Ergebnis auf. Ein Patient zeigte bei kontinuierlichen Dauerschmerzen ein schlechtes Ergebnis.
Die Analyse der Ergebnisse ergab, daß bei 4 Patienten mit befriedigendem oder schlechtem Ergebnis zwischen der Verletzung und der Erstbehandlung bzw. Erstdiagnostik ein Zeitintervall von mehr als 10 Tagen vorlag.

Für die Prognose der bestehenden Mondbein-Verrenkung sind das rechtzeitige Erkennen und die adäquate Therapie bedeutsam. Versäumnisse in der Frühphase lassen sich später nur schwer korrigieren und führen oft zu erheblichen funktionellen Defiziten der betroffenen Hand.

A Plenarthemen
5 Innovationen in der Unfallchirurgie

Vollständiger Verzicht auf Röntgendurchleuchtung durch neues Ortungs- und Zielverfahren für die distale Verriegelung bei der ungebohrten Femurnagelung

CH. KRETTEK, B. KÖNEMANN, P. SCHANDELMAIER, H. TSCHERNE, Hannover

Fragestellung: Die gegenwärtig verwendeten Methoden der distalen Verriegelung am Femur sind abhängig von Bildverstärkersystemen (BV). Zahlreiche mechanische Zielhilfen wurden beschrieben, entweder als am proximalen Nagelende fixierte Zielbügel (Soyka, 1990) oder am Bildverstärker selbst fixierte Zielhilfen (Kempf, 1985). Andere Verfahren wie magnetfeldgestützte Techniken (Klemm, 1985) oder Anwendung flexibler Bohrwellen aus dem Nagelinneren heraus fanden keine breite klinische Anwendung. Die am meisten verwendete „free hand technique" ist weiterhin bildvestärkergestützt unter Verwendung von Steinmannägeln (Pennig, 1989) oder konventionelle/strahlentransparente Bohrgetriebe (Höntzsch, 1991). Jedoch wurden Durchleuchtungszeiten zwischen 3,9 und 6,5 Minuten allein für die distale Verriegelung beschrieben (Sanders, 1993, Sugarman, 1988). Bislang existierte kein ausreichend sicheres und einfaches BV-unabhängiges Zielverfahren für das Femur, das die auftretende Nagelverbiegung in Frontal- und Sagittalebene ausreichend berücksichtigt. Die Nageltorsion dagegen kann bei ungeschlitzten Implantaten vernachlässigt werden.

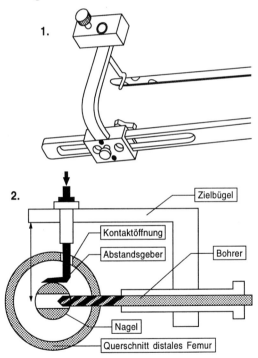

Ziel des Projektes war es, ein einfaches und völlig röntgenstrahlenfreies Ortungsverfahren für die unaufgebohrte Femurnagelung zu entwickeln, nachdem eine entsprechende Technik für die Tibia bereits entwickelt, getestet und vorgestellt worden war.

Lösungsansatz: Nach tierexperimentellen Analysen zur Nagelverformung und zur Position der Verriegelungslöcher im Knocheninneren wurde das Ortungsproblem auf zwei Schritte aufgeteilt und ein rein mechanisches Verfahren entwickelt: 1. Vorjustieren eines Zielbügels, damit sind Rotation und Länge der Nagellochposition definiert. Anschließend wird der Nagel eingeführt, wobei er sich in der Regel verbiegt, so daß eine Nachjustierung erforderlich wird. 2. Bohren einer kleinen grobplazierten „Kontaktöffnung" (Ø 6 mm) am unteren Nagelende, so daß ein spezieller asymmetrisch konfigurierter Abstandsgeber durch die Knochenvorderwand auf den Nagel aufgesetzt werden kann. Damit sind Richtung und Ebene der Querlöcher definiert.

Klinische Erfahrungen: In den 32 bisherigen Anwendungen an Femur und Tibia konnte der Verriegelungsvorgang in allen Fällen ohne Verwendung des Röntgenbildverstärkers erfolgreich durchgeführt werden.

Vorteile:
- Leicht erlernbar, 2 OP-Schritte, rein mechanisch, einfache Technik.
- Bohrungen präziser als mit konventionellem Zielverfahren (reduzierte Nagel-/ Bolzenbeschädigung).
- Wesentliche Reduzierung der Gesamtstrahlenbelastung.

A Plenarthemen
5 Innovationen in der Unfallchirurgie

Die Durchführung der distalen Verriegelung mit Hilfe eines mechanisch gestützten Verfahrens bei der Verriegelungsnagelung

82

D. PENNIG, W. OPPENHEIM, TH. GAUSEPOHL, Köln

Die Einbringung der Verriegelungsbolzen ohne Unterstützung durch einen Röntgen-Bildwandler über ein proximal und distal nagelgestütztes Zielgerät.

Die Einbringung der distalen Bolzen bei der Verriegelungsnagelung ist abhängig von einer Röntgen-Bildwandlerunterstützung, mit der ein erhöhter Zeitaufwand verbunden ist und Fehlplazierungen wiederholt beschrieben wurden. Proximal auf das Nagelende aufgesetzte Zielgeräte tragen der Deformierung des Nagels bei der Einführung in den Markraum nicht Rechnung. Alternative distale Zielverfahren mit Erweiterung des Bohrloches in der zielgerätnahen Kortikalis gefährden die bikortikale Verankerung des Verriegelungsbolzens und sind insbesondere am Oberschenkel nicht ausreichend exakt. Auf der Basis eines schlitzlosen kanülierten und verwindungssteifen Ober- und Unterschenkelnageltyps wurde ein am proximalen Nagelende aufgesetztes Zielgerät mit einem distalen Ausleger versehen. Dieser Ausleger erlaubt das Einbringen einer Bohrung in der ventralen Kortikalis 5 mm oberhalb der distalen Verriegelungslöcher. Mittels eines Abstandshalters läßt sich die Lage des Nagels im distalen Markraum und der Abstand der Zielschablone vom Nagelzentrum festlegen. Bei 12 Einbringungen der distalen Bolzen wurde dieses Zielverfahren ohne Fehlbohrung durchgeführt. Der erforderlich Zeitaufwand liegt unter 10 Minuten.

Die Einbringung der distalen Bolzen bei der Verriegelungsnagelung an Ober- und Unterschenkel scheint mit Hilfe eines proximal fixierten und distal abgestützten Zielgerätes ohne Röntgenunterstützung durchführbar zu sein.

A Plenarthemen
5 Innovationen in der Unfallchirurgie

Der neue kanülierte, unaufgebohrte Titan-Femurnagel der AO | 83

R. HOFFMANN, M. SCHÜTZ, N. P. SÜDKAMP, N. P. HAAS, Berlin

Indikationsspektrum und Applikationsweise des neuen kanülierten, unaufgebohrten Titanfemurnagels der AO werden dargestellt.

Der unaufgebohrte Titan-Femur-Solidnagel (UFN) hat sich im eigenen Patientengut bewährt (n = 122). Dies gilt auch für komplexe Frakturformen, höhergradige Weichteilschäden und die Polytraumaversorgung. Wegen des limitierten Nageldurchmessers bis 12 mm sind pathologische Frakturen, ein weiter Markraum bei geriatrischen Patienten, Korrekturosteotomien und die Pseudarthrosenstabilisierung bisher die problematischen „Schwachpunkte" des Systems. Hier mußte bisher auf konventionelle Nagelsysteme zurückgegriffen werden. Der neue kanülierte UFN schließt diese Lücke mit zusätzlichen Nageldurchmessern von 13, 14 und 15 mm. Bei sonst identischer Applikationstechnik ist ein Einbringen über einen Führungsstab möglich. Dies beinhaltet auch die Möglichkeit zur „Frakturauffädelung" über den Führungsdraht und eine Markraumaufbohrung. Durch die Kanülierung des Systems und durch die größeren Nageldurchmesser ergeben sich bei den geschilderten Problemsituationen biomechansiche und konzeptionelle Vorteile des kanülierten UFN zum Standard-UFN. Im eigenen Vorgehen wurde der kanülierte UFN seit 1/96 bisher bei einer Korrekturosteotomie (13 mm) und bei drei pathologischen Frakturen (14, 15 mm) des Femur erfolgreich eingesetzt. Die Handhabung war problemlos. Komplikationen traten im Verlauf nicht auf.

Der kanülierte UFN stellt eine sinnvolle und wesentliche Erweiterung des UFN-Systems dar. Der UFN wird damit zu einem System, das sämtliche Nagelindikationen am Femur abdeckt.

Soll das CT in der Torsionswinkelbestimmung langer Röhrenknochen durch das NMR ersetzt werden?

A. MEIßNER, M. WENNMACHER, M. FELL, H.-J. HÄBERLE, I. OHNESORGE, Berlin

Problembeschreibung: Rotationswinkel zwischen Achsen/Tangenten langer Röhrenknochen werden heute standardmäßig durch das CT bestimmt. (Die Dunn-Rippstein-Aufnahmen am Femur gelten heute als obsolet und die Sonographie ist zu ungenau). Anläßlich einer Nachuntersuchung nach kindlichen Femurfrakturen stellten sich uns die Fragen, wie hoch eine Strahlenexposition (der Gonaden) durch Bestimmung des Antetorsionswinkels durch das CT ist, ob das NMR für diese Messungen ebenso exakt ist wie das CT, mit welchen Streubreiten beim gleichen Untersucher bzw. diversen Untersuchern am gleichen Knochen zu rechnen ist und wie exakt die bildgebenden Verfahren die tatsächliche Antetorsion wiedergeben.

Material und Methode: Die Strahlenexposition konnte der Literatur entnommen werden. Zur Evaluation von CT + NMR am Femur (Erwachsener) lagen keine Literaturangaben vor. 5 Leichenfemora wurden deshalb mit Gießharz standfest fixiert und von je 3 Untersuchern je 3mal in CT und NMR der Winkel zwischen der Schenkelhalsachse und der Tangente an die dorsalen Femurkondylen bestimmt, sowie anschließend fotooptisch der „reale Winkel" der gleichen (durch Bohrdrähte markierten) Achsen/Tangenten ausgemessen.

Ergebnisse: 1. Strahlenexposition: Hauteinfalldosis 6,3 ± 1,2 mGy, Gonadendosis bei der Frau 2,5 ± 1,2 mGy, beim Mann 0,7 ± 0,1 mGy. 2. Evaluation von CT + NMR am Femur (Erwachsener):

	NMR	CT
Max. Streuung bei selbem Untersucher:	+0,67/−0,67°	+2/−2°
Max. Streuung bei selbem Knochen:	+2/−2°	+2/−2°
Abweichung vom „Realwinkel" (Foto):	−1,1 − −8,5°	−2 − −12,7°
dto. durchschnittlich:	−4,57°	−8,27°
(gemessene „Realwinkel" 20−23,5°)		

Streubreite und Abweichung vom „Realwinkel" – der relativ groß ist – sind beim NMR minimal geringer als beim CT; bei beiden sind sie klinisch irrelevant. Beim NMR entfällt die Strahlenexposition. Bei Stahlimplantaten ist die NMR-Methode nicht möglich, bei Titanimplantaten sehr wohl. In der klinischen Anwendung hat sich die Methode bei uns bewährt. Dazu (Literatur): a) Fehler-/Schwankungsbreite nach Dunn-Rippstein = 20°, b) AT-Winkel im Mittel = 14° (natürliche Schwankungen = 4−20°, c) Angaben zu Indikationsgrenzen zur Korrekturosteotomie = > 10−20°.

Die Rotation in langen Röhrenknochen (bes. AT-Winkel am Femur) soll durch NMR bestimmt werden. Nur Kontraindikationen (z.B. Stahlimplantate) indizieren noch das CT.

A Plenarthemen
5 Innovationen in der Unfallchirurgie

AO Humerus Flex Nagel – ein neues Marknagelungssystem zur Versorgung von Humerusfrakturen 85

N. SÜDKAMP, R. HOFFMANN, C. KHODADADYAN, N. HAAS, S. FILOSO (Davos), R. FRIGG (Davos), Berlin

Prospektive klinische Erprobung einer innovativen Marknagelungstechnik für den Humerus.

Fragestellung: Die ante- und retrograde Nagelung des Humerus bei Schaftfrakturen weist mit auf dem Markt erhältlichen Humerusnägeln unterschiedlicher Hersteller und Verfahrenstechniken noch erhebliche Probleme bezüglich der Nagelinsertion und intraoperativer Komplikationen auf. Die Arbeitsgemeinschaft für Osteosynthesfragen (AO) hat deshalb einen neuen Humerusnagel entwickelt, der flexibel ist und daher an unproblematischen Eintrittsstellen außerhalb der Rotatorenmanschette durch die Biegsamkeit des Nagels komplikationsfrei eingebracht werden kann. Der Nagel wird nach dem Einbringen durch eine spezielle Spanntechnik versteift. Ein zusätzlich im Nagel befindliches, ausfahrbares Drahtsystem eignet sich zudem zur retrograden Stabilisierung von Humeruskopffrakturen.

Material und Methoden: Im Rahmen einer prospektiven Studie haben wir von Juni 1995 bis März 1996 9 Humerusfrakturen versorgt, 4 subkapitale Humerusfrakturen (1 x 11A2, 3 x 11A3) und 5 Schaftfrakturen (1 x 12A1, 1 x 12A2, 1 x 12A3, 1 x 12C1 und 1 pathologische Fraktur). Bei 6 Frauen und 3 Männern betrug das Durchschnittsalter 76,5 Jahre.

Ergebnisse: Alle Frakturen sind knöchern konsolidiert. In einem Fall einer subkapitalen Fraktur kam es zu einer klinisch nicht relevanten Drahtperforation durch den Humeruskopf.

Die Ergebnisse zeigen zum jetzigen Zeitpunkt, daß das neue Nagelkonzept bei antegrader Technik die Rotatorenmanschette nicht verletzt und bei ante- und retrograder Technik keine nennenswerten Komplikationen aufweist. Zusätzlich können durch ein modulares Verriegelungssystem mit dem gleichen Implantat sehr gut auch subkapitale Frakturen versorgt werden.

A Plenarthemen
5 Innovationen in der Unfallchirurgie

Die Behandlung von Frakturen und verzögerter Knochenheilung der Tibia mit dem Telescopic Locking Nail (TLN)

86

M. GOESSENS, J. STAPERT, F. VAN DE WILDENBERG, G.-J. EGGINK, Maastricht

Evaluierung der ersten klinischen Ergebnisse der Behandlung von Frakturen und verzögerter Knochenheilung der Tibia mit einem neuen Verriegelungsnagel.

Der Telescopic Locking Nail ist ein neu entworfenes Verriegelungsnagelsystem, das sowohl im Femur als auch in der Tibia angewendet werden kann. Das System besteht aus einem runden 9 mm Nagel, über den ein kurzes 12 mm Rohr geschoben wird. Die proximalen Verriegelungsbolzen werden durch das 12 mm Teleskoprohr und durch den 9 mm Nagel geführt; die distalen Verriegelungslöcher befinden sich im Endstück des Nagels. Diese teleskopische Konstruktion verleiht dem Nagel gegenüber bestehenden Verriegelungssystemen zwei Vorteile: Einerseits ermöglicht sie die zyklisch-dynamische Kompression der Fraktur, andererseits bietet sie während der Osteosynthese die Gelegenheit, den Nagel an jede Länge von Femur und Tibia anzupassen, was bei distalen Frakturen sehr vorteilhaft ist. Durch wenige, einfache Modifikationen kann der Nagel außer in einer dynamischen Konfiguration auch statisch oder mit Kompression über der Fraktur angewandt werden.

Single centre trial: Von November 1991 bis Juli 1994 wurden an 47 Patienten 50 Osteosynthesen der Tibia mit dem TLN ausgeführt. Es betraf hierbei 29 Männer und 18 Frauen mit einem mittleren Alter von 37 Jahren. Bei diesen Patienten lagen 29 akute Frakturen und 21 Pseudarthrosen (davon 4 infiziert) vor. Von 42 Patienten konnten die Daten der Behandlung und Nachsorge vollständig registriert werden, die Zeit der Nachuntersuchung betrug durchschnittlich 10 Monate. Die mittlere Operationsdauer lag bei 90 Minuten, die Krankenhausaufenthaltsdauer im Schnitt bei 6,8 Tagen. Teilbelastung war nach durchschnittlich 6 Tagen möglich, Vollbelastung nach 6 Wochen. Akute Frakturen konsolidierten radiologisch nach 23 Wochen, Pseudarthrosen nach 25 Wochen. Komplikationen: 1 Fissur peroperativ, 2 Fehlstellungen (ohne therapeutische Konsequenz), 6 x Verriegelungsbolzen entfernt wegen Beschwerden, 4 tiefe Infektionen (alle bei Osteosynthesen infizierter Pseudarthrosen).

Multi centre trial: Von Januar 1994 bis Januar 1995 wurden in 7 Kliniken 80 Osteosynthesen der Tibia mit dem TLN ausgeführt. Die ersten Ergebnisse dieser Studie werden während der 60. Jahrestagung der DGU im November 1996 besprochen werden.

Die ersten Ergebnisse der Behandlung von Tibiaschaftfrakturen und verzögerter Knochenheilung mit dem TLN sind mit denen anderer Verriegelungsnagelsysteme vergleichbar. Der TLN unterscheidet sich durch die Möglichkeit der zyklisch-dynamischen Kompression bei erhaltener Rotationsstabilität, der Tatsache daß die Nagellänge jeder Tibia und jedem Femur angepaßt werden kann (Vorteil bei distalen Frakturen) und durch seine universelle Anwendbarkeit in Tibia und Femur.

A Plenarthemen
5 Innovationen in der Unfallchirurgie

Der "Biorigide" Nagel – Ein neuer unaufgebohrter Tibiaverriegelungsnagel mit Rinnenverriegelung

87

H. LIESER, L. REINHOLD, B. PICKEN, R. SCHNETTLER, Gießen

Ziel ist die Vermeidung von Implantatversagen in der Behandlung von Unterschenkelfrakturen mit dem neu konzipierten unaufgebohrten Verriegelungsnagel.

Die unaufgebohrte Tibiaverriegelungsnagelung hat sich in der Behandlung von Unterschenkelfrakturen mit geschlossenen und offenen Weichteilschäden etabliert. Schwachstelle der Systeme sind die Brüche der Verriegelungsbolzen oder der dünnen soliden Nägel bei vorzeitiger Belastung. Im Gegensatz zu den herkömmlichen Systemen, bei denen mit 3,9 mm starken Schrauben durch eine Zentralbohrung im Nagel verriegelt wird, wird der neu konzipierte „Biorigide Nagel" mit Rinnenverriegelung über 4,5 mm starke Verriegelungsbolzen verriegelt, wie sie auch zur Verriegelung aufgebohrter Nägel benutzt werden. Der Nagel wurde im Knochen-Implantat-Verbund einer biomechanischen Testung unterzogen und mit bestehenden Systemen verglichen. In der axialen- und Biegesteifigkeit hat er sich als überlegen gezeigt, in der Torsionssteifigkeit leicht unterlegen.

Im Zeitraum von März 1994 bis Juli 1995 wurden bei 30 Patienten im Alter von 15,5 bis 83,5 Jahren Unterschenkelfrakturen mit dem „Biorigiden Nagel" stabilisiert. Es handelte sich um 13 Frakturen mit geschlossenem Weichteilschaden (9 G I, 3 G II, 1 G III) und 12 Frakturen mit offenem Weichteilschaden (Gustilo u. Anderson, 4 x I, 4 x II, 2 x IIIa, 2 x IIIb). Zur Weichteilrekonstruktion waren 3 x fasziokutaner Lappen, 1 x freier Latissimus dorsi-Lappen und 3 x Spalthautdeckung notwendig. Der Nachuntersuchungszeitraum der retrospektiven Studie betrug im Mittel 9,5 Monate (3,2–19,9 Monate).

29 Frakturen sind verheilt, 1 Pseudarthrose trat bei isolierter Tibiafraktur auf. 70% der Patienten haben in der 12. postoperativen Woche voll belastet. Nach im Mittel 5,7 Wochen war der erste Kallus sichtbar, nach 13,5 Wochen fand sich eine feste, die Fraktur überbrückende Kallusmanschette. Tiefe Infekte wurden nicht beobachtet. In keinem Fall ist es zu einem Implantatversagen (Bolzenbruch, Nagelbruch) gekommen. Die Auswertung erfolgte mit Hilfe des Fisher-Exact Test sowie dem H-Test von Kruskal-Wallis.

Der unaufgebohrte Verriegelungsnagel ist am Unterschenkel als primäres und geschlossenes Verfahren eine echte Alternative zum Fixateur externe. Durch ein auf biomechanischen Überlegungen basierendes Nageldesign können Implantatbrüche vermieden werden.

A Plenarthemen
5 Innovationen in der Unfallchirurgie

Neuentwickelte „push-out" Technik zur Entfernung gebrochener Massivnägel

B. KÖNEMANN, CH. KRETTEK, P. D. WIPPERMANN, P. SCHANDELMAIER, Hannover

Fragestellung: Für die Entfernung hohler Implantate sind zahlreiche Methoden beschrieben worden, denen die Verwendung von Haken im Nagelinneren zugrundeliegt. Die vorhandene Literatur zur Entfernung solider unaufgebohrter Nägel ist spärlich und umfaßt relativ intensive Techniken wie die Spaltung des tibialen Knochenrohres, so daß nach eigenen, weniger invasiven Techniken gesucht und eine sog. „push-out" Technik entwickelt und eingesetzt wurde.

Operative Technik: Die Technik ist für distale Nagelbrüche entwickelt, da hier das Implantat am häufigsten versagt. Zunächst werden Bolzen und proximales Nagelfragment entfernt. Anschließend wird mit dem Markraumeröffnungsinstrument ein kortikospongiöser Zylinder un-

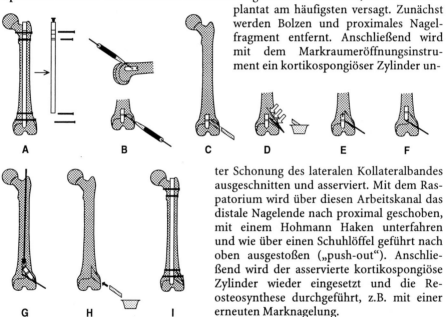

ter Schonung des lateralen Kollateralbandes ausgeschnitten und asserviert. Mit dem Raspatorium wird über diesen Arbeitskanal das distale Nagelende nach proximal geschoben, mit einem Hohmann Haken unterfahren und wie über einen Schuhlöffel geführt nach oben ausgestoßen („push-out"). Anschließend wird der asservierte kortikospongiöse Zylinder wieder eingesetzt und die Reosteosynthese durchgeführt, z.B. mit einer erneuten Marknagelung.

Ergebnisse: Dieses Verfahren wurde bisher in zwei Fällen (Femur und Tibia je einmal) angewendet. Intra- und postoperative Komplikationen wurden nicht beobachtet, die Frakturen kamen nach erneuter Stabilisierung mit dem ungebohrten soliden Nagelsystem regelrecht zur Ausheilung.

Diskussion: Der wesentlichste Gefahrenpunkt, die Verletzung des Ursprunges des lateralen Kollateralbandes kann gut berücksichtigt werden (Eröffnung vor dem Ursprung). Die wesentlichen Vorteile des Verfahrens sind: 1) geringe Invasivität; 2) Keine zusätzliche Markraumaufbohrung; 3) keine Spaltung des Knochenrohres und 4) Keine Einschränkung der Auswahl des Reosteosyntheseverfahrens.

A Plenarthemen
5 Innovationen in der Unfallchirurgie

Multimedia zur Präsentation von Kasuistiken in der Unfallchirurgie	112

CH. PAUL, T. POHLEMANN, T. HÜFNER, H. TSCHERNE, Hannover

Problemstellung: Entscheidungsfindung ist in der Unfallchirurgie besonders wichtig, aber didaktisch nur schwer zu vermitteln. Mit den herkömmlichen Präsentationstechniken (Dias/Video) kann zwar eine gute Darstellung erfolgen, Gedankenabläufe sind aber nicht stimulierbar. Durch den Einsatz von Multimedia mit interaktiver Steuerung soll die Wissensvermittlung optimiert werden.

Methodik: 35 Verläufe von Patienten mit Beckenfrakturen wurden komplett digital aufgearbeitet und bei einem Beckenkurs für fortgeschrittene Unfallchirurgen präsentiert. Die Fälle stammen aus der Datenbank Becken, in der bereits Daten von 2120 Patienten mit Beckenverletzungen gespeichert sind. Das benötigte Bildmaterial wurde digital fotografiert (Kodak Digitales Camera System 200), Zeichnungen und vorhandene Dias eingescant. Insgesamt sind 1012 Röntgenbilder und 95 Farbbilder verfügbar. Das Multimediaprogramm (Astound) ist auf einem handelsüblichen PC (Macintosh) gespeichert, die Projektion erfolgte mit einem hochauflösenden Datenprojektor (Barco 9001) über die PC Grafikkarte (Auflösung 1600 x 1200 dpi). Über programmierbare Tasten ist ein schnelles Springen innerhalb der Präsentation möglich, so konnte auf die Frage sofort reagiert werden. Entscheidungen waren zum Teil als festgelegte Vorgabenauswahl (z.B. Klassifikationsübungen), sonst individuell (Wie würden Sie entscheiden?) aufrufbar. Die Teilnehmer konnten über eine Abstimmungsanlage (241 Plätze/12 Tasten) ihre Entscheidung mitteilen. Die Ergebnisse wurden sofort projiziert, dem Mehrheitsentscheid wurde Folge geleistet.

Ergebnisse: Die technische Seite lief ohne Probleme, die Qualität der Datenprojektion ist auch für Röntgenbilder ausreichend gut. Die Akzeptanz des Publikums war sehr gut, 97% nahmen regelmäßig an den Abstimmungen teil. Bei Mehrfachabstimmungen waren Meinungsänderungen nach guter Argumentation von Panelteilnehmern erfolgt (Therapiemaßnahmen).

Schlußfolgerung: Multimedia wird auch in der Unfallchirurgie ihren Platz einnehmen, in der Schlußabstimmung haben 95% der Anwesenden die neue Form des „Teachings" positiv bewertet und würden sie der herkömmlichen Präsentationsform vorziehen.

Hochauflösende Sonographie bei chronischen Schmerzzuständen der Achillessehne

M. AMLANG, W. FRANCK, R. GRASS, H. ZWIPP, Dresden

Spezifischere Diagnostik und bessere Indikationstellung und Planung des operativen Vorgehens bei chronischen Schmerzzuständen im Bereich der Achillessehne durch hochauflösende Ultraschalltechnologie.

Problembeschreibung: Der unspezifische Sammelbegriff der „Achillodynie" beschreibt nur undifferenziert chronische Schmerzen im Bereich der Achillessehne und sollte vermieden werden. Es soll geklärt werden, ob durch eine neue Generation von hochauflösender Ultraschalltechnologie für den Nahbereich eine bessere, spezifischere Diagnostik bei chronischen Beschwerden im Bereich der Achillessehne möglich ist.

Material: Prospektive Erfassung von 102 Patienten mit Verletzungen und Beschwerden im Bereich der Achillessehne vom 1.1.1994 bis 26.3.1996 mit standardisierter Ultraschalluntersuchung.
21 Patienten wurden uns mit chronischen Schmerzzuständen im Bereich der Achillessehne zugewiesen.

Methodik: Prospektive Erfassung der Patienten im Rahmen eines Achillessehnenregisters und standardisierte Untersuchung der Achillessehne mit einem hochauflösenden Schallkopf (anular array, SMA-736SA, 7,5 MHz) mit integrierter Vorlaufstrecke seit 1.1.1995, der speziell für die Feindiagnostik im Nahbereich entwickelt wurde.

Ergebnisse: Der Einsatz der hochauflösenden Sonographie brachte eine wesentliche Verbesserung der Differenzierung pathologischer Veränderungen im Bereich der Achillessehne. So konnten verschiedene Formen der Insertionstendinopathie wie isolierte Bursitis subachilleae mit und ohne dorsalem Fersensporn (n = 6), Periostitis im Bereich des Tuber calcanei (n = 2), lokale und generalisierte Paratenonitis und Tenonitis (n = 10) diagnostiziert werden. Auch die Indikationsstellung (konservative Therapie: n = 12, operative Therapie: n = 9), die Wahl des Zuganges (z.B. lateraler Zugang bei lokaler Paratenonitis) und das operative Verfahren (z.B. Flexor hallucis longus-Transfer bei einem veralteten, periostalen Achillessehnenabriß) wurden wesentlich beeinflußt.

In dem Bestreben, den unspezifischen Begriff der „Achillodynie" zum Zweck einer gezielten Therapie chronischer Schmerzzustände zu verlassen ist die neue, hochauflösende Sonographie ein geeignetes diagnostisches Verfahren für eine differenzierte Darstellung pathologischer Strukturen.

A Plenarthemen
5 Innovationen in der Unfallchirurgie

Sonographische Diagnostik von Weichteilinfektionen — 114

M. A. SCHERER, J. MAURER, ST. GUMPPENBERG, München

Zielsetzung: Prospektive, kontrollierte Untersuchung zur Wertigkeit der Weichteilsonographie in der Frühdiagnostik septischer Weichteilprozeße.

Einleitung: An Hand klinischer und/oder laborchemischer Parameter (CRP, Fibrinogen, Leukozytenzahl) sind Infektionen im Bereich des Weichteils zwar mit hoher Sensitivität zu bestimmen, sämtliche Parameter hinken jedoch dem klinischen Ereignis einer Infektion hinterher, sind sekundäre Symptome oder Veränderungen, die eine teils mehrtägige Verzögerung der Diagnosestellung mit sich bringen. In dieser prospektiven Studie sollte untersucht werden, inwieweit sich durch die Weichteilsonographie mit 7,5 und 10 MHz-Schallköpfen eine Verkürzung des freien Intervalls bis zur Diagnosestellung und Therapie erreichen läßt.

Material und Methoden: Bei 21 Patienten mit verschiedenen Weichteilinfektionen wurde bei irregulärem klinischem Verlauf, der differentialdiagnostisch septische Probleme einschloß, eine Weichteilsonographie durch einen Untersucher durchgeführt und mit dem Zielkriterium eines positiven Keimnachweises nach Punktion und/oder chirurgischer Eröffnung der Region abgeglichen. In der Varianzanalyse werden die üblichen Infektionsparameter CRP, Leuko, Fibrinogen, Temperatur > 37,5 Grad verglichen.

Ergebnisse: In 18 von 21 Fällen war die Sonographie – gemessen am Keimnachweis – richtig positiv. Fibrinogen erwies sich im p.op. Verlauf als völlig irrelevanter Parameter, das CRP war ab dem 5. p.op. Tag stest richtig positiv. Als sonographisch harte Kriterien einer Weichteilinfektion ergeben sich: Lufteinschluß im Gewebe, echoreiche flottierende Partikel (ab dem 3. p.op. Tag). Sekundäre Zeichen wie verstärkte inhomogene Echogenität, irreguläres Echomuster, spinnennetz-förmige, echofreie Raumforderungen und liquide Areale sind nicht mit hinreichender Sicherheit geeignet, die Infektionsdiagnose zu stellen und stark vom p.op. Intervall abhängig. Die sonographische Diagnosestellung der Infektion hatte einen früheren Therapiebeginn zur Folge: Median 1 Tag (Spannweite 0 h bis 3 Tage).

Schlußfolgerungen/Klin. Konsequenzen: Das Einbeziehen hochfrequenter Ultraschalldiagnostik in die Differentialdiagnose von Weichteilproblemen p.op. zeitigt ein verkürztes freies Intervall bis zur definitiven Therapie. Konsequenterweise mit früherem Therapiebeginn kann über verkürzten Krankenhausaufenthalt und gesenkte Therapiekosten spekuliert werden.

A Plenarthemen
5 Innovationen in der Unfallchirurgie

Funktionelle Nachbehandlung nach Achillessehnenruptur bei percutaner Nahttechnik: Ergebnisse nach Muskelkraftmessungen | 115

A. BUCHGRABER, H. H. PÄSSLER, Heidelberg

Wir untersuchten anhand unseres Patientenklientels, inwieweit sich die funktionelle Nachbehandlung im Gegensatz zur herkömmlichen Gipsimmobilisation, auf die muskuläre Leistungsfähigkeit bei miniinvasiver Operationstechnik auswirkt. Die Evaluation erfolgte hierbei durch validierte Tests und mit Hilfe eines neu konstruierten Kraftausdauer-Meßinstruments.

Im Zeitraum von 1987 bis 1992 wurden von einem Operateur 59 Patienten mit frischer subcutaner Achillessehnenruptur unter Verwendung einer standardisierten mikroinvasiven Operationstechnik (percutane Achillessehnennaht mit einer PDS Kordel) operiert. 48 Patienten konnten nachuntersucht werden. Sie unterschieden sich lediglich in der postoperativen Nachbehandlung. Bei der funktionellen Gruppe (N = 30) erfolgte postoperativ für 2 Tage zunächst eine Ruhigstellung mit einer vorderen Spitzfußgipsschiene. Danach erhielten die Patienten eine Fersenerhöhung mittels einer sogenannten Sandwich-Korkeinlage. Die einzelnen Korkschichten wurden nach Schmerztoleranz der Patienten während der folgenden Wochen entfernt, wobei im Mittel nach 4 Wochen der Fuß bereits in der Neutral-0-Position war. Die mit Gips nachbehandelten Patienten (N = 18) erhielten für 2 Wochen eine Spitzfußgipsschiene anschließend für 4 Wochen einen Unterschenkelgehgips.

Bei den Nachuntersuchungen (Mindest-Follow-up 12 Monate) erfolgte eine isokinetische Kraftmessung mit Cybex II-Test bei 60°/s und 120°/s Winkelgeschwindigkeit sowie eine Kraftdauermessung mit einem von uns modifizierten Heelraise-Test, dem ECH-Test (elektronic-controlled-Heelraise-Test). Mit Hilfe des ECH-Tests konnten quantifizierte Aussagen über die dabei geleistete Hubarbeit gemacht werden. Sowohl in der funktionellen ($p = 0,0015$; Δ = Seitendifferenz = 314,7 J) als auch in der Gips-Gruppe ($p > 0,0001$; $\Delta = 499,5$ J) waren die Patienten an ihrem operierten Bein im ECH-Test signifikant schlechter. Der Vergleich der beiden Gruppen lieferte eine größere Seitendifferenz für die Gipsgruppe ($p = 0,03$). Beim Cybex II-Test zeigte sich in beiden Gruppen und im Vergleich beider Gruppen keine signifikante Seitendifferenz. In der funktionellen-Gruppe waren die Patienten an ihrem operierten Bein im Cybex-Test plantar 120°/s signifikant schlechter ($p = 0,05$; Δ = Seitendifferenz = 4,7 J). In der Gips-Gruppe war der Unterschied hingegen bei plantar 30°/s signifikant ($p < 0,03$; $\Delta = 9,8$ J). Der Vergleich der beiden Gruppen lieferte bei den Cybex-Tests keinen Unterschied.

Die Ergebnisse zeigen, daß eine funktionelle Nachbehandlung mit sofortiger Vollbelastung bei einer percutanen Achillessehnennahttechnik zu einem signifikant geringerem Muskelkraftverlust als eine Gipsimmobilisierung führt, ohne Gefahr einer erhöhten Rerupturrate. Der ECH-Test stellt auf dem Gebiet der muskulären Leistungsfähigkeit im Kraftausdauerbereich der Wadenmuskulatur eine neue, im Verhältnis zu etablierten Methoden, kostengünstigere Möglichkeit der Qualitätskontrolle dar.

Frühfunktionelle Behandlung der Achillessehnenruptur | 116

D. SCHÄFER, P, REGAZZONI, B. HINTERMANN, Basel

Zielsetzung: Prospektive Evaluation der Kombination: Achillessehnennaht in Kesslertechnik und funktionelle Nachbehandlung in Stabilschuh zur Therapie akuter Achillessehnenrupturen.

Problembeschreibung: Die Behandlung der Achillessehnenruptur wird kontrovers diskutiert. Sie erfolgt konservativ oder operativ mit unterschiedlichen Nachbehandlungsformen. Diese Studie soll die Vorteile einer frühfunktionellen Nachbehandlung nach operativer Achillessehnennaht untersuchen.

Material und Methode: 21 frische traumatische Achillessehnenrupturen wurden mit einheitlicher Technik (Kessler-Naht und Mikroadaptationsnaht) versorgt. Die Nachbehandlung erfolgte in einem Stabilschuh in Rechtwinkelstellung unter sofortiger Teilbelastung. Die Kontrolle nach 4 Monaten sowie einem Jahr erfolgte nach einem 100 Punkte Score (Thermann, Unfallchirurg, 1995).

Ergebnisse: Nach 4 Monaten betrug der Score durchschnittlich 70/100 Punkte. Die Nachbehandlung wurde als subjektiv angenehm empfunden. Nach 1 Jahr betrug der Score 93/100 Punkte. Alle Patienten erreichten das präoperative Sport- und Aktivitätslevel. Kraftenfaltung und OSG Beweglichkeit waren normal.
1 Patient erlitt eine Reruptur nach 7 Wochen, der Schuh wurde nicht regelmäßig getragen.

Schlußfolgerungen: Die frühfunktionelle Behandlung der Achillessehnenruptur führt bei hoher Akzeptanz der Patienten zu guten Resultaten, setzt jedoch Kooperationsbereitschaft des Patienten voraus.

A Plenarthemen
5 Innovationen in der Unfallchirurgie

Biologische Osteosynthesen am Handskelett – Der Minifixateur externe

I. SCHMIDT, R. FRIEDEL, E. MARKGRAF, T. DÖNICKE, Jena

Interne Osteosynthesen am Handskelett bedingen oftmals postoperative Funktionsdefizite durch Irritationen der Sehnengleitgewebe. Zum anderen sind sie technisch nicht durchführbar bei gelenknahen Trümmerfrakturen. Für derartige Problemfrakturen gilt die Ligamentotaxis als therapeutische Methode der Wahl.

Zwei Minifixateure für die Hand wurden konstruiert, patentiert und klinisch angewendet. Beide Typen, sowohl das Modell mit Verwendung von Spickdrähten als auch die Pinless-Variante können gelenküberschreitend montiert werden und gestatten neben der Versorgung diaphysärer Frakturen auch die Ligamentotaxis bei gelenknahen Frakturen, insbesondere an den Fingergrundgelenken. Desweiteren können sie für die präoperative Aufdehnung von Gelenkkontrakturen verwendet werden, ohne daß druckbedingte Weichteilschäden wie bei Verwendung von Quengelschienen auftreten.

Beide Minifixateure kamen insgesamt bei 46 Patienten zur Anwendung. Die Indikationen bestanden bei primär geschlossenen diaphysären und subkapitalen Frakturen, bei gelenknahen Trümmerfrakturen, bei Distraktionsosteotomien, der Replantationschirurgie, in der temporären gelenküberschreitenden Stabilisierung osteitischer Befunde, bei definitiven Arthrodesen sowie in der präoperativen Aufdehnung von Kontrakturen (arthrogen, tendogen, M. Dupuytren). Im aktuellen Literaturvergleich werden durch den Minifixateur gerade bei den primär geschlossenen Frakturen im Vergleich zur internen Osteosynthese die postoperative Rehabilitation und die Behandlungskosten wesentlich verkürzt bzw. gesenkt. In keinem Fall sahen wir Therapieversager mit der Konsequenz eines Verfahrenswechsels. Operationsbedingte Irritationen des Periosts und der funktionellen Strukturen werden sowohl durch den Primäreingriff als auch durch die nicht erforderliche Materialentfernung minimiert. In 4 Fällen sahen wir subakute Pinkanalinfektionen ohne vorzeitigen Therapieabbruch.

Der Minifixateur erfüllt die Kriterien der biologischen Osteosynthese. Operationsdauer und Behandlungszeiten sind kürzer als bei internen Osteosynthesen. Er zeichnet sich durch einfaches Handling aus. Neben den Hauptindikationen, der Versorgung von Problemfrakturen, ist er nicht nur eine Alternative zur internen Osteosynthese.

A Plenarthemen
5 Innovationen in der Unfallchirurgie

Der Einsatz eines Bewegungsfixateurs bei Luxationsfrakturen des Ellenbogengelenkes

TH. GAUSEPOHL, D. PENNIG, H. LIEDTKE, Köln

Frühzeitige fixateur-kontrollierte Freigabe der Ellenbogengelenksbeweglichkeit nach Luxationsfrakturen zur Vermeidung von Einsteifungen.

Luxationsfrakturen des Ellenbogens mit Kapselbandverletzungen sind häufig mit einem Funktionsverlust des Gelenkes durch Einsteifung behaftet. Ein neuentwickelter humero-ulnarer Bewegungsfixateur mit Drehachse im Ellenbogengelenk wurde nach antomischen Vorstudien bei neun Patienten mit einem mittleren Lebensalter von 56 Jahren eingesetzt. Pro- und Supination wurde unmittelbar postoperativ, Beugung und Streckung nach Abheilen der Weichteile im Mittel vier Tage postoperativ unter krankengymnastischer Anleitung freigegeben. Die mittlere Applikationszeit des Fixateurs betrug fünf Wochen.

Die Patienten wurden sechs Monate postoperativ nachuntersucht. Als Komplikation fand sich eine Ulnafraktur durch die dortige Pingruppe, die in der Anfangsphase vom Durchmesser her zu groß gewählt wurde. Eine Plattenosteosynthese führte zur Ausheilung. Pininfektionen, die der chirurgischen Behandlung bedurft hätten, wurden nicht beobachtet. Der mittlere Bewegungsumfang im Ellenbogengelenk in bezug auf Flexion und Extension lag über 100°, Pro- und Supination waren 70° und 60° im Mittelwert. Eine Redislokation oder Bandinstabilität wurde nicht beobachtet.

Der Einsatz des humero-ulnaren Bewegungsfixateurs bei Luxationsfrakturen des Ellenbogengelenkes erlaubt eine sofortige Freigabe von Pro- und Supination und eine frühzeitige Übungsbehandlung mit Flexion und Extension. Dieses Konzept scheint zur Vermeidung der postoperativen Gelenkeinsteifung geeignet zu sein.

A Plenarthemen
5 Innovationen in der Unfallchirurgie

Fixateur interne – Eine Alternative am langen Röhrenknochen? | 144

R. BAUMGART, A. BETZ, C. ZEILER, L. SCHREIBERER, München

Tierexperimentelle Studie mit einem neu entwickelten Fixateur interne, der ohne flächenhafte Berührung Röhrenknochen stabilisieren kann, erscheinen erfolgversprechend. Welche Vorteile könnte dieses neue Implantat für den Menschen bieten?

Der intramuskulär oder subkutan liegende Fixateurkörper aus Titan weist eine funktionelle Dreiteilung auf. Die beiden Endstücke dienen der winkelstabilen Verankerung der Schanz-Schrauben. Das Mittelstück erlaubt in Abhängigkeit von der Belastung eine axiale Mikrobewegung. Der erste klinische Einsatz erfolgte in Situationen, für die keine vorteilhaften Implantate zur Verfügung stehen. Zum einen ist dies der knöcherne Defekt nach erfolgter Spongiosaanlagerung oder abgeschlossener, aber noch nicht konsolidierter Kallusdistraktion, und zum anderen der infizierte vorgeschädigte Knochen nach gescheiterten Osteosynthesen. Die Besonderheiten des Implantats, die operative Handhabung, Behandlungsverläufe und Ergebnisse der ersten klinischen Fälle werden vorgestellt. Der Fixateur interne läßt sich sowohl am Femur als auch an der Tibia im Weichgewebe unterbringen. Soll neben dem durchblutungsschonenden Effekt auch die dynamische Komponente ausgenutzt werden, so ist auf eine streng axiale Ausrichtung zu achten, damit keine schädlichen Scherkräfte auftreten. Die Verankerung im Knochen mit Schanz-Schrauben erzeugt ausreichend Stabilität auch bei fehlender medialer Abstützung. Auch in den Fällen mit vorgeschädigtem Knochen kam es zu einer Ausheilung, was auf die biologischen Vorteile (keine Periost- und keine Endostschädigung) zurückgeführt werden kann.

Der Fixateur interne kann in besonderen Fällen als Alternative zum Marknagel, zur Osteosyntheseplatte und auch zum Fixateur externe gesehen werden. An eine Erweiterung des Indikationsbereiches zur Frakturbehandlung ist zu denken.

A Plenarthemen
5 Innovationen in der Unfallchirurgie

Der Plattenfixateur (PF), eine alternative, minimalinvasive Osteosynthesemethode

B. HARTUNG, Erfurt

Darstellung der drei Einsatzmöglichkeiten des PF als kleiner Fixateur externe, Fixateur interne und als nicht kontaktierende, auflagenfreie Platte anhand abgeschlossener Fallbeispiele mit kritischer Wertung der Möglichkeiten und Grenzen des Verfahrens (Ergebnisse einer prospektiven klinischen Studie mit follow up).

Material, Methode und Ergebnisse: Die drei Grundelemente des PF – Platte, Plateauschraube und Kronenmuttern – ergibt eine sehr winkelstabile Verbindung, die sich sowohl für die interne als auch für die externe Frakturstabilisierung eignet. Ausgehend von unseren Erkenntnissen bei biomechanischen und tierexperimentellen Testungen des eigenen Plattenfixateurs (Modell Erfurt) berichten wir über die Erfahrungen von abgeschlossenen Fallbeispielen bei über 300 Anwendungen am Menschen mit kritischer Wertung der Möglichkeiten und Grenzen der Methode. Hauptanwendungsgebiet des PF als Fixateur externe ist mit 65% der Unterschenkel (offene und geschlossene Frakturen, Pseudarthrosen, Korrekturoperationen, besonders im gelenknahen Bereich). Hauptanwendungsgebiet des PF als Fixateur interne ist die Wirbelsäule mit 18%. Vorteile des winkelstabilen kräftigen Stabilisators sind die Eignung für dorsale als auch ventrale Instrumentation, die Einfachheit der OP-Technik und die Kostengünstigkeit. Hauptanwendungsgebiet des PF als nicht kontaktierende Platte (no-contact-plate) sind der Oberschenkel und der Oberarm (10%). Neben den biologischen Vorteilen der auflagefreien Platte und des kleinen Fixateurs kommen hier als günstige Faktoren noch die elastischere Montage mit kallusinduktiver Mikroinstabilität und die Möglichkeit des Einsatzes bei verminderter Knochenfestigkeit hinzu. Nach Darstellung der Operationstechniken sowie der Indikationen und Heilverläufe werden die Ergebnisse einer follow-up-Untersuchung interpretiert. Bei 80% der mit dem PF behandelten Fälle konnte ohne Verfahrenswechsel die knöcherne Heilung erreicht werden.

Das Grundprinzip der Zespol-Osteosynthesen, was zur Entwicklung eines eigenen PF anregte, wurde parallel zu uns von einer Schweizer Arbeitsgemeinschaft zur Altofix-Osteosynthese entwickelt. Seit 2 Jahren arbeiten wir gemeinsam mit dieser Arbeitsgemeinschaft an einer Optimierung des Verfahrens, in das die Erfahrungen mit den beiden ähnlichen Systemen zusammenfließen, was zu einem verbesserten Produkt führte, was wir jetzt vorstellen können.

Der PF (Modell Erfurt und/oder Altofix) ermöglicht sowohl als platten- als auch fixateurähnlichem Verfahren mit einem einfachen, kostengünstigen und variablen Konstruktionsprinzip in geeigneten Fällen eine externe und interne Frakturstabilisierung im Sinne der minimalinvasiven biologischen Osteosynthese.

A Plenarthemen
5 Innovationen in der Unfallchirurgie

Altofix – ein neuartiges Osteosyntheseverfahren mit „Non-Contact Platte" in der Versorgung von Problemfrakturen

146

D. BECKER, Bad Hersfeld

Eine endgültige Montage zur Fixation von Knochenbrüchen, bei deren Anbringung die mitverletzten Weichteile weitgehendst geschont bleiben und bei der der Anpreßdruck der Platte an den Knochen wegfällt, Frühbelastung verhindert Muskelatrophien.

Bisher übliche Plattenosteosynthesen erfordern einen weiten Zugang durch die mitgeschädigten Weichteile und Freilegen der Knochenfragmente. Hohe Infektanfälligkeit, Weichteilnekrosen, Sekundärinfektionen und Osteomyelitiden sind die Folge. Die am Knochen fixierte Platte unterbindet durch hohe Anpreßdrucke die Durchblutung und fördert verzögerte Knochenheilung.

Altofix läßt nach Reduktion mittels spezieller Bohrlehre über Stichinzisionen Bohrlöcher in den Knochen legen, in denen „Plateau-Schrauben" positioniert werden, deren Plateaus vor die Haut gelagert sind. Auf diesen Plateaus wird die Platte durch Muttern fixiert. Fixationsart und Bohrlehrenjustierung erlauben eine interfragmentäre Kompression, der Abstand vom Knochen erlaubt Minimalbewegungen in der Fraktur. Eine Frühbelastung kann gewährt werden, so daß die Muskulatur intakt bleibt.

125 Patienten mit Frakturen mit begleitendem Weichteilschaden sind bei uns derart versorgt worden. Trümmerbrüche konnten geschlossen und im Pilonbereich gelenkübergreifend stabilisiert werden. In 2 Fällen mußte auf eine andere Fixation umgestiegen werden. Alle anderen heilten primär ohne Weichteilkomplikationen aus. Eine Frühbelastung konnte nach 4–6 Wochen erlaubt werden. Indikationen: Frakturen an Epiphysen und Metaphyse, kindliche Frakturen.

Kindliche Frakturen können ohne wesentliche Knochenirritation, Frakturen der Epiphysen an den unteren Extremitäten und den Metaphysen der oberen Extremitäten ohne wesentliche Weichteilschädigung stabilisiert werden – eventuell mit Subcutanposition.

A Plenarthemen
5 Innovationen in der Unfallchirurgie

Kallusdistraktion zur Knochenverlängerung am Femur mittels Albizzia-Teleskop-Marknagel

G. HOFMANN, G. O. HOFMANN, O. GONSCHOREK, V. BÜHREN, Murnau

Bei den meist mittels externen Zugvorrichtungen durchgeführten Kallusdistraktionen ergeben sich erhebliche Probleme (Pininfektionen, Achsabweichungen, Diskomfort für den Patienten). Durch Verwendung eines dynamisierbaren Markraumnagels ohne zusätzliche äußere Fixateur-Einheit sollen diese Nachteile verhindert werden.

Problembeschreibung: Nahezu alle für die zur Verlängerung mit Kallusdistraktion verwendeten Systeme (Ringfixateur, Monolateraler Fixateur, Marknagel mit externer Transportvorrichtung) bedürfen extern zu betätigenden Transportvorrichtungen. Daraus ergeben sich die Probleme der Pininfektion, häufige Achsenverschiebungen und der Behinderung für den Patienten. Durch Verwendung des Teleskop-Marknagels (mittels Ratsche, mechanisch dynamisierbar) können diese Nachteile auf ein Minimum reduziert werden.

Material und Methode: Von Mai 1994 bis März 1996 wurden in unserer Klinik insgesamt 11 Kallusdistraktionen zur Femurverlängerung mit Teleskop-Marknagelung durchgeführt. Die Verlängerungsstrecken betrugen zwischen 3,5 cm bis 6 cm, in 7 Fällen wurden Rotationsfehler mit ausgeglichen (zwischen 5° und 28°). Die Ursache für die Verkürzung und Rotationsfehler waren ausnahmslos posttraumatischer Natur. Die Osteotomien für die Verlängerungen wurden alle mittels handbetriebener Innensäge durchgeführt.

Ergebnisse: Der Albizzia-Teleskop-Marknagel ist ein intramedulläres Transportsystem, welches sich gut zur Verlängerung mittelstreckiger Verkürzungen am Oberschenkel eignet. Durch die schonende Behandlung des Periosts ergibt sich eine rasche tragfähige Kallusbildung. Die Patienten können nach relativ kurzem Klinikaufenthalt nachhause entlassen werden. Da keine wesentlichen Komplikationen auftreten, werden sie nur ambulant kontrolliert. Im Durchschnitt konnten sie nach 3,5 Monaten ohne Gehhilfe gehen. Die knöcherne Ausheilung war ungestört, septische Probleme traten nicht auf.

Schlußfolgerung: Der Teleskop-Marknagel eignet sich für Femur-Verlängerungen mittels Kallusdistraktion bis zu einer Transportstrecke von 10 cm. Er bietet gegenüber den bisher üblichen Verfahren erhebliche Vorteile. Sein Nachteil ist zu sehen in den noch erheblichen Kosten für das System.

A Plenarthemen
5 Innovationen in der Unfallchirurgie

Neue Methoden der Pendelosteotomie | 148

A. SCHMID, M. FUCHS, F. KÖNIG, G. FISCHER, Göttingen

Mittels Geräteentwicklung und einer einfachen, sicheren und gewebsschonenden Methode der Pendelosteotomie soll bei Achsenfehlern eine exakte Korrektur erzielbar werden, selbst wenn simultan an einem Extremitätenabschnitt auf 2 Etagen zu korrigieren ist.

Subtraktive oder additive Korrekturosteotomien beinhalten trotz exakter präoperativer Planung Abweichungen, die auf eingeschränkt realisierbarer Präzision der Sägeschnitte beruhen. Sägeschnitte erfordern zudem meist eine umfangreiche Knochenfreilegung zum Schutz von Gefäßen und Nerven. Pendelosteotomien vermeiden das Problem der Keilschnitte mit der die Korrektur bestimmenden Keilbasishöhe. Das Problem der Pendelosteotomie ist es, eine möglichst zylindrische Osteotomie unter Wahrung der Vitalität der Knochenenden zu erreichen.

Wir haben eine Technik zur einfachen, sicheren und präzisen Ausführung der Pendelosteotomie entwickelt. Für unterschiedliche Knochendurchmesser stehen zwei Bohrschablonen zur Verfügung. Die Bohrlehre wird zentrisch auf dem zu durchtrennenden Knochen fixiert. Auch auf einer schräg abfallenden Knochenoberfläche läßt sich das Gerät senkrecht zur Achse einstellen. Mit einem 2-mm-Bohrer werden die Eingangs- und die Gegenkortikalis geschwächt. Das Entscheidende an dem Gerät ist, daß durch eine spezielle Bohrstiftführung die Bohrlöcher sehr dicht nebeneinander zu liegen kommen und daß selbst ein 2-mm-Bohrstift beim Anbohren einer schrägen Knochenoberfläche durch eine spezielle Technik auf der Eingangs- und auf der Gegenkortikalis nicht abgleiten kann. In dieser Technik wurden sechs Osteotomien am Unterschenkel ausgeführt. Durch die zylindrische Osteotomie mit konkaver und konvexer Trennfläche ließen sich die Achskorrekturen präzise einjustieren und mit Platte oder intramedulär fixieren. Die Rauhtiefe der Trennflächen wirkt selbsthemmend und verhindert während der Osteosynthese ein Abgleiten. Die postoperativen Verlaufszeiten ließen aufgrund der Konsolidierungszeiten der Knochen schlußfolgern, daß die Vitalität des Knochens an der Osteotomie-Stelle nicht beeinträchtigt war.

Mit dieser Methode lassen sich einfach, sicher und exakt zylindrische Osteotomie-Flächen herstellen. Durch die Rauhtiefe ist im Vergleich zu einem Sägeschnitt die Knochenoberfläche vergrößert, so daß auch die Knochenverheilung günstig beeinflußt wird. Gefäße und Nerven, die dorsal der Gegenkortikalis liegen, sind nicht gefährdet.

A Plenarthemen
5 Innovationen in der Unfallchirurgie

Mechansiche Stabilitätsprüfung der Callusreifung nach Segmentverschiebung mit Hilfe des Fraktometer FM-100

TH. SCHMICKAL, H. WINKLER, V. HEPPERT, A. WENTZENSEN, Ludwigshafen

Klärung der Frage, ob durch mechanische Stabilitätsmessung mit Fraktometer eine Objektivierung des Reifezustandes von Neocallus nach Callusdistraktion möglich ist.

Im Rahmen von Segmentverschiebungen oder Verlängerungen durch Callus-Distraktion stellt die Beurteilung des Reifungszustandes des Neocallus ein Problem dar.

Bisher basiert die Beurteilung des Reifegrades ausschließlich auf röntgenologischen Kriterien. Die subjektive Einschätzung des Röntgenbildes und unterschiedlichen Belichtungstechniken erschweren eine sichere Aussage.

Zur Überprüfung der Knochenbruchheilung bei Fixateur externe Behandlungen von Unterschenkelfrakturen liefern die Ergebnisse der Fraktormetermessungen ergänzende Informationen über die Stabilität des knöchernen Defektes. Gemessen werden hierbei Verformungen der Schanzschrauben unter Belastung, wobei im Verlauf der Heilung eine Abnahme des Meßsignals Hinweise auf die Zunahme der knöchernen Stabilität liefert. Das Fraktometer FM-100 wurde nach den Erfahrungen mit der Behandlung von Unterschenkelfrakturen auch zur Überprüfung des Reifungsgrades bei Callus-Distraktionen eingesetzt. Die Fraktometermessungen werden sowohl bei Anwendungen der Gewindespindel nach Regazzoni wie auch bei der Anwendung von Ringfixateuren durchgeführt.

Die bisherigen Erfahrungen zeigen, daß durch die Beurteilung der Meßsignale Informationen über die Callusreifung gewonnen werden können.

Die bisherigen Erfahrungen, Probleme und mögliche Fehlerquellen sollen dargestellt werden.

Das Fraktometer FM-100 liefert neben der röntgenologischen Bewertung des Neocallus nach Callus-Distraktion Zusatzinformationen über den Reifezustand und damit die mechanische Belastbarkeit von neugebildetem Callus im Rahmen von Segmentverschiebungen und Knochenverlängerungen.

A Plenarthemen
5 Innovationen in der Unfallchirurgie

Personalcomputergestüzter Einsatz des Eisenberger Fixateur externe — 150

TH. MÜLLER, R. VENBROCKS, C. WEBER, Eisenberg

In der Unfallchirurgie und Orthopädie erlaubt der neu entwickelte Ringfixateur wahlweise die Frakturstabilisierung durch 1,8 mm Kirschnerdrähte oder 3 bis 6 mm Knochenschrauben. Die Verbindung der Ringe oder Teilringe durch Hexapod-Spindeln erlaubt jederzeit 3dimensionale Korrekturen des Frakturzustades durch Röntgenbildauswertung mit Windows-PC-Programm.

Ein Ringfixateur mit Haxapodspindeln erlaubt die 3dimensionale PC-gestützte Reposition.

Für den entwickelten Ringfixateur wurde das aus der Astronomie und Feinmechanik bekannte Hexapond-Prinzip (Sechsbein) adaptiert. Hiermit sind drei translatorische und drei rotatorische Bewegungen zweier Plattformen zueinander möglich. Durch den modularen Aufbau können wahlweise Doppelringe und 2/3 Teilringe mit 1,8 mm Kirschnerdrähten oder 3 bis 6 mm Pin zur knöchernen Stabilisierung verwendet werden. Austauschbare Baugruppen gewährleisten während der Operation eine leichte und schnelle Adaptation. Vereinfachte Drahtfixiergesperre wurden entwickelt und an 16 klinischen Fällen erprobt.

Eine speziell entwickelte Windows-Software erlaubt über die Röntgenbildauswertung die rechnergestützte Erstellung einer Repositionsvorschrift für die Verstellung der Hexapodspindeln.

Der Eisenberger Ringfixateur zeigt beim klinischen Einsatz an 16 Patienten nach 7 Monaten (8 Arthrodesen, 6 Distraktions-Kortikotomien, 2 Korrekturosteotomien) folgende Vorteile auf: Bei der Kirschnerdrahtfixierung mit 1,8 mm ist die Positionierung des distalen und des proximalen Knochenfragments zueinander durch halbkugelförmige Drahthalterungen vereinfacht. Die Stabilität des Teilringes kann wie beim unilateralen Fixateur allein durch Knochenschrauben (wahlweise durch 3, 4, 5 und 6 mm Pins) ohne zusätzliche Drähte erreicht werden. Durch das Hexapodsystem der Spindeln ist jederzeit die 3dimensionale Reposition möglich. Gestützt wird die Behandlung bei Korrektur- und Distraktionsosteotomie durch eine Windows-Software, die an hand des aktuellen Röntgenbefundes die Verstellvorschrift für eine gewählte Repositionsvorgabe der sechs Spindeln errechnet.

Die Fixateurmontage ist durch neue modulare Elemente für Draht- und Pin-Halterung vereinfacht. Das Hexapodsystem erlaubt in Verbindung mit der Röntgenbildauswertung PC gestützt ambulant eine planbare Soft- oder Langzeitkorrektur von Achsenfehlstellungen.

A Plenarthemen
5 Innovationen in der Unfallchirurgie

177 Effizienz des NMR im Vergleich zu Lachman-Test und Arthroskopie bei der frischen vorderen Kreuzbandruptur

K. NEUMANN, Garmisch-Partenkirchen

Im Rahmen der Kosten-Nutzen-Relation und der Qualitätssicherung soll der Aussagewert der Kernspintomographie bei frischen vorderen Kreuzbandrupturen gegenüber den klinischen Verfahren überprüft werden.

In der aktuellen Literatur wird dem NMR in der Diagnostik frischer vorderer Kreuzbandrupturen eine Genauigkeit von über 90% zugeschrieben. Die klinische Untersuchung mit dem Lachman-Test besitzt dagegen eine Sensitivität und Spezifität zwischen 85% und 98%.

Bei 42 Patienten mit frischen vorderen Kreuzbandrupturen des Kniegelenkes nach Skitraumen wurden klinische Erstuntersuchung, NMR, Narkoseuntersuchung sowie Arthroskopie verglichen. Die Zeit zwischen Unfall und Untersuchung betrug durchschnittlich 2 Tage (0–6 Tage). Die NMR-Diagnostik wurde mit 0,5 Tesla bei T1- und T2-gewichteten Bildern unter 3 bis 5 mm Schnitten mit gestrecktem Bein in Außenrotation von 0–20 Grad durchgeführt. Die Bilder waren dem Erstuntersucher sowie dem Arthroskopiker nicht bekannt und wurden lediglich durch den Radiologen primär ausgewertet. Die Analyse erfolgte postoperativ.

Im NMR wurden 11 von 42 kompletten vorderen Kreuzbandrupturen als partiell und 2 als intakt befundet. Dies entspricht einer Gesamt-Sensitivität von 96% für vordere Kreuzbandrupturen, aber nur von 80% hinsichtlich der Erkennung einer kompletten vorderen Kreuzbandruptur! Dagegen wies der Lachman-Test bei der Erstuntersuchung 93% und bei der präoperativen Narkoseuntersuchung 98% Sensitivität für eine komplette vordere Kreuzbandruptur auf. Die durchgeführte Arthroskopie mit konsekutiver Therapie bestätigte die hohe Genauigkeit der klinischen Untersuchung gegenüber dem NMR. Hierbei fiel auch die verbesserte Sensitivität von 98% und Spezifität von 100% der Arthroskopie für Meniskusverletzungen im Vergleich zum NMR mit 82% resp. 88% auf. Eine Änderung des Therapiekonzeptes durch den NMR-Befund hätte sich in keinem Fall ergeben.

Die Diagnostik einer kompletten Ruptur des vorderen Kreuzbandes kann verläßlich mit einer Sensitivität und Spezifität von über 95% durch den Lachman-Test erstellt werden. Selbst bei den Zusatzverletzungen ergab das NMR keinen signifikanten Aussagewert gegenüber der Arthroskopie. Die Ausgaben für ein NMR zur Diagnostik frischer vorderen Kreuzbandrupturen können sinnvoll eingespart werden.

A Plenarthemen
5 Innovationen in der Unfallchirurgie

Sonographische Bestimmung der Schwerkraft induzierten spontanen vorderen Schublade bei der Kreuzbandverletzung im Vergleich zum KT 1000

178

F. GEBHARD, M. AUTENRIETH, W. STRECKER, G. HEHL, L. KINZL, Ulm

Optimierung einer einfachen sonographischen Methode zur standardisierten Bestimmung der vorderen Schublade bei der Verletzung des vorderen Kreuzbandes (ACL) im Vergleich zur Messung mit dem KT 1000 Gerät.

Zur sonographischen Vermessung der Schublade bei Verletzungen des ACL hat sich bislang keine Methode durchgesetzt, da entweder die technische Umsetzung anspruchsvoll war oder untersuchungsabhängig die Standardisierung nicht ausreichend möglich war.

Zur Lösung dieser Probleme werden bei der von uns entwickelten Vorgehensweise – wie auch von C. Chylareki 1996 beschrieben – die Patienten in Bauchlage gelagert. Der Oberschenkel ruht auf einer flachen Unterlage, so daß die Patella frei liegt. Der Unterschenkel ist auf einer Rolle im Sprunggelenkbereich gelagert und damit 30° gebeugt. In der Kniekehle wird sonographisch (Schallkopf 5 MHz) der dorsale mediale Femurkondylus und die Tibiaplateaukante dargestellt. Unter sonographischer Kontrolle Anheben des Tibiakopfes bis der Oberschenkel gerade noch den Kontakt zur Auflage behält: Nullposition. Dann Loslassen des Tibiakopfes, der durch die Schwerkraft in die vordere Schublade fällt: Endposition. Sonographische Vermessung der Translationsstrecke der Tibiahinterkante in mm. Bei jedem Patienten (n = 60) 3fache sonographische Ausmessung des verletzten Kniegelenkes und der unverletzten Seite, sowie Messung mit dem KT 1000 (89N, 133N und Max). Es wurden zwei Gruppen gebildet: A = frische Verletzung, B = Kontrolle nach Patellarsehnen (BTB) ACL-Plastik. Alle Patienten wurden anschließend arthroskopiert.

Tabelle 1. Vergleich beider Methoden bei gesicherter Verletzung (A) und intaktem BTB (B)

	A-Sono (Ø mm)	A-KT 1000 (Ø max)	B-Sono (Ø mm)	B-KT 1000 (Ø)
Verletzt/BTB	14,1 ± 3,5	14,4 ± 3,9	9,9 ± 2,7	11,5 ± 3,1
Gegenseite	7,7 ± 2,9	8,3 ± 3,4	8,1 ± 2,5	8,5 ± 2,8
Wilcox.-Test	p < 0,001	p < 0,001	n.s.	n.s.

Die sonographisch ermittelte Translation des Tibiakopfes korreliert mit den Angaben des KT 1000 (r = 0,46). Da die vordere Schublade durch die Schwerkraft ausgelöst wird, waren die Ergebnisse vom Untersucher unabhängig. Bei frischer Verletzung war die Untersuchung schmerzfrei, ein muskuläres Gegenspannen wurde nicht beobachtet. Bei einer Seitendifferenz > 5 mm war die Sensitivität 0,96, die Spezifität 0,98.

Mit der vorgestellten Vorgehensweise läßt sich mit jedem Sonographiegerät ohne aufwendige Zusatzapparatur eine verläßliche und für den Patienten schmerzfreie Diagnostik einer ACL Verletzung durchführen. Die gute Reproduzierbarkeit, wie auch der Vergleich mit dem KT 1000 lassen diese Methode auch für Kontrolluntersuchungen nach Kreuzbandplastik geeignet erscheinen.

A Plenarthemen
5 Innovationen in der Unfallchirurgie

Manuelle Sonometrie des Kniegelenkes. | **179**
Eine neue Methode zur Diagnostik der frischen Ruptur des vorderen Kreuzbandes

W. SCHWARZ, R. MINHOLZ, H. GERNGROß, Ulm

Fragestellung: Kann mit Hilfe der manuellen Sonometrie des Kniegelenkes die frische VKB-Ruptur sicher erkannt werden? Ist diese Methode im klinischen Alltag im Vergleich zu anderen Methoden praktikabel?

Methode: 58 Patienten (männlich, Durchschnittsalter 25 Jahre, Trauma bis OP < 30 Tage) mit frischem Trauma und Verdacht auf Kniebinnenverletzung wurden in einer postoperativ angelegten Studie präoperativ zusätzlich zu radiologisch-(KG in 2 Ebenen) und klinischen Untersuchung, des radiologischen Lachmantestes nach Pässler, sonometrisch von Hand (manuelle Sonometrie) und mithilfe des Scheubaapparates standardisiert untersucht. Es wurde bei dorsomedial angelegtem Schallkopf (5 MHz „convex") die anteriore Translation der Tibiahinterkante bei gleichzeitigem Druck auf die Wade bestimmt. Eine Translokationsdifferenz von > 1 mm zum gesunden Knie wurde als VKB-Ruptur gewertet. Die Diagnose wurde anschließend arthroskopisch gestellt.

Ergebnisse: Bei 47 Patienten wurde intraoperativ eine VKB-Ruptur festgestellt. 41 mal wurde die Läsion mit Hilfe der manuellen Sonometrie richtig diagnostiziert, 6 Rupturen wurden nicht erkannt. Es ergeben sich hieraus eine Sensitivität (sn) von 85%, eine Spezifität (sp) von 91%, der positive Vorhersagewert (pv) beträgt 98%, der negative (nv) 59%. Bei 35 akut verletzten Patienten (Trauma bis OP < 8 Tage) ergeben sich noch bessere Werte für die manuelle Sonometrie (sn = 94%, sp = 75%, pv = 97%, nv = 60%).

Schlußfolgerung: Die manuelle Sonometrie hat eine sehr hohe „Trefferquote". Sie ist schnell und ohne weitere Hilfsmittel bei vorhandenem Sonogerät im Rahmen der klinischen Untersuchung durchführbar. Die Methode ist schnell erlernbar und auch bei schmerzhaftem Gelenk durchführbar. Sie erlaubt präoperativ eine sichere Planung der operativen Versorgung.

A Plenarthemen
5 Innovationen in der Unfallchirurgie

Der natürliche Verlauf nach vorderer Kreuzbandverletzung: Veränderungen der Zytokin- und Keratinsulfatkonzentrationen in der Synovialflüssigkeit

180

H. H. PÄSSLER, M. CAMERON (Pittsburgh), A. BUCHGRABER, F. FU (Pittsburgh), Heidelberg

Die konservative Behandlung von Rupturen des vorderen Kreuzbandes (VKB) führt in 44% zu mehr oder weniger ausgeprägten Gonarthrosen (GA). Da nach der bisherigen Literatur die Rekonstruktion des VKB nicht die Häufigkeit der GA reduziert, vermuten wir, daß die Ursache dieser posttraumatischen GA eher biochemische als biomechanische Gründe hat. Zur Prüfung dieser Hypothese haben wir den Spiegel von 9 verschiedenen Zytokinen mit Einfluß auf den Knorpelstoffwechsel sowie den Keratinsulfatspiegel, ein Indikator für katabolen Knorpelstoffwechsel in der Synovialflüssigkeit nach VKB-Verletzungen gemessen.

Synovialflüssigkeit wurde von insgesamt 96 Kniegelenken abpunktiert, davon in 10 Fällen von gesunden Gelenken (anläßlich contralateraler Transplantatentnahme bei Revisionseingriffen), in 60 Fällen unmittelbar nach frischer VKB-Ruptur und in weiteren 18 Fällen 3–14 Tage nach VKB-Ruptur. In den beiden Gruppen mit akuter oder subakuter Verletzung wurden jeweils weitere Punktionen nach 3 Wochen zum Zeitpunkt der Rekonstruktion und 1 Woche postoperativ durchgeführt. Zusätzlich wurde Synovialflüssigkeit von 8 chronisch insuffizienten VKB-Patienten gewonnen. Die Konzentrationen von Zytokinen mit kataboler Knorpelwirkung (IL-1a, IL-1β und TNF-α), die immun-regulatorischen Zytokine (IL-6, IL-8 und GM-CSF) sowie das protektive Zytokin IRAP in der Gelenkflüssigkeit wurden mit Hilfe des Enzyme-Linked-Immuno-Sorbant-Assay (ELISA) gemessen.

Normale Synovialflüssigkeit enthielt hohe Spiegel von IL-1ra, aber niedrige Konzentrationen anderer Zytokine. Unmittelbar nach der Ruptur kam es zu einem erheblichen Anstieg von IL-6, IL-8 und TNF-α. Keratinsulffatkonzentrationen waren initial nach der Kreuzbandruptur ebenfalls hoch. IL-1β-Spiegel veränderten sich nicht. Mit Übergang in das subakute und schließlich chronische Stadium fielen IL-6, TNF-α und Keratinsulfat allmählich ab, blieben aber nach 3 Monaten noch deutlich erhöht. Die Konzentrationen von IL-1ra fielen dramatisch ab und waren nach 3 Wochen schon 6fach unterhalb der Norm. GM-CSF-Konzentrationen blieben normal während der akuten und subakuten Phasen, waren aber nach 3 Monaten nach dem Unfall um das 10fache erhöht.

Diese Daten lassen eine persistierende und sich weiter entwickelnde Störung im Zytokinprofil beim VKB-insuffizienten Kniegelenk erkennen. Der Verlust an IL-1ra mag dabei eine zentrale pathogene Rolle spielen, indem es IL-1β erlaubt uneingeschränkt im Gelenk zu agieren und, im Konzert mit TNF-α, Knorpelverlust und Entzündung provozieren kann. Der Beitrag von GM-CSF und IL-6 zur Gelenkpathologie bleibt noch unbekannt, aber die hohen Konzentrationen dieser Zytokine in der chronischen Gruppe sind auch symptomatisch für eine persistierende Zytokinstörung. Die akut und chronisch beobachteten Erhöhungen von Keratinsulfat deuten auf einen gestörten Knorpelkatabolismus durch diese chondrodestruktiven Mediatoren hin.

Diese Untersuchungen haben gezeigt, daß für die Entstehung degenerativer Gelenkveränderungen nach VKB-Rekonstruktionen die chronische Erhöhung der katabolen Knorpelzytokine ohne entsprechende Erhöhung der protektiven Antagonisten verantwortlich sein könnte. Derartige Informationen könnten in der Zukunft von erheblicher prognostischer und therapeutischer Bedeutung sein und uns bei der klinischen Vorgehensweise nach Kreuzbandverletzungen unterstützen.

A Plenarthemen
5 Innovationen in der Unfallchirurgie

181 Perkutane Osteosynthese von dislozierten Ausrissen des Tuberkulum majus – eine neue minimal-invasive OP-Technik

CH. BETTAG, CH. CHYLARECKI, G. HIERHOLZER, Duisburg

Die verschobenen Frakturen des Tuberkulum majus – häufig mit einer traumatischen Schulterluxation – führen zur Entwicklung eines therapieresistenten Engpaß-Syndromes der Schulter. Die verzögert operative Behandlung führt zu unbefriedigenden Resultaten. Um diese Unfallfolge zu vermeiden, wurde eine minimal-invasive OP-Technik standardisiert und klinisch erprobt.

Im Jahre 1993 wurde in der Klinik die OP-Technik einer perkutanen Osteosynthese dislozierter Frakturen des Tuberkulum majus weiterentwickelt und standardisiert. Die Osteosynthese ist bei Dislokation von 3 mm oder mehr indiziert. Sie erfolgt nach Möglichkeit noch am Unfalltag. Unter Bildwandlerkontrolle wird durch eine 1 cm lange Stichinzision das Tuberkulumfragment reponiert und mit zwei bis drei kanülierten Schrauben (⌀ 2,7 mm aus Titan) stabilisiert. Anschließend wird eine Stabilitätsprüfung vorgenommen und das Ergebnis dokumentiert.

16 Ausrisse des Tuberkulum majus wurden in der beschriebenen OP-Technik minimal-invasiv stabilisiert (15 Patienten, 11 Männer, Alter MW 31 J.). Die Operationszeit betrug durchschnittlich 16 Minuten („Lernphase"). Es traten keine Komplikationen auf. Alle Patienten waren in der Lage spätestens am 7. postoperativen Tag den verletzten Arm aktiv ohne Beschwerden zu bewegen. Durchschnittlich nach 3,5 Wochen nahmen alle Patienten ohne Begleitverletzungen ihre berufliche Tätigkeit wieder auf. Bei der Nachuntersuchung durchschnittlich 6 Monate nach der Operation war die Beweglichkeit des Schulterglenkes bei allen Patienten mit einer isolierten Verletzung uneingeschränkt, die Muskulatur nicht wesentlich gemindert (> 0,5 cm). Ein Engpaß-Syndrom wurde nicht beobachtet. Nur bei einem Patienten mit einer begleitenden Bankart-Läsion entwickelte sich nach der zweizeitig durchgeführten arthroskopischen Bankart-Naht (OP-Technik n. Morgan) eine Bewegungseinschränkung (Adhesive kapsulitis) aber kein Impingement. Eine Notwendigkeit, die Schrauben zu entfernen bestand in keinem Fall.

Die perkutane Osteosynthese der dislozierten Ausrisse des Tuberkulum majus stellt eine einfache schnell erlernbare, komplikationsarme minimal-invasive Technik dar. Sie erlaubt eine zufriedenstellende Reposition, eine primäre Übungsstabilität und verkürzt sowohl die OP-Zeit als auch die Behandlungsdauer. Dadurch können therapierefraktäre Engpaß-Syndrome vermieden und die Unfallfolgen verringert werden.

A Plenarthemen
5 Innovationen in der Unfallchirurgie

Arthroskopische Resektion des AC-Gelenkes – Technik, erste Ergebnisse

182

G. HEHL, U. BECKER, W. STRECKER, W. GFRÖRER, Ulm

Fragestellung: Hat die arthroskopische Resektion des AC-Gelenkes als minimal invasives Verfahren gegenüber der offenen Resektion Vorteile?

Material und Methoden: Seit Januar 1995 wurden 12 Patienten mit Schultereckgelenksarthrose einer arthroskopischen Resektion des AC-Gelenkes (ACG) unterzogen. Der operative Eingriff erfolgte in der „Beach chair" Position. Nach arthroskopischer Untersuchung des Glenohumeral-Gelenkes wurde die Bursa subacromialis aufgesucht und die Bursa teilreseziert. Der ventrale Acromionrand sowie das ACG wurden mit transcutan eingeführten 1er Kanülen markiert und zunächst eine arthroskopische Detrapmentoperation durchgeführt, dadurch erleichterte sich die Lokalisierung des ACG. Über eine Hautincision, direkt ventral des ACG (im Verlauf der Markierungskanüle), wurde der 5,5 mm Acromionizer eingeführt und unter arthroskopischer Kontrolle das ACG respektive die laterale Klavikula über eine Strecke von ca. 6–7 mm reseziert.

Ergebnisse: Die arthroskopische Resektion des ACG warf intraoperativ keine Probleme auf, ein Umsteigen auf ein offenes Verfahren war nicht erforderlich. An Komplikationen konnten postoperativ kleinere, subkutane Hämatome beobachtet werden, welche nicht revisionsbedürftig waren. Infektionen oder Nervenläsionen traten nicht auf. Bei der Nachuntersuchung im Mittel nach 7 Monaten waren alle Patienten mit dem OP-Ergebnis sehr zufrieden, wobei 4 Patienten (2 Patienten < 2 Monate postoperativ) gelegentliche Restbeschwerden angaben. Eine postoperative Beeinträchtigung der Schulterbeweglichkeit oder eine Instabilität des ACG war nicht festzustellen.

Schlußfolgerung: Die arthroskopische Resektion des AC-Gelenkes stellt eine geeignete, komplikationsarme Methode in der operativen Therapie von AC-Gelenksarthrosen dar.

A Plenarthemen
5 Innovationen in der Unfallchirurgie

Monitoring prä- und postoperativer Eigenschaften des Bewegungssystems mittels spektraler EMG-Parameter: Möglichkeiten für eine verbesserte Therapieplanung und -überwachung

H.-CH. SCHOLLE, CH. ANDERS, N.-P. SCHUMANN, I. SCHMIDT, E. MARKGRAF, Jena

Quantitative Charakteristika muskelelektrischer Aktivierungsprozesse von Patienten mit Traumatisierungen des Bewegungssystems werden überprüft, ob sie als Hilfsmittel für die Indikationsstellung zur Operation, für die Entscheidung über das chirurgische Vorgehen sowie die zielgerichtete Behandlung der postoperativen Bewegungsdefizite einsetzbar sind.

Das Resultat einer chirurgischen Intervention bei einem am Bewegungssystem traumatisierten Patienten ist nicht allein von der exzellenten Durchführung des Eingriffes abhängig, sondern ebenso von einer an der Bewegungsfunktion orientierten Wahl des operativen Vorgehens und einer zielgerichteten Förderung der zu rehabilitierenden motorischen Funktionen nach der Operation. Für die letzten beiden Aspekte ist eine möglichst detaillierte Analyse der jeweils aktuellen Bewegungsfunktion Voraussetzung. In den vorliegenden Untersuchungen wurde diese Kennzeichung mittels einer spektralen 16-Kanal-Oberflächen-EMG-Polygraphie bzw. einer spektralen EMG-Mapping-Technik (16 Kanäle) durchgeführt. Während definierter motorischer Aufgaben wurde die myoelektrische Aktivität über den interessierenden Muskelarealen bi- bzw. monopolar registriert. Artefaktfreie EMG-Abschnitte wurden benutzt, unterschiedliche spektrale EMG-Parameter via Fast Fourier Transformation (FFT) zu berechnen. Für die Erstellung der EMG-Maps wurden zwischen den 16 Elektrodenpositionen die spektralen Parameter zusätzlicher mittels linearer Interpolation geschätzt. Diese so erhaltene Matrix der zweidimensionalen Verteilung spektraler EMG-Parameter über dem untersuchten Muskelareal wurde einer Farb- oder Grauton-Skala mit 10 Stufen zugeordnet und auf einem Monitor oder einem Papierausdruck dargestellt (= EMG-Map.). Aus den gewonnenen polygraphischen und topographischen Oberflächen-EMG-Resultaten waren quantitative Aussagen über Dysfunktionen während der myoelektrischen Aktivierungsprozesse der relevanten Muskulatur (unter definierten Untersuchungsbedingungen) bei 12 Patienten nach chirurgisch versorgter Bizepssehnenruptur bzw. arthroskopisch gesicherter Läsion des vorderen Kreuzbandes eines Kniegelenkes sowie nach einem stabilisierenden Eingriff im unteren Wirbelsäulenbereich möglich. Diese Aussagen wurden für das postoperative Monitoring des Therapieverlaufes unter Berücksichtigung der eingesetzten rehabilitativen Maßnahmen verwendet. Soweit präoperativ bereits EMG-Untersuchungen erfolgen konnten, wurden solche Ergebnisse im Sinne einer funktionellen Zusatzdiagnostik verwertet.

Nach den bisherigen Ergebnissen ist mit den vorgestellten EMG-Techniken eine funktionelle Zusatzdiagnostik bei Fragestellungen der Traumatologie möglich. Als Hilfsmittel bei der Entscheidung über eine operative oder konservative Behandlung scheinen die Verfahren geeignet, ebenso die Möglichkeit für eine quantitative Verlaufskontrolle.

A Plenarthemen
5 Innovationen in der Unfallchirurgie

Intramuskuläre EMG-Messung der cervicalen Muskulatur unter dynamischer und isometrischer Belastung bei Patienten mit Traumen der Halswirbelsäule

199

M. KRAMER, E. HARTWIG, P. KATZMEIER, L. KINZL, Ulm

1. Entwicklung einer objektiven und reliablen Untersuchungsmethode der Halsmuskulatur mittels intramuskulärem EMG.
2. Darstellung muskulärer Schädigungsmuster bei Patienten mit posttraumatischen Schmerzsyndromen unter isometrischen und dynamischen Testbedingungen im Hinblick auf gutachterliche Tätigkeit und rehabilitative Maßnahmen.

Problembeschreibung: Unklare Schmerzsyndrome der HWS sind häufig Folge nach HWS-Trauma. In der Literatur werden häufig muskuläre Störungen als Ursache für diese Schmerzen verantwortlich gemacht. Das Oberflächen-EMG stellte bis jetzt die einzige Möglichkeit dar, die Muskulatur zu beurteilen. Aufgrund der Anatomie der Halsmuskulatur können jedoch nur die oberflächlich gelegenen Muskeln des Schultergürtels gemessen werden, die tiefe paravertebrale Muskulatur ist der Untersuchung nicht zugänglich. Zusätzlich beeinträchtigen Cross-talk Phänomene die Aussagekraft dieser Methode. Fine wire Elektroden minimieren diese Störquellen, wurden wegen der Schwierigkeit der exakten Platzierung bisher jedoch nicht angewendet.

Material und Methode: Mittels mathematischer Verarbeitung von computertomographisch ermittelter Daten wurde eine Technik zur intramuskulären Applikation von fine-wire Elektroden in die cervicale Muskulatur entwickelt. Die Technik wurde an 10 Leichen durch Instillation von Flüssigkunststoff und sonographischer Kontrolle der Nadellokalisation bei 25 freiwilligen Probanden verifiziert. Anschließend wurde unter isometrischen und dynamischen Bedingungen an 25 gesunden Probanden und 27 Patienten mit HWS Beschleunigungsverletzungen Grad II die Mittler Amplitude, die Median Frequenz, das Powerspektrum sowie die „lineare envelope" Kurve ermittelt. Diese Daten wurden mit klinischen Angaben und einem Schmerzbogen korreliert.

Ergebnisse: Die Objektivität der intramuskulären Applikation beträgt 94%, die Reliabilität 92%. Weder bei Leichen noch bei Testpersonen kam es zu Verletzungen von Gefäßen oder Nerven. Patienten zeigen im Vergleich zu gesunden Probanden stark reduzierte Kraftwerte, einen Amplitudenverlust bis zu 67% und einen wesentlich geringeren Frequenzshift (Patienten 5%, Probanden 19%) die linear envelope Kurven von Schmerzpatienten zeigen bei endgradig schmerzhafter Bewegung plötzliche Potentialverluste, während bei Gesunden harmonische Kurvenverläufe beobachtet werden.

Die intramuskuläre EMG-Messung bietet eine einfache präzise Methode zur Untersuchung der Halsmuskulatur.
Amplitudenanalyse und Frequenzshifts zeigen unter isometrischen Bedingungen nur im Gruppenvergleich Unterschiede. Linear envelope Kurven bei dynamischen Messungen hingegen sind hauptsächlich schmerzabhängig und stellen somit einen objektiven Parameter zur Erkennung von Schmerzen dar.

A Plenarthemen
5 Innovationen in der Unfallchirurgie

Computergesteuerter Robotereinsatz in der posttraumatischen zementfreien Hüftendoprothetik

200

A. LAHMER, M. BOERNER, A. BAUER, Frankfurt

Posttraumatische Coxarthrosen stellen, besonders wenn es sich um ehemalige osteosynthetisch versorgte Frakturen des proximalen Femurs handelt, hohe Ansprüche an die Implantationstechnik. Häufig sind in diesen Fällen die Prothesen unterdimensioniert, oder zeigen varische oder valgische Fehlstellungen in den postoperativen Kontrollen.

Vom November 1994 bis zum 15.03. 1996 führten wir bei 48 Patienten mit posttraumatischer Coxarthrose die zementfreie Implantation des Prothesenschaftes mittels computergesteuertem Robotereinsatz durch. Alle Patienten wurden im Rahmen einer prospektiven Studie nachbeobachtet. Nach Durchführung einer CT-Vermessung des proximalen Femurs werden die Daten in einen Graphikcomputer übertragen, dieser ermöglicht sowohl eine Darstellung des Femurs mit normalen Bilddaten als auch eine farbige Darstellung der Knochendichten. Die Prothese kann mit einer Genauigkeit von 0,1 mm durch Verschiebung und 0,1° durch Rotation positioniert werden. Die Femurhöhle wird anschließend mit der gleichen Genauigkeit ausgefräst.
Bei 40 Prozent unserer Patienten war eine Schenkelhalsfraktur Ursache der Coxarthrose. In 47 Prozent der Fälle eine Acetabulumfraktur, in 13% der Fälle waren andere Verletzungen der für die Arthrose auslösende Faktor. Das Verhältnis Frauen (18) zu Männer (30) betrug 2 zu 3. Das Durchschnittsalter lag bei den Frauen mit 46,3 Jahren geringgradig höher als in der Gruppe der Männer mit 44,7 Jahren. Bei den Acetabulumfrakturen betrug das Geschlechtsverhältnis 4 zu 1 Männer (85,7%) zu Frauen (14,3%), in der Gruppe der Schenkelhalsfrakturen waren beide Geschlechter gleich häufig vertreten. Bei Schenkelhalsfrakturen, die länger als 10 Jahre zurücklagen, war in 30 Prozent der Fälle eine Umstellungsosteotomie vorausgegangen.
Die Indikationsstellung zum alloplastischen Gelenkersatz erfolgte nach Acetabulumfraktur durchschnittlich 10,5 Jahre nach dem Unfall, in der Gruppe der Schenkelhalsfrakturen lagen 15,5 Jahre zwischen Unfallereignis und der Operation. In einem hohen Prozentsatz unserer Patienten bestand auf Grund von Voroperationen eine ausgeprägte Sklerosierung des proximalen Femurs, dennoch konnten wir immer die präoperativ geplante Prothesengröße implantieren. Ebenfalls konnte in den Fällen, in denen eine ausgeprägte Abweichung der Anteversion zur Gegenseite bestand, diese um durchschnittlich 10,4 Grad korrigiert werden.

Da wir in den postoperativen Röntgenkontrollen in keinem einzigen Fall Varus- oder Valgusfehlstellungen feststellten, halten wir das neuartige Operationsverfahren besonders für die posttraumatische Coxarthrose geeinet. Wir erlaubten unseren Patienten sofort nach der Operation die vollständige Belastung der operierten Extremität, ein Nachsinken der Prothese konnten wir nicht beobachten. Ebenfalls kam es in keinem einzigen Fall beim Einbringen der Prothese zu einer Fraktur.

A Plenarthemen
5 Innovationen in der Unfallchirurgie

Entwicklung einer modularen Hüftendoprothese: Kombination aus Marknagel und Hüftprothese

201

G. LOB, H.-J. ANDREß, J. BAUER, C. KRANZ, P. GIERER, München

Belastungsstabile Versorgung von proximalen und diaphysären Frakturen und Tumoren des Femurs, die gleichzeitig einen Ersatz des Hüftgelenkes erfordern (einschl. Revisionen).

Proximale Femurfrakturen werden in den nächsten 20 Jahren um 200% zunehmen. Aufgrund der Alterspyramide ist mit einer ähnlichen Zunahme von Femurtumoren, -metastasen und Revisionseingriffen zu rechnen. Einfach Implantatsysteme sind zur Kostensenkung (GSG-Fallpauschalen) dringend notwendig.

Der Marknagel wird im modularen System durch eine Konussteckverbindung am Prothesenoberteil fest fixiert. Der Antetorsionswinkel ist intraoperativ stufenlos wählbar. Die Gesamtprothese ist hohl (Führungsdraht). Eine Verriegelung ist statisch und dynamisch möglich. Die Konussteckverbindung wurde in einer Finite-Element-Analyse der Verbindung mit Patran optimiert. In Dauerschwingversuchen nach DIN-ISO 7206/3 auf einer Schenck 40 kN Hydropuls wurde die Dauerfestigkeit bei über 20 Prothesenpaaren bestimmt. Die verwendete Last lag zwischen 4.500 N und 6.000 N, die Prüffrequenz betrug 20 Hz und die geprüfte Lastspielzahl 10 hoch 7 Zyklen. Die Torsionsdauerfestigkeit wurde in einem speziellen Versuchsaufbau mit 45–50 Nm bei 5 x 10 hoch 6 Lastzyklen verifiziert. Die Entwicklung erfolgt nach dem gültigen Medizin-Produkte-Gesetz und den CE-Zertifizierungsrichtlinien.

Nach Abschluß der Testphase wurde die Prothese bisher (01.01–28.02.96) bei 10 Patienten implantiert. Die Operationstechnik ist einfach, das Ziel der sofortigen Vollbelastung wurde erreicht.

Mit einem einzigen modularen Prothesensystem in Kombination aus Marknagel und Hüftprothese kann eine sofortige Belastungsstabilität erreicht werden bei: Schenkelhalsfrakturen, proximalen und diaphysären Frakturen und Tumoren des Femurs, bei Coxarthrose, Revisionen: Lockerung, Infekt, Prothesenfrakturen.

A Plenarthemen
5 Innovationen in der Unfallchirurgie

Ein neues standardisiertes und strahlungsfreies Verfahren zur Bestimmung von Längen-, Achs- und Rotationsfehlern am Femur mit Hilfe des MRT

J. SCHMITT, CH. FELD, J. ZELDER, L. GOTZEN, Marburg

Die Messung von Fehlstellungen an langen Röhrenknochen, insbesondere am Femur, ist ein wichtiger Bestandteil der Untersuchung des Bewegungsapparates in der prä- und postoperativen Diagnostik. Es steht bislang kein strahlungsfreies und weitgehend untersuchungsunabhängiges Verfahren mit ausreichender Genauigkeit trotz einzelner Mitteilungen zur Sonographie zur Verfügung. Es soll mit Hilfe des MRT ein standardisiertes Verfahren zur Längen-, Achs- und Rotationsmessung am Femur in einem Untersuchungsgang implementiert werden.

Es wurde deshalb zunächst an 2 freiwilligen Probanden die im CT seit Jahren anerkannte Methode der Längen- und Rotationsmessung (Aitken 1985, Wissing 1993, Waidelich 1992) auf das MRT übertragen. Zusätzlich wurde eine rechnergestützte Methode zur Bestimmung des CCD-Winkels, von Varus-, Valgus-, Ante- und Rekurvationsfehlern generiert. An weiteren 20 Probanden wurde dann durch 2 unabhängige Untersucher eine vergleichende MRT-Untersuchung mit 2 verschiedenen Vorgehensweisen getestet.

Die erste, schnellere Methode diente hierbei als Screeningmethode und wurde bei allen Testpersonen eingesetzt, die zweite, genauere wurde nur nach Auffälligkeiten bei der Anwendung der ersten Methode eingesetzt, da diese eine längere Untersuchungszeit (ca. 30 min) erfordert. Bei der Wahl der Untersuchungssequenz wurden beide Methoden im Hinblick auf eine kurze Untersuchungszeit optimiert; es kamen also kurze Relaxationszeiten bei einer Aquisition pro Sequenz zur Anwendung. Eine Kontrastmittelgabe war für keine der beiden Untersuchungsmethoden erforderlich. Die Untersuchung der Probanden erfolgte mit einem handelsüblichen Magnetresonanztomographen (Magnetom Impact, 1 Tesla, Fa. Siemens Erlangen). Alle Sequenzen wurden mit der stationären Ganzkörperspule angefertigt. Die Auswertung und Bemaßung der Bilder wurde an der Konsole des MRT durchgeführt. Die Speicherung erfolgte auf magnetooptischen Platten. Zur Dokumentation wurden die relevanten Schichten mitsamt der eingezeichneten Winkel über einen Laserdrucker auf Röntgenfilm belichtet. Die Lagerung der Patienten erfolgte in Rückenlage mit den Füßen voran, so daß die Oberschenkel im Isozentrum des Magneten zu liegen kamen und der Kopf des Probanden sich in der Nähe der Öffnung des MRT-Magneten befand. Neben einer besseren Überwachbarkeit des Wohlbefindens des Patienten durch den Untersucher sorgt diese Art der Lagerung auch für eine Verminderung der Claustrophobiegefahr. Die Gesamtuntersuchungsdauer bei der Screeningmethode betrug für jeden Patienten inclusive Lagerung ca. 20 Minuten, wobei jede einzelne Sequenz ca. 2,5 Minuten in Anspruch nahm. Die Meßunterschiede zwischen den beiden Untersuchern lagen durchschnittlich für die Längenmessung bei ± 2 mm, für die Winkelbestimmung bei ± 1,5°. Dies entspricht auch den Fehlerberechnungen der CT-Methode und dem bereits vorliegenden kernspintomographischen Verfahren zur Bestimmung der Antetorsion des Femur (Krettek 1994, Meissner 1994, Schneider 1995). Beide beschriebenen Methoden erwiesen sich als einfach, schnell und gut reproduzierbar. Bei den Probanden bestand eine hohe Akzeptanz bezüglich der Teilnahme an einer strahlungsfreien Untersuchung, die deshalb auch im klinischen Alltag bei Patienten und bei Reihenuntersuchungen insbesondere von Kindern erwartet werden kann. Probleme der Messung treten auf bei Femurlängen größer 50 cm (entspricht einer Körpergröße ab 2,05 m). Nicht möglich ist die Untersuchung bei Kindern bis zum 3. Lebensjahr und bei Patienten mit Claustrophobie. Metallimplantate stellen mittlerweile keine Kontraindikation zur MRT-Messung dar.

Die kernspintomographische Messung unterliegt geringen Einschränkungen bezüglich der Exaktheit der Messung (Lageabhängigkeit, Meßfehler, Reproduzierbarkeit) wie die CT-Untersuchung, ist aber im Gegensatz zum CT ein ideales, da strahlenfreies Verfahren.

A Plenarthemen
6 Freie Vorträge

Prädiktive Faktoren des Multiorganversagens – Eine prospektive Analyse der Intensivbehandlung von 1572 Patienten

89

J. WINDOLF, R. INGLIS, D. HOLLANDER, J. RUEGER, Frankfurt

Validierung klinischer und biochemischer Faktoren zur Vorhersage des Multiorganversagens beim chirurgischen Intensivpatienten.

In diesem Beitrag wurde auf der Basis einer transparenten Dokumentation die Intensivbehandlungsphase eines umfangreichen chirurgischen Patientenkollektivs auf etwaige prädiktive Faktoren des Multiorganversagens untersucht (n = 1572). Die univariate und multivariate statistische Analyse erfolgte dabei mittels Chi-Quadrat-Test. Mann-Whitney-U-Test, schrittweiser Diskrimininanzanalyse und Fuzzy-Analyse (SPSS Vers. 6.0, ICU-Analyst.)
Als klinsich relevante prädiktive Faktoren des Multiorganversagens sind nach unseren Ergebnissen vor allem das systemische Response-Syndrom (SIRS), Schock und Sepsis, sowie die klinischen Faktoren vorbestehende Leberschäden, Massivtransfusionen, Zustand nach Laparotomie und/oder Notfallaufnahme zu nennen. Den höchsten prädiktiven Wert zur Vorhersage des Multiorganversagens zeigten in Korrelation zum klinischen Verlauf die biochemischen Parameter Lactat, PMN-Elastase und Tumornekrosefaktor. Die als Risikofaktoren untersuchten Parameter hatten demgegenüber keine prognostische Relevanz.
Eine herausragende Bedeutung kommt dem klinischen Nachweis eines SIRS im Krankheitsverlauf zu: Alle Patienten mit Multiorganversagen hatten ein SIRS. Das Syndrom ging dem MOV als klinisches Korrelat der systemischen Inflammation stets voraus und war der einzige prognostisch relevante klinische Faktor, der bei allen Patienten mit MOV nachweisbar war. Mit einer Sensitivität von 100% bietet es somit ein optimales „diagnostisches Fenster" zur Vorhersage eines MOV.

Zeigt ein Patient die klinischen Zeichen eines SIRS, so läßt sich zu diesem Zeitpunkt anhand der Parameter Lactat, PMN-Elastase und Tumornekrosefaktor ein Multiorganversagen mit einer diagnostischen Sicherheit von bis zu 100% vorhersagen.

A Plenarthemen
6 Freie Vorträge

Procalcitonin – ein neuer Marker zur Diagnose und Verlaufsbeurteilung von schweren Infektionen und Sepsis | 90

K. PAHLKE, A. MEIER-HELLMANN, M. OBERHOFFER, K. REINHART, Jena

Ziel der diskutierten Untersuchungen war es, die Sensitivität und Spezifität von Procalcitonin (PCT) als Infektionsparameter im Vergleich zu bisher in der Klinik verwendeten Standardlaborparametern und proinflammatorischen Cytokinen zu evaluieren.

Von einem idealen Entzündungsparameter würde man erwarten, daß er frühzeitig reagiert, die Schwere der Entzündung widerspiegelt, Therapieeffekte anzeigt, prognostische Potenz besitzt und zwischen infektiösen und nichtinfektiösen Entzündungszuständen differenzieren kann.

Über den Zeitraum eines Jahres wurden prospektiv alle Patienten einer interdisziplinären operativ/unfallchirurgischen Intensivtherapiestation, die länger als 48 Stunden intensivtherapiepflichtig waren (n = 220), anhand folgender Parameter untersucht: Leukozyten, Temperatur, C-reaktives Protein, Elastase, HLA-DR-Expression, TNFα, IL-6, Neopterin.

Anhand der ACCP-/SCCM-Konsensuskriterien für die Diagnose von Sepsis wurden die Patienten wie folgt kategorisiert SIRS, Sepsis, schwere Sepsis, septischer Schock bzw. keines dieser Kriterien. Es zeigte sich, daß Leukozyten, Temperatur, C-reaktives Protein und Elastase am wenigsten in der Lage waren, zwischen den Schweregraden zu differenzieren, während PCT, Neopterin, IL-6 und TNFα in den höheren Sepsisstadien signifikant höher lagen. PCT diskriminierte die verschiedenen Stadien am besten. PCT, das inzwischen routinemäßig bestimmt werden kann, eignet sich z.B. bei Meningitis am besten zur Differenzierung zwischen bakteriellen und viral bedingten Erkrankungen und ermöglicht auch, zwischen infektions- und nichtinfektionsbedingten Inflammationszuständen zu unterscheiden. Bei der Beurteilung der Effektivität operativer herdsanierender Maßnahmen war es dem CRP und auch IL-6 überlegen.

Es stellt nach den bisherigen Ergebnissen in verschiedenen Studien und dem eigenen Einsatz in der Routine eine sinnvolle Erweiterung im Rahmen der Infektionsdiagnostik dar.

Interleukin-10 (IL-10)-Plasmaspiegel korrelieren mit dem Verletzungsschweregrad, der Morbidität und der Mortalität von verletzten Patienten

R. NEIDHARDT, M. KEEL, O. TRENTZ, W. ERTEL, Zürich

In dieser klinischen Studie wurde untersucht, ob das Trauma in Abhängigkeit vom Verletzungsschweregrad zu einer gesteigerten Freisetzung von IL-10 führt. In einer Subpopulation von Patienten mit hohem Verletzungsschweregrad (ISS ≥ 25 Pkt.) wurden die IL-10-Plasmaspiegel mit der Inzidenz von Sepsis und MODS korreliert.

Interleukin-10 deaktiviert TH1 Lymphozyten sowie Phagozyten und besitzt antiinflammatorische und immunsuppressive Eigenschaften. Obwohl tierexperimentelle und klinische Studien eine erhöhte Freisetzung von IL-10 während der Sepsis zeigten, sind Veränderungen der IL-10-Sekretion und ihre klinische Bedeutung nach Trauma nicht bekannt. In dieser Studie wurden bei verletzten Patienten (n = 401, ISS 23 ± 1 Pkt) am Tag der Klinikaufnahme (Tag 0) und an den Tagen 3, 7 und 14 nach Trauma die IL-10-Plasmaspiegel (pg/ml) mittels spezifischem ELISA gemessen und mit gesunden Probanden (n = 117) verglichen. Mittelwert ± SEM; *$p < 0,05$ ISS ≥ 25 Pkt. versus ISS < 25 Pkt., #$p < 0,05$. Verstorbene vs Überlebende; ⇧$p < 0,05$ + vs – Sepsis; §$p < 0,05$ + vs – MODS; Mann-Whitney U-Test.

			Tag 0	Tag 3	Tag 7	Tag 14
ISS	< 25	(n = 213)	68,9 ± 11,4	50,6 ± 7,1	40,6 ± 6,5	34,9 ± 7,4
	≥ 25	(n = 188)	134,3 ± 24,6*	76,1 ± 10,7	68,0 ± 14,6*	43,7 ± 11,5
Überleben	+	(n = 315)	85,2 ± 10,1	59,5 ± 6,2	51,2 ± 7,3	37,5 ± 6,5
	–	(n = 86)	153,1 ± 44.7#	102,2 ± 30,8#	71,7 ± 17,3	92,7 ± 57,9
Sepsis	+	(n = 24)	176,6 ± 55,1	87,6 ± 31,2	81,6 ± 34,9	60,6 ± 20,4
	–	(n = 164)	120,3 ± 34,5	67,8 ± 12,8	46,0 ± 12,2⇧	27,5 ± 7,2⇧
MODS	+	(n = 32)	151,8 ± 46,3	148,4 ± 41,2	88,6 ± 30,5	50,8 ± 17,4
	–	(n = 156)	124,2 ± 37,3	42,5 ± 6,7§	35,9 ± 12,4§	20,3 ± 6,3§

Das Trauma führt am Aufnahmetag zu signifikant erhöhten IL-10-Plasmaspiegeln (100,2 ± 12,7 pg/ml) im Vergleich zu gesunden Probanden (33,2 ± 7,7 pg/ml). Schwerverletzte Patienten (ISS ³ 25) sezernieren mehr ($p < 0,05$) IL-10 als Patienten mit geringgradigen Verletzungen (ISS < 25). Patienten, die nach Trauma verstarben bzw. eine Sepsis oder ein MODS entwickelten, zeigen signifikant erhöhte Plasmakonzentrationen von IL-10 im Vergleich mit Patienten mit komplikationslosem Verlauf.

Schwere Verletzungen führen zu einer vermehrten Freisetzung von IL-10, wobei die Höhe der IL-10-Plasmaspiegel vom Verletzungsschweregrad abhängt. Da die persistierende Erhöhung der IL-10-Plasmaspiegel mit der Inzidenz von Sepsis und MODS korreliert, könnte IL-10 für das Auftreten dieser posttraumatischen Komplikationen pathophysiologisch von Bedeutung sein.

A Plenarthemen
6 Freie Vorträge

Endotoxin-Plasmakonzentrationsverlauf nach Polytrauma – Ergebnisse einer Metaanalyse der traumatologisch relevanten Human-Studien

U. HAUG, C. WILLY, H. GERNGROß, Ulm

Mittels einer Metaanalyse aller bisher publizierten Humanstudien wurde versucht, eine Übersicht über die bisher publizierten Endotoxin-Plasmakonzentrationsverläufe nach Polytrauma zu gewinnen. Fragestellung: Ist beim Schwerverletzten eine erhöhte Endotoxin-Konzentration zu beobachten?

Problemstellung: Tierexperimentelle Studien zeigten eine enterale Barrierestörung nach hämorrhagischen Schock. Die nachfolgende Translokation von Erregern und bakteriellen Endotoxinen (ET) gilt als eine der wesentlichen pathogenetischen Mechanismen bei der Aktivierung von Mediatorkaskaden, die zum MODS führen. Obwohl Hinweise für eine erhöhte mukosale Permeabilität beim Menschen bestehen, ist die dargestellte Sequenz für den Menschen nicht nachgewiesen. In der Vorbereitungsphase einer Polytrauma-Studie im eigenen Bereich interessierten daher die Ergebnisse der bisher beobachteten ET-Konzentrationen nach Polytrauma.

Material und Methode: Metaanalyse von traumatologisch relevanten Studien der Jahre 1986–1995. Untersuchung des Patientenkollektivs (Größe des Kollektivs, Untersuchungszeitraum, Einschluß- und Ausschlußkriterien, Alter, Geschlecht, Verletzungsmuster, ISS, Anzahl der Transfusionen, Mortalität im Patienten-Kollektiv) der Art der Probengewinnung (EDTA/Heparin, Meß-Zeitpunkte, Reihenfolge der Probenbearbeitung, Lagerungstemperatur für Plasmaprobe), der ET-Meßmethodik (Art der Berechnung der Standardkurven, Sensitivität und Normwert der Meßmethode) sowie der Ergebnisse der Konzentrationsbestimmungen (einheitliche Umrechnung der Daten in pg/ml).

Ergebnisse: Zwischen 1986 und 1995 wurden nur 8 Studien mit insgesamt 120 untersuchten Patienten veröffentlicht, die den ET-Plasma-Konzentrationsverlauf nach Polytrauma in vivo analysierten (Morre et al. 1991; Hoch et al. 1993; 2* Strecker et al. 1993; Meade et al. 1994; Endo et al. 1994; Donelly et al. 1994; Hiki et al. 1995). Die Patienten-Kollektive sind vor dem Hintergrund der bisher anerkannten Pathogenese der Endotoxinämie weitestgehend vergleichbar. Nur eine Arbeitsgruppe konnte nach Polytrauma erhöhte ET-Spiegel beobachten (Strecker et al. 1993 und Hiki et al. 1995; bis ca 90 pg/ml); alle anderen Studien konnten entweder kein ET nachweisen (sowohl systemisch als auch portalvenös) oder zeigten Spiegel innerhalb des Normbereichs. Bei prinzipiell ähnlicher Probenbearbeitung wurde in keiner Studie die individuelle ET-Neutralisierungskapazität des jeweiligen Patienten-Plasmas berücksichtigt. Bei positivem ET-Nachweis findet sich keine Korrelation zwischen ET-Konzentration und ISS, bzw. Auftreten eines MODS. Die Sensitivität der verwandten Meßmethoden ist einheitlich bei ca. 1–2 pg ET/ml.

Im Gegensatz zur hohen Anzahl von Tierversuchen wurde der Endotoxinkonzentrationsverlauf nach Polytrauma nur in sehr wenigen Humanstudien in vivo untersucht. Die Ergebnisse sind uneinheitlich und teilweise völlig widersprüchlich. Die Ursache für diese Diskrepanz scheint in methodischen Unterschieden der Endotoxinbestimmung begründet zu sein. Für die Methodik der Endotoxin-Bestimmung muß dringend ein Konsens gefunden werden.

A Plenarthemen
6 Freie Vorträge

The Role fo the Skin in the Generation of the Acute Phase Response in Multitrauma Patients

93

H. J. ten DUIS, H. ROERDINK, W. TIMENS, L. DE LEIJ, Groningen

Background: The systemic inflammatory response evolving into multiple organ failure (MOF) is a major complication in polytrauma patients. Cytokines like TNF-α, IL-1β and IL-6 are responsible for the onset of this systemic inflammation process. A detailed understanding of the pathophysiology of the body's natural response to injury may open ways for interference. In this study we focus on the local cytokine release in patients with blunt injuries.

Methods: Seven consecutive polytrauma patients with at least one femoral fracture were studied. Plasma concentrations of TNF-α, IL-1β, IL-6 as well as the acute phase proteins C-reactive protein (CRP) and serum amyloid protein A (SAA) were measured in serial blood samples, collected during the first 48 hours after the accident. At surgery, skin and muscle biopsies were taken from the site of the femoral fracture and from a non-injured area of the same extremity. The biopsis were stained using monoclonal antibodies and immunoperoxidase techniques to identify local cytokine release.

Results: Plasma IL-6 concentrations were elevated on arrival, followed by CRP and SAA elevations 6 hours later. Plasma TNF-α and Il-1β concentrations generally remained below the detection level. The skin covering the fractured femur showed a dense TNF-α and increased IL-1β staining. TNF-α, IL-1β and IL-6 staining was negative in uninjured skin and muscle biopsies of the same extremity.

Conclusions: The results indicate that the skin covering a fractured femur in polytraumatised patients is at least in part responsible for the onset of the acute phase response. Ongoing activation of the skin due to posttraumatic swelling or shock might create a huge, non-physilogical systemic inflammatory reaction which can evolve into MOF.

Posttraumatisches multiples Organversagen im chronischen Schafmodell – Reduktion des Organschadens durch Therapie mit Lazaroid U-74389G?

D. REMMERS, H.-C. PAPE, M. GROTZ, A. GRUNER, G. REGEL, H. TSCHERNE, Hannover

Überprüfung eines therapeutischen Effekts von 21-Aminosteriodderivaten in einem Großtiermodell des MOV.

Einleitung: Die Freisetzung toxischer Lipidperoxide stellt eine wichtige Reaktion im Rahmen der MOV-Entwicklung dar. Das Lazaroid U-74389G ist ein 21-Aminosteroidderivat, welches ähnlich den Glucokorticoiden die Produktion toxischer Lipidperoxide hemmt. Gleichzeitig fehlen immunsupprimierende Nebenwirkungen, welche bisher einen therapeutischen Einsatz bei Polytraumatisierten zunichte machten. Die Auswirkungen von U-74389G wurden in einem Schafmodell zum multiplen Organversagen untersucht.

Methoden: 12 weibliche Merino-Schafe (25–30 kg); 2 Gruppen (LAZ = Lazaroidgruppen, n = 6; KON = Kontrollgruppe, n = 6), Tag 0 (Intubationsnarkose): Art. und zentralven. Katheder, Bronchoalveoläre Lavage (BAL), häm. Schock (mittl. art. Druck 50 mmHg/2 Std.), (OSMN), LAZ: 1 Bolus 3 mg/kg KG Lazaroid vor OSMN, KON 1 Bolus Lösungsmittel; Tag 1–5: Beide Gruppen: Endotoxin (ET; 0,75 µg/kg KG) + zymosanaktiviertes Plasma (ZAP; 0,7 ml/kg KG), 2 x pro Tag, Blutentnahmen, hämodyn. Messungen, LAZ: Bolus-Gabe des Lazaroids (3 mg/kg KG) vor EZ/ZAP-Applikation, KON: Bolusgabe des Lösungsmittels vor ET/ZAP.

Parameter: Herz-Zeitvolumen, pulmonalart. Druck, Sorbitdehydrogenase (SDH), Bilirubin (BILI), Kreatinin-Clearance (CREA), PMNL-Chemiluminszenz aus Vollblut und BAL.

Statistik: nichtparametrische U-Teste; $p < 0,05$ = signifikant; Mittelwert ± SEM.

Ergebnisse: Leber: sign. niedrige Bilirubinwerte (µmol/l) am Tag 10 der Gruppe LAZ (Tag 0: LAZ: 4,26 ± 0,43 – KON: 3,08 ± 0,36; Tag 10: LAZ: 3,78 ± 0,85 – KON: 7,18 ± 0,91); Niere: sign. bessere Kreatinin-Clearance (ml/min.) am Tag 8 + 9 von LAZ (Tag 0: LAZ: 66,93 ± 11,44 – KON: 57,83 ± 8,28, Tag 8: LAZ 99,02 ± 10,65 – KON: 56,30 ± 8,74; Tag 9: LAZ: 88,43 ± 8,24 – KON: 39,54 ± 7,79); Hämodynamik: Tag 1: LAZ sign. besseres HZV (l/min) am Tag 10 gegenüber KON (Tag 0: LAZ: 5,34 ± 0,10 – KON: 4,96 ± 0,31; Tag 10: LAZ: 5,99 ± 0,59 – KON: 7,98 ± 0,66).

Das Lazaroid U-74389G führt zu einer Minderung der hyperdynamen Kreislaufreaktion des Leberschadens und der Nierenfunktionsstörung im chronischen MOV-Schafmodell ohne systemisch Nebenwirkung und könnte als Therapeutikum erwogen werden.

A Plenarthemen
6 Freie Vorträge

Prospektive Leistungs- und Kostendatenerfassung bei der stationären Behandlung von polytraumatisierten Patienten | 95

R. KRETSCHMER, W. GNANN, M. MAGHSUDI, C. NEUMANN, M. NERLICH, Regensburg

Analyse der einzelfallbasierten, stationären Behandlungskosten beim Schwerverletzten aus Sicht des Krankenhausträgers und Gegenüberstellung der von den Kostenträgern erstatteten Entgelte.

Problembeschreibung: Durch die Gesetzgebung (GSG) wird der behandelnde Arzt im Krankenhaus zunehmend in die ökonomische Verantwortung genommen. Voraussetzung für ein effizientes, abteilungsbezogenes Management ist jedoch die genaue Kenntnis der Kosten- und Leistungsstruktur. Insbesondere im Rahmen der stationären Akutbehandlung beim Polytraumatisierten ist von einem erheblichen Kostendeckungsdefizit auszugehen.

Material und Methode: In einer prospektiven klinischen Studie haben wir seit 1994 bei 14 primär zugewiesenen Polytraumatisierten (mittlerer ISS 24 ± 9) eine detaillierte Leistungs- und Kostenanalyse durchgeführt. Dabei wurde jede Kasuistik von mindestens 2 Dokumentationsassistenten prospektiv erfaßt. Über den gesamten stationären Verlauf wurden die am und für den Patienten erbrachten Leistungen dokumentiert und datentechnisch analysiert. Die Kostenrechnung erfolgte in Zusammenarbeit mit einem Betriebswirt sowie einem renommierten Krankenhaus-Consulting-Unternehmen.

Ergebnisse: In der Akutversorgungsphase (Schockraum und primäre operative Versorgung) betrugen die direkten (medizinisches Personal, Materialkosten) und indirekte (Verwaltung, technische Dienste) Behandlungskosten im Durchschnitt ca. 18400,- DM pro Patient. Die direkten und indirekten Behandlungskosten auf der Intensivstation betrugen durchschnittlich 3200,- DM/Tag, auf Normalstation durchschnittlich 590,- DM/Tag. Bei einer durchschnittlichen Verweildauer von 17 Tagen auf der Intensivstation und 15 Tagen auf Normalsation ergeben sich durchschnittliche Gesamtkosten von 81650,- DM pro Patient. Demgegenüber stand eine Kostenerstattung von nur 19680,- DM durch den Kostenträger bei Tagessatzerstattung (615,- DM/Tag).

Die stationäre Behandlung von polytraumatisierten Patienten ist, insbesondere in der Akutbehandlungsphase (Schockraum mit primären Operationsleistungen), mit erheblichen finanziellen Defiziten für den Krankenhausträger verbunden. Mit dieser exakten Kostenanalyse ist dem behandelnden Arzt die Grundlage für eine Forderung nach finanziellem Ausgleich gegeben.

A Plenarthemen
6 Freie Vorträge

Hilfreiche Beobachtungen bei simulierten Notfall-Koniotomien – Zeitbedarf und Komplikationen der anatomischen Präpariertechnik

96

T. MUTZBAUER, M. GEORGIEFF, Ulm

Bei simulierten Notfall-Koniotomien mittels anatomischer Präpariertechnik sollten Zeitbedarf und Komplikationen dokumentiert werden, um diese Parameter mit den in der Literatur vorhandenen Daten bei vorgefertigten Sets zu vergleichen.

Gleicher Zeitbedarf von Notfall-Koniotomien mit anatomischer Präpariertechnik und komplikationsreicheren Fertigsets.

Bei vielen Notfallmedizinern besteht ein Mangel an Erfahrung in der Anwendung der notfallmäßigen Koniotomie. Zur Durchführung der Koniotomie werden die anatomische Präpariertechnik und, falls verfügbar, verschiedene Spezial-Instrumentarien empfohlen.

Fünf Notärzte führten bei insgesamt 18 Leichen unter simulierten Notfallbedingungen eine Koniotomie durch. Zunächst wurde die Haut mittels eines Skalpells der Größe 10 oder 15 vertikal indiziert. Nach Präparation des Gewebes mit einer Präparierschere wurde die membrana cricothyreoidea horizontal gespalten. Das Einführen eines 6,5er Woodbridge- oder Magill-Tubus in die Trachea wurde durch ein Killian-Spekulum unterstützt. Das Zeitintervall vom Beginn des Hautschnittes bis zur Blockung der Tubusmanschette wurde gemessen, Komplikationen wurden dokumentiert.

Der Median der Zeitintervalle vom Beginn der Hautinzision bis zur Blockung des Tubus-Cuffs betrug 104 Sekunden (Minimum 30, Maximum 210 Sekunden). Es wurden 4 Fälle mit Gefäßläsion unmittelbar vor Inzision der membrana cricothyreoidea, ein Fall mit Verletzung des lobus pyramidalis, in je einem weiteren Fall eine das Vorgehen erschwerende ossifizierte membrana cricothyreoidea und einmal eine ungewöhnlich enge Distanz zwischen den beiden laryngealen Knorpeln beobachtet. In zwei weiteren Fällen knickte der Tubus ab und wurde zunächst in kranialer Richtung vorgeschoben. Bei drei Leichen kam es zu Verletzungen des Schildknorpels, bei einer Leiche zu einer Schleimhautläsion der dorsalen Larynxwand.

Bei Notfall-Koniotomien sind Komplikationen zu erwarten. Die anatomische Präpariertechnik ermöglicht die beste Sicht auf vulnerable Strukturen, ist rasch durchführbar, und mit weniger ernsten Komplikationen behaftet als bei Nu-Trake oder Quicktrach beobachtet. Im Ernstfall muß jedoch der unter Umständen entscheidende zusätzliche Zeitbedarf für die Entscheidung zugunsten dieses Vorgehens und für die Vorbereitung des Instrumentariums mitberücksichtigt werden.

A Plenarthemen
6 Freie Vorträge

Defektaufbau am Ober- und Unterschenkelschaft durch Transportkortikotomie — 117

H. BREITFUß, H. RESCH, R. FRÖHLICH, P. POVACZ, Salzburg

Welches Fixationssystem und welche Transporttaktik ist nach Kortikotomie des Ober- und Unterschenkelschaftes sinnvoll?

Retrospektiv wurden 30 Patienten nach Transportkortikotomie durchschnittlich 2 Jahre postoperativ analysiert. Die Transportkortikotomie erfolgte 23 mal an der Tibia und 7 mal am Femur bei Transportstrecken von 20–80 mm.
Dabei wurde 10 mal ein Segmenttransport und 20 mal eine Verlängerungsosteotomie durchgeführt. Der Knochentransport erfolgte 13 mal mit dem AO-Fixateur externe, 10 mal mit einem Ringfixateur und 7 mal durch ein Monorailverfahren am Marknagel. Die Konsolidierungsdauer betrug im Mittel 32 Tage pro 10 mm Transport nach Beendigung der Distraktion und war unabhängig vom verwendeten Implantat. Bei 5 Patienten mußte nach Transportkortikotomie am Oberschenkel mit dem Fixateur externe insgesamt 8 mal sekundär wegen Varusdeformität der Achse korrigiert werden. An Komplikationen kam es bei 2 Patienten zur Refraktur und 1 mal zum Markrauminfekt nach Tibiatransport mit dem Marknagel.

Durch exzentrischen Muskelzug ist ein Korrekturverlsut der Achse am Femur mit Varusdeformität bei Transportkortikotomie mit dem Fixateur exerne kaum vermeidbar. Aus biomechanischen Überlegungen ist daher am Femur die Transportkortikotomie mit dem Marknagel durch das Monorailverfahren sinnvoll.

A Plenarthemen
6 Freie Vorträge

Die „Ziehharmonika-Technik" – eine Behandlungsmöglichkeit der Infekt-/Defekt-Pseudarthrose des Unterschenkels

118

G. MÖLLENHOFF, C. JOSTEN, J. BUCHHOLZ, G. MUHR, Bochum

Ziel dieses Behandlungsverfahrens stellt eine sichere Weichteildeckung nach durchgeführtem ausgiebigem Debridement durch eine sofortige Verkürzung dar, wobei der Negativeffekt der Beinlängenverkürzung (Knochendefekt) durch eine sekundäre Transportkortikotomie ausgeglichen werden kann.

In den Jahren 1992 bis 1994 wurden 22 Patienten (17 männl./5 weibl.) mit einer Infekt-/Defektpseudarthrose des Unterschenkels durch eine primäre Verkürzung mit sekundärer Verlängerung behandelt. Die durchschnittliche Beinlängenverkürzung betrug 5,6 cm. Bei allen Patienten war ein spannungsfreier Verschluß des Weichteildefektes ohne Notwendigkeit eines lokalen/freien Lappentransfers möglich.
2 Patienten mußten nach der Verkürzung wegen eines auftretenden Frühinfektes der Weichteile lokal revidiert werden. Die anschließende Verlängerung im Sinne einer Transportkortikotomie wurde teils mit Unilateral- oder Ringfixateur durchgeführt. 4 Patienten erhielten zum Andocken nach durchgeführtem Transport eine Spongiosaplastik.
Bei der im Februar 1996 nach durchschnittlich 26 Monaten durchgeführten Nachuntersuchung zeigte sich bei allen Patienten sicherer Weichteilverschluß ohne Nachweis eines Infektes. Der Knochentransport war bei allen Patienten abgeschlossen. Alle Patienten zeigten ein belastungsfähiges Bein, wobei 14 Patienten eine Vollbelastung mittels Orthese durchführten.

Im Vergleich zu einem Patientengut unserer Klinik früherer Jahre, wo ein lokaler oder freier Lappentransfer bei 56% (0%) und zur Deckung des knöchernen Defektes eine Spongiosaplastik 89% (18,2%) notwendig war, zeigt die Ziehharmonika-Technik einen deutlichen Rückgang der zur Weichteil-/Knochendeckung notwendigen Sekundäreingriffe.

A Plenarthemen
6 Freie Vorträge

Low-Intensity Pulsed Ultrasound Accelerates Tibia and Distal Radius Fracture Healing in Smokers

ST. D. COOK, J. P. RYABY, J. D. HECKMAN. TH. K. KRISTIANSEN, New Orleans

The effect of smoking on healing was studied in a controlled study population.

A low-intensity ultrasound device was investigated in multi-center, prospective, randomized, double-blind and placebo-controlled clinical trials and demonstrated a statistically significant decrease in healing time for compacta bone (tibial shaft) fractures [active device 96 days, placebo device 154 days ($P < 0.0001$)] and in spongiosa bone (distal radius) fractures [active 61 days, placebo 98 days ($P < 0.0001$)]. The smoking status of the patients was documented and the data was stratified into smokers and non-smokers to assess the acceleration of healing in these groups. Statistically significant reductions in healing time for both smokers and non-smokers were observed for tibia and distal radius fractures treatet with an active ultrasound device compared to a placebo control device. The healing time for a tibia fracture was reduced 41% in smokers and 26% in non-smokers with an active ultrasound device. Similarly, distal radius fracture healing time was reduced by 51% in smokers and 34% in non-smokers with an active device. Treatment with the active ultrasound device also substantially reduced the incidence of tibia delayed unions in smokers and non-smokers.

The use of the active ultrasound device accelerates cortical and cancellous bone fracture healing, substantially mitigates the delayed healing effects of smoking, speeds the return to normal activity and reduces the long-term complication of delayed union.

A Plenarthemen
6 Freie Vorträge

Funktionelle Ergebnisse nach Überbrückung großer Knochen- und Gelenkdefekte mit Megaprothesen im Becken und Kniegelenkbereich

120

W. MUTSCHLER, R. WIRBEL, M. SCHULTE (Ulm), Homburg

Demonstration der Möglichkeiten einer Überbrückung großer Knochen- und Gelenkdefekte mittels Megaprothesen anstelle einer Amputation.

Problem: Die adäquate Resektion von Knochen- und Weichteiltumoren des Beckens und Femurs, aber auch gelenknahe Osteitiden können zum Gelenkverlust und langstreckigem ossärem Defekt führen. Es stellt sich daher die Frage der Amputation oder der endoprothetischen Defektüberbrückung mit akzeptabler Funktion und Belastbarkeit.

Mat./Meth.: Von 1978 bis 1995 wurden bei 52 Patienten (35 Männer, 17 Frauen) großstreckige Knochendefekte des Beckens und Femurs mittels Megaprothesen überbrückt. Es wurden 38 interne Hemipelvektomien und 14 mal ein distaler Femurersatz mittels modularem KMFTR-System durchgeführt. Am Becken lagen in 37 Fällen primäre Knochen- oder Weichteiltumore und 1 mal eine ossäre Echinokokkose, im Bereich des Femurs in 11 Fällen primäre Knochentumore, 2 mal Metastasen und 1 mal eine chronisch-rezidivierende Osteitis vor.
23 Patienten sind zwischenzeitlich an ihrer Tumorerkrankung gestorben. 25 der 29 überlebenden Patienten konnten durchschnittlich nach 58 (5–110) Monaten klinisch und radiologisch nachuntersucht werden.

Ergebnis: Nach dem Enneking-Schema zeigten sich im Bereich des Beckens in 72%, im Bereich des Femurs in 80% gute bis sehr gute funktionelle Ergebnisse. Am Becken mußten 18, davon in 8 Fällen verbleibende, am Femur 2 lokale Komplikationen gezählt werden. 1 Spätinfekt im Bereich des distalen Femurs führte zur Amputation. In 4 Fällen mußte am distalen Femur ein Achsenwechsel erfolgen. 3 Prothesenlockerungen führten im Beckenbereich zu Wechseloperationen.

Auch langstreckige Knochen- und Gelenkdefekte können durch Endprothesen extremitätenerhaltend mit gutem funktionellem Ergebnis und mit vertretbarer Komplikationsrate überbrückt werden.

A Plenarthemen
6 Freie Vorträge

Bestimmung der osteogenen Aktivität von allogenen Knochentransplantationen nach Thermodesinfektion, Strahlensterilisation und Kryokonservierung

U. SCHMID, G. HERR (Tübingen), R.SCHNETTLER (Gießen), Reutlingen

Quantifizierung des osteogenen Aktivitätsverlustes von allogenen Knochentransplantaten nach Wärme-, Kälte-, und Strahlenbehandlung im Modell der ektopen Matrix induzierten Knochenneubildung. Diese Untersuchung ermöglicht einen Vergleich der verschiedenen Verfahren auf ihre Fähigkeit, möglichst viel der osteoinduktiven extrazellulären Matrixproteine zu erhalten.

Es wurden sechs verschiedene Versuchsgruppen untersucht. Bestrahlung mit Co60 Dosis 29,5 kGy, Kältekonservierung bei $-20°$ C und $-80°$ C, Thermodesinfektion bei 80 °C für 15 und 90 Minuten und als Referenzmaterial der unbehandelten Knochen. Die Transplantate wurden nach der Behandlung durch Wärme, Kälte, oder Gammastrahlung zu entmineralisierter Knochenmatrix aufgearbeitet und pro Versuchsgruppe zu 12 Proben à 50 mg aufgeteilt und implantiert. Die Implantation erfolgte in Form verbundener Stichproben in die Bauchmuskulatur der Ratte, wobei der Implantationsort der jeweiligen Versuchsgruppe von Tier zu Tier uhrzeigerförmig gewechselt wurde um potentiell unterschiedliche Lagerbedingungen auszugleichen. Die Implantatliegedauer betrug 23 Tage. Bei Explantation fand sich an den ehemaligen muskulären Implantationsorten eine ortsständige Knochenneubildung in Form von geschlossenen Ossikeln mit zentraler Markhöhle. Die histologische Aufarbeitung der 72 Explantate ergab eine Induktionshäufigkeit von 100%. Die quantitative Auswertung erfolgte durch die flammenphotomertische Bestimmung des neugebildeten Knochenkalziums. Die relative Implantatsaktivität bezogen auf den unbehandelten Knochen betrug 94% für die Strahlensterilisation und nur 49% für die 90minütige Thermodesinfektion. Die Kryokonservierung führte zu keiner signifikanten Änderung der osteogenen Implantatsaktivität (Friedmann Rangtest Paarvergleich nach Wicoxen und Wilcox).

Die Strahlensterilisation allogener Knochentransplantate mit CO 60 in einer Dosis von 29,5 kGy ist der Thermodesinfektion bei 80 °C sowohl im Erhalt der osteogenen Aktivität als auch durch die Elimination eines erheblich breiteren Erregungsspektrums überlegen.

A Plenarthemen
6 Freie Vorträge

Behandlungsstrategie und -ergebnisse bei Beckenringfrakturen | 151

O. WIELAND, K. WEBER, Halle

Der klassifikationsgerechte Einsatz der verschiedenen Therapiemöglichkeiten bei Beckenringfrakturen in Abhängigkeit von Alter, Allgemeinzustand und Gesamtverletzungsschwere wird an 106 Patienten retrospektiv kritisch überprüft und mit modernen Standards abgeglichen.

106 stationär behandelte Beckenringfrakturen unterschiedlicher Klassifikation und Schweregrade, als Einzelverletzung oder Teil von Mehrfach- oder Polytraumen, werden in einer retrospektiven Studie kritisch analysiert und großenteils nachuntersucht. Bei den operativ versorgten Frakturen vom B- und C-Typ kamen ganz überwiegend interne Osteosynthesen zur Anwendung mit dem Ziel des einzeitigen, vollständigen und stabilen Ringschlusses und der uneingeschränkten Lagerungs-, Pflege- und Bewegungsmöglichkeit des Patienten. Fixateur-externe-Montagen kamen nur ausnahmsweise und temporär zur Anwendung. Besondere Konstruktionsvarianten bei zentral iliacaler Verankerung ermöglichen nach unserer Erfahrung auch den dorsalen Ringschluß unter dosierter Kompression. Sie können über Stunden oder Tage von hohem Nutzen sein, sollten aber von internen Stabilisierungsmaßnahmen frühestmöglich abgelöst werden. Die belastungsfähige Rekonstruktion des hinteren Beckenringes kann dabei transiliacal von vorn oder direkt von dorsal, u.U. sogar percutan in Bauch- oder Rückenlage erreicht werden. Eine ausgeprägte Diskrepanz zwischen anatomischer Wiederherstellung, funktioneller Restitution und subjektivem Beschwerdebild ist evident und bleibt letztlich unerklärt.

Instabile Beckenringbrüche vom B- und C-Typ sollten frühestmöglich, vorzugsweise mit internen Osteosynthesen, stabilisiert werden. Der Fixateur externe, speziell konstruiert und platziert, kommt beim Schwerverletzten im Notfall temporär zum Einsatz. Anatomische und funktionelle Resultate sind ermutigend, stimmen aber nicht selten nicht mit dem subjektiven Ergebnis überein.

A Plenarthemen
6 Freie Vorträge

Zur Therapie der hinteren Beckenringverletzungen: Die Bedeutung der transiliosakralen Verschraubung

152

M. FELL, A. MEIßNER, M. WENNMACHER, R. RAHMANZADEH, Berlin

Darstellung des Stellenwertes der transiliosakralen Verschraubung in der Behandlung der instabilen hinteren Beckenringverletzung.

Bei der operativen Behandlung der hinteren Beckenringverletzungen konkurrieren die Plattenosteosynthese der Sacroiliakalfuge (SI-Verletzungen), lokale Osteosyntheseverfahren (Os sacrum-Frakturen), die indirekte Stabilisierung mit über die Darmbeinflügel eingebrachten Gewindestangen (SI-Verletzungen, Os sacrum Frakturen), spezielle Fixateur externe Montagen (SI-Verletzungen, Os sacrum Frakturen) und die transiliosakrale Verschraubung, die bei SI-Verletzungen und Os sacrum Frakturen angewendet werden kann.

In einem Fünfjahreszeitraum (01.04.1991–15.03.1996) wurden in unserer Klinik im Rahmen einer prospektiven Studie 20 Patienten (davon 5 Patienten beidseitig) wegen einer instabilen hinteren Beckenringverletzung (6 SI-Fugenläsion, 19 Os sacrum Frakturen im Rahmen von Typ C-Verletzungen n. AO) durch transiliosakrale Verschraubung behandelt. 11 Patienten waren polytraumatisiert. Die Osteosynthese erfolgte bei 3 Patienten als gedecktes Verfahren, bei den übrigen machte das Debridement des SI-Gelenkes und/oder die Reposition ein offenes Vorgehen notwendig. Die intraoperative Kontrolle der Schraubenpositionierung erfolgte über Durchleuchtung in den Standardeinstellungen (a.-p.-, inlet-, outlet-view). Operationsbedingte Komplikation war eine Läsion der S1-Wurzel durch unkorrekte Schraubenpositionierung. Die postoperative Mobilisierung erfolgte unter Abrollbelastung der verletzten Seite nach 1 Woche, soweit die Begleitverletzungen dies zuließen.

Die kontinuierliche Nachuntersuchung der Patienten ergab keine Schraubenbrüche (die Materialentfernung erfolgte nach 6 bis 12 Monaten). Weder Redislokationen noch Pseudarthrosen waren aufgetreten. 10 der 16 länger als 12 Monate nachverfolgten Patienten waren beschwerdefrei, 6 klagten über belastungsabhängige Schmerzen im Bereich der SI-Region. Arthrosen der SI-Fugen konnten bisher nicht beobachtet werden. Die berufliche Reintegration war nur bei Patienten mit schweren begleitenden Nervenverletzungen abhängig von der Beckenverletzung, bei den übrigen Patienten waren sonstige im Rahmen eines Polytraumas erlittene Verletzungen oder andere Begleitumstände (Drogenabusus, psychiatrische Krankheitsbilder) für den sozialen Outcome bestimmend.

Die transiliosakrale Verschraubung ermöglicht die risikoarme, begrenzt invasive Therapie instabiler hinterer Beckenringverletzungen und führt zu guten mittelfristigen Behandlungsergebnissen.

A Plenarthemen
6 Freie Vorträge

Minimal invasive Technik zur Stabilisierung von instabilen Frakturen am hinteren Beckenring mit Fixateur interne — 153

M. MAGHSUDI, C. NEUMANN, R. HENTE, M. NERLICH, Regensburg

Klinischer Erfahrungsbericht einer minimal invasiven Operationstechnik mit Fixateur interne bei insgesamt 17 Polytraumatisierten mit einer instabilen hinteren Beckenringverletzung.

Problembeschreibung: Die notfallmäßige primäre Stabilisierung bei Patienten mit instabilen Verletzungen des Beckens ist mit der extern angebrachten Beckenzwinge, als überbrückendes Verfahren, erfolgreich möglich. Der meist kritische Gesamtzustand des einzelnen Verletzten mit drohendem Multiorganversagen erfordert zur späteren definitiven Stabilisierung, ein sowohl rasch durchführbares als auch ein möglichst schonendes Operationsverfahren. Mit der dorsalen Anlage eines winkelstabilen Fixateur interne ist es möglich, eine definitive und gering traumatisierende Stabilisierung des hinteren Beckenringes zu erreichen.

Material und Methode: In einer prospektiven klinischen Studie haben wir seit 1993 bei insgesamt 17 Polytraumatisierten (mittlerer ISS 26 ± 12) mit komplexer instabiler Verletzung des Beckens die dorsale Stabilisierung durch Anlage eines winkelstabilen Fixateur interne (AO-Universal-Spine-System) durchgeführt. Bei 6 Patienten war eine externe Stabilisierung mit der AO-Beckenzwinge vorausgegangen. Die Verankerung der Pedikelschrauben des Fixateur interne erfolgte dabei durch Stichinzisionen über den beiden Spinae iliacae posterior superior in das Os ilium parallel zum Sacroiliacalgelenk. Mit dem dorsal über dem Os sacrum subcutan eingebrachten Verbindungsstab wurden die beiden Schrauben winkelstabil verbunden.

Ergebnisse: Die Operationszeiten für die dorsale Stabilisierung des Beckens mittels Fixateur interne lag im Mittel bei 28 ± 7 Min. und war damit deutlich verkürzt. Eine Fehllage der Pedikelschraube war in keinem der Fälle aufgetreten. Bei einem Polytraumatisierten kam es zu einer lokalen Wundheilungsstörung mit Infekt über einem der Schraubenköpfe des Fixateur interne, die nach Implantatentfernung folgenlos ausheilte. Die Frakturen bzw. Instabilitäten des hinteren Beckenringes heilten ohne Implantatbruch oder -lockerung.

Die dorsale Stabilisierung des Beckens mit Fixateur interne stellt, insbesondere bei Polytraumatisierten mit kritischem Allgemeinzustand, ein schonendes und definitives Operationsverfahren bei komplexen hinteren Beckeninstabilitäten dar.

A Plenarthemen
6 Freie Vorträge

Komplikationen im Rahmen der triangulären Osteosynthese instabiler Sakrumfrakturen bei Typ C Beckenringbrüchen

154

TH. SCHILDHAUER, C. JOSTEN, G. MUHR, Bochum

Beurteilung der Risiken der triangulären Osteosynthese instabiler Sakrumfrakturen in Typ C Beckenringbrüchen.

Sakrumfrakturen in Typ C Beckenringbrüchen werden nach Reposition durch vertikale Abstützung zwischen LWS und Os Ilium/Sakrum, sowie durch horizontale Stabilisierung mit transiliosakraler Verschraubung oder transversaler Verplattung versorgt. Beurteilung des Verfahrens mit sofortiger post-operativen Vollbelastung kann nur anhand aufgetretener Komplikationen erfolgen.

Im Zeitraum 1992-1996 wurden 29 Patienten mit der triangulären Osteosynthese versorgt (8 Frauen – ISS 32, 21 Männer – ISS 30). Neben der vertikalen Abstützung wurden horizontal in 9 Patienten transversale Platten und in 20 Patienten transiliosakrale Verschraubungen vorgenommen. In 20 Patienten erlaubten die Begleitverletzungen eine direkte Vollbelastung.

Bei 1 Pat. kam es zur Implantatlockerung dorsal (3%) und bei 2 Pat. ventral (6%) nach direkter Vollbelastung. Zwei dieser Patienten benötigten eine ReOP (6%). In allen Patienten war bei nur 1 transiliosakralen Schraube der vordere Beckenring nicht suffizient stabilisiert worden. Nach ReOP war die Frühbelastung problemlos ohne Repositionsverlust. Weitere Komplikationen waren 1 subkutane Nekrose und 1 lokale Infektion (6%). In beiden asthenischen Patienten war die Pedikelschraube im Os Ilium stark prominent unter dem Weichteilmantel. Die Infektion resultierte in einer vorzeitigen Metallentfernung. Postoperative Zunahme oder Auftreten einer Neurologie oder Repositionsverlust traten nicht auf.

Dorsal sollte mittels transversaler Verplattung oder mindestens zweier transiliosakraler Schrauben stabilisiert werden. Wird ventral suffizient mit Platte oder transpubischer Schraube stabilisiert, reicht eine dorsale Schraube. Die Pedikelschraube im Os Ilium sollte innerhalb der Crista Iliaca nicht prominent eingebracht werden.

A Plenarthemen
6 Freie Vorträge

Welche Ergebnisse zeigt die Behandlung von alten Patienten mit Beckenfrakturen? | 155

TH. WACHTEL, A.-M. WEINBERG, F. DRAIJER, F. MAURER, W. QUIRINI, Braunschweig; M. FELL, Berlin

Über die Ergebnisse schwerer Beckenverletzungen im Spätergebnis bei Patienten mit einem Lebensalter größer als 60 Jahre existieren oftmals Spekulationen. Deshalb soll innerhalb dieses Artikels versucht werden, Teilaspekte in der Versorgung einer Bekkenfraktur dieser Altersgruppe zu betrachten.

Im Rahmen einer prospektiven Multicenter-Studie wurden 76 Patienten mit einem Lebensalter von 60 Jahren und mehr nach einem posttraumatischen Zeitraum von mindestens 2 Jahren entsprechend den Kriterien der AO-Studie nachuntersucht, wobei aufgrund der großen Anzahl der A-Verletzten nach Zufallskriterien eine Stichprobe erhoben wurde.
Bei der Nachuntersuchung zeigten 50% (n = 38) der Patienten eine A-, 15,78% (n = 12) eine B-, 6,57% (n = 5) eine C- und 26,31% (n = 20) eine isolierte Acetabulumverletzung.
Eine operative Stabilisierung erfuhren 2,63% (n = 1) der Patienten mit einer Typ A-, 41,66% (n = 5) mit einer Typ B-, 60% (n = 3) mit einer Typ C- und 25,00% (n = 5) mit einer isolierten Acetabulumverletzung. Das Durchschnittsalter der A-Verletzten betrug 74,73 (61–89) Jahre, der B-Verletzten 76 (61–82) Jahre, der C-Verletzten 69,8 (61–78) Jahre und der isolierten Acetabulumfrakturen 70,15 (60–90) Jahre. Der objektive Schmerz wurde bei den A-Verletzten zu 55,26% als nicht-vorhanden, 28,94% als leicht- und 15,78% als mittel-; bei den B-Verletzten zu 25% als nicht-vorhanden und 75% als leicht-; bei den C-Verletzten zu 60% als leicht- und 40% als mittel-; bei den isoliert Acetabulumverletzten zu 40% als nichtvorhanden, 25% als leicht- und 35% als mittelgradig bewertet. Einen Karnowsky-Index von 90–100%, d.h. eine leichte Einschränkung aufgrund der Verletzungsfolgen, zeigte sich bei 63,15% der A-Verletzten, bei 58,33% der B-Verletzten und bei 50% der isoliert Acetabulumverletzten. Keine C-Verletzung erreichte dieses Ergebnis der Karnowsky-Klassifikation. Dennoch wiesen 93,42% (n = 71) der Patienten keine Änderung ihres sozialen Umfeldes auf, 5,26% (n = 4) klagten über einen Verlust von sozialen Kontakten und 1,31% (n = 1) über eine soziale Desintegration. Bemerkenswert ist, daß keine Acetabulumfraktur eine primäre oder sekundäre Totalendoprothesen-Implantation innerhalb des Nachuntersuchungszeitraum erfuhr.

Bei der Indikationsstellung einer operativen Stabilisierung sollte der vermeintlich geringere Aktivitätsgrad älterer Menschen nicht überbewertet werden. Die Entscheidungskriterien in der Therapie einer Beckenring- oder Acetabulum-Fraktur sind vielmehr die Folgen und Symptome einer Fehlstellung wie Schmerzen, Vermeiden einer Immobilität bis hin zur Pflegebedürftigkeit des Patienten, zu vermeiden.

A Plenarthemen
6 Freie Vorträge

Zweijahresergebnisse nach operativer Versorgung von 175 Acetabulumfrakturen

156

P. M. ROMMENS, P. L. BROOS (Leuven), Mainz

Kritische Analyse der operativen Versorgung von Acetabulumfrakturen: Indikationsstellung, postoperative Probleme, funktionelle Endergebnisse.

In einem Zeitraum von 9 Jahren (1987–1995) wurden 222 Patienten mit 225 Acetabulumfrakturen operativ versorgt. Das Durchschnittsalter betrug 39,1 Jahre. 178 Patienten erlitten einen Verkehrsunfall, 43 einen Sturz und 4 eine Crashverletzung. Nur bei 35 Patienten war die Acetabulumfraktur die einzige Läsion. 102 Frakturen waren einfach (45,3%), 123 kombiniert (54,7%). Die häufigste Verletzung war die hintere Wandfraktur (n = 60), die Querfraktur mit hinterer Wandverletzung (n = 43), die T-förmige Fraktur (n = 31), die Zweipfeilerfraktur (n = 29) und die Querfraktur (n = 20). Die Operation wurde im Durchschnitt am 5. Tag durchgeführt. 16 Patienten wurden primär mit einer TEP versorgt, alle anderen erhielten eine offene Reposition. Der Kocher-Langenbeck-Zugang wurde 128 mal benutzt, der ilioinguinale Zugang 61 mal, der erweiterte iliofemorale Zugang 9 mal, kombinierte Zugänge 9 mal und perkutane Verschraubungen 2 mal. 175 Patienten wurden klinisch und röntgenologisch nach einer durchschnittlichen Zeit von 2,0 Jahren nachgesehen. Die Beurteilungsskala von Merle d'Aubigne wurde benutzt zur funktionellen Beurteilung. 60 Patienten erhielten ein ausgezeichnetes Resultat (34,3%), 73 (41,7%) und gutes, 23 ein mäßiges und 19 ein schlechtes. Die schlechtesten Resultate wurden gesehen bei den T-Frakturen (60% ausgezeichnet und gut) und bei den hinteren Wandfrakturen (71,1%). Die besten Resultate wurden erreicht bei der vorderen Pfeilerfraktur mit hinterer Querfraktur (87,5% ausgezeichnet und gut) und bei den Querfrakturen (85,7%).

Fazit: Die Chirurgie des Acetabulums führt zu ausgezeichneten und guten Ergebnissen nach gründlicher präoperativer Planung, bei anatomischer Wiederherstellung der Gelenkfläche und bei sorgfältiger Weichteilbehandlung sowohl intra- als auch postoperativ.

A Plenarthemen
6 Freie Vorträge

Schraubenosteosynthese von Acetabulumfrakturen mit 3,5 mm Kleinfragmentschrauben | 157

U. STÖCKLE, R. HOFFMANN, N.P. SÜDKAMP, N. HAAS, Berlin

Ziel: Klinische und radiologische Evaluierung des Therapie Regimes der „alleinigen Schraubenosteosynthese von Acetabulumfrakturen mit 3,5 mm Kleinfragmentschrauben bei entsprechen großen Fragmenten" im Rahmen einer prospektiven Studie.

Problem: Die operative Versorgung von Aceatabulumfrakturen erfordert eine stufenlose, anatomische Reposition der Fraktur, um Folgeschäden zu vermeiden. Bei der alleinigen Plattenosteosynthese ist dies aufgrund der Rigidität der Platte mit exzentrischer Krafteinwirkung nicht immer möglich.

Material und Methode: Von 8/1992 bis 8/1995 wurden 72 Acetabulumfrakturen (70 Patienten, 52 m/18 w, Durchschnittsalter 32 Jahre) operativ behandelt. Davon wurde in 50 Fällen mit genügend großen Fragmenten die alleinige Schraubenosteosynthese mit 3,5 mm Kleinfragmentschrauben in Zugschraubentechnik durchgeführt.

Frakturtypen (n. Letournel):	Posterior wall	5	Posterior column and posterior wall	2
			Transverse and posterior wall	13
	Anterior column	5	T-shaped	2
	Transverse	11	Anterior column, posterior hemitransverse	1
			Both column	11

In 9 Fällen wurde der Kocher-Langenbeck-Zugang verwendet, 7 mal der ilioinguinale. An erweiterten Zugängen wurde 31 mal der Baltimore Zugang durchgeführt, 2 mal erweitert iliofemoral und 1 mal der Kocher-Langenbeck mit einem ilioinguinalen Zugang kombiniert. Die postoperative Mobilisierung erfolgte mit 15 kg Teilbelastung für 12 Wochen.

Ergebnisse: Bisher wurden 35 der 50 Patienten (70%) nach durchschnittlich 22 Monaten (12–36 Monate) postoperativ klinisch und radiologisch (einschließlich CT) nachuntersucht. An Komplikationen traten auf: 2 mal Implantatbruch durch verfrühte eigenmächtige Vollbelastung, 1 Pseudarthrose. Von den übrigen 32 Patienten waren 27 sehr zufrieden bei nahezu freier Hüftbeweglichkeit und Schmerzfreiheit. Bis auf einen Patienten mit einer 3 mm Gelenkstufe außerhalb der Belastungszone, konnte jeweils ein anatomisches Repositionsergebnis in Röntgen und CT nachgewiesen werden. 4 Patienten mit Polytrauma mit SHT (PTS IV) hatten ausgedehnte periartikuläre Ossifikationen (Brooker III, IV). 2 Patienten wiesen deutliche arthrotische Veränderungen auf. Dies korrelierte mit 26 guten oder sehr guten Ergebnissen nach Harris und Merle d'Aubigné, 4 befriedigenden und 2 schlechten.

Schlußfolgerung: Bei Acetabulumfrakturen mit genügend großen Fragmenten ist mit der alleinigen Schraubenosteosynthese mit 3,5 mm Kleinfragmentschrauben in Zugschraubentechnik eine excellente Reposition und Retention möglich bei guter Stabilität. Zusätzliche Platten sind nur bei Trümmerzonen erforderlich.

A Plenarthemen
6 Freie Vorträge

Muskuläre Auswirkungen des hohen Hüftzentrums auf die Abduktoren des Hüftgelenks

158

J. STEINBECK, J. JEROSCH, J. STECHMANN, V. GÜTH, Münster

Die Zielsetzung der vorliegenden Untersuchung war es, die Auswirkungen eines hohen Hüftzentrums auf das resultierende Lastmoment sowie die Auswirkung auf Muskellänge und -kraft zu dokumentieren.

Material und Methode: An 20 anatomischen Beckenpräparaten wurde ein standardisierter Acetabulumdefekt von Typ 3b nach Paprosky gesetzt. Anschließend erfolgte die Implantation einer Prothesenpfanne proximal zum alten Rotationszentrum. Das Ausmaß der Migration des Rotationszentrums wurde in Relation zur Originalpfanne dokumentiert. Die sich hieraus ergebenden Auswirkungen auf die mechanischen Arbeitsbedingungen der Hüftmuskulatur wurden rechnergestützt durch ein Computermodell mit einem Vergleich der Werte für das Originalzentrum und das hohe Hüftzentrum ermittelt.

Ergebnisse: Die vertikale Verlagerung des Hüftzentrums nach Implantation der Pfanne betrug zwischen 13 mm und 35 mm und unterliegt so großen interindividuellen Schwankungen. Es resultierte eine Lateralisation des Rotationszentrums zwischen 10 mm und 30 mm sowie eine Migration nach ventral um 5 mm bis 25 mm in Relation zum ursprünglichen Hüftzentrum. Aus dem Vergleich der Zahlen für Kraft und Länge der Muskeln vor und nach Einsatz eines hohen Hüftzentrums konnte die Veränderung der Parameter ersehen werden. Es zeigte sich eine Verkürzung der vorderen Anteile der Mm. gluteus minimus und medius, sowie des M. tensor fasciae latae zwischen 3% und 16%. Eine Dehnung von M. gluteus maximus und dem hinteren Anteil von M. gluteus minimus von 1% bis 6% wurde beobachtet. Für alle Anteile stieg die zur Beckenstabilisation aufzubringende Kraft mit Werten von 140% bis 250% der Ausgangskraft erheblich an. Die muskuläre Insuffizienz wird durch die Erhöhung des Lastmomentes, welches ebenfalls berechnet wurde und durch die Veränderung der Hebelarme infolge Winkelveränderungen der wirksamen Muskelquerschnitte gesteigert.

Schlußfolgerung: Anhand dieser Befund erscheint die Implantation einer alloplastischen Hüftgelenkspfanne in der Position eines hohen Hüftzentrums nicht ratsam.

A Plenarthemen
6 Freie Vorträge

Die ventrodorsale Stabilisierung und Dekompression bei Frakturen der BWS und LWS

183

C. KLÖCKNER, O. WÖRSDÖRFER, Fulda

Einleitung: Bei der operativen Versorgung von Frakturen der BWS und LWS hat sich unter Zielsetzung der stabilen Instrumentation, der Beseitigung von spinaler Kompression und der Wiederherstellung des physiologischen Wirbelsäulenprofils, unter Opferung möglichst weniger Bewegungssegmente, die ventrodorsale Dekompression und Stabilisierung bei folgenden Indikationen bewährt:
1. Ausgedehnten Wirbelkörperzertrümmerungen mit Zerstörung beider benachbarter Bandscheiben (Typ A 3),
2. Berstungsbrüchen mit freien ventralen Spinalkanalfragmenten (Typ A 3),
3. Berstungsbrüchen mit Spinalkanalstenosen und neurologischen Ausfällen,
4. Flexions-Distraktionsverletzungen mit signifikanten Wirbelkörperfrakturen (Typ B),
5. Dislozierten Rotationsberstungsbrüchen (Typ C),
6. Unvollständigen Dekompressionen nach dorsalen Verfahren,
7. Veralteten oder in Fehlstellung verheilten Wirbelfrakturen.

Patienten und Methoden: Zwischen 1986 und 1995 wurde bei 97 Patienten eine ventrodorsale Dekompression und Stabilisierung durchgeführt. Zur Rekonstruktion der ventralen Säule wurde dabei jeweils ein corticospongiöser Knochenspan aus dem hinteren Beckenkamm verwendet. Dorsal wurde mit einem winkelstabilen transpedikulären System instrumentiert. Von diesen Patienten wurden 92 (94,8%) einzeitig operiert. 53 (54,6%) hatten eine neurologische Begleitsymptomatik.

Ergebnisse: Bei 38 (71,7%) dieser Patienten mit neurologischen Ausfällen konnte eine Verbesserung der Symptomatik in der Nachuntersuchung festgestellt werden. In 88 (90,7%) Fällen zeigte sich auch nach Abschluß der knöchernen Konsolidierung eine anatomische Wiederherstellung des Wirbelsäulenprofils. Bei 5 (5,2%) Patienten kam es zu einem mäßigen Korrekturverlust. Eine Restkyphose von unter 20 Grad zeigte sich bei 4 (4,1%) Patienten. Dies waren vornehmlich Fälle, die aufgrund von Mehrfachverletzungen einer zweizeitigen Versorgung unterzogen wurden und primär dorsal in der kyphotischen Fehlstellung stabilisiert wurden.

Komplikationen: Die Komplikationsrate betrug 14,4%. Dabei wurden 2 Infekte, 3 Bauchmuskelparesen, 2 Hämatome, 5 Spansinterungen und 1 Pseudarthrose registriert. Bei einem Patient kam es durch das Eintreiben des ventralen Spans in den Spinalkanal zum Auftreten einer Paraparese.

Schlußfolgerungen: Die ventrodorsale Dekompression und Stabilisierung hat sich bei Frakturen der BWS und LWS mit obengenannten Indikationen auch aus biomechanischen Gründen als Standardverfahren bewährt. Sie gewährleistet eine gute Dekompression durch direkte Tast- und Sichtmöglichkeit, eine hohe Primärstabilität und eine Wiederherstellung des anatomischen Profils mit dauerhaftem Resultat. Nach Möglichkeit sollte eine einzeitige Versorgung angestrebt werden.

A Plenarthemen
6 Freie Vorträge

Remodeling des Spinalkanals nach Wirbelkörperkompressionsfrakturen

184

H. PICKEL, M. HOFMEISTER, M. MILITZ, V. BÜHREN, Murnau

Überprüfung der Notwendigkeit der Teil-Korporektomie bei Einengung des Spinalkanals nach Wirbelkörperbrüchen im Bereich des thoracolumbalen Überganges.

Bei verbliebener Spinalkanaleinengung nach Reposition einer Wirbelkörperfraktur kann im weiteren Verlauf mit einer Erweiterung des Spinalkanals gerechnet werden (Auto-Remodelling).

Bereits durch Reposition und anschließende Osteosynthese läßt sich die im Rahmen des Unfalls eingetretene Spinalkanaleinengung bereits deutlich reduzieren. Eine vollständige Reposition gelingt jedoch selten – diesbezüglich wird häufig primär die Indikation zur Teil-Korporektomie gestellt.

Zwischen 9/1994 und 3/1996 wurden 46 Patienten mit Wirbelkörperkompressionsbrüchen ohne motorischem Defizit operativ versorgt. Zum Zeitpunkt des Unfalls, der Primäroperation und zur Metallentfernung wurde mittels Computertomographie das Ausmaß der Spinalkanaleinengung präoperativ quantitativ bestimmt.

Bei Unfall war bei unserem Patientengut der Spinalkanal durchschnittlich zu 35% (10–55%) eingeengt. Allein durch Reposition (CT p.op) ließ sich die Einengung um mehr als die Hälfte der ursprünglich verlegten Gesamtfläche reduzieren. Eine weitere signifikante Abnahme der Einengung (weniger als 10% der Gesamtfläche (Wilcoxon-Test, $p < 0,01$)) konnte zum Zeitpunkt der Metallentfernung (6–8 Monate nach Unfall) nachgewiesen werden.

Trotz verbliebener Fragmente nach Primär-OP war bei keinem der Patienten eine Verschlechterung des neurologischen Defizites aufgetreten.

Die Entfernung von Fragmenten aus dem Spinalkanal bei Verletzungen ohne neurologischen Defizit ist erforderlich.
Das Auto-Remodeling des Spinalkanals ist bereits 6 Monate nach Primärversorgung eingetreten.

A Plenarthemen
6 Freie Vorträge

CT-gestützte Morphometrie nach dorsaler Instrumentation instabiler Wirbelkörperbrüche	185

H.-J. HELLING, A. PROKOP, G. ULLRICH, H.-G. BROCHHAGEN, K.E. REHM, Köln

Die Häufigkeit von Fehlpositionierungen unter radiologischer Kontrolle eingebrachter Pedikelschrauben, die Wertigkeit der transpedunkulären Spongiosaplastik und die Rekanalisationsmöglichkeiten des Spinalkanales sollten morphometrisch anhand vergleichender CT-Untersuchungen überprüft werden.

Von Dezember 1993 bis August 1995 wurden in einer prospektiven Studie 18 Patienten mit 19 instabilen Wirbelkörperfrakturen erfaßt und versorgt. Das Durchschnittsalter betrug 31 Jahre. In allen Fällen waren mindestens Vorder- und Hinterkanten beteiligt (Wolter AB). BWK 12, LWK 1 und 2 waren in 68,2% der Fälle am häufigsten betroffen. Die primäre Einengung des Spinalkanals im CT betrug durchschnittlich 39,3%. Das Einbringen der Pedikelschrauben für die dorsale Instrumentation mit einem Fixateur interne (Spinefix, USS) wird standardmäßig mit einem Ziel – Kirschner Draht in zwei Ebenen röntgenologisch geführt.
Durchschnittlich nach 7,6 Monaten wurden die Implantate entfernt und eine Computertomographie der Wirbelsäule angefertigt, die mit dem Unfall-CT verglichen wurde. 56 Wirbelkörper und 68 Pedikel wurden morphometrisch vermessen. Dabei wurde die Pedikelschraubenlage und deren Einschraubwinkel bestimmt und die Abweichung von dem Pedikel berechnet. OP-Technik-bedingt (lateraler Eintrittspunkt) stimmte Pedikel- und Schraubenwinkel nur bei 16,7% der Fälle exakt überein. Abweichungen bis 5° wurden bei 56,7% und bis 10° bei 16,6% der Fälle beobachtet. Perforationen der Pedikel mit medialer Schraubenfehllage von mindestens halber Schraubenbreite traten nur in 4,4% auf.
Die primäre Spinalkanaleinengung konnte durch die Reposition auf 10,7% ausgeglichen werden. Elfmal erfolgte eine einseitige transpedunkuläre Spongiosaplastik. Es konnte durchschnittlich 2,07 ccm Spongiosa in den Wirbelkörper eingebracht werden (entsprach 5,63 Volumenprozent des Wirbelkörpers). Um die Spongiosaplastik ließen sich in allen Fällen computertomographisch verbliebene Defekte von im Mittel 0,88 ccm (2,52 Volumenprozent des WK) ausmachen.

Die dorsale Instrumentation ermöglicht eine gute Reposition der Wirbelkörperhinterkanten. Die radiologische Kontrolle in 2 Ebenen beim Einbringen der Pedikelschrauben minimiert die Möglichkeit einer Fehllage. Trotz der transpedunkulären Spongiosaplastik verbleiben im CT nachweisbare Defekte der aufgerichteten Wirbelkörper. Eine primär ventrale Spongiosaplastik oder Spaneinfalzung könnte diese Defekte vermeiden.

Frakturen des Dens axis. Eine retrospektive Analyse von 91 Fällen

E. J. MÜLLER, CH. JOSTEN, O. RUSSE, G. MUHR, Bochum

Zielsetzung: Untersuchung des Stellenwertes der operativen als auch konservativen Therapieverfahren in Bezug auf die verschiedenen Verletzungstypen und Analyse der Indikationsstellung unter besonderer Berücksichtigung der aufgetretenen Komplikationen.

Patienten und Methode: In den Jahren 1980 bis 1993 wurden an unserer Klinik 91 traumatische Frakturen des Dens axis behandelt. Das Durchschnittsalter der 35 Frauen und 56 Männer betrug 45,7 Jahre (13–79). Als Unfallursache lag in 47 Fällen ein Verkehrsunfall und in 41 Fällen ein Sturz zugrunde. In 3 Fällen war die Unfallursache nicht zu eruieren. Die Einteilung der Frakturen erfolgte entsprechend der Klassifikation von Anderson/d'Alonzo in drei Typen. Es wurden 2 Typ-I, 61 Typ-II, sowie 28 Typ-III Läsionen diagnostiziert. Eine operative Therapie wurde bei 48 Frakturen ausgeführt, 38 Typ-II sowie 10 Typ-III Frakturen. Eine direkte Densverschraubung wurde in 31 Fällen durchgeführt, 17mal wurde die Fraktur mit einer dorsalen C1/2 Fusion stabilisiert. Die übrigen 43 Läsionen wurden konservativ behandelt, dabei kam der Halo-Fixateur in 30 Fällen, eine Cervikalstütze in 12 Fällen, sowie einmal ein Minerva-Gips zum Einsatz.

Ergebnisse: Die Komplikationsrate sowohl für die operativ als auch die konservativ behandelten Fälle betrug 21,9% (20/91). In der operativen Gruppe waren in 14,6% der Fälle Komplikationen aufgetreten (7/48). Eine Reoperation bei persistierender Instabilität war zweimal erforderlich (einmal nach einer direkten Densverschraubung und einmal nach einer dorsalen Fusion), zweimal zeigte sich eine Schraubenfehllage nach direkter Densverschraubung. Drei Patienten sind in der postoperativen Phase verstorben. In der konservativen Gruppe betrug die Komplikationsrate 30,2% (13/43). In 7 Fällen war wegen persistierender Instabilität oder verzögerter Heilung ein Verfahrenswechsel indiziert, drei Pininfekte an einem Halo-Fixateur machten einen Pinwechsel erforderlich. Eine Lungenembolie wurde bei einem Patienten diagnostiziert, zwei Patienten verstarben während der konservativen Therapie.

Zusammenfassung: Sowohl die operativen als auch die konservativen Verfahren zu Behandlung der traumatischen Frakturen des Dens axis können mit signifikanten Komplikationen einhergehen. Um die Komplikationsrate zu senken ist eine sorgfältige Auswahl der Therapieform für die verschiedenen Frakturen erforderlich. Lediglich die unverschobenen, sowie die reponierbaren und auch retinierbaren Frakturen können erfolgreich konservativ behandelt werden. Die nicht reponierbaren und nicht retinierbaren Läsionen werden operativ stabilisiert.

A Plenarthemen
6 Freie Vorträge

Bringt das MRT einen Vorteil der Diagnostik der diskoligamentären Instabilität nach schwerer HWS-Distorsion? | 187

M. WEIßKOPF, U. STÖCKLE, R. HOFFMANN, N. SÜDKAMP, Berlin

Zielsetzung: Im Rahmen einer prospektiv begleitenden Studie wurden die Befunde der konventionellen Röntgendiagnostik inklusive dynamischer Untersuchung im Bildverstärker, der CT-Untersuchung und der MRT-Diagnostik mit dem intraoperativen Befund verglichen.

Material und Methode: Bei insgesamt 54 Patienten mit einer anamnestisch und klinisch schweren HWS-Distorsion wurden in der Zeit von 8/92 bis 12/95 praeoperativ ein konventionelles Röntgen in 2 Ebenen und Funktionsaufnahmen, sowie eine dynamische Untersuchung mit Hilfe des Bildverstärkers durchgeführt. Ein CT der betroffenen Bereiche wurde zum Ausschluß einer knöchernen Läsion angefertigt. Bei 18 Patienten (4 weiblich und 14 männlich) im Alter zwischen 23–71 Jahren (Durchschnitt 42,1 Jahre) wurde wegen des dringenden Verdachts einer diskoligamentären Instabilität praeoperativ ein MRT mit Kontrastmittel (Gadolinium) zur Beurteilung der Ligg. longitud. ant. et post. und des Disc. intervertebralis durchgeführt. In dieser Untergruppe wurde keine ossäre Läsion beobachtet. Die Indikation zur operativen Intervention wurde aufgrund der BV-Untersuchung gestellt.

Ergebnisse: Bei allen 19 Patienten, die bei der dynamischen Bildverstärker-Untersuchung eine vermehrte ap Translation, bzw. eine vermehrte Aufklappbarkeit im betroffenen Segment aufwiesen, wurde intraoperativ ein pathologischer Befund erhoben. Bei allen operierten Patienten waren die Disc. intervertebr. traumatisch verändert, bei einem Patienten waren 2 Segmente betroffen. Das vordere Längsband war bei 9 Patienten rupturiert.
Nach der MRT Diagnostik wurde bei 7 Patienten ein traumatischer Bandscheibenprolaps nachgewiesen. Das vordere Längsband war bei 6 Pat. rupturiert bzw. eingeblutet, das hintere Längsband in 2 Fällen. Bei 7 Patienten wurden im MRT keine pathologisch veränderten Strukturen gesehen.
Bei 16 Pat. wurde eine ventrale Spondylodese mit tricortalem Beckenkammspan und H-Platte bevorzugt, während bei 2 Patienten eine dorsale Spondylodese nach Magerl durchgeführt wurde.

Schlußfolgerung: Bei 36,9% der Patienten mit intraoperativ nachgewiesener diskoligamentärer Instabilität war der MRT-Befund falsch negativ. Daher ist das MRT, auch mit Kontrastmittel, zur Abklärung der Operationsindikation nicht ausreichend, 7 Patienten wären nach der MRT-Untersuchung nicht operiert worden. Bei Verdacht auf diskoligamentäre Instabilität im HWS-Bereich ist daher die einfach durchzuführende dynamische Untersuchung mit Hilfe des Bildverstärkers der kostenintensiven MRT-Untersuchung vorzuziehen.

A Plenarthemen
6 Freie Vorträge

Zur Therapie der frischen Achillessehnenruptur
Operativ-funktionelle vs. konservativ-funktionelle Therapie

203

O. KERN, B. BOUILLON, R. LÖBACH, T. TILING, Köln

Ziel der prospektiv-randomisierten Studie ist es, die operativ-funktionelle mit der konservativ-funktionellen Therapie der frischen Achillessehnenruptur hinsichtlich Rerupturrate, Funktion, Schmerzen, Arbeitsfähigkeit und Zufriedenheit zu beurteilen.

Prospektiv-randomisierte Studie zum Vergleich operativer und konservativer Therapie der ASR.

Der Stellenwert der konservativ-funktionellen Therapie der frischen Achillessehnenruptur ist weiterhin umstritten. Während in angloamerikanischen Ländern ein konservatives Vorgehen bevorzugt wird, stellt die frische Ruptur in Mitteleuropa eine Domäne der operativen Therapie dar.
Im Zeitraum von 8/1994–3/1996 wurden 21 Patienten mit einer frischen Achillessehnenruptur (< 48 h) randomisiert. Beide Gruppen waren hinsichtlich Alter, Geschlecht und Aktivitätsniveau vergleichbar. Grundsätzliches Einschlußkriterium zur konservativen Therapie war die sonographische Sehnenadaptation in 120° Plantarflexion des Fußes. Beide Gruppen wurden frühfunktionell mittels eines Spezialschuhs (Adidas Vario Stabil) für 8 Wochen sowie intensiver Krankengymnastik therapiert und zu definierten Zeitpunkten klinisch und sonographisch beurteilt.

In einem mittleren Beobachtungszeitraum von 12,3 Monaten (8–24) trat in keiner der beiden Gruppen eine Reruptur auf. In der Kraftmessung (Cybex II) erreichten die Patienten der operierten Gruppe (n = 11) im Mittel 93,2 (± 6,2)% der Kraft des gesunden Beines, die der konservativ therapierten Gruppe 90,9 (± 5,7)%. Schmerzen waren in beiden Gruppen nach 14 Tagen nur noch minimal (Schmerzzahl 1, visuelle Analogskala). Arbeitsfähigkeit bestand in beiden Gruppen nach durchschnittlich 5,3 Wochen (3 Tage bis 4 Monate).

Beide Therapieregimes zeigen bei der frischen Achillessehnenruptur nach einem Jahr ein gutes Behandlungsergebnis. Aufgrund dieser Ergebnisse ist bei vorhandener Compliance ein primär konservatives Vorgehen zu diskutieren. Eine wie in anderen Studien beobachtete erhöhte Rerupturrate nach konservativer Therapie konnten wir bisher nicht beobachten.

A Plenarthemen
6 Freie Vorträge

Aktuelle Behandlungskonzepte der Achillessehnenruptur – Ergebnisse einer bundesweiten Umfrage   204

H. LILL, C. MOOR, A. SCHMIDT, V. ECHTERMEYER, Minden

Standortbestimmung in der Therapie von Achillessehnenrupturen.

In der Behandlung von Achillessehnenrupturen scheint sich ein Wandel zugunsten der konservativ funktionellen Behandlung anzubahnen. Die mittlerweile guten konservativen Ergebnisse stellen die Operation in Frage.
In der BRD wurden 1306 chirurgische, unfallchirurgische und orthopädische Kliniken mit einem standardisierten Fragebogen angeschrieben, 787 Kliniken (60,2%) beantworteten das Schreiben. In 698 Kliniken (88,8%) erfolgte die Operation als Standardtherapie. 77 mal (9,7%) werden sowohl konservative als auch operative Therapieregime angegeben und in 12 Kliniken (1,5%) ausschließlich konservativ behandelt. Die postoperativen Komplikationen liegen bei 3,5%. Als Rerupturrate für die operierte Gruppe werden 1,6% berechnet, unabhängig von Operationsverfahren und postoperativer Gipsruhigstellung (77%), Orthesen bzw. Spezialschuh (18%) und freier (5%) Behandlung. Die Rerupturrate für die konservative Gruppe (89 Kliniken) liegt bei 2,7%, wobei überwiegend eine funktionelle Therapie (96%) und selten eine Immobilisation im Gips (4%) durchgeführt wird.

Die Operation stellt in der BRD zur Zeit die Standardtherapie der frischen Achillessehnenruptur dar. Die bisher nur in wenigen Kliniken durchgeführte konservativ funktionelle Behandlung weist vergleichbar niedrigere Rerupturraten auf, wobei operativ bedingte Komplikationen ausgeschaltet werden können.

A Plenarthemen
6 Freie Vorträge

Die Achillessehnenverlängerung zur Therapie der posttraumatischen fixierten Spitzfußfehlstellung

205

F. MAURER, K. WEISE, Tübingen

Ätiologie, Indikation, Technik und Behandlungsergebnisse nach Achillessehnenverlängerung sollen anhand der Untersuchung des eigenen Patientenguts dargestellt werden.

Nach Abheilung der originären Unfallverletzungen bleibt der fixierte posttraumatische Spitzfuß eine das Gehvermögen erheblich beeinträchtigende Deformität, die auch durch eine orthopädische Schuhversorgung häufig nicht zufriedenstellend therapiert werden kann.

Material und Methode: Von 1982–1994 erfolgten 46 Achillessehnenverlängerungen wegen posttraumatischer Spitzfußfehlstellung. Ätiologisch fanden sich die verschiedensten Verletzungen im Bereich der unteren Extremitäten, mit 30% am häufigsten aber Unterschenkelfrakturen mit manifestem Kompartmentsyndrom. Als Indikation für die operative Korrektur wurde die fixierte Spitzfußstellung ohne Arthrose des oberen Sprunggelenkes angenommen. Die Spitzfußstellung betrug im Mittel 18,5°. Operationstechnisch wurde der Eingriff als schräge Tenotomie über einen dorsalen Zugang durchgeführt, in 42% der Fälle erfolgte zusätzlich eine dorsale Kapsulotomie und in 32% eine Umkipp-Plastik zur Verstärkung der durchtrennten Sehne. 38 operierte Patienten wurden klinisch und röntgenologisch nachuntersucht.

Ergebnisse: Durch die Operation konnte eine durchschnittliche Besserung der Dorsalextension um 23° erreicht werden. Die Inzidenz lokaler Komplikationen war mit 2,3% (Infekte) sehr gering. Von den nachuntersuchten Patienten beurteilten 81% das Behandlungsergebnis als sehr gut oder gut, die schlechtesten Ergebnisse ergaben sich bei Patienten, bei denen weitere Korrekturoperationen im Bereich der Fußwurzel und/oder der Zehen erforderlich wurden. Negative Auswirkungen bezüglich der Sprunggelenksfunktion oder nachteilige röntgenologische Veränderungen konnten nicht gefunden werden.

Der fixierte posttraumatische Spitzfuß ohne Arthrosen des oberen Sprunggelenkes stellt eine gute Indikation für eine Achillessehnenverlängerung dar. Bei geringen Risiken sind die Erfolgsaussichten unter subjektiven und objektiven Kriterien sehr gut. Auf die Bedeutung der Prophylaxe, auch bei Bagatellverletzungen, muß hingewiesen werden.

A Plenarthemen
6 Freie Vorträge

Therapie der intraartikulären Calcaneusfraktur mit der AO-Calcaneus-Platte nach R. Sanders

206

D.-H. BOACK, TH. MITTLMEIER, A. WICHELHAUS, R. HOFFMANN, Berlin

Die offene Stabilisierung des intraartikulären dislozierten Fersenbeinbruches mit der Platte nach R. Sanders. Überprüfung der Indikation des Implantates für verschiedene Frakturtypen anhand von klinischen und radiologischen Ergebnissen.

Die offene anatomische Gelenkflächenrekonstruktion und die Wiederherstellung der äußeren Geometrie des Fersenbeins mittels übungsstabiler Osteosynthese gilt als Therapie der Wahl. Die Ergebnisse der operativen Therapie sind aber bisher teilweise unbefriedigend, da die Retention mit den herkömmlichen Implantaten problematisch ist. Seit 1992 ist eine von Roy Sanders speziell für die Versorgung der Calcaneusfraktur konstruierte Platte in Europa im klinischen Einsatz.
Von 7/92 bis 3/96 wurden 84 Patienten mit 95 dislozierten intraartikulären Calcaneusfrakturen prospektiv erfaßt. Alle Patienten erhielten neben der konventionellen Röntgendiagnostik inklusive Broden-Serie prä-, postoperativ und nach Implantatentfernung ein axiales/coronares CT zur Frakturklassifikation (X-Y-Schema [Zwipp], CT-Scan [Sanders]) bzw. zur Analyse des Repositions- und Retentionsergebnisses der Gelenkfläche und der Fersenbeinform nach den AO-Studien-Kriterien. Die klinische Bewertung erfolgte mittels Maryland-Foot-Score und des „± 200-Punkte-Schemas" [Zwipp] und seit 1/96 mit Hilfe der pedographischen Ganganalyse (mittl. Nachbeobachtung: 22 (6–41) Monate).
Bei 49 geschlossenen Fersenbeingelenkbrüchen wurde die Sandersplatte über einen „erweiterten lateralen Zugang" eingebracht (in 47% kombiniert mit einer Zugschraubenosteosynthese). Der Anteil polytraumatisierter Patienten betrug 27%, dementsprechend überwogen 4-/5-Fragment-2-/3-Gelenkfrakturen (88%) bzw. Typ-III-/-IV-Frakturen (69%) im Patientengut (31% II°/III°iger Weichteilschaden). Eine anatomische Rekonstruktion konnte bei Typ-II-Frakturen in 87%, bei Typ-IV-Frakturen nur noch in 20% der Fälle (insgesamt 75% gut bzw. sehr gut) erzielt werden. Ein sekundärer Repositionsverlust war nicht zu verzeichnen. Im Einklang mit dem morphologischen Resultat sank auch die Rate guter und sehr guter funktioneller Ergebnisse (insgesamt 71%) mit dem Schweregrad der Fraktur und des Weichteilschadens. Die Komplikationsrate war mit 8,2% oberflächlichen Wundrandnekrosen, 6,1% revisionspflichtigen Hämatomen und 2,0% tiefen Infektionen ähnlich niedrig wie bei anderen Techniken. Zweimal kam es zu einem Schraubenbruch (4,1% ohne Korrekturverlust und eine Früharthrodese (2,0%) war erforderlich.

Nach derzeitiger Einschätzung ist die Sandersplatte aufgrund ihrer Y-Form in zwei Größen ideal für eine Abstützfunktion der Hauptfragmente geeignet, wird durch die variablen Schraubenpositionen den meisten Frakturformen gerecht und bietet durch die gute Formbarkeit und geringe Stärke (1,2 mm, Titan) exzellente Voraussetzungen für die Weichteilschonung. Im eigenen Vorgehen ist sie das Universalimplantat für die Mehrzahl der Calcaneusfrakturen.

A Plenarthemen
6 Freie Vorträge

Orthesenfreie Frühbelastung nach Außenknöchelfraktur – Ein neues operatives Behandlungs- u. Nachbehandlungskonzept

W. DEE, ST. WINCKLER (Magdeburg), E. BRUG (Münster), Paderborn

Die Stabilisierung der Außenknöchelfraktur durch eine anatomieadaptierte, stabile Osteosyntheseplatte erlaubt eine frühe, ungeschützte Vollbelastung. Läßt sich mit diesem funktionell-belastenden Nachbehandlungskonzept komplikationslos das funktionelle Ergebnis im Vergleich zum bisherigen Vorgehen verbessern?

Offene Reposition und interne Osteosynthese sind für dislozierte Malleolarfrakturen die Therapie der Wahl. Bisherige Nachbehandlungskonzepte sehen aktive Bewegungsübungen mit einer Vollbelastung i.d.R. verzögert zw. der 4–8 Woche p.op. oder wenn frühzeitig, dann im Gips oder einer Orthese vor. 102 Patienten mit 2% Weber A-Malleolarfraktur, 67% B u. 31% C-Frakturen wurden retrospektiv erfaßt. Im Schnitt 21 Monaten post op. wurde das klinische u. radiologische Ergebnis gemäß dem Weber-Score eingestuft. Von 100 Plattenosteosynthesen entfielen 50 auf die Drittelrohr- u. 49 auf die stabilere anatomieadaptierte „Konturenplatte" (1 Mondsichelprofilplatte) (Vergleichende Stabilitäts- u. Belastungsprüfung MTS 510.10 Hydropulser). Die Operation, die im taktischen Vorgehen für beide Plattenarten im wesentlichen identisch verlief, ergab für alle 102 Malleolarfrakturen insges. 42,2% exzellente, 44,1% gute und 13,7% schlechte Ergebnisse. Die mittels Konturenplatten versorgten Pat., die ab dem 2. post op. Tag orthesenfrei frühbelasteten, wiesen ein signifikant (Kruskal-Wallis) besseres funktionelles Behandlungsresultat mit 61,2% exzellenten, 32,6% guten u. 6,1% schlechtem Ergebnis gegenüber den mit Drittelrohrplatten behandelten Pat. auf; letztere belasteten i.d.R. erst zw. der 4-6. Woche voll. Hier fanden sich 23,5% exzellente, 54,9% gute u. 21,6% schlechte Ergebnisse. Besonders deutlich sind die Unterschiede nach Versorgungsart, betrachtet man die Weber-B-Frakturen für sich allein (die Weber-B-Frakturen wurden zu 58,8% mit Konturenplatten u. zu 41,2% mit Drittelrohrplatten versorgt): 62,5% exzellente, 32,5% gute u. 5% schlechte Ergebnisse der Konturenplatten heben sich signifikant von den Ergebnissen der Drittelrohrplatte ab (21,4% exzellent, 57,1% gut u. 21,4% schlecht). Redislokationen wurden nicht beobachtet, als einzige Komplikation: 1 oberfl. Infekt (Drittelrohrplatte), 1 Erythem bei CrNi-Allergie. Die Arbeitsunfähigkeit war bei den Konturenplatten deutlich kürzer (im Mittel 22,7 Tage) gegenüber den anderen Verfahren (im Mittel: 44,9 Tage), wie auch die stationäre Behandlungsdauer (9 Tage gegenüber 13,7 Tage).

Die Frühbelastung nach Operation von Außenknöchelfrakturen in Verbindung mit uneingeschränkter aktiver Beweglichkeit erscheint neben der anatomischen Wiederherstellung der Gelenkflächen als eine wesentliche Determinante für ein gutes funktionelles Ergebnis. Mit Verwendung einer anatomieadaptierten Konturenplatte mit höherer Primärstabilität erscheint eine orthesenfreie, vollbelastende

A Plenarthemen
6 Freie Vorträge

Struktur- und Funktionsanalyse des VKB-Ersatzes. Eine prospektive Studie

243

E. ZIRING, J. PETERMANN, E. WALTHERS, L. GOTZEN, Marburg

Zielsetzung: In einer prospektiven Studie wird von 4 unabhängigen Untersuchern evaluiert, inwieweit eine Korrelation zwischen dem klinisch erhobenen Befund (IKCD-Score), der instrumentellen Stabilitätsmessung mit dem KT 1000, der MRT-Befundung des VKB-Ersatzes und dem arthroskopischen Transplantatgrading besteht.

Material und Methode: Bei 38 Patienten – durch eine Patellarsehnenplastik und 3 mm Tetra L-Augmentation bei akuter VKB Läsion des Kniegelenkes bei ipsilateraler Transplantatentnahme versorgt und ohne Kontraindikationen für eine ASK oder MRT – erfolgte eine klinische Untersuchung (IKCD-Score), die instrumentelle Diagnostik (KT 1000), die radiologische Lagediagnostik (nach Aglietti) und eine MRT-Untersuchung sowie arthroskospische Beurteilung nach einem eigenen Score. Alter, Geschlecht, Seite, Instabilitätstyp, Begleitverletzungen sowie der Zeitpunkt zwischen Unfall, Diagnosestellung und operativer Versorgung werden ermittelt. Die arthroskopische Evaluierung und Graduierung der VKB-Transplantate im MRT erfolgte nach Typ I: festes Bandgewebe, Typ II: straffes Narbengewebe, Typ III: laxes Narbengewebe, Typ IV: fehlendes Transplantat.

Ergebnisse: Es zeigte sich eine enge Korrelation ($r = 0{,}77$) zwischen instrumenteller Messung und der klinischen Untersuchung (IKDC-Score). Desweiteren zeigte sich eine enge Korrelation zwischen dem arthroskopischen Grading des VKB-Ersatzes und dem IKDC-Score ($r = 0{,}83$) und der instrumentellen Stabilitätsmessung ($r = 0{,}88$). Die Korrelation zwischen Arthroskopiegrading und MRT-Staging betrug 0,65.

Schlußfolgerung: Die klinische Untersuchung mit dem IKCD-Score verbunden mit der instrumentellen Stabilitätstestung erlaubt eine gute Beurteilung des VKB-Transplantates. Eine MRT-Graduierung und eine ASK-Evaluierung ist bei beschwerdefreien Patienten nicht indiziert.

A Plenarthemen
6 Freie Vorträge

Propriozeptive Fähigkeiten des Kniegelenkes bei Patienten mit Verletzungen des vorderen Kreuzbandes und des Innenmeniskus

M. PRYMKA, J. JEROSCH, Münster

Material und Methoden: An 30 gesunden Probanden wurden die propriozeptiven Fähigkeiten des Kniegelenkes mit einem Winkelproduktionstest untersucht. Weiterhin wurden 25 Patienten mit einer isolierten Ruptur des vorderen Kreuzbandes, sowie 23 Patienten mit isolierten Verletzungen des medialen Meniskus untersucht. 14 Patienten mit ACL-Rupturen und 13 Patienten mit Meniskusverletzungen wurden präoperativ getestet. 11 Patienten wurden nach operativer Rekonstruktion des vorderen Kreuzbandes und 10 Patienten nach arthroskopischer partieller Meniskusresektion untersucht. Gleichzeitig wurde der Effekt einer elastischen Kniegelenkbandage evaluiert.

Ergebnisse: In der gesunden Kontrollgruppe war die Propriozeption im mittleren Bewegungsausmaß im Vergleich zu endgradigen Winkeleinstellungen signifikant schlechter. Bei den Kreuzbandpatienten konnte ein signifikant schlechterer Stellungssinn der präoperativen Gruppe im Vergleich zur Kontrollgruppe festgestellt werden. Gleichzeitig konnte ein positiver Einfluß einer elastischen Kniebandage auf die Propriozeption des verletzten Knies gezeigt werden. Patienten nach operativer Kreuzbandrekonstruktion zeigten keine signifikant verbesserte Kniegelenksprorioziption im Vergleich zur präoperativen Gruppe.
Bei den Meniskuspatienten fiel präoperativ eine signifikant schlechtere Propriozeption im Vergleich zur Kontrollgruppe auf. Die Patienten nach Resektion des Meniskus zeigten einen signifikant besseren Stellungssinn im Kniegelenk als die präoperativen Patienten. Die postoperativen Resultate zeigten auch keinen signifikanten Unterschied zu denen der Kontrollgruppe. Bei diesen Patienten konnte keinerlei Einfluß der elastischen Kniebandage auf die Proprioception der verletzten Kniegelenke festgestellt werden.

Während die propriozeptiven Defizite nach operativer Sanierung einer Meniskusruptur reversibel sind, verbleiben auch nach operativer Stabilisation einer ACL-Ruptur propriozeptive Defizite.

A Plenarthemen
6 Freie Vorträge

Eine prospektive Untersuchung der Aussagekraft der intraoperativen KT-1000 Messung bei der Rekonstruktion des vorderen Kreuzbandes für die Stabilität des Kniegelenkes ein Jahr postoperativ

245

T. BACH, J. HÖHER, TH. TILING, Köln

Es war das Ziel der Studie zu prüfen, ob die intraoperativ erreichte Stabilisierung des Kniegelenkes mit der ein Jahr postoperativ gemessenen Stabilität korreliert.

Vom 01.03.1992 bis zum 01.05.1993 wurden 50 konsekutive Patienten, bei denen eine vordere Kreuzbandersatzplastik mit dem Lig. patellae durchgeführt wurde, postoperativ dokumentiert und erfaßt. Die Stabilitätsmessungen mit dem KT-1000 bei 134 N und in der maximalen manuellen Schublade (MMD) erfolgten präoperativ, drei Tage postoperativ, nach 2, 6, 12 und 26 Wochen und nach einem Jahr. Zusätzlich erfolgte eine KT-1000 Messung in Narkose vor Beginn der Operation und bei Operationsende. Die Nachbehandlung wurde frühfunktionell mit Vollbelastung nach ca. 6 Wochen und Beginn des Lauftrainings nach 4–5 Monaten durchgeführt.

Durch die Operation wurde die durchschnittliche anteriore Knieinstabilität signifikant um 3,7 mm (134 N) und 5,1 mm (MMD) reduziert. Während der Phase des Transplantatumbaus (Vergleich 2 Wochen p.op. und 1 Jahr p.op) wurde keine signifikante Zunahme der Instabilität beobachtet (0,1 mm bei 134 N und 0,3 mm bei MMD). Einzelanalysen zeigten, daß bei Patienten mit einer guten Stabilität postoperativ (< 3 mm Seitendifferenz) diese auch ein Jahr postoperativ noch bestand. Bei Patienten mit einem nicht zufriedenstellenden Operationsergebnis (> 3 mm Seitendifferenz) konnte dieses bereits unmittelbar postoperativ mit dem KT-1000 verifiziert werden. Unsichere Verankerungen der Knochenblöcke und Transplantatverletzungen beim Einschrauben der femoralen Schraube konnten neben einer nicht isometrischen Plazierung der Bohrkanäle diese Befunde erklären.

Bei der Rekonstruktion des VKB mit dem Patellarsehendrittel wird durch die Operation das Ausmaß der Gelenkstabilisierung bestimmt. Die Rehabilitationsphase führt zu keiner signifikanten Änderung der erreichten Stabilität. Damit kann mit einer sterilen KT-1000 Messung der Operationserfolg direkt quantifiziert und ggf. korrigiert werden.

A Plenarthemen
6 Freie Vorträge

246 Sind Redondrainagen bei vorderen Kreuzbandersatzoperationen erforderlich?

B. BRAND, A. BUCHGRABER, H. H. PÄSSLER, Heidelberg

In einer prospektiv randomisierten Studie untersuchten wir den Einfluß von Redondrainagen im Vergleich zu drainagefreier Behandlung bei offenen vorderen Kreuzbandersatzoperationen.

Bei 129 Patienten mit einem Durchschnittsalter von 33 Jahren mit chronischer vorderer Instabilität wurde eine vordere Kreuzbandersatzoperation mit Hilfe einer Miniarthrotomie unter Verwendung der Patellarsehne als Transplantat in Allgemeinanästhesie im Rahmen eines stationären Aufenthaltes durchgeführt, davon bei 10 Patienten bilateral. Sie wurden mittels Münzwurf randomisiert. 57 Kniegelenke wurden mit einer Redondrainage versorgt, 82 erhielten keine Drainage. Allen Patienten wurde zur Schmerztherapie am Ende der Operation eine Ampulle Morphin intraartikulär appliziert sowie ein Kälte-Kompressionssystem (Cryo/Cuff, Aircast) angelegt. Postoperativ wurde die Wundheilung, die Punktionshäufigkeit, die Gesamtblutmenge und mittels einer visuellen Analogskala (VAS) das subjektive Schmerzempfinden erfaßt und statistisch ausgewertet. Das Follow-up erfolgte am ersten, zweiten und 14 postoperativen Tag.

Die einseitig operierten Patienten mit einer Drainage empfanden signifikant mehr Schmerzen mit einem Mittelwert von $5,6 \pm 1,4$ VAS-Einheiten, die Patienten ohne Redon-Drainage 4,4 VAS ($p < 0,0001$). Auch bei den beidseitig operierten Patienten gaben die Patienten auf der mit einer Drainage versorgten Seite ein signifikant höheres Schmerzempfinden mit einem Mittelwert von $6,4 \pm 0,8$ VAS an, hingegen $4,4 \pm 0,8$ VAS auf der ohne Drainage versorgten Seite ($p < 0,0001$). In der einseitig operierten Redongruppe betrug der durchschnittliche Gesamtblutverlust 146,9 ml, hingegen 18,4 ml bei der Non-Redongruppe. Bei den beidseitig Operierten betrug der Gesamtblutverlust der Redongruppe 125 ml, hingegen 9,4 ml bei der Non-Redongruppe. Insgesamt mußten die Patienten ohne Redon häufiger punktiert werden. Von den 47 einseitig operierten Patienten mit Redondrainage mußten 9 Patienten punktiert werden. Dies entspricht 19,1%. Von den einseitig operierten 72 Patienten ohne Redondrainage, wurden 21 Patienten, entsprechend 29,2% punktiert. Von den beidseitig operierten Patienten wurden 10% der mit einer Redondrainage versorgten Knie, von den Knien ohne Drainage hingegen 20% punktiert.

Die Autoren schließen daraus, daß die Verwendung intraartikulärer Redondrainagen bei vorderen Kreuzbandersatzoperationen keine positiven Auswirkungen auf das Operationsergebnis haben, jedoch Ursache für vermehrte postoperative Schmerzen und vermehrten Blutverlust sind. Die Notwendigkeit eines routinemäßigen Legens von Redondrainagen muß daher bei diesem Eingriff in Frage gestellt werden.

A Plenarthemen
6 Freie Vorträge

Differenzierte Behandlung der Gonarthrose – Primär die richtige (!) Endoprothese | 247

K. MANN, Aue

Bericht über Frühergebnisse nach einem ausgewogenen Gesamtkonzept: 4-Stufen-Programm.

Indikationsstellung zum (1) Teil-, (2) Totaloberflächenersatz, (3) Rotationsknie, Scharnierknie hängt ab von der Art der Deformität der Grunderkrankung, posttraumatische Arthrose, rheumatoide Arthritis, der Band- und Muskelsituation und vom Patienten selbst! Aktivität, Übergewicht, u.a.

Gelenkersatz bei 141 Patienten im Zeitraum vom 7/92 bis 2/96 mit 175 Endoprothesen. Die Nachsorge und Überwachung erfolgte in der eigenen Ambulanz nach 6 W, 12 W, 1/2 Jahr, dann jährlich.

Prospektive Studie, vollständig dokumentiert
Nutzung der Kinemax-Software für eine multizentrische Anwendungsbeobachtung.

97% der Patienten regelmäßig nachuntersucht; (1) n = 12; (2) n = 152; (3) n = 7; (4) n = 3. Bewegungsumfang (ROM) 103,6 Grad. Signifikante Besserung aller präoperativen Befunde (Schmerzen, Beinachse, aktive und passive Bewegung, Gehen, Treppensteigen, Gehhilfen).
Komplikationen
allgemein: 3 tiefe Venenthrombosen
lokal: 1 partieller Quadrizepssehnenausriß (Sturz)
   2 Infektionen (nach 6 und 29 Monaten)
   → Scharnierknie, → Rotationsknie
Implantat: aseptische Lockerung der Tibiakomponenten bds.
   (Überforderung des Oberflächenersatzes) → 2 x Rotationsknie

Um allen Schwierigkeiten bei der Knieendoprothetik begegnen zu können, sind primär verschiedene Prothesensysteme mit unterschiedlicher Stabilisierung erforderlich.

A Plenarthemen
6 Freie Vorträge

Neue Möglichkeiten in der Diagnostik von Schultergelenksinstabilitäten

K. LANGE, H. LILL, W.-D. REINBOLD, V. ECHTERMEYER, Minden

Verbesserte präoperative Diagnostik.

Zur Abklärung von Schultergelenkinstabilitäten wird bisher die CT-Arthrographie eingesetzt. Sie stellt Weichteilveränderungen häufig nicht ausreichend dar. Auch die konventionelle MRT birgt den Nachteil der fehlenden Gelenkentfaltung mit schlechter Beurteilung kapsulärer und ligamentärer Strukturen.

Im Zeitraum von 8/94 bis 2/96 wurden 39 Patienten mit Schultergelenksinstabilitäten prospektiv erfaßt (3 w., 36 m., Alter median 28 Jahre, 18–56). Es handelte sich um 14 Patienten mit Erstluxation, 15 mit posttraumatisch rezidivierenden, 4 mit habituellen Luxationen und 3 Patienten mit rezidivierenden Subluxationen. Die standardisierte Diagnostik umfaßte die klinische Untersuchung, Sonographie, CT- und MRT-Arthrographie. 24 Patienten wurden operiert. Die Gelenkfüllung zur CT-/MRT-Arthrographie erfolgte einmalig mit einem Kontrastmittelgemisch aus Gadolinium, jodhaltigem Kontrastmittel und physiologischer Kochsalzlösung. Im Vergleich zum intraoperativen Befund konnte mit der MRT-Arthrographie in 20 Fällen eine korrekte Darstellung der pathologischen Weichteilveränderung erzielt werden, mit der CT-Arthrographie nur bei 13 Patienten.

Die MRT-Arthrographie ist der bisher eingesetzten CT-Arthrographie in bezug auf pathologische Weichteilveränderungen in der Diagnostik von Schultergelenksinstabilitäten in Treffsicherheit überlegen.

Arthroskopische Therapie der Tendinitis calcarea. Akromioplastik oder Kalkentfernung?

J. JEROSCH, J. M. STRAUSS, S. SCHMIEL, Münster

Zielsetzung dieser Studie war es zu evaluieren, ob bei der arthroskopischen Therapie einer Tendinitis calcarea die Kalkentfernung ausreicht oder ob noch weitere Maßnahmen durchgeführt werden müssen.

Material und Methode: 48 Patienten, welche aufgrund einer Tendinitis calcarea arthroskopisch therapiert wurden, wurden im Rahmen einer retrospektiven Analyse untersucht. Alle Patienten wurden standardisiert mit einer arthroskopischen subacromialen Dekompression mit gleichzeitigem Versuch, das Kalkdepot arthroskopisch zu entfernen, behandelt. Bei Patienten, die radiologisch oder intraoperativ eine subakromiale Stenose aufwiesen, wurde in gleicher Sitzung eine arthroskopische Akromioplastik durchgeführt. Die klinische Bewertung erfolgte anhand des Constant-Score. Die radiologische Beurteilung des Kalkdepots erfolgte an prä- und postoperativen Röntgenbildern.

Ergebnisse: Es kam zu einer signifikanten Verbesserung im Constant-Score. Bei den Patienten, bei welchen eine Akromioplastik durchgeführt wurde, konnte eine deutliche Abflachung der Akromionkonfiguration erzielt werden. Die Röntgenbildanalyse zeigte, daß kein Kalkdepot, welches präoperativ unscharfrandig war, postoperativ scharfrandig wurde. Es konnte auch kein Kalkdepot gefunden werden, das vor der Operation transparent und bei der Nachuntersuchung dicht war. Die Patienten, bei denen das Kalkdepot postoperativ verschwunden oder deutlich reduziert war, zeigten signifikant bessere Ergebnisse, als die Patienten, bei denen das Kalkdepot unverändert erschien. Die zusätzliche Akromioplastik führte zu keiner weiteren Verbesserung der Ergebnisse.

Klinische Relevanz: Ziel der arthroskopischen Therapie der Tendinitis calcarea muß die Entfernung des Kalkdepots sein. Eine Akromioplastik bringt keine Vorteile.

A Plenarthemen
6 Freie Vorträge

Die Plattenosteosynthese proximaler Humerusfrakturen in der No touch Technik und ihre Ergebnisse

250

H. GEHLING, M. HESSMANN, L. GOTZEN, Marburg

Die Plattensosteosynthese bei proximalen Oberarmfrakturen ist durch verschiedene Studien in Mißkredit geraten, obwohl sie in unserer Klinik die Standardmethode zur Versorgung operationspflichtiger proximaler Oberarmfrakturen beim Erwachsenen darstellt. Ziel einer klinischen Untersuchung war es, den Stellenwert anhand der Komplikationsrate und der Ergebnisse der Plattenosteosynthese am proximalen Oberarm zu evaluieren.

Methodik: Über einen standardisierten gewebsschonenden Zugang durch den Sulcus deltoideo-pectoralis wird die ventrolaterale Kontur des proximalen Humerus dargestellt ohne jedoch die Fraktur selbst zu tangieren. Unter Bildwandlerkontrolle wird die Fraktur nur indirekt über den Oberarm reponiert und eine T-Platte lateral anmodelliert, so daß durch die indirekte Reposition jede weitere Denudierung von Fragmenten vermieden wird.
Im Zeitraum von 1989 bis 1994 wurden in unserer Klinik insgesamt 187 Plattenosteosynthesen am proximalen Oberarm durchgeführt. Anhand vollständiger Krankenunterlagen und Röntgenunterlagen konnten 147 Krankheitsverläufe retrospektiv rekonstruiert werden. 103 Patienten (70%) stellten sich zu einer Nachuntersuchung in unserer Klinik vor.

Ergebnisse: Bei den 147 Patienten traten an Frühkomplikationen 2 Hämatome und 2 Infekte auf. Diese Komplikationen konnten durch jeweils einen Rezidiveingriff beherrscht werden. An Spätkomplikationen traten insgesamt 9 partielle oder ausgeprägte Humeruskopfnekrosen auf (6%). Eine Pseudarthrose konnte durch eine Reosteosynthese beherrscht werden.
Von den 103 nachuntersuchten Patienten zeigten über 70% gute bis sehr gute Ergebnisse (UCLA Score, Neer-Score).

Die Ergebnisse zeigen, daß bei richtiger Indikation und korrekter atraumatischer Operationstechnik mit der T-Plattenosteosynthese am proximalen Oberarm gute Ergebnisse zu erzielen sind, ohne daß die gefürchteten Komplikationen wie Humeruskopfnekrosen und Pseudarthrosen im Verhältnis zu andern Osteosyntheseverfahren häufiger auftreten. Daher kann aus unserer Erfahrung die Plattensosteosynthese am proximalen Oberarm sicher als Standardverfahren in der Behandlung dieser oft komplizierten Frakturen empfohlen werden.

A Plenarthemen
6 Freie Vorträge

Ist die moderne Thromboembolieprophylaxe bei elektivem Hüftgelenkersatz ausreichend wirksam? — 319

A. KNOP, H.-G. BREYER, CH. VOIGT, R. RAMANZADEH, Berlin

Zielsetzung: Bei der Auswahl der Medikamente zur Thromboseprophylaxe im Hochrisikobereich muß ihr unterschiedliches Wirkungsspektrum zur Vermeidung von Thrombosen und das unterschiedliche Kosten-Effektivitäts-Profil berücksichtigt werden.

Fragestellung: Wie reiht sich Lomoparam in die in der Hüftchirurgie verwendeten Low Molecular Weight-Heparine ein? Eine Kostenersparnis im Hinblick auf die volkswirtschaftliche Folge des postthrombotischen Syndroms?

Material und Methode: In einer prospektiven, randomisierten, multizentrischen Doppelblind-Studie wurden Wirksamkeit und Verträglichkeit der niedermolekularen Heparinfraktion Organon 10172 und Heparin/DHE in der Prophylaxe postoperativ tiefer Beinvenenthrombosen bei 302 Patienten, die sich einem elektiven Hüftgelenkersatz unterzogen, getestet. Um die Inzidenz tiefer Beinvenenthrombosen festzustellen, wurden alle Patienten am 10. postoperativen Tag der bilateralen Beinphlebographie unterzogen.

Ergebnisse: Die Inzidenz tiefer Beinvenenthrombosen war in der Organon-Gruppe mit 17% gegenüber 32% in der Heparin/Gruppe statistisch signifikant tiefer, nachgewiesen durch die bilaterale Beinphlebographie. Es zeigte sich in beiden Gruppen keine Lungenembolie. Der intraoperative Blutverlust oder eine Nachblutung waren in beiden Gruppen gleich gering.

Schlußfolgerung: Die Ergebnisse der vorliegenden Studie zeigen, daß Organon 10172 eine wirksame und verträgliche Prophylaxe thromboembolischer Ereignisse bei Patienten, die sich einem elektiven Hüftgelenkersatz unterziehen, ist.

A Plenarthemen
6 Freie Vorträge

Früherkennung tiefer Beinvenenthrombosen mit Hilfe der farbcodierten Duplexsonographie

K. PLATTE, TH. GELIS, R. D. HANRATH, A. POELL, Hagen

Es soll untersucht werden, ob durch den Einsatz der Duplexsonographie klinisch inapparente Thrombosen frühzeitig diagnostiziert und somit schnell einer entsprechenden Therapie zugeführt werden können.

Problembeschreibung: Thromboembolische Komplikationen bei unfallchirurgischen Risikopatienten treten häufig im Gefolge einer klinisch kaum apparenten und somit oft nicht erkannten und behandelten tiefen Beinvenenthrombose auf.

Material und Methode: Prospektiv wurden bis Ende 3/96 bei 20 und retrospektiv bei 30 Patienten mit hohem Thromboserisiko perioperativ mehrfach Duplexsonographien mit dem Ziel des Thrombose-Screenings durchgeführt. Da das Thrombosegeschehen bekanntlich direkt posttraumatisch beginnt, wurde angestrebt, die Erstuntersuchung sofort nach der Krankenhauseinlieferung möglichst noch präoperativ durchzuführen. Da nicht immer ein erfahrener Untersucher verfügbar war, ergaben sich hier des öfteren logistische Probleme. Zudem wurde die primäre Sonographie wegen Schmerzen bei noch nicht versorgter Fraktur erschwert.

Ergebnisse: Duplexsonographisch wurden perioperativ in der Frühphase 5 tiefe Beinvenenthrombosen in der Oberschenkeletage diagnostiziert (10%), von denen zwei keine klinischen Symptome aufwiesen. Alle Befunde wurden phlebographisch gesichert. Darüber hinaus wurden in der Spätphase nach mehr als 2 Wochen bei klinischem Verdacht zwei Spät-TBVT duplexsonographisch und phlebographisch bestätigt.

Schlußfolgerungen: Die Duplexsonographie in der Hand des erfahrenen Untersuchers ist ein hervorragendes Verfahren zur Screening-Untersuchung auf TBVT. Die hohe Treffsicherheit bei der Diagnose der TBVT oberhalb der Kniegelenksetage wirft die Frage auf, ob zukünftig die bislang noch obligate Phlebographie durch die Duplexsonographie ersetzt werden kann.

A Plenarthemen
6 Freie Vorträge

Senkt die frühfunktionelle Nachbehandlung das postoperative Thromboserisiko gegenüber der Gipsimmobilisation? 321

T. BRANDT, F. BONNAIRE, E. H. KUNER, Freiburg

Erfassung und Vergleich postoperativer Veränderungen des venösen Flußverhaltens bei unterschiedlichen Nachbehandlungskonzepten unter Einsatz der Duplexsonographie.

In zwei prospektiven Studien wurden 120 Patienten mit Verletzungen der unteren Extremitäten präoperativ, jeden zweiten Tag während des Klinikaufenthaltes sowie 6 und 12 Wochen nach dem Trauma duplexsonographisch untersucht. Unterschieden wurden hierbei die Patienten mit postoperativ frühfunktioneller Behandlung, Unterschenkel- und Oberschenkelgipsimmobilisation. Dabei wurden die venöse Flußgeschwindigkeit und die Gefäßweite als Parameter zur Risikobeurteilung erfaßt. Die Ergebnisse der Studie zeigten, daß es bei der Gipsimmobilisation zu einer deutlichen venösen Strömungsverlangsamung kommt. Außerdem kam es zu einer venösen Gefäßerweiterung von mehr als 20% gegenüber den Ausgangswerten. Das Ausmaß dieser Veränderungen war bei der Oberschenkelgipsbehandlung wesentlich stärker ausgeprägt. Die frühfunktionelle Nachbehandlung zeigte im Gegensatz hierzu eine signifikant geringere Venodilatation sowie eine wesentlich höhere venöse Strömungsgeschwindigkeit. Die beobachteten Veränderungen waren bei der Gipsimmobilisation bis 6 Wochen postop. deutlich nachweisbar, während sich die Werte bei der funktionellen Nachbehandlung dem normalen Niveau angeglichen hatten. Die postop. Gipsimmobilisation führt zu einer deutlich negativeren Beeinflussung der venösen Rückflußsituation im Vergleich zu einer frühfunktionellen Nachbehandlung. Die verstärkte venöse Dilatation und die Stase – als ein tragender Pfeiler der Virchowschen Trias – sind als erhöhte Risikofaktoren für die Entstehung einer venösen Thrombose zu bewerten.

Eine postop. Gipsimmobilisation führt zu einer negativen Beeinflussung des venösen Flußverhaltens. Bei der frühfunktionellen Nachbehandlung zeigen sich diese negativen Veränderungen in geringerer Ausprägung. Damit erklärt sich ein geringeres postoperatives Thromboserisiko.

A Plenarthemen
6 Freie Vorträge

322 Einfluß der perioperativen Schmerztherapie auf die Freisetzung von Prostanoiden nach elektiven Operationen in der Unfallchirurgie

M. RÖSCH, F. GEBHARD, P. STEFFEN, L. KINZL, U. B. BRÜCKNER, Ulm

Ziel der Studie war, die Freisetzung von Prostaglandine und Thromboxan nach elektiven Eingriffen am Knochen sowie den Einfluß der perioperativen Schmerztherapie auf die Ausschütttung dieser Mediatoren zu untersuchen.

Jede Gewebsverletzung führt durch Endothelläsionen zu einer Stimulation des Arachidonsäurestoffwechsels und damit zu einer erhöhten Produktion von Prostanoiden.

Im Rahmen einer prospektiven Studie wurden 41 Patienten untersucht, die einer elektiven Osteotomie unterzogen wurden. Randomisiert erhielten 23 Patienten eine konventionelle Schmerztherapie (Tramadol, Gr. A) und 18 Patienten eine besondere Medikation (Diclofenac-Metamizol; DHC-Naproxen, Gr. B). Blut wurde unmittelbar prä- und postoperativ sowie am ersten postopertiven Tag entnommen. Mittels ELISA Technik wurden die Plasmakonzentrationen von Prostacyclin, Thromboxan (TxB_2), Protaglandin (PG) $F_{2\alpha}$ und PGE_2 ermittelt. Während kein Einfluß des Operationstraumas auf die Prostacyclin- und PGE_2-Konzentration festgestellt werden konnte, waren die Plasmakonzentrationen von TxB_2 und $PGF_{2\alpha}$ postoperativ deutlich erhöht. Die Freisetzung dieser beiden Mediatoren wurde auch durch die perioperative Schmerztherapie beeinflußt. Der Unterschied der TxB_2-Plasmaspiegel zwischen Patienten mit konventioneller und denjenigen mit besonderer Schmerztherapie war signifikant ($p < 0,05$/Mann-Whitney). Die postop. Freisetzungsreaktion war bei den Patienten mit der Sondermedikation deutlich geringer und lag am ersten postop. Tag bereits wieder im Normbereich.

Tabelle: Plasmaspiegel (Median, Q_1/Q_3 Quartile; pg/ml). Untere Nachweisgrenze 10 pg/ml mittels ELISA-Technik

Zeit	Gr. A		Gr. B	
	postOP	1. Tag postOP	postOP	1. Tag postOP
TXB_2	28 (17/53)	25 (10/40)	23 (10/40)	10 (10/15)
$PGF_{2\alpha}$	43 (34/49)	35 (28/47)	32 (26/47)	32 (29/41)

Nach elektiven Eingriffen am Knochen wurde ein geringer Anstieg der Prostanoidkonzentrationen im peripheren Blut nachgewiesen. Die perioperative Schmerztherapie mit Inhibitoren der Cyclooxygenase bewirkt eine signifikante Reduktion des Thromboxans.

A Plenarthemen
6 Freie Vorträge

Digitale Ganzbeinaufnahme – Prospektiver Vergleich der konventionellen „langen Beinachsenaufnahmen" mit Übersichtsaufnahmen der Computertomographie der unteren Extremität unter Stimulation der Schwerkraft

323

N. ISHAQUE, J. PETERMANN, I. AUGELE (Fulda), H. KIENAPFEL, K. J. KLOSE, Marburg

Zielsetzung: Für die Indikationsstellung und präoperative Planung für Korrekturosteotomien und Prothetik sind „lange Beinachsenaufnahmen" im Stand diagnostisch wichtige Maßnahmen. Schwierigkeiten dabei sind die gleichbleibende Qualität (begrenzte Filmlänge, Belichtungsschwierigkeiten) und Standardisierung der Einstelltechnik zur Vermeidung von Fehlmessungen.

Material und Methode: Bei 35 Patienten wurden nach entsprechender Einverständniserklärung neben den konventionellen „langen Beinachsenaufnahme" im Stand zusätzlich 2 CT-Topogramme à 512 mm der Beine unter Schwerkraftsimulation, danach wurden sie mittels spezieller Software zusammengefügt. Zur Simulation der Schwerkraft diente eine spezielles Brett mit Widerlagern im Bereich der Schultern und Druckgebern am Fußende. Zum Vergleich der intraindividuellen Oberflächendosis wurde ein elektronisches Personendosimeter in Projektion auf die Gonaden auf der Haut plaziert. Die Auswertung der CT-Aufnahme erfolgte online am Bildschirm mit rechnereigenen Meßprogrammen und an den abgelichteten Bildern. Hauptauswertungskriterien waren Hipp-Ankle-Winkel (HKA) und die Länge der Tragachse (LAD), Nebenkriterien Tibiaplateauwinkel und Hüftzentrumfemurschaftwinkel. Zur Bestimmung der untersuchungsabhängigen Varianz erfolgte die Bestimmung von HKA und LAD durch 5 Untersucher an den konventionellen Bildern sowie online am CT-Bildschirm.

Ergebnisse: Zur Auswertung kamen 49 Beine. Im Bereich der Winkelvermessungen zeigen beide Verfahren keinen, bei der Längenbestimmung einen statistisch hochsignifikanten Unterschied (projektionsbedingter Vergrößerungseffekt bei konventionellem Röntgen). Die Beobachtungsvarianz zeigte innerhalb der einzelnen Verfahren eine gute Korrelation (r zwischen 0,76 und 0,87). Je schwerer ein Patient im Verhältnis zu seiner Körpergröße ist, desto mehr profitiert er von einer relativ geringen Strahlendosis im CT, bei uns bis zu einem Faktor 12.

Schlußfolgerung: Aufgrund der vorliegenden Daten ist festzustellen, daß CT-Topogramme unter Schwerkraftsimulation geeignet sind, die „konventionellen Beinachsenaufnahmen" zu ersetzen.

A Plenarthemen
6 Freie Vorträge

Die postoperative CT-Messung nach Versorgung von Ober- und Unterschenkelfrakturen – Ein neuer Standard?

M. PRÖBSTEL, J. RICHTER, M. BÖRNER, Frankfurt

Es sollte untersucht werden, ob es gerechtfertigt erscheint, die routinemäßige postoperative CT-Kontrolle nach operativer Versorgung von Ober- und Unterschenkelfrakturen im Hinblick auf frühzeitige Korrekturmöglichkeiten und auch unter dem Aspekt der Qualitätssicherung zu empfehlen.

Die postoperative Drehdifferenz nach Versorgung von Frakturen langer Röhrenknochen, insbesondere nach Marknagelung, ist ein bekanntes Problem. Üblicherweise werden die Patienten nur einer weitergehenden dezidierten Diagnostik zugeführt, wenn im Rahmen einer Nachuntersuchung und aufgrund klinischer Beschwerden ein offensichtlicher Drehfehler bzw. eine Drehdifferenz zur gesunden Gegenseite vorliegt. Aufgearbeitet wurden die klinischen Daten von 750 Patienten, die zwischen dem 01.01.1990 und dem 31.12.1995 einer CT-Untersuchung der Beine zur Längenmessung sowie Drehfehlerbestimmung nach Versorgung von Ober- und Unterschenkelfrakturen zugeführt wurden. Darunter waren sowohl Patienten aus dem eigenen Krankengut als auch Gutachterprobanden. Es handelte sich in 34% um OS-, in 49% um US-Frakturen, in 17% der Fälle um Ober- und Unterschenkelfrakturen, überwiegend an der ipsilateralen Extremität. In 49% zeigte die vorgenommene CT-Messung eine Drehdifferenz im Vergleich zur unverletzten Seite um über 10°. Häufig bestand eine Diskrepanz zwischen dem klinischen Erscheinungsbild und im CT gefundenen Meßwerten. Insbesondere bei gleichzeitiger Ober- und Unterschenkelfraktur läßt sich klinisch eine Rotationsfehlstellung nicht sicher beurteilen. Teilweise addieren sich die Werte zu einem erheblichen Gesamtdrehfehler. In einem Extremfall kompensierten sich ein Innendrehfehler am OS von 47° und ein Außendrehfehler von 39° am US. Die Differenzen lagen am OS für die Innenrotation durchschnittlich bei 22° und für die Außenrotation bei 15,4°, am US bei 16,1° bzw. 19,3°, also jeweils in einem Ausmaß das einer operativen Korrektur zugeführt werden sollte. Der Vorteil der unmittelbar postoperativen Messung liegt in der Korrekturmöglichkeit vor Eintreten der knöchernen Konsolidierung, indem bei liegendem Nagel die Verriegelungsbolzen entfernt und nach Korrektur der Drehfehlstellung der Nagel erneut verriegelt werden kann. Ein analoges Vorgehen ist auch bei den meisten Fixateur-Modellen möglich. Dies hat einen hohen Patientenkomfort, erspart erhebliche Kosten und zusätzliche Behandlungszeiten. Neben der frühzeitigen Möglichkeit der Intervention und der damit geringer werdenden Korrekturosteotomien besteht hierbei zusätzlich der Aspekt einer objektiven Qualitätssicherung.

Nachdem in einem Kollektiv von 750 Patienten postoperative Drehdifferenzen nach operativer Versorgung von Ober- und Unterschenkelschaftfrakturen in einer Größenordnung von 49% gefunden wurden, halten wir eine routinemäßige postoperative CT-Messung nach operativer Versorgung entsprechender Frakturen für angezeigt, wenn sich dies mit geringerem Zeit- und Materialaufwand realisieren läßt, um damit frühzeitig vor knöcherner Konsolidierung die Möglichkeit einer schnellen und schonenden Korrekturmöglichkeit zu besitzen.

A Plenarthemen
6 Freie Vorträge

Zifko-Nagelung bei proximalen Humerusfrakturen | 325

C. KHODADADYAN, R. HOFFMANN, M. RASCHKE, N. SÜDKAMP, Berlin

Zielsetzung: In einer prospektiven Studie wurde die Einsatzmöglichkeit der Zifko-Nagelung als minimal invasives Stabilisierungsverfahren bei instabilen dislozierten Humerusfrakturen untersucht.

Problembeschreibung: Die offene Reposition und osteosynthetische Versorgung von dislozierten proximalen Humerusfrakturen erreicht nur mäßige Ergebnisse. Neuere, minimal invasive Stabilisierungsverfahren mit indirekter Repositionstechnik versprechen demgegenüber methodische Vorteile.

Material und Methode: Von 8/93 bis 10/95 wurden 55 Humerusfrakturen bei 54 Patienten in einer prospektiven Untersuchung mit Zifko-Nägeln stabilisiert. Indikationen waren instabile, dislozierte prox. Humerusfrakturen. Es wurden folgende Frakturen versorgt (nach AO-Klassifikation): 16 x 11 A3, 20 x 11 B2, 12 x 11 C2, 4 x 12 A3, 12 x 12 C2. Das Durchschnittsalter betrug 64 Jahre (20–95 Jahre). (18 Männer, 36 Frauen). Die Frakturen wurden in indirekter weichteilschonender Technik reponiert und mit durchschnittlich 5 Zifko-Nägeln (3–8), die 2 cm oberhalb der Fossa olecrani eingebracht wurden, stabilisiert. Nach durchschnittlich 10tägiger Ruhigstellung erfolgte die früh-funktionelle Mobilisation aus dem Gilchrist-Verband. In neun Fällen mit stärkerer Fragmentdislokation des Tuberculum majus Fragmentes wurde zusätzlich zur Zifko-Nagelung eine supportive Osteosynthese mittels Schraubenosteosynthese bzw. Cerclage über einen limitierten vorderen Zugang durchgeführt. Klinische (Neer- und Constant-Score) und radiologische Verlaufskontrollen erfolgten 6 und 12 Monate post operationem.

Ergebnisse/Diskussion: Von 41 Patienten existierten Halbjahresergebnisse, von 29 Patienten existieren Jahresergebnisse. Unter Zugrundelegung der Halbjahresergebnisse wurden folgende Komplikationen beobachtet: 3 x postoperative Hämatome (7%), 12 x Nagelperforationen im Kopfbereich (29%) sowie 11 x sekundäre Repositionsverluste (27%), wobei 4 x eine erneute operative Revision notwendig wurde. In sämtlichen Fällen kam es zu einer knöchernen Konsolidierung. Ein gutes funktionelles Halbjahresergebnis wiesen 28 Patienten auf und erreichten gute und sehr gute Ergebnisse im Constant bzw. im Neer-Score. Neun Patienten zeigten ein befriedigendes und vier ein schlechtes Halbjahresergebnis.

Schlußfolgerung: Obwohl die Zifko-Nagelung mit indirekter Repositionstechnik ein weichteilschonendes, minimal invasives Verfahren darstellt, sind der sekundäre Repositionsverlust (27%) und die relativ häufigen Nagelperforationen (29%) am Humeruskopf problematisch.

A Plenarthemen
6 Freie Vorträge

Die proximale Radiusfraktur bei Kindern – Keine zwingende Indikation zur Operation

326

TH. BEIER, S. GIGGEL, F. MOHR, F. SCHIER, Jena

Ziel der Arbeit: Verglichen wurden die Ergebnisse der operativen sowie konservativen Therapie der proximalen Radiusfrakturen, um Rückschlüsse für die Indikationsstellung bei der Entscheidung über das anzuwendende therapeutische Konzept zu gewinnen.

Patienten und Methoden: Die in der Abteilung Kinderchirurgie der Klinik und Poliklinik für Chirurgie der Friedrich-Schiller-Universität Jena in den Jahren 1990–1995 behandelten Kinder mit proximalen Radiusfrakturen (n = 25; Judet I–6; Judet II = 6; Judet III und IV = 13) wurden hinsichtlich ihrer Therapieergebnisse anhand der Röntgenbefunde, der längerfristigen Funktionsergebnisse sowie der Komplikationen beurteilt.
16 der Frakturen wurden konservativ, die übrigen 9 operativ behandelt, wobei das Einbringen von Kirschnerdrähten von distal wie auch von proximal (auf transartikulärem Weg) durchgeführt worden ist.
Die konservative Therapie (falls erforderlich geschlossene Reposition, Oberarmgips) wurde bei einigen Fällen bis zu einem Dislokationsgrad nach Judet III und sogar IV angewendet.

Ergebnisse: Nach Abschluß der Frakturheilung zeigten sich bei allen konservativ behandelten Verletzungen bessere Funktionsergebnisse im Vergleich zu den operierten, welche teilweise erhebliche Bewegungsdefizite aufwiesen. Darüberhinaus kam es unter der operativen Therapie zu Komplikationen wie Nervenläsionen und Brüchen des Osteosynthesematerials.

Schlußfolgerungen: Auf Grund der Ergebnisse erscheint die konservative Therapie primär erstrebenswert und führt selbst bei erheblichen Dislokationsgraden zu hervorragenden Ergebnissen.

A Plenarthemen
6 Freie Vorträge

Vermehrte Komplikationen bei der Marknagelung von proximalen Tibiaschaftfrakturen | 356

P. SCHANDELMAIER, CH. KRETTEK, A. KOHL, H. TSCHERNE, Hannover

Die Marknagelung proximaler Tibiaschaftfrakturen stellt eine besondere Herausforderung des Verfahrens dar. Komplikationen und Fehlstellungen treten gehäuft auf. In wieweit eine Abhängigkeit von Insertionspunkt und Winkel des Marknagels besteht, ist bisher nur theoretisch geklärt.

Material und Methode: Aus 185 prospektiv erfaßten Unterschenkelfrakturen, die mit dem AO Unaufgebohrten Tibianagel versorgt worden waren, erfüllten 83 Fälle die Einschlußkriterien einer proximal oder in Schaftmitte gelegenen Frakturlokalisation. Die Frakturlänge und Lokalisation wurde auf dem postoperativen Röntgenbild vermessen und als relative Länge im Vergleich zur Gesamtlänge der Tibia errechnet. Insertionspunkt und Insertionswinkel wurden ebenfalls vermessen. Frakturklassifikation erfolgte nach der AO Klassifikation. 16 Fälle mit Frakturbeginn in den proximalen 30% der Tibia haben wir mit einer Kontrollgruppe von 63 Fällen mit Fraktur in Schaftmitte (Beginn ab 30% und Frakturende proximal von 70% der Tibialänge) verglichen. Die Nachuntersuchung erfolgte mindestens nach einem Jahr. Das funktionelle Ergebnis wurde nach Karlström und Olerud bewertet.

Ergebnisse: Unter den 16 Frakturen in der proximalen Gruppe handelte es sich um 12 B und 4 C Frakturen. Bei den Frakturen in der Schaftmitte handelte es sich um 12 A, 46 B und 9 C Frakturen. Zwischen den Gruppen bestanden hinsichtlich Begleitverletzungen, Alter und Unfallmechanismus keine signifikanten Unterschiede, ebenso wie für die Op Dauer (138 min Proximal,

	Proximale Fraktur	Fraktur Schaftmitte	$p < 0,05$
N	16	67	
Valgus 5°–10°	5	1	*
Varus 5°–10°	1	3	
Rekurvatum 5°–10°	3	2	
Antekurvatum 5°–10°	6	1	*
Verfahrenswechsel	6	6	
Schaftsprengung intraoperativ	3	2	
prox. Bolzenbruch	1	9	*
dist. Bolzenbruch	0	2	
Spongiosaplastik	3	5	

108 min Schaftmitte). Die Häufigkeit von Valgus und Antekurvationsfehlern war signifikant höher in der proximalen Gruppe. Die Ausheilungszeit und das funktionelle Ergebnis unterschieden sich nicht signifikant zwischen den Gruppen.

Diskussion: Es verbleibt das Problem der Antekurvations- und Valgusfehlstellung bei proximalen Frakturen. Ein zu weit medial und distal gelegener Nageleintrittspunkt führt häufiger zu Fehlstellungen. Durch Pollerschrauben, die bei 7 Patienten zusätzlich angebracht wurden kann eine sekundäre Fehlstellung häufig vermieden werden. Die Fehlstellungen führten nicht zu einem signifikant schlechteren Ergebnis im Karlström und Olerud Score.

356

Schlußfolgerungen: Die besondere Beachtung des optimalen Eintrittspunktes ist bei proximalen Frakturen im Gegensatz zu Schaftfrakturen notwendig. Pollerschrauben helfen, ein gutes unmittelbar postoperatives Repositionsergebnis zu halten und auch bei proximalen Tibiaschaftfrakturen ein gutes Ergebnis zu erzielen.

A Plenarthemen
6 Freie Vorträge

Klinische Ergebnisse der biologischen Osteosynthese von 94 offenen und geschlossenen Tibiafrakturen mit dem unaufgebohrten AO/ASIF Tibiamarknagel

357

M. DIETRICH, C. A. MÜLLER, U. PFISTER, Karlsruhe

Ergebnisse einer prospektiven Studie zur primären stabilen Osteosynthese von offenen und geschlossenen Tibiaschaftfrakturen aller Weichteilschadensklassen mit dem AO/ASIF Tibiamarknagel (UTN).
Bei der Auswertung und Darstellung der Ergebnisse wurde im Gegensatz zu früheren Untersuchungen auf eine strenge Trennung von offenen und geschlossenen Frakturen geachtet.

Problem: Experimentelle Studien konnten nachweisen, daß die unaufgebohrte Marknagelung zu geringeren Schäden der Vaskularität (keine traumatisierende Aufbohrung) und zu einem geringeren Infektionsrisiko (kleinere Oberfläche des Solidnagels vs Hohlnagel) führt. In Anbetracht dieser Untersuchungsergebnisse verwandten wir den unaufgebohrten Marknagel prospektiv in breiter Indikationsstellung bei offenen und geschlossenen Frakturen.

Material und Methode: 92 Patienten mit 94 (2 bilaterale, 90 unilaterale) Frakturen zwischen 04/92 und 10/95 wurden mit einem unaufgebohrten AO/ASIF Tibiamarknagel behandelt. Im Gegensatz zu bisherigen Untersuchungen wurde bei der vorliegenden Studie auf eine strenge Trennung von offenen und geschlossenen Frakturen geachtet. Die Fraktur- und Weichteilklassifikation war wie folgt verteilt:
58 offene Frakturen (Gustillo Klassifikation): 19: I, 27: II, 7: IIIA, 2: IIIB, 3: IIIC. Frakturklassifikation (Müller): 15: A, 32: B, 11: C. Polytrauma: 26 (45%) Patienten ($\varnothing$ 31 PTS Punkte = Gruppe III).
Weichteileingriffe: 4 (7%) Fasciotomien, 15 (26%) Mesh Grafts, 5 (9%) freie mikrovaskuläre gestielte Lappenplastiken.
36 geschlossene Frakturen (Weichteilklassifikation nach Tscherne): 1: Typ 0, 9: Typ 1, 18: Typ 2, 8: Typ 3. Frakturklassifikation: 21: A, 12: B, 3: C. Polytraumata: 10 (28%) Patienten ($\varnothing$ 26 PTS Punkte = Gruppe II).
Weichteileingriffe: 4 (11%) Fasciotomien, 4 (11%) Mesh Grafts.

Ergebnisse: Offene Frakturen: 40 (69%) Frakturen verheilten komplikationslos. Komplikationen: 8 (14%) verzögerte Knochenbruchheilungen (Umnagelung mit aufgebohrtem AO/ASIF Universal Tibiamarknagel (RTN)), 7 (12%) Infektionen (2 Fixateur Ext., 2 RTN, 1 Monorailverfahren, 1 lokale Wundbehandlung), 2 (3%) Fehlstellungen (1 RTN + DCP, 1 DCP). 16 Bolzenbrüche, 1 Amputation bei einer III. gradig offenen C3 Fraktur.
Geschlossene Frakturen: 35 (97%) Frakturen verheilten komplikationslos. Komplikationen: 1 (3%) verzögerte Knochenbruchheilung (Spongiosaplastik + DCP), keine Infektion, 1 (3%) geringe ($< 5°$) Fehlstellung, 5 Bolzenbrüche.

	357

Mit dem UTN können gute Resultate selbst bei C-Frakturen, Frakturen mit großen Weichteilschaden und III. gradig offenen Frakturen erzielt werden. Das Implantat erfordert jedoch eine akkurate OP-Technik sowie ein sorgfältiges Nachbehandlungsmanagement. Nur unter diesen Voraussetzungen können mögliche Komplikationen, wie verzögerte Heilungen, Infektionen, Fehlstellungen und Bolzenbrüche, vermieden werden.

A Plenarthemen
6 Freie Vorträge

Erlauben Planungsschablonen die korrekte Wahl der Implantatlänge bei intramedullären Osteosynthesen an der Tibia? | 358

J. RUDOLF, CH. KRETTEK (Hannover), B. KÖNEMANN (Hannover),
P. SCHANDELMAIER (Hannover), Celle

Fragestellung: Zur präoperativen Planung intra- und extramedullärer Osteosynthesen werden Planungsschablonen empfohlen. Die Tatsache einer vergrößerten Abbildung auf Röntgenaufnahmen ist hinreichend bekannt, zum Vergrößerungsfaktor an der Tibia liegen jedoch keine Studien vor. Die empfohlenen Werte gegenwärtig erhältlicher Schablonen liegen zwischen 10 und 15% (Tabelle). Ziel der vorliegenden Studie war es, die Richtigkeit von gegenwärtig erhältlichen Planungsschablonen mehrerer Hersteller für das Femur zu überprüfen.

Material und Methode: 100 zufällig ausgewählte Fälle von Tibiaschaftfrakturen wurden analysiert. Einschlußkriterien: 1) Intramedulläre Stabilisierung mit UTN und dokumentierter Implantatlänge; 2) Röntgenaufnahmen im anterior-posterioren Strahlengang unter Anwendung einer standardisierten Röntgentechnik; 3) Abbildung des Implantates in gesamter Länge. Alle Aufnahmen wurden mit einer Philipps Super 80CP (Phillips Medical Systems) mit dem 'Philips Horizontal Diagnostic table' oder 'Bucky DL4 table' angefertigt. Das radiologische Assistenzpersonal war angehalten, einen Film-Fokusabstand von 100 cm einzuhalten. Mit einem kalibrierten Metermaß wurde die 'gemessene Implantatlänge' auf den Röntgenaufnahmen in Millimetern bestimmt. Die 'verwendete Implantatlänge' wurde aus dem OP Bericht entnommen. Für jeden der 100 Fälle wurde der Quotient aus 'gemessener Implantatlänge' und 'verwendeter Implantatlänge' gebildet.

Hersteller	Nagelsystem	Schablonenfaktor
Synthes (Chur, Schweiz)	Unaufgebohrter Tibia-Nagel	1,15
ACE Medical (Los Angeles, CA, USA)	AIM Nagel Tibia	1,10

Ergebnisse: Der mittlere Vergrößerungsfaktor für die Tibia betrug 1,07 (SD: ± 0,01; Streubreite: 1,02 to 1,10).

Diskussion: In der vorliegenden Studie wurde erstmals systematisch der Vergrößerungsfaktor für die Tibia bestimmt. Die allgemein empfohlene Verwendung von Planungsschablonen mit einem zu hohen Vergrößerungsfaktor führt zur Auswahl zu kurzer Implantate. Diese Diskrepanz ist erheblich und beträgt bis zu 8% (Tabelle). Bei einer Standardabweichung von ± 0,01 befinden sich 95% der Messungen innerhalb des Bereiches zwischen 1,06 und 1,08. Die klinische Bedeutung dieser Diskrepanz zwischen dem in dieser Studie bestimmten Vergrößerungsfaktor von 1,07 und den von verschiedenen Herstellern angegebenen Faktoren wird durch folgendes Beispiel deutlich: Auf einer mit einem Film-Fokusabstand von einem Meter abgebildeten Tibia und einer mit der Schablone des UTN (Synthes) bestimmten Nagellänge von 40 cm ist das gewählte Implantat 3,2 cm (bei 2 cm Abstufung ist die auf 3,2 cm folgende nächste Implantatlängenschritt 4 cm) bzw. 4 cm zu kurz. Die Wahl der falschen Implantatlänge mündet in verlängerter Operationszeit, zusätzlicher Strahlenbelastung und in den Ländern, in denen eine Wiederverwendung bereits implantierter Implantate nicht zugelassen ist, in den Kosten eines zusätzlichen Implantates.

Schlußfolgerungen: 1) Die gegenwärtig benutzten Planungsschablonen für die Tibia mit prozentualer Vergrößerung zwischen 10 und 15% sollten für die Wahl der Implantatlänge nicht verwendet werden. 2) Selbst nach einer Änderung des Schablonenmaßstabes auf 1,07 sind wegen der Standardabweichung von ± 0,01 damit nur Abschätzungen möglich. 3) Die Wahl der Implantatlänge sollte intraoperativ erfolgen.

A Plenarthemen
6 Freie Vorträge

| Behandlungskonzept und Ergebnisse von drittgradig offenen Frakturen mit rekonstruktionspflichtigen Arterienverletzungen | 359 |

ST. L. HENRY, P. A. W. OSTERMANN (Bochum), M. P. HAHN (Bochum),
D. SELIGSON, Louisville

In einer offenen prospektiven Studie sollte überprüft werden, ob sich die Komplikationen von drittgradig offenen Frakturen mit rekonstruktionspflichtigen Arterienverletzungen durch moderne Behandlungskonzepte reduzieren lassen.

Problem: Offene Frakturen mit rekonstruktionspflichtigen Arterienverletzungen gehen mit einer hohen Infekt- und Amputationsrate einher. In einer offenen prospektiven Studie wurden seit Mai 1993 91 offene Frakturen mit rekonstruktionspflichtigen Arterienverletzungen behandelt. Es handelte sich um 81 Männer und 7 Frauen (3 bilaterale Verletzungen). Das Durchschnittsalter betrug 31,7 Jahre. Betroffen waren:
6 mal der Humerus, 11 mal der Unterarm, 16 mal der Oberschenkel, 36 mal der Unterschenkel, 11 mal das Sprunggelenk und 11 mal der Fuß. Das Behandlungsprotokoll beinhaltete die intravenöse Antibiotikagabe, ein repetitives radikales Wunddebridement, die Wundlavage, die initiale Fasciotomie, die Frakturstabilisierung und die Gefäßrekonstruktion.

Ergebnisse: 34 Patienten wurden aufgrund extensiver neurovaskulärer Schäden primär amputiert oder hatten eine Ischämiezeit von mehr als 8 Stunden. Bei den übrigen Patienten konnte eine Gefäßrekonstruktion durchgeführt werden (46 mal direkt, 11 mal venöses Veneninterponat). 51 Wunden wurden primär offen gelassen, 3 Weichteildefekte wurden primär durch einen freien Latissimus-dorsi-Transfer verschlossen und 37 Wunden wurden temporär mittels einer speziellen Operationsfolie gedeckt. Im weiteren Verlauf kam es bei 7 Patienten zur sekundären Amputation, die Gesamtamputationsrate lag bei 45,1% (41/91). Es entwickelten sich insgesamt 12,1% Weichteilinfekte und nur 3,3% tiefe knöcherne Infekte. Zwei der Frakturen, welche primär mit einem freien Gewebetransfer gedeckt wurden, entwickelten eine Infektion.

Durch moderne Behandlungskonzepte läßt sich die Infektrate offener Frakturen mit rekonstruktionspflichtigen Arterienverletzungen drastisch senken. Die verbleibende Amputationsrate ist jedoch hoch. Das Zeitintervall zwischen Unfall und Behandlungsbeginn (Ischämiedauer) bleibt prognostisch bestimmend.

A Plenarthemen
6 Freie Vorträge

Das chronisch funktionelle Kompartmentsyndrom – Gefäßarchitektur als pathophysiologischer Initialfaktor der schmerzhaften Drucksteigerung?

360

R. MINHOLZ, C. WILLY, T. DUBOWY, H. GERNGROß, Ulm

Gibt es im Verlauf der A. tibialis anterior und ihrer Begleitvenen klinisch/radiologisch überprüfbare anatomische Varianten, die durch Behinderung des arteriellen Einstroms und/oder des venösen Rückstroms die intrakompartmentale Druckerhöhung beim funktionellen Kompartmentsyndrom der vorderen Extensorenloge beeinflussen können?

Problemstellung: In der aktuellen Literatur lassen sich ca. 25% aller Unterschenkelbeschwerden bei 20-40jährigen sportlich Aktiven auf ein funktionelles Kompartmentsyndrom mit pathologischer Druckerhöhung zurückführen. Die Beschreibung dieses Krankheitsbildes erfolgt meist symptomorientiert, seine Ätiologie ist weitgehend ungeklärt. Neben Veränderungen der Compliance der Fascia cruris, des interstitiellen Bindegewebes usw. werden zusätzliche Initialfaktoren wie arterielle und/oder venöse Obstruktion der Vasa tibialia abhängig vom Mündungsverhalten vermutet (Pieper, 1995), sind klinisch aber nicht untersucht.

Material/Methode: In einer prospektiven Studie wurde unter Beibehaltung der topographischen Verhältnisse der Verlauf der Vasa tibialia nach ihrem Abgang aus der A. poplitea an 120 Beinpaaren (n = 240) von Verstorbenen untersucht und auf Basis der Abgangswinkel in 4 Gruppen (Typ 1-4 = spitz, stumpf, horizontal, aufsteigend) klassifiziert. Bei weiteren 107 Patienten (n = 214) wurde die anatomische Gruppeneinteilung angiographisch (DSA) an beiden Unterschenkeln in 3 Altersklassen (20-40, 40-60 und 60-80 Jahre) überprüft.

Ergebnisse: Verteilung der anatomisch erhobenen dreidimensionalen Befunde: Typ 1 = 20,8% (links (l) 19,2%, n = 24; rechts (r) 20,8%, n = 26), Typ 2 = 39,2% (l 40,0%, n = 49; r 36,7%, n = 45), Typ 3 = 32,9% (l 34,2%, n = 42; r 30,8%, n = 37), Typ 4 = 7,1% (l 6,7%, n = 8; r 7,5%, n = 9). Die zweidimensionalen angiographischen Befunde wurden den 4 Gruppen zugeordnet: Typ 1 = 20,6% (20-40°), Typ 2 = 42,0% (40-60°), Typ 3 = 27,1% (60-80°), Typ 4 = 10,3% (> 80°). Die Gesamtverteilung im Kollektiv korreliert zur Anatomie mit r = 0,96 bei p ≤ 0,01, Trotz hoher interindividueller Variabilität (Max. = 104°, Min. = 13°) errechnete sich mit r = 0,53 bei p ≤ 0,01 eine enge intraindividuelle Korrelation im Seitenvergleich. Bei zunehmendem Alter zeigt sich eine leichte, nicht signifikante Zunahme des Abgangswinkels. Auffallend ist, daß in der Gruppe bis 40 Jahre (dem „typischen" Patienten) besonders der Typ 4 (0%) und der Typ 3 (9,5% vs 27,7% bei > 40 Jahre) überhaupt nicht oder deutlich seltener vorhanden sind.

360

Es existieren deutliche Unterschiede im Abgangswinkel der A. tibialis anterior und ihrer Begleitvenen mit hochvariablem Winkeleintritt durch das Foramen interosseum. Potentielle hämodynamische Effekte bei „ungünstiger" Geometrie der Abgangswinkel bieten einen neuen, richtungsweisenden Ansatz in der Untersuchung der Pathogenese des chronisch funktionellen Kompartmentsyndroms. Anzustreben ist eine standardisierte, weniger invasive Meßmethodik, wie sie mit der Doppler-Sonographie und der NMR-Angiographie vorhanden ist.

B Spezielle Themen
1 Chirurgische Hygiene in der Operationsabteilung: Forderung – Realität

Infektionsrate nach Osteosynthese geschlossener Frakturen und nach Operationen an den großen Gelenken (eine prospektive Studie über die Jahre 1976–1989)

327

F. POVACZ, P. POVACZ, Gaspoltshofen

Es sollte überprüft werden, wie weit die alleinige Anwendung eines strengen aseptischen Regimes imstande ist, Infektionen nach den genannten Eingriffen zu verhindern.

Im Jahr 1975 wurde an der Unfallabteilung, aus der dieser Bericht stammt, eine umfassende Dokumentation eingeführt. Die Dokumentation wies am Jahresende bei den Osteosynthesen geschlossener Knochenbrüche eine Infektionsrate von 3,4% auf. Um die Rate zu senken, wurde ab 1976 ein 12 Punkte umfassendes aseptisches Reglement eingeführt. Dieses Reglement wurde in den folgenden Jahren (1976–1989) durchgehend angewendet.

Im genannten Zeitraum wurden 5885 Osteosynthesen bei geschlossenen Knochenbrüchen und 5008 Operationen an großen Gelenken durchgeführt. Zusätzlich wurden 650 Hüftprothesen eingesetzt.
Es ergab sich eine deutliche Senkung der Infektionsrate:
Osteosynthesen: 0,44%, Gelenkoperationen: 0,02%, Hüftprothesen: 0,5%

Die Studie zeigt, daß die Zielsetzung erreicht wurde. Es war dazu keinerlei finanzieller Aufwand notwendig. Durch die Ergebnisse werden im Gegenteil finanzielle Mittel eingespart, Nebeneffekt: das gesamte Personal wird zu sorgfältigem Arbeiten erzogen.

B Spezielle Themen
1 Chirurgische Hygiene in der Operationsabteilung: Forderung – Realität

Wird bei orthopädisch/traumatologischen Eingriffen eine Antibiotikaprophylaxe durchgeführt? Eine Umfrage bei schweizer Chirurgen

A. GRÖGLER, B. ROTH, C. DORA, Brig

Die Frage soll geklärt werden, ob bei orthopädisch/traumatolgischen Eingriffen eine Antibiotikaprophylaxe durchgeführt wird und wenn ja, aus welchen Gründen.

Wir haben uns die Frage gestellt, ob eine Antibiotikaprophylaxe bei orthopädischen und traumatologischen Eingriffen wirklich generall nötig ist oder ob nicht auch eine rein antiseptische Prophylaxe genügt. In der Literatur findet sich eine große Vielfalt von teils entgegengesetzten Meinungen, die mit Studien schlecht belegt sind. Aus diesem Grunde wurde eine Befragung der Orthopäden und Allgemeinchirurgen der Schweiz durchgeführt, die folgendes klären wollte: werden Antibiotika aus falscher Angst vor forensischen Konsequenzen prophylaktisch eingesetzt, nur um allfälligen rechtlichen Vorwürfen entgegentreten zu können? Wie stellen sich die Chirurgen zur Frage der Infektprophylaxe? Welche Konsequenzen kann man aus den aktuellen Meinungen, die im Moment exisitieren für die tägliche Praxis ziehen?

Die Analyse der erhobenen Daten zeigt ganz klar, daß in der Frage der Infektprophylaxe noch lange nicht das letzte Wort gesprochen wurde. Es bleibt zu beweisen, ob eine prophylaktische Antibiotikaprophylaxe, außer bei der Prothetik und den offenen Frakturen, überhaupt sinnvoll ist. Sicher ist, daß in der heutigen Zeit den Antiseptika, welche für das Gewebe viel verträglicher geworden sind, eine vermehrte Beachtung geschenkt werden sollte. Im Referat werden die eingetroffenen Antworten analytisch dargestellt und ausgewertet.

Es scheint sich abzuzeichnen, daß zumindest bei der geschlossenen Fraktur auf eine antibiotische Prophylaxe verzichtet werden sollte.

B Spezielle Themen
1 Chirurgische Hygiene in der Operationsabteilung: Forderung – Realität

Primäre routinemäßige intraoperative Abstriche – eine Kosten-/Nutzenanalyse!

C. LANGER, W. KNOPP, K. M. STÜRMER, Göttingen

Ist bei primären unfallchirugischen Eingriffen ein intraoperativer Abstrich zum Operationsende sinnvoll? Man kennt möglicherweise damit bei einer potentiell nachfolgenden Infektion bereits vor dem Revisionseingriff den Erreger und könnte früher eine gezielte antibiotische Behandlung einleiten.

Problem: In der Regel erfolgt bei der ersten Infektrevision ein ungezielter antibiotischer Einsatz, der empirisch aufgrund des hauseigenen Keimspektrums ausgewählt wird. Diese Antibiotikaanwendung bei unbekanntem Keimspektrum kann ineffektiv und damit nutzlos oder sogar aufgrund von Resistenzentwicklungen schädlich sein.

Material und Methode: Von allen 2188 operierten Patienten des Jahres 1995, wobei pro Patient nicht selten mehrere Eingriffe erfolgten, wurde zum Operationsende in 1982 Fällen (90,6%) ein Abstrich entnommen. Sämtliche Daten wurden EDV-gestützt erfaßt und retrospektiv analysiert. Die nachgewiesenen Erreger bei den nötigen Revisionseingriffen wurden mit dem Keimspektrum des ersten Abstriches verglichen. Es wurden drei Gruppen mit insgesamt 700 Eingriffen gebildet und ausgewertet: offene Frakturen (63 Eingriffe), Prothesenimplantationen (91 Eingriffe) und andere Osteosynthesen (546 Eingriffe). In 29 dieser 700 Eingriffe erfolgten Revisionen. Alle Patienten erhielten intraoperative eine prophylaktische Antibiotikagabe mit Cefazolin.

Ergebnisse: Bei den 63 offenen Frakturen fanden sich 28 positive primäre Abstriche (44,4%), wobei in 16 Fällen (25,4%) geplante Redebridements erfolgten. Dreimal (4,8%) war ein Knocheninfekt nicht zu vermeiden. Von 91 Prothesenimplantationen lagen 8 positive Abstriche (9,8%) vor, einmal wurde revidiert (ein Hämatom: 1%). Die 546 anderen Osteosynthesen zeigten 64 (11,8%) positive Keimabstriche. Es waren 12 Revisionen (4x Knocheninfekt: 0,8%, 8x Hämatom: 1,6%) notwendig. Vergleicht man den primären Abstrich mit dem Abstrich des Revisionseingriffes zeigten sich bei den insgesamt 29 Fällen 4 mal identische Keime, 5 mal fanden sich verschiedene Keime. In 20 Fällen mit sterilen Primärabstrichen war der Abstrich beim Revisionseingriff positiv. In einem dieser 4 Fälle mit identischen Keimen ergab sich eine Änderung der antibiotischen Therapie aufgrund des Antibiogramms.

	Anzahl	positiver Primärabstrich	Redebridements	Knocheninfekte
Offene Frakturen	63	28	16 (geplant)	3
Prothesen	91	8	1	0
elektive Osteosynthesen	546	64	12	4
Gesamtzahl	700	100	29	7

Ein routinemäßiger primärer Op-Abstrich ist zur Überprüfung der Op-Hygiene sinnvoll. Positive Abstriche sensibilisieren für potentielle Infekte und ermöglichen eine frühzeitige, testgerechte Antibiose. Der routinemäßige Operationsabstrich ist damit bei Eingriffen mit erhöhtem Infektrisiko (offene Frakturen, komplexe Brüche, Gelenkverletzungen, Endoprothesen und Patienten mit Risikofaktoren) indiziert.

B Spezielle Themen
1 Chirurgische Hygiene in der Operationsabteilung: Forderung – Realität

Prophylaktische intraoperative Spülung bei Osteosynthesen offener und geschlossener Frakturen sowie orthopädischen Eingriffen. Ein Vergleich der Nachkontrollresultate eines mit Iodophor-Lösung und eines mit Lavasept-Lösung gespülten Kollektives

C. DORA, B. ROTH (Wattenwil), R. BIENZ (Wattenwil), Balgrist

Die Frage soll geklärt werden, ob mit dem neuen Antiseptikum Lavasept die Infektquote bei Osteosynthesen offener und geschlossener Frakturen sowie orthopädischen Eingriffen gesenkt werden kann.

Wir haben alle diese Operationen an unserer Klinik aus den Jahren 1974 bis 1995 anhand der Dokumentation und anhand von Nachkontrollen bezüglich Auftreten postoperativer Infekte nachkontrolliert. In den Jahren 1974 bis 1983 wurden während der Operation und vor Wundverschluß alle Osteosynthesen mit Betadine-Lösung oder nur mit Ringer gespült. Seit 1984 wurde als einziges Antiseptikum zur Spülung vor Wundverschluß und intraoperativ Lavasept-Lösung verwendet.

In der Gruppe der nur mit Ringer gespülten Osteosynthesen fand sich eine Infektquote von 6,1% (210 Patienten, 13 Infekte). Die Gruppe, der mit Betadine-Lösung gespülten Patienten zeigte eine Infektquote von 2,7% (144 Patienten, 4 Infekte). Die Gruppe der mit Lavasept gespülten Patienten zeigte eine Infektquote von 0,95% (942 Patienten, 9 Infekte).

Da alle Patienten nur von 3 verschiedenen Operateuren behandelt wurden, kann davon ausgegangen werden, daß die technischen Behandlungsprinzipien in allen drei Gruppen gemäß den AO-Prinzipien einheitlich ausgeführt wurden. Es scheint sich also klar zu zeigen, daß die prophylaktische Spülung mit der Lavasept-Lösung klar niedrigere postoperative Infektquoten zeigt.

Anhand unserer Erfahrungen empfehlen wir vor Wundverschluß und intraoperativ offene und geschlossene Frakturen mit Lavasept-Lösung prophylaktisch zu spülen.

B Spezielle Themen
1 Chirurgische Hygiene in der Operationsabteilung: Forderung – Realität

331 Prophylaktische intraoperative Spülung bei der Wundversorgung mit Antiseptika. Analyse der Nachkontrollresultate nach Einsatz verschiedener Spüllösungen

B. ROTH, R. BIENZ, Wattenwil

Die Frage soll geklärt werden, mit welchen Antiseptikasubstanzen Weichteilwunden prophylaktisch gespült werden sollen.

Die Arbeit zeigt die Resultate der Nachkontrollen aller Wundversorgungen, die in den Jahren 1974 bis 1995 in der chirurgischen Abteilung des Bezirksspitales Wattenwil durchgeführt wurden.

In den Jahren 1974 bis 1983 wurden prophylaktisch alle Wunden mit Betadine-Lösung oder Wasserstoffsuperoxid ausgespült. In den Jahren 1984 bis 1995 wurde dann als einzige Antiseptikasubstanz „Lavasept-Lösung" prophylaktisch intraoperativ zur Spülung aller Weichteilwunden, mit Ausnahme offener Gelenke, eingesetzt. Das Krankengut bestand vorwiegend aus in der Landwirtschaft tätigen Patienten mit oft sehr verschmutzten Wunden. 84% dieser Wunden wurden innerhalb der 6-Stunden-Grenze versorgt. Die übrigen Patienten, also 16%, kamen später mit einer Latenzzeit bis zu drei Tagen in Behandlung.

Die Analyse der in den Jahren 1974 bis 1983 mit Wasserstoffsuperoxid prophylaktisch gespülten 603 Patienten zeigt eine postoperativ aufgetretene Wundinfektionsquote von 8,9% (54 Patienten). Die in den Jahren 1974 bis 1983 mit Betadine-Lösung gespülten 2231 Patienten zeigt eine Infektquote von 4,3%. Seit 1984 wurde als alleinige Lösung Lavasept verwendet. Die Analyse der 4108 Patienten zeigt eine Infektquote von 0,92% (38 Patienten). In dieser Gruppe wurden 97% nur antiseptisch mit Lavasept-Lösung gespült. 6% wurden prophylaktisch antiseptisch und systemisch antibiotisch behandelt.

Die niedrige Zahl der Wundinfektionen im Kollektiv, der mit Lavasept-Lösung gespülten Patienten aus einem doch vorwiegend landwirtschaftlichen Patientengut ist zumindest auffallend. Klar steht hinter einer guten Asepsis eine ganze Reihe von Einzelmaßnahmen, wie insbesondere chir. Debridement. Welcher Stellenwert dabei der Lavasept-Lösung zukommt, läßt sich noch nicht ohne weiteres sagen, weil noch keine prospektiven Vergleichsstudien vorliegen.

Wir zeigen, daß nach der prophylaktischen Spülung mit Lavasept von akzidentiellen Weichteilwunden niedrigere Infektquoten als im Vergleich zur Spülung mit Iodophoren oder H_2O_2 auftreten.

B Spezielle Themen
1 Chirurgische Hygiene in der Operationsabteilung: Forderung – Realität

Änderung der Hygienebedingungen, der Infektionsrate und des Hygieneverhaltens nach Umzug in einen neuen OP-Trakt

332

V. GOLOMBEK, M. HANSIS, B. DORAU, M. EXNER, C. VON HAGEN, A. HIRNER, Bonn

Prospektive Untersuchung zu der Frage: Inwieweit ändern sich objektive Hygieneparameter, Infektionsrate nach aseptischen bzw. kontaminierten Eingriffen und Hygieneverhalten (subjektive Einschätzung) durch den Umzug zweier Universitätskliniken in einen neuen OP-Trakt.

Material und Methode: Zwei Kliniken (Unfallchirurgie und Gefäß-, Viszeral- Allgemeinchirurgie) werteten prospektiv sechs Monate vor dem Umzug in einen neuen OP-Trakt, einen Monat danach sowie weitere sechs Monate später in jeweils drei Operationssälen die Luftkeimzahl und die Flächenkeimbelastung aus, ebenso für drei Untersuchungszeiträume getrennt die Infektionsraten nach aseptischen und kontaminierten Eingriffen und in zwei Befragungen die subjektive Einschätzung von Mitarbeiterinnen und Mitarbeitern aus dem Pflegebereich und dem ärztlichen Bereich bezüglich des Hygieneverhaltens und der Arbeitzufriedenheit.

Ergebnisse: Nach Inbetriebnahe des neuen OP-Traktes und mit Inbetriebnahme eines neuen Lüftungssystems (Reinfeldverfahren) ließen sich Spitzenwerte der Luftkeimbelastung innerhalb des Reinfeldes vermeiden (alter Op bis 120 KBE/m³, neuer OP bis 60 KBE/m³ im Sartorius-Sampler-Verfahren); dabei kam es an der Grenze zwischen Reinfeld und übrigem Operationsraum zu Wirbelbildungen. Die Gesamtluftkeimbelastung (Sedimentationsverfahren) ließ sich auch durch Inbetriebnahme neuer Operationsräume und hervorragender neuer Lüftungstechniken nicht beeinflussen (durchgehend 10 bis 40 KBE/h, Spitzenwerte in Abhängigkeit von der Aktivität bis 100 KBE/h). Dasselbe galt für die Flächenkeimbelastung (Abklatschuntersuchungen). Ebenso unbeeinflußt blieben die Infektionsraten (dies jeweils für aseptische wie für kontaminierte Eingriffe). Negativ beeinflußt war anfangs die Arbeitzufriedenheit der Mitarbeiterinnen und Mitarbeiter (durch Wegfall von besonderen zuvor bestehenden Kommunikationsmöglichkeiten, durch kleine Operationsräume, durch Anfangsschwierigkeiten mit mechanischen Umbetteinrichtungen und größeren Wegen sowie durch fehlendes Tageslicht). Insgesamt zeigten sich die Mitarbeiterinnen und Mitarbeiter bezüglich des Effektes des neuen OP-Traktes auf die hygienischen Bedingungen enttäuscht.

Durch die Inbetriebnahme eines modernen Op-Traktes konnten weder die Parameter der Luftkeimzahl oder Flächenkontamination noch der Infektionsrate verbessert werden; die mitarbeiterseitige Akzeptanz war zunächst schlecht.

B Spezielle Themen
1 Chirurgische Hygiene in der Operationsabteilung: Forderung – Realität

„Beeinflußt der HIV-Status den Verlauf nach operativer Knochenbruchheilung?"

O. BACH, Jena

Gibt es objektive Gründe bei der Indikationsstellung zur operativen Knochenbruchheilung den HIV-Status des Patienten zu berücksichtigen?

In einem Land mit einer HIV-Prävalenz von 30% wurden im Rahmen einer prospektiven Studie nach Frakturheilung, d.h. 8–16 Wochen post op. HIV-Teste durchgeführt. Damit war sichergestellt, daß während der Behandlungszeit Doppel-blind Bedingungen herrschten. Bisher wurden 11 Patienten erfaßt, von denen einer eine septische Komplikation entwickelte. Die Untersuchung dauert an. Ergebnisse und Schlußfolgerungen sind noch nicht möglich.

B Spezielle Themen
2 Risiken für unfallchirurgisches Personal

Risiko einer berufsbedingten HIV-Infektion und Möglichkeiten der Prophylaxe

U. MARCUS, Berlin

Zusammenfassung der Untersuchungen zum Risiko berufsbedingter HIV-Infektionen. Einordnung in den Kontext anderer blutübertragender Infektionserreger. Aufzeigen besonderer Risikofaktoren. Bedeutung prophylaktischer Maßnahmen. Möglichkeiten und Verfahren bei der medikamentösen Postexpositionsprophylaxe.

Das durchschnittliche Risiko einer HIV-Infektion nach perkutaner Stich- oder Schnittverletzung mit HIV-kontaminierten Instrumenten liegt nach bisherigen Erfahrungen bei etwa 0,3%. Das Risiko nach Schleimhautkontamination mit HIV-positivem Blut liegt etwa zehnmal niedriger bei ca. 0,03%, das Risiko nach Kontamination entzündlich veränderter Hautareale deutlich unter 0,03%. Das Übertragungsrisiko ist damit geringer als nach Exposition gegenüber HBV- oder HCV-Antigen-positivem Blut.

Mit einer Erhöhung des durchschnittlichen Risikos ist zu rechnen bei tiefen Stich- oder Schnittverletzungen, sichtbaren Blutspuren auf dem kontaminierten Instrument, Verletzungen an Nadeln oder Kanülen, die zuvor in Venen oder Arterien eines HIV-infizierten Patienten plaziert waren, und hohen Viruskonzentrationen beim Index-Patienten.

Vorrangiges Ziel aller Maßnahmen muß die Vermeidung von Stich- und Schnittverletzungen sowie der anderen Expositionsmöglichkeiten sein. Dazu können Schutzkleidung, Schutzhandschuhe, ein die Verletzungsgefahr minderndes Instrumentendesign, entsprechende Operationstechniken u.ä. beitragen. Eine internationale Fall-Kontrollstudie legt nahe, daß durch eine medikamentöse Postexpositionsprophylaxe mit AZT das Infektionsrisiko um bis zu 80% gesenkt werden kann. Die amerikanischen CDC empfehlen mittlerweile, je nach Ausmaß der Exposition und Vorgeschichte des Index-Patienten, eine Postexpositionsprophylaxe mit zwei oder drei Medikamenten über einen Zeitraum von 4 Wochen.

Das Risiko einer beruflich bedingten HIV-Infektion für unfallchirurgisches Personal ist zwar vergleichsweise gering, aber nicht vernachlässigenswert. Falls primärpräventive Maßnahmen versagen, kann durch eine medikamentöse Postexpositionsprophylaxe das Risiko einer Infektion vermindert werden.

B Spezielle Themen
2 Risiken für unfallchirurgisches Personal

Berufsbedingte Stich- oder Schnittverletzungen beim klinischen Personal: Ursachen, Häufigkeit, Überwachung und Prävention

K. BARTH, V. GOLOMBEK, B. HEINZ, M. HANSIS, M. EXNER, Bonn

Retrospektive Untersuchung von 1004 berufsbedingten Verletzungen beim klinischen Personal aus einem Zeitraum von 5,5 Jahren auf Verletzungsursachen und Impfstatus; Überprüfung der Erfassungs- und Meldetechnik; Möglichkeiten zur Verbesserung der Prävention.

Methodik: Innerhalb eines Zeitraumes von 5,5 Jahren wurden durch den D-Arzt des Klinikums 1004 Stich- und Schnittverletzungen beim Personal (ärztliches Personal, Pflege- und Reinigungspersonal) erfaßt und erstbehandelt. Gemäß einem festen Erfassungs- und Meldeschema, welches unmittelbar vor dem Untersuchungszeitraum etabliert worden war, wurde bei allen Verletzten der Tetanusimpfschutz überprüft, evtl. vervollständigt, der Hepatitis-B-Titer bestimmt und (entweder gemäß Impfanamnese oder nach Titer) die aktive Hepatitis-B-Vaccination begonnen/ergänzt. Passive Impfungen gegen Hepatitis B erfolgten im Zweifelsfalle. Bei Einverständnis der Verletzten wurde eine HIV-Testung durchgeführt – soweit möglich auch beim Index-Patienten.

Ergebnisse: Impfstatus: Bei 514 Verletzten war der Tetanus-Impfschutz ergänzungsbedürftig, bei 614 der Verletzten der aktive Hepatitis-B-Impfschutz. Passive Hepatitis-Impfungen waren in 32% der Fälle angezeigt. Bei 127 Index-Patienten war eine Hepatitis B/C, bei 68 eine HIV-Infektion bekannt.

Verletzungsursache und -prävention: Mit fast 60% wurden von Krankenschwestern/ -pflegern doppelt so viel Verletzungen gemeldet wie von Ärzten. Die häufigste Verletzungsursache war eiliges/unsachgemäßes Hantieren bei Injektionen/Punktionen; das Re-Capping von Kanülen verursachte nur 4% der Verletzungen. Verletzungen während des OP-Betriebes traten in 12% auf. – Die Prävention muß somit vor allem in einer Förderung hygienerechtlichen Verhaltens stehen, insbesondere in der Optimierung der Abläufe, dem Vermeiden von Hektik- und Streßsituationen.

Die standardisierte Erfassung, Behandlung, Impfung und Nachkontrolle von Personal mit berufsbedingten Verletzungen erlaubt es, den Impfstand stetig zu verbessern, häufige Verletzungsursachen gezielt zu orten und hierauf Prävention aufzubauen.

B Spezielle Themen
2 Risiken für unfallchirurgisches Personal

Die Strahlenbelastung des Unfallchirurgen im OP – hinzunehmendes Risiko oder kalkulierte Größe?

T. BLATTERT, E. KUNZ, A. WECKBACH, C. ULRICH, Würzburg

Die Belastung des traumatologisch tätigen Operateurs durch Röntgen-Strahlung wurde untersucht. Die einzelnen Determinanten der Strahlenbelastung sollten definiert und analysiert werden, um so eine bessere Kontrollierbarkeit und Risikoeinschätzung zu ermöglichen.

Zwei Operateure (ein Unfallchirurg, ein Assistent in Weiterbildung) führten je 20 traumatologische Routineeingriffe durch, wobei die Durchleuchtungstechnik standardisiert wurde. Insgesamt handelte es sich um je 10 einfache Osteosynthesen sowie um 10 Marknagelungen einer Ober- bzw. Unterschenkelfraktur. Mit Hilfe eines neu entwickelten Hautdosimeters bestimmten wir für jede Operation die jeweilige Dosisgröße der weichen Röntgenstrahlen in 0,07 mm Gewebetiefe a) an der Hand, b) am Sternum unter einer handelsüblichen Bleiweste und c) am Hals auf Höhe der (ungeschützten) Schilddrüse. Die Meßgenauigkeit des Dosimeters erstreckte sich auf 1,0 mSv bei einem Meßbereich von 1,0 mSv bis 10 Sv. Daneben notierten wir die Durchleuchtungszeit der einzelnen Operationen.

Während der interindividuelle Unterschied in der Gesamtstrahlenbelastung sehr deutlich war, präsentierte sich die intraindividuelle Strahlendosis zwischen den einzelnen Operationen beim Unfallchirurgen auffallend einheitlich und zwar sowohl für die technisch einfacheren Osteosynthesen als auch für die aufwendigere Marknagelung. Dagegen war die Streubreite der jeweiligen Strahlendosis beim weniger erfahrenen Assistenten beachtlich, wobei sich diese Tendenz vom einfacheren zum anspruchsvolleren Eingriff noch verstärkte. Die Belastung des Halses lag beim geübten Operateur um eine Zehnerpotenz unter der der Hand. Eine Bestrahlung des Sternums war bei ihm nicht nachzuweisen. Die Strahlendosis am Hals des weniger Geübten lag im Durchschnitt um das 1,6fache (einfachere Osteosynthese) bzw. um das 1,9fache (Marknagelung) über dem Vergleichswert des Kollegen, was einer exakten Korrelation mit den gemessenen Durchleuchtungszeiten entspricht. Die gemessenen Strahlenwerte an dessen Hand erwiesen sich demgegenüber als weniger homogen und überproportional hoch, d.h. deutlich über dem Zehnfachen der Strahlenbelastung seines Halses. Eine Bestrahlung des Sternums war auch bei ihm nicht nachzuweisen.

Während sich der versierte Unfallchirurg einer gut reproduzierbaren Strahlenbelastung und damit einem kalkulierbaren Risiko aussetzt, ist die Gefährdung des weniger erfahrenen Operateurs insbesondere durch eine unverhältnismäßig hohe und stärker variierende Bestrahlung seiner Hände gekennzeichnet. Ein Schilddrüsenschutz sowie die einwandfreie Integrität der Bleiweste sind grundsätzlich zu fordern. Unbefriedigend bleibt die fehlende Möglichkeit zum Schutz der Hände.

B Spezielle Themen
2 Risiken für unfallchirurgisches Personal

364 Körperdosismessungen zur Strahlenexposition des Operateurs bei Betrieb eines mobilen Röntgenstrahlers (C-Bogen)

M. FUCHS, B. RICHTER, A. SCHMID, H. MODLER, T. EITELJÖRGE, K.-M. STÜRMER, Göttingen

Mit unserer Untersuchung wollten wir ermitteln, welcher Strahlenbelastung der Operateur bei ausgewählten Operationen ausgesetzt ist und ob eine Verbesserung des Strahlenschutzes erforderlich ist.

Die Strahlenexposition des Operateurs beruht im Wesentlichen auf der vom Patienten ausgehenden Streustrahlung.

Methode: In einer prospektiven Studie an 12 Patienten bei drei, unterschiedliche Strahlenexpositionen respräsentierenden Operationen (4mal Fixateur interne mit transpedikulärer Spongiosaplastik bei LKW-Berstungsfraktur, 4mal Bohrdrahtosteosynthese bei distaler Radiusfraktur und 4mal Verriegelungsnagelung bei Oberschenkelfraktur) unter Einsatz eines mobilen C-Bogens, haben wir die Strahlenbelastung des Operateurs als Ortsdosis gemessen. Die Ortsdosis (in Siervert, Sv) errechnet sich aus der Dauer der Röntgenbestrahlung und deren Intensität. Als Detektoren haben wir Chips mit dem hochempfindlichen Material TLD-100 H (Li F: MG, Cu, P) verwandt, die im Bereich der Meßpunkte am Auge, der Schilddrüse, an der Hand und im Bereich der Leiste plaziert wurden.

Ergebnisse: Die geringsten Ortsdosen pro Operation lagen bei 0,6 µSv an den Augen bei der Bohrdrahtosteosynthese des Radius, die höchsten bei 260 µSv an den Händen bei der Wirbelsäulenosteosynthese. Die Ortsdosis im Bereich der Schilddrüse betrug nach LWS-Stabilisierung bis zu 95 µSv und entsprach damit der Teilkörperdosis dieses Organs bei einer konventionellen Thoraxübersichtsaufnahme. Die Ortsdosis im Bereich der Augen nach LWS-Stabilisierung war mit bis zu 93 µSv ebenfalls hoch, gemessen an der Lebenszeitdosis des Auges in der Größenordnung von 500 mSv. Bei entsprechender Kumulation wird das Auftreten eines Strahlenstars begünstigt.
Auf die Höhe der gemessenen Ortsdosis haben neben der Lage der Meßpunkte die Art der Operation und die Dauer der Durchleuchtung großen Einfluß.

Unsere Ergebnisse machen deutlich, daß der Operateur teilweise einer hohen Strahlenbelastung ausgesetzt ist, wodurch der konsequenten Einhaltung der Strahlenschutzmaßnahmen (Schutzbrille, Schilddrüsenschutz, intakte Bleischürze) große Bedeutung beikommt.

B Spezielle Themen
2 Risiken für unfallchirurgisches Personal

Die Röntgenstrahlenbelastung der Hände der Operateure bei Marknagelosteosynthesen

L. P. MÜLLER, K. WENDA, J. DEGREIF, P. M. ROMMENS, Mainz

Feststellung der Strahlenbelastung der Hände von Operateur und ersten Assistenten bei Marknagelosteosynthesen und Überprüfung der Effektivität von Schilddrüsenbleischutz.

Bei 34 Marknagelungen (17 unaufgebohrte und 8 aufgebohrte Tibiamarknagelungen sowie 3 unaufgebohrte und 6 aufgebohrte Femurmarknagelungen) trugen Operateur und 1. Assistent Ringdosimeter am dominanten Zeigefinger unter dem sterilen Handschuh. Bei Durchleuchtungszeiten von durchschnittlich 4,2 Minuten pro Eingriff lag die mittlere Strahlenbelastung der Finger der Operateure bei 1,3 mSv und die der 1. Assistenten bei 1,2 mSv. Extrapoliert man den Gesamtmittelwert der ermittelten Strahlenbelastung der Hand der Operateure und 1. Assistenten von 1,25 mSv, würde der gesetzlich zugelassene Grenzwert für beruflich strahlenexponierte Personen der Gruppe A von 500 mSv erst bei 401 Marknagelosteosynthesen bzw. ähnlichen Eingriffen jährlich überschritten werden. Die Operateure, die konsequent auf die kontinuierliche Durchleuchtung verzichteten und nur mit Einzelbildaufnahmen arbeiteten, erreichten bis auf eine Ausnahme Durchleuchtungszeiten unter 2,5 Minuten mit durchschnittlichen Strahlenbelastungen der Finger von 0,89 mSv.

Um zu überprüfen, welchen Einfluß ein Schilddrüsenschutz auf die Belastung des sehr strahlensensiblen Schilddrüsengewebes hat, wurden in-vitro-Versuche mit und ohne Schilddrüsenschutz durchgeführt, wobei die durchschnittliche experimentelle Belastung mit Schilddrüsenschutz um das 20fache geringer war als ohne.

Der gesetzlich zugelassene Jahresgrenzwert für Personen der Gruppe A von 500 mSv wird nicht überschritten. Dennoch bleibt das schwer einschätzbare Risiko stochastischer (zufallsbedingter) Strahlenschäden. Deshalb müssen alle Anstrengungen unternommen werden, um die Strahlenbelastung so gering wie möglich zu halten.

B Spezielle Themen
3 Allergien durch Implantate

Metallallergie – Ursache, Folge oder irrelevant für die Infektentstehung nach Metallimplantaten? Erfahrungen einer klinischen prospektiven randomisierten Studie bei 281 DC-Platten

208

S. ARENS, M. HANSIS, Bonn

Ziel: Um einen Zusammenhang zwischen Metallallergie und Infektentstehung nach Metallimplantaten zu belegen, sollte in einer klinischen prospektiven randomisierten Untersuchung im Rahmen der Frakturbehandlung mit DC-Platten aus rostfreiem Edelstahl (sSt) und Reintitan (cpTi) die Metallallergie-Prävalenz, Inzidenz und die Infektentstehung in Abhängigkeit vom bakteriellen Kontaminationsgrad bei Implantation überprüft werden.

Problem: Für Allergien gegen Legierungskomponenten von Osteosyntheseimplantaten (z.B.: Ni) wird eine Prävalenz in der Bevölkerung von 4% (steigende Tendenz) angegeben. Nach Literaturdaten schwächt eine Allergie die Immunkompetenz. Retrospektive Analysen eines Kollektives mit infizierten Osteosynthesen (DCP) aus sSt zeigten eine signifikant erhöhte Allergierate von 10%, ohne jedoch den primären bakteriellen Kontaminationsgrad bei Implantation zu berücksichtigen. Experimentelle Daten bestätigen im Vergleich zu DCP aus cpTi, bei dem keine Allergien bekannt sind, die verminderte Infektresistenz von DCP aus sSt, ohne Zusammenhang mit Allergien. Dies wirft die Frage auf, ob ein prävalente (oder durch ein Implantat neu induzierte) Allergie aufgrund abgeschwächter Immunlage Ursache für eine Infektauslösung bei günstigeren Bedingungen für das initiale bakterielle Inokulum sein kann, oder ob sich bei eingetretenem Infekt eine Allergie neu manifestieren kann. Die Anwendung von Implantaten aus sSt wäre dann zu überdenken.

Material/Methode: Bei 281 (154 sSt/127 cpTi) mit DCP stabilisierten Frakturen langer Röhrenknochen wurde bei Implantation prospektiv der bakterielle Kontaminationsgrad bestimmt und nach CDC (I-nicht kontaminiert; II-kontaminiert) klassifiziert. Die Ermittlung der Allergie-Prävalenz erfolgte anamnestisch. Bis mindestens 6. Monat post OP wurde die Inzidenz eines Infektes und einer Metallallergie kontrolliert. Infekt war definiert als Neuauftreten von mindestens 2 der klassischen Infektzeichen. Die Randomisierung erfolgte durch wochenweise Zuordnung zur Gruppe mit sSt oder cpTi. Drei Fälle wurden aus ethischen Gründen bei präoperativ bekannter Metallallergie der cpTi Gruppe* zugeordnet.

Ergebnisse in % (n)	bakterielle Kontamination			Infektion			Allergie-Prävalenz		
	alle DCP	sSt	cpTi	alle DCP	sSt	cpTi	alle DCP	*sSt	*cpTi
CDC I	39 (109)	41 (63)	36 (46)	2,8 (3)	3,2 (2)	2,2 (1)	6,4 (7)	3,2 (2)	10,9 (5)
CDC II	61 (172)	59 (91)	64 (81)	11,6 (20)	14,3 (13)	8,6 (7)	3,5 (6)	2,2 (2)	4,9 (4)
gesamt	(281)	54,8 (154)	45,2 (127)	8,2 (23)	9,7 (15)	6,3 (8)	4,6 (13)	2,6 (4)	7,1 (9)

Allergie-Prävalenz 4,6%. Inzidenz: keine. Infektrate 8,2%. 2 Infekte bei prävalenter Ni-Allergie und CDCII/cpTi.

Schlußfolgerung: Ein klinisch relevanter Zusammenhang zwischen Metallallergie und Infekt ist nicht nachweisbar. Es ist offen, in wie weit Einzelfälle mit Koinzidenz von Allergie und Infekt bei sSt-Implantaten den Verdacht des Zusammenhanges, unabhängig ob als Ursache oder Folge des Infektes, erhärten können. Bei Vorliegen einer präoperative zu erfragenden Allergie gegen Legierungskomponenten sollte ein alternatives Material gewählt werden, nicht zuletzt um potentielle spätere Diskussionen im Rahmen einer Haftungsproblematik zu vermeiden.

B Spezielle Themen
3 Allergien durch Implantate

Dermatitis due to metallic implants in orthopaedic surgery | 209

J. M. THOMINE, F. DUJARDIN, Rouen

Dermatitis due to metallic implants in orthopaedic surgery are uncommon complications and are difficult to diagnose. A literature review found descriptions of 54 cases. All types of implants, even small in size such as screws or loops, made of stainless steel or chromium-cobalt alloys have been incriminated. There was no case related to titanimum alloy. The most frequent were eczemas (44 per cent), bullous dermatitis (11 per cent) and inflammatory forms (13 per cent).

There are two main diagnostic difficulties. 1 – To confirm the responsability of the implant in the dermatitis because the cutaneous lesions appears often generalized or localized in an area distant from the implant and because their emergence may be verly belated, sometimes after several years. 2 – To distinguish some of these dermatitis and especially inflammatory forms, from sepsis. There is no current means to state positively this diagnosis without removing the implant. The microscopic tissues analysis surrounding the implant and the cutaneous patch-test using filings of the implant itself appear able to contribute to diagnosis. The specificity and the sensibility of the usual patch-tests are insufficient. There are no reliable means to detect risk subjects.

Management is based on removing of the incriminated implant. Treatment using drugs, including local applications or general dispensing of steroids, have generally a low efficiency.

B Spezielle Themen
3 Allergien durch Implantate

Klinische und röntgenologische Ergebnisse von Hüftprothesenschäften aus Titan und Kobalt-Chrom-Legierungen

210

M. WAGNER, H. WAGNER, Schwarzenbruck

Seit den 80er Jahren werden zementierte Hüftendoprothesenschäfte aus Titanlegierungen implantiert. Das Elastizitätsmodul der Titanlegierungen und die Tatsache, daß keine Titan-Allergien bekannt sind, ließen die Verwendung von Titanlegierungen für Hüftprothesenschäfte angezeigt erscheinen. Auffallende röntgenologische Verläufe und eine hohe Quote an Frühlockerungen legen erhebliche Zweifel an diesem Konzept nahe.

In einer retrospektiven Untersuchung wurden 124 Implantationen analysiert. Die erste konsekutive Serie von 62 zementierten Müller Geradschaftprothesen aus der Kobalt-Chrom-Legierung PROTASUL 10 wurde im Jahr 1988 implantiert. Eine zweite Serie von zementierten Müller Geradschaftprothesen aus den Titan Legierungen PROTASUL 64 und 100 wurde im Jahr 1990 implantiert. Beide Patientenkollektive unterschieden sich nur unwesentlich. Das Alter der Patienten zum Zeitpunkt der Operation betrug bei der ersten Serie 64,7 bei der zweiten Serie 65,5 Jahre. In über 75% wurden Patienten mit einer Coxarthrose operiert.

Bei einer Nachuntersuchung dieser Serie im Jahr 1994 zeigten 7 (= 11,3%) der Titan-Schäfte erhebliche röntgenologische Veränderungen. Es zeigten sich 6 erhebliche Corticalisverdickungen und 3 Osteolysen. Drei Prothesenschäfte waren bereits gewechselt. Bei der Revision zeigte sich ein schwärzlicher Überzug des Titan-Schaftes. Die Vergleichsserie der Kobalt-Chrom Implantate mit einer um zwei Jahre längeren Nachuntersuchungszeit zeigte keine röntgenologischen Veränderungen. Kein Schaft war ausgewechselt worden. Bei der Analyse im Jahr 1996 zeigten 17 (= 27,4%) der Titan-Schäfte röntgenologische Veränderungen. Es fanden sich 7 deutliche Corticalisverdickungen und 13 Osteolysen, wobei in 3 Fällen Osteolysen und Corticalisverdickungen gleichzeitig zu beobachten waren. Nach 5 Jahren waren bereits 5 Prothesenschäfte (= 8%) ausgewechselt. Alle ausgewechselten Prothesenschäfte betrafen die Durchmesser 7,5 und 10 mm. In der Vergleichsgruppe mit Kobalt-Chrom Schäften mit einer Nachuntersuchungszeit von 8 Jahren wurde kein Schaft ausgewechselt, alle Patienten waren beschwerdefrei. Bei 8 (= 12%) sehr aktiven Patienten zeigten sich kleine Osteolysen am Schenkelhals, die am ehesten auf den Polyäthylenabrieb der 32 mm Prothesenköpfe zurückgeführt werden könnten. Alle Patienten mit Kobalt-Chrom Schäften waren beschwerdefrei.

Die Verwendung von zementierten Hüftendoprothesenschäften aus Titanlegierungen sollte unterbleiben. Nur bei unbedingter Indikation, z.B. bei einer schweren Nickel-Allergie kann über den Einsatz eines derartigen Implantates diskutiert werden. Dabei ist unbedingt darauf zu achten, daß nur relative dicke Prothesenstiele verwendet werden.

B Spezielle Themen
3 Allergien durch Implantate

Können Titanimplantate Wundheilungsstörungen und Infektionen reduzieren

P. REIMER, R. KETTERL, Traunstein

Durch die Analyse unseres Krankengutes sollte der Frage nachgegangen werden, ob durch den Einsatz von Titanimplantaten eine Reduktion von Wundheilungsstörungen erzielt werden kann, ohne dabei einen negativen Einfluß auf die Frakturheilung oder eine Erhöhung von Implantatkomplikationen hinnehmen zu müssen.

Patienten: Seit 1991 werden in unserer Klinik sowohl Titan- als auch Stahlimplantate zur osteosynthetischen Versorgung bei bestimmten Indikationen eingesetzt. Titanimplantate wurden dabei bei folgenden Voraussetzungen generell angewendet:
- bekannte Allergien (Nickel, Chrom, Kobalt)
- prekäre Weichteilsituation
- verbleibende Implantate
- postoperativ Kernspintomographie erforderlich
- Knocheninfektion in der Anamnese.

Im Zeitraum 01.07.1991–31.12.1995 erfolgte der Einsatz von Titanimplantaten bei 828 Patienten. Im gleichen Zeitraum wurden bei 1504 Patienten mit vergleichbarer Indikationsstellung Stahlimplantate angewandt.
Die Auswertung erfolgte hinsichtlich Häufigkeit von Wundrandnekrosen, Wundheilungsstörungen, Infektionen sowie hinsichtlich der Frakturheilung und von Implantatkomplikationen.

Ergebnisse: Die Ergebnisse unserer Untersuchung sind in der folgenden Tabelle aufgelistet. Dabei zeigte sich eine signifikante Reduktion in der Summation aller Wundprobleme bei Verwendung von Titanimplantaten, im Vergleich zu der Patientengruppe mit Osteosynthesen unter Verwendung von Stahlimplantaten. Ein Unterschied in dem Frakturheilungsverhalten war nicht zu bestimmen. In der Gruppe mit Titanimplantaten waren jedoch prozentual mehr Implantatkomplikationen, insbesondere Schraubenbrüche nachzuweisen. Hierbei ist zu erwähnen, daß unmittelbar nach Einführen der Titanimplantate vermehrt Komplikationen wie Schraubenbrüche auftraten und durch steigende Erfahrung im Umgang mit diesen Implantaten sich die Zahl von Schraubenbrüchen in beiden Gruppen wieder anglich.

Tabelle I	Titan			Stahl	
	n	%		n	%
Wundrandnekrosen	16	1,9		42	2,8
Wundheilungsstörungen	14	1,7		40	2,7
Infektionen	9	1,1		22	1,5
Summe Wundprobleme	39	4,7	signifikant	104	6,9
Frakturheilungsstörung	14	1,7		38	1,9
Implantatkomplikationen Schraubenbrüche)	30	3,6		34	2,3

Durch die Anwendung von Titanimplantaten konnte trotz der Tatsache, daß Titanimplantate bei primär schlechternen Ausgangsverhältnissen eingesetzt werden, eine signifikante Reduktion von Wundproblemen wie Wundrandnekrose, Wundheilungsstörung und Infektion erreicht werden. Es zeigte sich jedoch bei der Anwendung von Titanimplantaten eine erhöhte Rate von Implantatkomplikationen, die erst durch steigende Erfahrung reduziert werden konnten.

B Spezielle Themen
3 Allergien durch Implantate

Implantat-Wahl und elektrochemische Potentialbildung im Organismus — 212

F. WAGNER, G. O. HOFFMANN, J. HOFMAN, V. BÜHREN, Murnau

Experimentelle Messung galvanischer Ströme bei der Kombination verschiedener metallischer Osteosynthese-Implantate. Komplizierte Fraktursituationen machen oftmals die Hybridisierung verschiedener Osteosynthese-Systeme erforderlich. Es soll geklärt werden, zwischen welchen Implantat-Systemen aus elektrochemischer Sicht solche Hybridisierungen zulässig sind.

Verschiedene Metalle, als elektrische Leiter erster Ordnung in das wässrige Salzmilieu des Organismus (Leiter zweiter Ordnung) eingebracht, können ein elektrochemisches Potential aufbauen.

Problembeschreibung: Unter bestimmten Voraussetzungen kann ein solches Potential einen Stromfluß (galvanisches Element) verursachen. Diese Ströme werden mit chronischen Mißempfindungen des Implantatträgers, seiner Sensibilisierung (Metallallergien) und der Prädisposition zur postoperativen Wundinfektion in Zusammenhang gebracht.

Material und Methode: Es wurde experimentell untersucht, welche metallischen Implantat-Paarungen zum Auftreten solcher unerwünschter galvanischer Ströme führen können: CoCrNi-Implantat gegen Titanlegierung, externe Montage hybridisiert mit interner Montage, Hybridisierung verschiedener Fixateur-externe-Systeme mit intramedullären Kraftträgern. Die genannten Implantat-Paarungen wurden in einem in vitro-Versuchsansatz auf die Verursachung der genannten galvanischen Ströme hin untersucht.

Ergebnisse: Eine wesentliche Voraussetzung für das Auftreten galvanischer Ströme ist, daß ein unedleres Metall Elektronen abgibt und in oxydierter Form in Lösung geht. Geht man jedoch davon aus, daß sich alle zugelassenen Metallimplantate biochemisch inert verhalten, so kann es zu dieser Korrision-Oxidation nicht kommen.

Galvanische Ströme treten bei den derzeit verfügbaren Metallimplantaten in der Regel nicht auf. Die Hybridisierung verschiedener metallischer Implantat-Systeme muß aufgrund dieser Befürchtungen nicht generell abgelehnt werden.

B Spezielle Themen
4 Unfallprävention: Realität – Chancen

Unfallprävention – Entwicklung und Perspektiven

R. BOURANEL, Bonn

Überblick über die Unfallprävention am Beispiel der Verkehrssicherheit.

Die Hauptunfallursache beispielsweise im Straßenverkehr ist menschliches Versagen. Das Verhalten des Menschen zu beeinflussen, ist daher ein wichtiges Ziel einer wirksamen Unfallprävention. Die Deutsche Verkehrswacht, die größte und älteste Bürgerinitiative der Bundesrepublik Deutschland auf dem Gebiet der Verkehrssicherheit, befaßt sich bereits seit 72 Jahren mit der Unfallprävention im Bereich des Straßenverkehrs. Rüde waren die früheren Methoden mit denen die Verkehrswachten loszogen. Man sprach damals vom „Krieg auf den Straßen" und vom „Kampf gegen den Verkehrsunfall".

Wie versucht die Deutsche Verkehrswacht heute gegen Verkehrsunfälle vorzubeugen? Ein wichtiges Ziel der örtlichen Verkehrswachten – als Bürgerinitiative – ist das persönliche Gespräch mit dem Bürger, um im persönlichen Gespräch Denkanstöße zu geben. Ferner gibt es Zielgruppenprogramme. Bestimmte Risikogruppen werden hiermit ganz speziell angesprochen. Z.B. die Aktion Junge Fahrer, die sich speziell an die 18–24jährigen Fahranfänger richtet, die besonders als Pkw-Fahrer gefährdet sind. Das Projekt „Kind und Verkehr", dessen Herzstück die Elternveranstaltungen in Kindergärten sind. Das Projekt „FIT – Fahrrad im Trend", das zur Senkung der hohen Unfallquote der jugendlichen Radfahrer beitragen will und im außerschulischen Bereich ansetzt. Darüber hinaus gibt es weitere Maßnahmen zur Unfallprävention: z.B. die KFZ-Beleuchtungsaktion, Jugendverkehrsschulen, Sicherheitstrainings oder die neue Aktion „Move it – fit im Straßenverkehr". Neben diesen Aktionen gibt es seit 30 Jahren die Verkehrsaufklärungssendung „Der 7. Sinn" im ARD und seit mehr als 2 Jahren gibt es die Verkehrssicherheitszeitschrift „mobil und sicher".

Ziel aller Aktionen ist es, Menschen ohne Zeigefingermentalität jede Menge Informationen, Tips und Ratschläge für mehr Verkehrssicherheit zu geben und zu erreichen, daß Menschen sensibilisiert werden und sich mit dem Thema intensiver auseinandersetzen.

Zum Abschluß wird noch die Frage thematisiert: Wie muß Unfallprävention in der Öffentlichkeit vermarktet werden, damit sie noch mehr Beachtung findet?

Für die Unfallprävention wird heute schon einiges getan, allerdings müssen weitere Anstrengungen unternommen werden, damit Unfallprävention in der Öffentlichkeit noch mehr Beachtung erhält.

B Spezielle Themen
4 Unfallprävention: Realität – Chancen

Unfallverhütung bei jugendlichen Motorradfahrern im Zeitalter er narzistischen Selbstüberschätzung – ist das überhaupt erfolgversprechend?

B. WINTER-KLEMM, K. KLEMM, Frankfurt

Alle mit der Unfallverhütung befaßten sollten sich bewußt werden, daß das Gefährdungspotential bei Motorradfahrern auf rationaler Ebene kaum angesprochen werden kann.

Die technisch mögliche Unfallverhütung für Motorradfahrer ist nahezu perfekt, greift aber häufig nicht, weil ein solches Fahrzeug für viele Jugendliche einen ganz anderen Stellenwert hat als den eines Transportmittels. Eine solche Maschine zu beherrschen, gibt ein Gefühl von Kraft und Stärke, hebt das Selbstbewußtsein in einem Maße, das mit der Realität von Abhängigkeit in der Familie und im Beruf gar nicht in Einklang steht. Das Motorrad wird zu einem Vehikel der scheinbaren Ablösung des noch nicht erwachsenen Menschen aus diesen Abhängigkeiten. Ein schwerer Körperschaden stürzt den Jugendlichen in eine erneute Abhängigkeit durch Krankenhausaufenthalt und Pflegebedürftigkeit und Regression aus der sich vor allem junge Männer aus eigener Kraft nur sehr schwer befreien können.

Wenn es schon nicht gelingt, den aus psychischer Ursache determinierten Unfall zu verhindern, sollte durch eine sehr aktive Behandlung angestrebt werden, einem psychischen Hospitalismus als Sekundärschaden vorzubeugen.

B Spezielle Themen
4 Unfallprävention: Realität – Chancen

Verkehrsunfälle im Kindes- und Jugendalter – Häufigkeit, Ursachen und Präventionsmöglichkeiten

M. LIMBOURG, Essen

Darstellung der Möglichkeiten zur Unfallprävention im Kindes- und Jugendalter durch die Medizin.

Jahr für Jahr werden in Deutschland fast 90 000 Kinder und Jugendliche bis zum Alter von 18 Jahren im Straßenverkehr verletzt, mehr als 900 davon tödlich. Die Anzahl der Schwerverletzten liegt bei ca. 23 000 pro Jahr. Kinder unter 10 Jahren verunglücken am häufigsten als Fußgänger, bei den 10- bis 14jährigen sind die Radfahrer-Unfälle am häufigsten. Die Gruppe der 15- bis 17jährigen verunglückt am häufigsten mit dem motorisierten Zweirad und als Pkw-Mitfahrer. Im Kindesalter verteilen sich die Mitfahrer-Unfälle gleichmäßig auf alle Altersgruppen. Weitere unfallbegünstigende Faktoren sind: Geschlecht, Staatsangehörigkeit, Sozialschicht, familiäre und soziale Situation, Wohnort, Verkehrssituation vor Ort, Verkehrsüberwachung, ÖPNV-Angebot usw.

Die Ursachen für die erhöhte Gefährdung bei Kindern sind bei den Betroffenen selbst (entwicklungsbedingtes unzureichendes Gefahrenbewußtsein, Ablenkbarkeit, Bewegungsdrang usw.), bei den Autofahrern (zu wenig Rücksicht Kindern gegenüber) und bei einer wenig kinderfreundlichen Verkehrsplanung zu finden. Bei den Jugendlichen spielt die entwicklungsbedingte erhöhte Risikobereitschaft eine wichtige Rolle.

Prävention: Da das Verhalten von Kindern durch Verkehrserziehung nur bedingt beeinflußbar ist, kann ihre Sicherheit nur durch eine Veränderung des Verhaltens der motorisierten Verkehrsteilnehmer gegenüber Kindern und durch eine kinderfreundliche Stadt- und Verkehrsplanung (+ Überwachung) erhöht werden. Für die Jugendlichen ist der Ausbau des nächtlichen öffentlichen Verkehrs besonders wichtig (Disco-Busse, Sammeltaxis usw.).

B Spezielle Themen
4 Unfallprävention: Realität – Chancen

Kritische Lebensereignisse und Straßenverkehrsunfälle — 278

C. MEYER, K. LIEPOLD, E. MARKGRAF, Jena

Mit einem prospektiven Querschnittsdesign soll ein hypothetischer Zusammenhang zwischen dem Auftreten von kritischen Lebenssituationen in einem definierten Zeitraum bei einer Stichprobe von Verkehrsunfallpatienten und einer Kontrollgruppe retrospektiv untersucht werden.

Ausgehend von den Ergebnissen der psychologischen Streßforschung wird angenommen, daß kritische Lebensereignisse („life events") in Abhängigkeit von der jeweiligen individuellen Bedeutungszuweisung in einer prädisponierenden Beziehung zu Verkehrsunfällen stehen.

Mit dem von Sarason, Johnson und Siegel (1978) entwickelten und von uns übersetzten „Life Experience Survey (LES)" erfaßten wir die Häufung und die individuelle Bewertung der angegebenen kritischen Lebensereignisse in der Versuchs- und Kontrollgruppe während eines definierten Zeitraumes.

Im Ergebnis unserer Studie fanden wir, daß in der Versuchsgruppe 64% der stationären Unfallpatienten kritische Lebensereignisse angaben. In der Kontrollgruppe traten bei 32% der Probanden im definierten Zeitraum kritische Lebensereignisse auf. Hinsichtlich der Häufigkeit des Auftretens und der individuellen Nennungen von „life events" unterscheiden sich beide Gruppen signifikant voneinander.

Anhand einer Analyse der genannten Ereignisarten werden individuelle und gesamtgesellschaftliche unfallpräventive Möglichkeiten reflektiert.

B Spezielle Themen
4 Unfallprävention: Realität – Chancen

Motorradunfälle im Straßenverkehr

M. WICK, A. EKKERNKAMP, G. MUHR, Bochum

Untersuchung der medizinischen, sozialen und ökonomischen Folgen von Motorradunfällen. Anhand von Verletzungsmustern werden Möglichkeiten der Prävention diskutiert.

In Deutschland verunglückten im Jahre 1992 ca. 520000 Personen bei Verkehrsunfällen, wobei der Anteil von Motorradunfällen bei 7% lag. Die Zulassungszahlen für Motorräder stiegen in den letzten fünf Jahren kontinuierlich an. Der Motorradfahrer gewinnt damit zunehmend Bedeutung als unfallchirurgischer Patient. 86 Patienten, die im Laufe des Jahres 1992 im Rahmen eines Motorradunfalls hospitalisiert waren, wurden retrospektiv untersucht. Von 81 Patienten (94%) konnten die Daten komplett ermittelt werden. 90,7% der verunfallten Personen waren männlich, das Durchschnittsalter lag bei 28,8 Jahren, die Altersgruppe der 25 bis 29 jährigen war mit 27,9% am häufigsten beteiligt. Die meisten Unfälle ereigneten sich auf Vergnügungsfahrten an Wochenenden zwischen den Monaten Mai und September. Die untere Extremität war mit 46% am meisten betroffen, darunter zu 19,7% offene Unterschenkelfrakturen. 16,6% der Verletzungen der oberen Extremität waren distale Radiusfrakturen. Die durchschnittliche Hospitalisierungszeit betrug 35,4 Tage, 23,4% der Patienten mußten nach dem Unfallereignis ihren Beruf wechseln. Die Hubraumklasse von 500 bis unter 750 ccm war mit über 50% an den Unfällen beteiligt, 34,5% der Patienten besaßen den Motorradführerschein schon länger als acht Jahre, waren aber wenig routiniert im Umgang mit Motorrädern.

Neben gesetzgeberischen und erzieherischen Maßnahmen sollten auch straßenbauliche Veränderungen durchgeführt werden. Im Hinblick auf Kosten und soziale Folgen ist die definitive unfallchirurgische Versorgung der Patienten möglichst frühzeitig anzustreben.

B Spezielle Themen
4 Unfallprävention: Realität – Chancen

Belastung und Schutz des Kopfes bei der Pkw-Seitenkollision: Darstellung eines neuartigen Seitenairbags

301

O. PIESKE, G. LOB, G. MEßNER, J. HABERL, München

Entwicklung und Testung eines speziellen Pkw-Airbag zur Verhinderung von tödlichen und schweren Schädelverletzungen bei Seitenkollisionen.

Unsere Analyse von 1238 realen Pkw-Unfällen ergab ein Verletzungsrisiko für den Kopf bei Seitenkollisionen (SK) von 70% bis 85%. Zum Schutz des Kopfes wurde daher in Zusammenarbeit mit der Automobilindustrie ein neuartiger Airbag (AB), „Inflatable Tubular Structure" (ITS), entwickelt. Der ITS hat im entfalteten Zustand eine Schlauchform, die am seitlichen Dachrahmen vom Armaturenbrett bis zum hinteren Handgriff verläuft.

Zur Klärung der Frage, ob und wie gut der entfaltete ITS vor Schäden schützen kann, wurde eine Reihe von extremen Standard-SK-Crash-Tests unternommen. Die Ergebnisse waren: 1.) Ohne ITS trat eine erhebliche seitliche Hyperflexion des Kopfes auf, die durch den Einsatz des ITS praktisch vollständig aufgehoben wurde. Durch den ITS könnten daher bei realer SK Verletzungen durch Abscherkräfte an HWS und Rückenmark verhindert werden. 2.) Das Head-Injury-Criterion (dient der Belastungsbestimmung des Schädels; gesetzlich vorgeschriebener HIC-Grenzwert ≤ 1000) konnte von 1800 (ohne ITS) auf 500 (mit ITS) gesenkt werden. Eine Reduzierung der schweren und tödlichen SHT bei der Pkw-SK im Straßenverkehr kann daher durch den ITS angenommen werden.

Der spezielle Pkw-Seiten/Kopf-Airbag (ITS) verringert bei Seitenkollision-Crash-Versuchen die Belastung des Schädels aber auch der HWS deutlich. Ein Rückgang der Verletzungen in diesen anatomischen Regionen bei Seitenkollisionen im Straßenverkehr ist daher anzunehmen.

B Spezielle Themen
4 Unfallprävention: Realität – Chancen

Verhalten und Wirkung des Airbags für den angegurteten Fahrer bei realen Frontal- und Seitenkollisionen

302

G. MEßNER, J. HABERL, G. LOB, O. PIESKE, München

Vergleich der Verletzungen angegurteter Pkw-Fahrer mit und ohne Airbag bei Frontal- und Seitenkollisionen.

Im Zeitraum von 1974 bis 1995 wurden insgesamt über 2000 Pkw-Unfälle mit Verletzten in unsere Datenbank aufgenommen. 66% aller Unfälle sind Frontal- oder Seitenkollisionen (FK, SK). Die Unfallanalyse angegurteter Fahrer ergab eine positive Korrelation zwischen der „Kollisionsschwere" Energy Equivalent Speed (EES) und der Verletzungsschwere sowohl bei FK als auch bei SK. Durch die Einführung des Front-Airbag (FAB) kam es in den letzten Jahren zu einem deutlichen Rückgang insbesondere der schweren und tödlichen Verletzungen (AIS $\geq$ 4; AIS = Abbreviated Injury Scale). Diese Beobachtung konnten allerdings nur für FK gemacht werden, so daß es zu einem relativen Anstieg der schweren Verletzungen bei SK kam: Anteil FK bzw. SK bei AIS $\geq$ 4 ohne FAB = 63%/37%; Anteil FK bzw. SK bei AIS $\geq$ 4 mit FAB = 55%/45%. Der Anteil der Getöteten bei SK am Gesamtunfallgeschehen ist mit 36% extrem hoch. Schwere Verletzungen bei SK betrafen insbesondere die Kopf- und Thorax-Regionen. Daher ist die Entwicklung passiver SK-Sicherheitssysteme (z.B. Seitenairbags) zum Schutz dieser beiden anatomischen Regionen besonders erstrebenswert.

Anhand der vorliegenden Studie konnte gezeigt werden, daß die Einführung des Front-Airbags schwere und tödliche Verletzungen bei Frontalkollisionen reduzieren konnte. Nach wie vor kommt es aber bei Seitenkollisionen zu unvermindert schweren Verletzungen.

B Spezielle Themen
4 Unfallprävention: Realität – Chancen

Realität und Möglichkeiten einer wirksamen Unfallprävention durch Sicherheitsmaßnahmen im und am PKW

303

D. OTTE, T. POHLEMANN, M. BLAUTH, H. TSCHERNE, Hannover

Übersichtsreferat zur Beschreibung der Verletzungssituation heutiger Schwerverletzter nach Pkw-Kollisionen und Darstellung weiterer sinnvoller Maßnahmen zur Unfallprävention.

Im Laufe der Jahre hat die Zahl der getöteten Verkehrsteilnehmer stetig abgenommen. Waren 1970 noch 8.989 getötete Pkw-Insassen in Deutschland (früheres Bundesgebiet) zu verzeichnen, so waren dies 1994 noch lediglich 3.974, was einer Reduktion von 56% entspricht. Die Entwicklung in der Fahrzeugsicherheit hat durch Gurt, Airbag und Knautschzonen sowie die äußere Formgestaltung hierzu einen wesentlichen Beitrag geleistet. Da zwischenzeitlich sehr viele Sicherheitsmaßnahmen eingeführt wurden, läßt sich vermuten, daß die derzeit im Straßenverkehr getöteten Insassen speziellen Unfall- und Kollisionssituationen unterliegen, bei denen vorhandene Sicherheitseinrichtungen nicht oder nur sehr gering wirksam werden können.

Um weitere Maßnahmen zur Verletzungsprophylaxe wirksam erarbeiten zu können, ist es wichtig zu wissen, unter welchen Umständen die tödlichen oder schwersten Verletzungen auftreten. Für eine detaillierte Analyse bieten sich die Erhebungen am Unfallort Hannover an, wobei ein spezielles wissenschaftliches Erhebungsteam zu Verkehrsunfällen fährt und diese im Rahmen eines statistischen Stichprobenplanes dokumentiert.

Die in der amtlichen Statistik auftretenden Getöteten und Schwerverletzten werden nach der Art der Klinikbehandlung als ambulant, stationär oder getötet eingestuft. In der wissenschaftlichen Verletzungsskalierung findet dagegen die AIS-Skala Anwendung. Eine Vergleichbarkeit zwischen der amtlichen Verletzungsschwere und der AIS-Skala besteht und wird im Rahmen der Studie aufgezeigt. Eine 95%ige Wahrscheinlichkeit für ausschließlich schwere und schwerste Verletzungen besteht bei Verwendung der Verletzungsschweregrade MAIS 3 und höher, im Folgenden als MAIS 3+ bezeichnet. Damit lassen sich die im Rahmen der vorstehenden Studie dokumentierten Fälle hinsichtlich Verletzungsmechanik sowie der aufgetretenen Belastungsverhältnisse beschreiben. Im Auswertezeitraum von 1985–1994 konnten insgesamt 8.500 Unfälle dokumentiert werden, davon 6.908 mit Pkw-Beteiligung, von denen 563 Unfälle mit Pkw-Insassen MAIS 3+ registriert wurden und 3.830 Unfälle mit Fußgängern und Radfahrern bei Kollisionen mit Pkw.

Es zeigt sich, daß bei Pkw Insassen im wesentlichen Pkw- und Pfahlanprall 2/3 aller Kollisionssituationen des Schwerverletzten darstellen. Charakteristika und Verletzungsschweren dieser Unfallarten sowie weitere wirksame Maßnahmen zur Unfallprophylaxe werden im Detail dargestellt. Als ein wesentlicher Einflußfaktor kann die Kollisionsgeschwindigkeit angesehen werden, insbesondere bei Pkw- und Fußgängerunfällen, deren Einfluß auf die Verletzungsmechanik und Verletzungsfolgen aufgezeigt wird.

Technische Aspekte: Spezielle Kollisionssituation ergeben sich
Medizinische Aspekte: Bedeutung des Polytraumas, Darstellung der vorhandenen Verletzungsmuster Schwerverletzter.

B Spezielle Themen
4 Unfallprävention: Realität – Chancen

Die Folge von Verkehrsunfällen aus gerichtsmedizinischer Sicht

304

R. MATTERN, Heidelberg

Der Rechtsmediziner wird vor allem mit der Untersuchung schwerer Verkehrsunfälle und tödlichen Unfallfolgen konfrontiert: Primär ist die Frage der Kausalität zwischen Unfall, Verletzungen und Todesfolge zu beantworten. Differentialdiagnostisch muß der plötzliche Tod vor dem Unfall ebenso in Betracht gezogen werden, wie die vorsätzliche Tötung, die durch Vortäuschen eines Unfalls verdeckt werden soll, aber auch der Suizid im Straßenverkehr. Bei Vorliegen erheblicher Vorerkrankungen kann die Klärung des Anteils unfallbedingter Verletzungen am tödlichen Geschehen von Bedeutung sein. Manchmal geht es auch um die Erörterung der Einhaltung hinreichender Standards diagnostischer und therapeutischer Maßnahmen zur Abwendung des tödlichen Verlaufs. Vergleichbare Probleme stellen sich bei Unfällen und Verletzungen jeglichen Schweregrades bis hin zu Bagatellunfällen mit manchmal unerwarteten Folgen – erinnert sei an die Beurteilungsschwierigkeiten des sogenannten „Schleudertraumas" der Halswirbelsäule: Simulation, Psychogenität, Vorerkrankung oder bisher nicht objektivierbare Unfallfolgen?

Ein weiterer forensischer Schwerpunkt ist die traumatomechanische Analyse von Verkehrsunfällen und Verletzungen als Beitrag zur Rekonstruktion des Unfallherganges und der Klärung der Art der Beteiligung der Betroffenen: Hier geht es z.B. um die Frage der Sitzposition oder Gehrichtung, der erwartungsgemäßen Funktionen von Sicherheitseinrichtungen, um die Prädiktion von Verletzungen bei hypothetischen Unfallabläufen oder die Attribuierung von Verletzungen zu bestimmten Unfallphasen eines komplexen Unfallgeschehens mit mehreren Beteiligten unterschiedlicher Straf- oder zivilrechtlicher Verantwortung für das Zustandekommen des Unfalls.

Die Diskussion solcher Fragestellungen setzt Detailkenntnisse über Verletzungsmechanismen voraus, also quantitative Einschätzungen physikalischer Größen (Verletzungskriterien), deren Einwirkung nach Art, Richtung, Ort und Schwere am Körper in Interaktion mit den individuell gegebenen Verletzungsgrenzen die Schwere der Verletzungen bestimmen.

Die Bereitstellung dieser Grundlagendaten ist Aufgabe der wissenschaftlichen Traumatomechanik, einer interdisziplinären Forschungsrichtung, mit der sich, gemessen an der Bedeutung, zu wenig Forschergruppen beschäftigen: Denn die Daten sind nicht nur essentielle Grundlagen für die Gewährleistung der Rechtssicherheit bei der Beurteilung von Verkehrsunfallfolgen, sondern sie werden dringend gebraucht für die Verbesserung von Sicherheitseinrichtungen, in dem sie Basisdaten für die Optimierung von Dummies und die Entwicklung und Validierung mathematischer Modelle zur Unfallsimulation liefern. Die auf diese Weise erreichbare Verletzungsprävention sollte Motivation zu verstärkter interdisziplinärer Zusammenarbeit und der Bewilligung angemessener Forschungsmittel sein.

B Spezielle Themen
4 Unfallprävention: Realität – Chancen

Der gegenwärtig mögliche Stand der aktiven und passiven Sicherheit bei PKW | 305

I. KALLINA, Sindelfingen

Während in Deutschland (Ost und West) 1970 noch 21332 Verkehrstote registriert wurden, ging die Zahl im Jahr 1994 auf 9814 zurück. Obwohl die Verkehrsdichte um ein Vielfaches gestiegen war, stellte sich diese erfreuliche Entwicklung ein, die auf Maßnahmen im Automobilbau, im Rettungswesen, in der medizinischen Versorgung und im Straßenbau zurückzuführen ist.

Für Opfer eines Verkehrsunfalls sind die Auswirkungen häufig tragisch und können auch wirtschaftlich den einzelnen stark belasten. Aus diesen Gründen werden weltweit Anstrengungen unternommen, Konzepte zur Unfallvermeidung (Aktive Sicherheit, z.B. Raumlenkerhinterachse, Anti-Blockier-System, Fahrzeugstabilisierungshilfen (ESP)) zu erarbeiten, bzw. die Unfallfolgen für den einzelnen (Passive Sicherheit, z.B. Karosserie mit definierten Knautschzonen, Airbags, Abpolsterungen im Innenraum) zu reduzieren.

Mercedes-Benz hat eine lange Tradition im Bereich der Fahrzeugsicherheit, deren Anfänge bereits 50 Jahre zurückliegen. Erste Crashtests wurden bereits vor 35 Jahren freiwillig durchgeführt, zu einer Zeit, wo Sicherheit nur einen geringen Stellenwert beim Kaufentscheid hatte. Seit vielen Jahren gehen die internen Sicherheitsanforderungen über die gesetzlichen Ansprüche weit hinaus, da der Begriff Sicherheit im Hause Mercedes-Benz nicht nur ein Erfüllen von gesetzlich vorgeschriebenen Tests bedeutet, sondern integrativer Bestandteil des Fahrzeugkonzeptes und der Fahrzeugentwicklung selbst ist. Aus diesem Verständnis heraus wurde bereits im Jahre 1969 eine Gruppe im Hause Mercedes-Benz gebildet, die Unfälle mit aktuellen Mercedes-Benz-Personenwagen und verletzten Insassen systematisch analysiert. Aus dieser Gruppe entstand die Abteilung Unfallforschung, die bis heute ca. 3000 schwere Unfälle untersucht hat.

Die Ergebnisse dieser Unfallanalysen werden dann zur Ableitung von Unfall- und Verletzungsschwerpunkten herangezogen, um weitere Sicherheitsmaßnahmen abzuleiten bzw. in Neuentwicklungen einzubringen.

Der Vortrag zeigt anhand der aktuellen E-Klasse von Mercedes-Benz einige ausgewählte Elemente der aktiven/passiven Sicherheit auf.

B Spezielle Themen
5 Ambulantes unfallchirurgisches Operieren: Realität – Perspektiven

Juristische Aspekte bei ambulanten unfallchirurgischen Operationen

K. ULSENHEIMER, München

1. Der Patient hat stets Anspruch auf eine ärztliche Behandlung, „die dem Standard eines erfahrenen Facharztes entspricht", gleichgültig ob eine Operation ambulant, stationär, im Krankenhaus oder in der Praxisklinik erfolgt. Dabei bedeutet „Facharztstandard" kein formelles, sondern ein materielles Kriterium, nämlich einen bestimmten Wissens- und Erfahrungszustand des Arztes, bezogen auf die jeweilige von ihm zu treffenden Behandlungsmaßnahme. Die formelle Facharztanerkennung wird nur für den Arzt gefordert, der einen Noch-nicht-Facharzt bei seiner Tätigkeit anleitet und beaufsichtigt.
2. Die ambulante Vornahme eines Eingriffs ist nicht bereits als solche für den Patienten riskanter als die Durchführung der Operation unter stationären Bedingungen.
3. Die Entscheidung des Arztes, ob der Eingriff ambulant oder stationär erfolgen soll, hängt von einem konkreten Risikovergleich ab. Der umfangreiche Katalog gem. § 3 des dreiseitigen Vertrages vom 22.3.1993 trifft keine Aussage bezüglich der Indikation. Stets muß die Patientensicherheit wirtschaftlichen Überlegungen vorgehen.
4. Für das praxis-ambulante Operieren werden keine niedrigeren Sicherheitsanforderungen in Bezug auf die personelle Besetzung des OP-Tisches, die bauliche und apparative Ausstattung und alle sonstigen wichtigen Qualitätserfordernisse wie für das stationäre Operieren. Sorgfaltspflichtverstöße im Bereich der Strukturqualität können zur zivil- und strafrechtlichen Haftung der Verantwortlichen führen.
5. Bezüglich der Risikoaufklärung gelten die von der Rechtsprechung entwickelten allgemeinen Grundsätze. Besondere Bedeutung hat die Aufklärung über alternativ zur Verfügung stehende Behandlungsmöglichkeiten, da ambulante und stationäre Operationen unterschiedliche Vor- und Nachteile aus medizinischer, persönlicher und wirtschaftlicher Sicht haben.
Nach Ansicht des BGH ist bei „normalen" ambulanten Eingriffen die Aufklärung noch am Tag des Eingriffs selbst rechtlich bedenkenfrei, „bei größeren Eingriffen mit beträchtlichen Risiken" dagegen möglicherweise verspätet. Es ist dringlich zu raten, die Aufklärung zeitlich in den Bereich der ambulanten Voruntersuchung vorzuverlagern und sich gegebenenfalls den Verzicht auf eine längere Überlegungsfrist schriftlich bestätigen zu lassen.
6. Neben der Risikoaufklärung spielt die Sicherungsaufklärung beim ambulanten Operieren eine zentrale Rolle. Der Patient muß Hinweise zum Heilungsverlauf, Anweisungen, Empfehlungen und Verhaltensmaßregeln für die postoperative Phase erhalten, um Komplikationen zu vermeiden und einen möglichst ungestörten Therapieverlauf zu gewährleisten.
7. Der Operateur ist an den Auftrag einweisender oder überweisender Ärzte zur ambulanten Durchführung eines Eingriffs nicht gebunden. Er bestimmt vielmehr in eigener Verantwortung die Art und Weise der Leistungserbringung.

8. Doppeluntersuchungen vor dem Eingriff sollen nach Möglichkeit vermieden werden. Dennoch gilt der Rat: Je größer das Risiko eines Untersuchungsfehlers, umso mehr Kontrolle ist erforderlich, umso enger sind die Grenzen des Vertrauensgrundsatzes gesteckt.
9. Der Operateur trägt die Organisationsverantwortung, d.h. er ist verantwortlich, daß der Patient zu Hause postoperativ ärztlich und pflegerisch in qualitativer Weise betreut wird. Eine Betreuungslücke darf es nicht geben. Wird der Patient nicht an den überweisenden Arzt zurücküberwiesen, muß der Operateur die ärztliche Betreuung des Patienten nach der Entlassung aus dem Krankenhaus selbst oder durch andere Krankenhausärzte vornehmen bzw. durchführen lassen. Wenn dies nicht möglich oder nötig ist, verbleibt es beim Sicherstellungsauftrag der Vertragsärzte bzw. die ambulante Durchführung des Eingriffs wird kontraindiziert.
10. Die exakte ärztliche Dokumentation aller medizinisch relevanten Fakten ist im Rahmen des ambulanten Operierens wegen des Zusammenwirkens mehrerer Ärzte für die notwendige Information der Beteiligten und die sachgerechte Behandlung des Patienten besonders wichtig. Sie dient der Qualitätssicherung in der Medizin und ist im übrigen auch aus haftungstechnischen Gründen unverzichtbar.

B Spezielle Themen
5 Ambulantes unfallchirurgisches Operieren: Realität – Perspektiven

Ambulantes Operieren in einer Unfallchirurgischen Klinik – eine Bestandsaufnahme und subjektive Bewertung durch Patienten

214

C. MÜLLER, H. H. SCHAUWECKER, B. OTTNER, Berlin

Ziel der Untersuchung war, unabhängig von der Art des durchgeführten Eingriffes, das subjektive Empfinden der Patienten rund um den ambulanten Eingriff zu erfahren. Gleichzeitig sollten Art und Anzahl der in unserer Klinik durchgeführten ambulanten Eingriffe in Relation zu den stationär durchgeführten Eingriffen gesetzt werden.

Im Rahmen einer Studie zur Qualitätskontrolle ambulanter Eingriffe, wurden diese anhand der Akten retrospektiv ausgewertet. Gleichzeitig wurde allen Patienten ein Fragebogen mit Fragen zum subjektiven Erleben eines ambulanten Eingriffes bezüglich der Vorbereitung, Aufklärung, Betreuung während und nach dem Eingriff und der Nachbetreuung zugesandt. In den Jahren 1994 und 1995 wurden über 800 ambulante Eingriffe in unserer Klinik durchgeführt. Dies entspricht knapp 20% aller durchgeführten Eingriffe. Die ambulanten Eingriffe verteilten sich auf 32,4% Materialentfernungen, 24,5% Osteosynthesen, 10,5% Nerven- und Sehnennähte, 21,5% Weichteileingriffe an der Hand und 11,7% andere Eingriffe. Das Durchschnittsalter der Patienten betrug 43 Jahre (5–89 Jahre). Die Auswertung der Fragebögen erfolgte anonym. 83,3% fühlten sich über den Eingriff und die Nachbehandlung gut informiert, 5,8% wußten nicht, was auf sie zukam. 87% fühlten sich während des OP-Tages gut, 12,3% mäßig und 0,7% schlecht betreut. 93,5% fühlten sich postoperativ zu Hause wohl. 4,5% gaben heftige Schmerzen an. Die Nachbetreuung erfolgte zu 50% durch den Hausarzt, zu 26,5% durch die Klinik und zu 22,5% durch Hausarzt und Klinik.

Die Einrichtung des ambulanten Operierens fand in unserem Patientengut große Akzeptanz. 96,4% der ambulant operierten Patienten würden diese Möglichkeit wieder nutzen. Gleichzeitig ergibt sich eine deutliche Entlastung des stationären Bereichs, die bei der bestehenden Bettenknappheit notwendig erscheint.

B Spezielle Themen
5 Ambulantes unfallchirurgisches Operieren: Realität – Perspektiven

Erfahrungen mit 1600 ambulanten unfallchirurgischen Operationen an einer Klinik der Maximalversorgung

J. FUHRMANN, J. STICHER, H. GRIMM, R. SCHNETTLER, Gießen

Es werden die medizinischen, organisatorischen und abrechnungstechnischen Erfahrungen und Probleme an 1600 ambulanten unfallchirurgischen Patienten seit dem 1.4.1992 dargestellt.

Seit dem 1.4.1992 existiert an der Universitätsklinik in Gießen fachübergreifend eine sogenannte Tagesklinik. Diese Tagesklinik ist von seiten der Anästhesieabteilung organisiert, d.h. die vorhandenen 9 Betten werden von unfallchirurgischen, allgemeinchirurgischen und urologischen Patienten belegt. Wir berichten über das Operationsspektrum, das sich größtenteils aus arthroskopischen und handchirurgischen Eingriffen sowie kleinen Metallentfernungen rekrutiert. Wir möchten kritisch die Grenzindikation, wie zum Beispiel die größeren arthroskopischen Eingriffe sowie kleine Osteosynthesen diskutieren. In der Anfangszeit traten nicht unerhebliche organisatorische Probleme auf, insbesondere die Indikationsstellung und die Nachbehandlungen erfolgten in einer Umstrukturierung unserer poliklinischen Organisation.

Sowohl von seiten der Krankenkasse, der kassenärztlichen Vereinigung sowie auch des Klinikums bestanden in der Anfangszeit große Unsicherheiten über die Modalitäten der Abrechnung. Auch hier werden die einzelnen Schritte des Abrechnungssystems sowie die Probleme der Budgetierung angesprochen. Kritisch muß auch hier, wie überall im Bereich des ambulanten Operierens, die Erlössituation gesehen werden.

Ambulantes Operieren gehört sicherlich nicht zu den finanziell lukrativen Teilen eines Klinikums der Maximalversorgung. Wir halten jedoch das Angebot des ambulanten Operierens für einen unverzichtbaren Teil des Therapieangebotes einer unfallchirurgischen Klinik der Maximalversorgung.

B Spezielle Themen
5 Ambulantes unfallchirurgisches Operieren: Realität – Perspektiven

Ambulante Fallkostenpauschalen für Erweitertes Ambulantes Operieren (EAOP) in Tageskliniken am Beispiel der Kreuzbandplastik

216

C. von HASSELBACH, F. PRIES (Kronshagen), P. SCHÄFERHOFF (Köln), Essen

Abschluß dreiseitiger Verträge zwischen Leistungserbringern, Gesetzlichen Krankenversicherungen (GKV) und der Kassenärztlichen Bundesvereinigung (KBV) zur Kostendeckung von Erweitertem Ambulantem Operieren (EAOP).

Die Autoren haben seit 1993 1.720 Kreuzbandersatzplastiken an GKV-Patienten in Tageskliniken ambulant operiert. Vorwiegend wurden Semitendinosusplastiken mit Endobuttonfixierung durchgeführt. Tiefe Beinvenenthrombosen sowie intraartikuläre Infektionen wurden nicht beobachtet. Revisionsbedürftige Hämatome traten in 3 Fällen auf ($\cong 0{,}17\%$).

Nach dem EBM wird dieser Eingriff bei einem angenommenen Punktwert von 7 Pfennig mit 861,70 DM vergütet, die Anästhesie mit 318,50 DM; zusammen 1.180,20 DM. Allein die minutiös ermittelten Sachkosten belaufen sich auf 1.782,01 DM, so daß schon zur Finanzierung der Sachkosten eine Unterdeckung von 601,81 DM verbleibt. Mit den am BAT orientierten Personalkosten (2.860,00) ergibt sich ein Defizit pro Eingriff von 3.461,81 DM. Bei 1720 erbrachten ambulanten KB-Plastiken beläuft sich das Defizit mittlerweile auf 5.954.313,20 DM! Diese Summe erhöht sich sogar auf 14.977.416,00 DM, wenn die EBM-Vergütung mit der stationären Fallpauschale (9.888,00 DM bei einem Punktwert von 1,03 DM) gegengerechnet wird.

Da diese Subventionsfinanzierung nicht länger möglich ist, haben die Autoren den GKV und KVen dreiseitige Verträge über kostendeckende ambulante Fallkostenpauschalen vorgeschlagen, in deren Zentrum strenge Qualitätsrichtlinien stehen sowie die Finanzierung durch einen Sonderfonds der gesetzlichen Krankenversicherung. Die bisherigen Verhandlungen scheitern nicht an der GKV!

B Spezielle Themen
5 Ambulantes unfallchirurgisches Operieren: Realität – Perspektiven

Ambulant-unfallchirurgisches Management von akuten Kniegelenksverletzungen mit Hämarthros

217

J. BRAND, R. KUJAT, U. EICKHOFF, Uelzen

Die Versorgung der akuten Kniebinnenverletzungen mit Hämarthros findet in der Regel unter stationären Bedingungen statt. Kann die frühzeitige arthroskopische Diagnostik und Therapie ohne Risiko die therapeutischen Konzepte verbessern?

Patienten und Methoden: In den Jahren 1993 bis 1994 wurden 310 Arthroskopien ambulant wegen einer akuten Kniegelenksverletzung durchgeführt. Es handelte sich durchweg um ein junges, aktives Patientenklientel mit einem Altersdurchschnitt von 26,5 Jahren. Bei 169 Verletzten (55%) fanden wir eine Ruptur des vorderen Kreuzbandes. 86x (28%) wurde ein Meniskusschaden und 49x (16%) ein Knorpelschaden diagnostiziert. Bei 6 Patienten fanden sich sonstige Verletzungen.
Bei vorderen Kreuzbandrupturen erfolgte die Kreuzbandresektion und die ausgiebige Gelenklavage. Diese Patienten wurden einer elektiven vorderen Kreuzbandersatzplastik im Intervall zugeführt. Bei den übrigen Patienten erfolgte die sofortige arthroskopische Sanierung aller Verletzungsfolgen.

Ergebnisse: Schwere, operationsbedingte Komplikationen traten nicht auf. 6x (2%) wurde eine Unterschenkelvenenthrombose nachgewiesen. Die durchschnittliche Nachbehandlungsdauer betrug 46 Tage. Nur 4 Patienten mußten direkt postoperativ stationär weiterbehandelt werden.

Die frühzeitige ambulante arthroskopische Versorgung schwerer Kniebinnengelenkstraumata ist eine sichere und für den Patienten komfortable Methode. Eine frühzeitige Rehabilitation ist ebenso gewährleistet wie die sichere Planung elektiv-rekonstruktiver Eingriffe zu einem optimalen Zeitpunkt.

B Spezielle Themen
5 Ambulantes unfallchirurgisches Operieren: Realität – Perspektiven

Rekonstruktion des vorderen Kreuzbandes: stationäre versus ambulante Operation

218

J. EICHHORN, M. STROBEL, J. DANNER, Straubing

Darstellung der Nachteile bzw. der Vorteile der ambulant bzw. stationär vorgenommenen Rekonstruktion des vorderen Kreuzbandes.

Rekonstruktionen des vorderen Kreuzbandes werden sowohl unter stationären als auch unter ambulanten Bedingungen durchgeführt. In unserem Krankengut, insgesamt wurden 1995 385 Patienten stationär und 251 Patienten ambulant am vorderen Kreuzband operiert, wurden zwei Patientengruppen (jeweils n = 80) gebildet, die unter ambulanten bzw. stationären Bedingungen ihre VKB-Rekonstruktion erhielten.
Alle Patienten (n = 160) wurden mit der Semitendinosussehne in der 4-Strangtechnik und femoraler Fixation mit Endobutton operiert. Die retrospektive Auswertung zeigte bei 18 ambulant operierten Patienten eine persistierende Schwellung bis zur 6. postop. Woche, die mit einer Injektion einer kristallinen Cortisonlösung (Triam 40 mg) therapiert wurde (Zytokin-Prophylaxe). Lediglich bei 2 stationär behandelten Patienten war dies notwendig. Eine erhöhte Muskelrigidität zeigte sich bei 51 ambulant operierten Patienten, lediglich bei 36 stationär behandelten Patienten. Eine persistierende Schwellung im proximalen Unterschenkelbereich, resultierend aus der Transplantatentnahme, zeigte sich bei 21 ambulant operierten, jedoch lediglich bei 6 stationär operierten Patienten. In der 6. postoperativen Woche wurden bei 4 ambulant operierten, jedoch lediglich bei 2 stationär operierten Patienten Bewegungseinschränkungen von mehr als 10° gemessen. Bewegungseinschränkungen zwischen 5 und 10° waren bei 18 ambulant operierten, lediglich bei 9 stationär operierten Patienten zu verzeichnen. 69 der ambulant operierten Patienten gaben eine Schwellung (Hämatom) im Transplantatentnahmebereich an. Dieses war lediglich bei 4 Patienten, die stationär behandelt wurden zu verzeichnen. Auch in der Schmerzanalyse (Erfassung mit visueller Analogskala) schnitten die ambulant operierten ungünstiger ab als die stationär operierten Patienten.
Auf die Frage: Würden sich das nächstemal lieber stationär ein Kreuzband operieren lassen? antworteten 31 der ambulant operierten Patienten mit: ja, 10 mit: ich weiß nicht und 39 mit: nein.

Die Ergebnisse zeigen, daß der Verlauf der 1. postoperativen Woche entscheidend für den weiteren Rehabilitationsverlauf ist. Die Problemphase scheint zwischen dem 3. und 5. postop. Tag zu liegen. Bei ambulant operierten Patienten kommt es häufig zu Überbelastung des Beins.

B Spezielle Themen
6 Qualitätssicherung in der Unfallchirurgie

Qualitätssicherung in der Unfallchirurgie anhand einer prospektiven Multizenterstudie in 10 Kliniken

L. RÄDER, Fulda; H. W. SCHILLING, Suhl

Verbesserung der konservativen und operativen Versorgung von unfallchirurgischen Patienten.

In der umfangreichsten ostdeutschen Qualitätssicherungsstudie auf dem Gebiet der Unfallchirurgie wurden zwischen 1989 und 1995 insgesamt 4700 Patienten mit 5300 Frakturen in 10 Kliniken in einer prospektiven Multizenterstudie erfaßt und ausgewertet. Bei der Erstellung des Dokumentationsbogens wurde neben persönlichen Daten, Risikofaktoren, Unfallhergang, konservativer und operativer Therapie, Operationsergebnis, lokalen und allgemeinen Komplikationen, vor allem Wert auf eine exakte Diagnosestellung gelegt. So erfolgte die Verschlüsselung der Frakturen von Anfang an sowohl nach der AO-Klassifizierung, als auch mit Hilfe des ICD-9-Schlüssels. Die Verwendung der beiden international weit verbreiteten Klassifikationen erlaubt sowohl eine exakte Frakturbeschreibung, als auch einen Vergleich mit anderen Studien. Erfaßt wurden alle stationär behandelten Frakturen im angegebenen Zeitraum. Exemplarisch berichten wir über die 760 erfaßten Frakturen des oberen Sprunggelenkes. Bei insgesamt 4,1% septischen Komplikationen nach operativer Versorgung der Sprunggelenksfrakturen zeigt eine Analyse die Notwendigkeit einer präoperativen Antibiotikaprophylaxe bei speziellen Indikationsgruppen wie offenen Frakturen und höheren Weichteilschäden. So verzeichneten wir bei 28 offenen Frakturen 25% septische Komplikationen und einen deutlichen Anstieg von Infektionen in Abhängigkeit vom Grad des Weichteilschadens. Beim Vergleich zwischen den Hauptosteosyntheseformen (Platte, Zuggurtung, Schraubenosteosynthese) ergeben sich hinsichtlich des Repositionsergebnisses keine signifikanten Unterschiede. Eindeutige Vorteile der Plattenosteosynthese zeigen sich hinsichtlich der primären Belastungsstabilität, der Krankenhausverweildauer sowie der Zahl der Reoperationen.

Mit der prospektiven Multizenterstudie sind eine exakte Frakturklassifizierung und somit therapeutische Richtlinien zu einzelnen Frakturformen möglich. Zwischen den einzelnen Kliniken können Vergleiche gezogen werden und aufgrund der Erfassung eines abgeschlossenen Territoriums sind epidemiologische Aussagen möglich.

B Spezielle Themen
6 Qualitätssicherung in der Unfallchirurgie

Qualitätssicherung in Organisation und Struktur einer unfallchirurgischen Klinik. Analyse, Simulation und kooperative Umsetzung vor und bei der Installation von EDV-Systemen

160

K. DRESING, O. BOTT, K. M. STÜRMER, (Göttingen), U. SCHEID, J. BERGMANN, D. P. PRETSCHNER, Hildesheim

Die Datenflut in einer unfallchirurgischen Klinik paralysiert wichtige personelle und organisatorische Ressourcen. Gesetzliche Anforderungen vermehren ständig die zu verarbeitenden Datenmengen. Forderung ist deshalb die Datenflut, redundante Datenein- und ausgaben zu vermindern und die Soft- und Hardware auf den Kliniker abzustimmen und nicht umgekehrt. Arzt und Pflegekraft muß wieder die Möglichkeit gegeben werden, den Patienten in den Vordergrund zu stellen.

Methode: Mittels eines Systems zur Modellierung, Simulation und Animation von Informations- und Kommunikationssystemen in der Medizin (MOSAIK-M) wurde in einer Projektphase die IST-Situation analysiert insbesondere der Datenfluß, die Dokumentation und die Dokumentationsmittel in der Notaufnahme, den Sprechstunden, im Operationsbereich, der Arztbriefschreibung, bei Nachuntersuchungen und des gesamten Durchgangsarzt-Bereichs. Die Ergebnisse der ersten Analyse sind in einer werkzeugorientierten Rechnerumgebung als ein simulationsfähiges Modell dargestellt worden. Der Mitarbeiter kann sein Arbeitsumfeld als virtuelles Abbild der Realität auf dem Rechner sehen, darin und damit arbeiten. Aus dieser Arbeit mit dem Rechnermodell ist ein Soll-Konzept entwickelt worden, daß wiederum auf dem Rechner abgebildet wird. Es gibt dem Mitarbeiter die Möglichkeit, seine zukünftige Arbeit, Dokumentation und den Datenfluß in realiter zu erleben. Veränderungen und Wünsche können jederzeit umgesetzt werden. Nach dieser Phase stehen plastische und benutzerorientierte Anforderungen für ein System zur Verfügung, daß auf Rechnersystemen implementiert werden kann.

Erste Ergebnisse: Simulationsabläufe haben ergeben: Die Gesamtzugriffszeit auf Dokumentationsträger und Organisationsmittel (Doku+Orga) pro Patient (pp) beträgt 36:16 min. Die Zeiten verteilen sich: Transport von Doku+Orga 3:41 min (16%), redundanter Zugriff auf Informationen 3:17 min (21%), notwendige Zugriffe auf Doku 12:12 min (34%), Organisation von Doku (Einsortieren, Ordnen etc.) 3:05 min (9%). Das vorgestellte MOSAIK-M ist in der Lage Arzt und Pflegekraft von 41% der administrativen Tätigkeit (Aktensuche, Dokumententransport, Nachfragen etc.) zu entlasten.

Fazit: Mit dem Einsatz des MOSAIK-M-Konzeptes wird der spätere Nutzer voll in die Entwicklung des Rechnerinformationssystemes eingebunden. Nicht ein abstraktes Pflichtenheft wird angefertigt und abgearbeitet, stattdessen wird ein interaktives System durchlaufen, an dessen Ende ein Rechner- und Softwarekonzept steht, daß nutzerorientiert ist, redundanten Datenfluß vermeidet und durch die Freisetzung der Qualität der Patientenversorgung zu gute kommt.

B Spezielle Themen
6 Qualitätssicherung in der Unfallchirurgie

Möglichkeiten und Grenzen einer graphisch orientierten Dokumentation in der Unfallchirurgie

161

D. STIPPEL, A. PROKOP, H.-J. HELLING, K. E. REHM, Köln

Entwicklung eines EDV-gestützten Dokumentationssystems für die Unfallchirurgie, das bei intuitiver Benutzerführung eine wissenschaftlichen Ansprüchen und den gesetzlichen Erfordernissen (GSG) entsprechende Dokumentation ermöglicht.

Der methodische Aufbau des ICD-9 entspricht weder der Logik der ärztlichen Diagnosefindung, noch erlaubt der ICD-9 eine Klassifizierung der erfaßten Diagnosen nach wissenschaftlichen Kriterien.

Die Klassifikation der Frakturen der Arbeitsgemeinschaft für Osteosynthesefragen (AO-Klassifikation) ist ein anerkanntes Diagnosesystem mit hirarchischem Aufbau. Eine exakte Klassifikation ergibt sich an Hand eines durch Auswahlgraphiken abzubildenden Entscheidungsbaum. Dieser Entscheidungsbaum stellte den Ausgangspunkt für die Entwicklung eines graphisch orientierten Dokumentationssystems dar. Regionen des Körpers, für die keine offizielle Klassifikation vorliegt, wurden entsprechend der aktuellen Vorschläge der jeweiligen Arbeitsgruppen erfaßt.

Kern des Dokumentationssystems ist eine relationale Datenbank. Referenzen innerhalb des Datenbanksystems führen bei Eingabe einer Diagnose über die AO-Klassifizierung eine simultane Codierung nach ICD-9 aus. Parallel steht ein textorientiertes Kodierungssystem mit Synonymen zur Verfügung.

Circa 60% der Diagnosen der Jahre 1995/96 konnten über das graphische Eingabesystem erfaßt werden. Die durch Auswahlgraphiken geführte Klassifikation einer Diagnose erleichtert die korrekte Anwendung der AO-Klassifikation. Die in der AO-Klassifikation enthaltene Zusatzinformation zur Frakturform und Lokalisation ermöglicht eine automatisierte Kodierungshilfe für die Dokumentation der Operationen (ICPM). (Im Vortrag ist eine Präsentation des Dokumentationssystems über LCD-Display möglich).

Das graphisch orientierte Dokumentationssystem fördert die Verwendung der AO-Klassifikationen in der täglichen Praxis und erlaubt eine schnelle Dokumentation der Diagnosen für wissenschaftliche und abrechnungstechnische Belange.

B Spezielle Themen
6 Qualitätssicherung in der Unfallchirurgie

Probleme und Erfahrungen bei der Einführung des ICPM-Schlüssels in den OP-Alltag einer Unfallchirurgischen Klinik

C. HEUERMANN, H. BURCHHARDT, K. M. STÜRMER, Göttingen

Vor dem Hintergrund der Qualitätssicherung (QS) ist eine vollständige und sachlich richtige Dokumentation im chirurgischen Handeln gefordert. Ziel unserer eigenen Untersuchungen war es, Fehlerquellen bei der Dokumentation zu erfassen und Korrekturmöglichkeiten zu erarbeiten.

Die Veränderungen im Gesundheitsstrukturgesetz (GS) mit Einführung von Sonderentgelten (SE) und Fallpauschalen (FP), von Basispflegesätzen und abteilungsgebundenen Pflegesätzen sehen eine Umstellung des Vergütungssystems vor (gesetzlich vorgeschrieben ab 1.1.96). In der Zukunft wird ein festes Budget Art und Umfang der Leistungen, die ein Krankenhaus erbringen kann, bestimmen. QS durch Qualitätsvergleich setzt eine sachlich richtige Dokumentation in ausreichendem Umfang voraus; Krankenhäuser, die im externen Qualitätsvergleich nicht bestehen können, sind in der Zukunft in ihrer Existenz bedroht.

Im Rahmen einer Pilotstudie wurde in unserer Klinik für Unfallchirurgie bereits seit dem 1.1.95 eine konsequente OP-Dokumentation nach ICPM Version 10 vorgenommen. Im Jahr 1995 wurden insg. 2080 operative Eingriffe verschlüsselt, die entsprechenden Korrekturlisten wurden von uns retrospektiv ausgewertet.

Bei unserem Vorgehen erfolgt die Dokumentation einer OP mit Verschlüsselung nach ICPM und Festlegung SE/FP durch den Operateur unmittelbar nach der Operation auf einem eigens dafür entwickelten OP- und Narkoseprotokoll (primäre Dokumenation). Über eine zentrale Datenerfassung werden Korrekturlisten erstellt, die innerhalb 1 Woche vom Dokumentationsassistenten überprüft werden. Im zurückliegenden Jahr wurden insg. 709 (34%) Korrekturen vorgenommen: In 133 Fällen (6,3%) falscher Code, in 386 Fällen (18,5%) unzureichende Verschlüsselung (insg. 24,8%) in 163 Fällen (7,8%) FP/SE vergessen, in 27 Fällen (8,2%) SE/FP falsch angegeben. Bei einer Gesamtzahl von 329 FP/SE entspricht das einem Anteil von vergessenen SE/FP von 49,7%, nimmt man den Anteil an Falschen hinzu, sogar 58%! Nach Korrektur der Listen betrug die durchschnittliche Anzahl der Code pro verschlüsselter OP 2,025 Codes, d.h. Fehler werden auch bei scheinbar einfachen Verschlüsselungen gemacht. [Im einzelnen 992 Eingriffe (47,7% mit einem Code, 564 (27,1%) mit 2, 280 (13,4%) mit 3, 120 (5,7%) mit 4, 71 (3,4%) mit 5, 63 (2,5%) mit 6 oder mehr.

Die erhobenen Daten zeigen retrospektiv, daß auch eine hohe Fehlerdichte durch eine kurzfristige Korrektur ausgeglichen werden kann, die Vorteile der primären Dokumentation bleiben erhalten.

Eine qualitativ hochwertige und aussagekräftige Dokumentation erfordert die Kombination einer primären Verschlüsselung durch den Operateur mit anschließender zeitnaher Überarbeitung durch den Dokumentationsassistenten. Die zeitaufwendige Verschlüsselung per Hand könnte in Zukunft durch eine OP-ständige Computererfassung erleichtert werden.

B Spezielle Themen
6 Qualitätssicherung in der Unfallchirurgie

Qualitätssicherung der ambulanten medikamentösen Thromboseprophylaxe in der Unfallchirurgie

R. EISELE, W. GFRÖRER, L. KINZL, Ulm

Die vorliegende prospektive Studie versuchte die Effizienz einer neu definierten Indikation zur ambulanten Thromboseprophylaxe an einem großen Krankengut nachzuweisen.

Problembeschreibung: Trotz Einführung der medikamentösen ambulanten Thromboseprophylaxe (TP) mit einem niedermolekularen Heparin im Jahre 1992 in unserer Klinik nahm die Inzidenz von tiefen Beinvenenthrombosen im Jahresvergleich 1988 und 1992 (10%) de facto nicht ab.

Material und Methode: Unter dem Gesichtspunkt, daß Thrombosen nur dann entstehen wenn physiologische Verhältnisse gestört sind, untersuchte der Autor die venösen Flußverhältnisse am Oberschenkel beim Bewegungsablauf „Gehen" und bei „Ruhigstellung" der unteren Extremität. Die Messungen erfolgten bei 20 gesunden Probanden und 20 Patienten mit unterschiedlich ruhigstellenden Verbänden und unterschiedlicher Belastung mittels Duplexsonografie (Siemens Q 2000). Die Ableitung erfolgte in der Vena femoralis superficialis. Kriterien für eine quasi-physiologische Situation wurden definiert und bei 600 ambulanten Patienten mit ruhigstellenden Verbänden der unteren Extremität angewandt. (Zeitraum 6/93–6/94). Alle Patienten wurden vor und nach Therapie duplexsonografisch an beiden unteren Extremitäten zum Ausschluß einer tiefen Beinvenenthrombose untersucht.

Ergebnisse: Die Flußphänome zeigten besten venösen Rückfluß bei Dorsalflexion des OSG sowie Zehenbeugen und bei Teilbelastung ab 20 kp (keine Verbesserung bei Vollbelastung). Alle anderen Bewegungen im Knie und bei Plantarflexion im OSG sowie Dorsalextension der Zehen ergaben keine Verbesserungen des venösen Rückflusses. Es wurde die Indikation zur Thromboseprophylaxe so definiert: freibewegliches OSG und Teilbelastung von mindestens 20 kp bedarf keiner ambulanten medikamentösen TP. Das Kollektiv von 600 Patienten gliederte sich dadurch in 325 Patienten mit TP und 275 Patienten ohne TP auf. In der Gruppe ohne TP fand sich keine einzige Thrombose; in der Gruppe mit TP 3,7% Einetagenthrombosen (n = 12). Dies stellt zu 1992 eine deutliche Verbesserung der Thromboseinzidenz dar.

Schlußfolgerung: Die Indikation zur ambulanten medikamentösen Thromboseprophylaxe läßt sich anhand physiologischer Aspekte des venösen Rückflusses definieren. Vorbestehende Risikofaktoren spielen eine eher untergeordnete Rolle. Ausnahme der Strategie „freibewegliches OSG und 20 kp Teilbelastung" stellt die Verletzung des tiefen venösen System dar, dessen Abheilung bis zu 3 Wochen dauern kann.

B Spezielle Themen
6 Qualitätssicherung in der Unfallchirurgie

Chirurgische und hygienische Alltagstechniken im studentischen OP: Eine Alternative für praxisnahen Unterricht

164

D. HANSIS, M. HANSIS, Bonn

Ein Übungs-OP ermöglicht es, Alltagstechniken (kleine Chirurgie, Untersuchungstechnik, Hygienetechnik) praxisnah in Kleingruppen zu zeigen und einzuüben, ohne auf den klinischen Alltag Rücksicht nehmen zu müssen. – Erfahrungsbericht und Evaluation aus 4 Semestern und drei verschiedenen Veranstaltungen unter Beteiligung von zwei Instituten.

Die bisherige und noch mehr die geplante neue Approbationsordnung stellen eine praxisnahe, an den Anforderungen der Allgemeinen Medizin ausgerichtete Ausbildung in den Mittelpunkt. Realisierungsprobleme ergeben sich vor allem bezüglich der Gruppengröße und der in Universitätskliniken immer weniger werdenden verfügbaren und geeigneten Patienten. Die Unfallchirurgische Klinik und das Hygiene-Institut der hiesigen Universität betreiben deswegen seit WS 1994/95 gemeinsam einen Übungs-OP (in Anlehnung an das skill-lab des St. Bartholomaeus-Hospital der Universität London). Es werden Studierende in Kleingruppen in alltäglichen Techniken unterwiesen. Die Übungen erfolgen entweder an sich gegenseitig (Untersuchungstechnik, Gipsen, chirurgische Händewaschung, Einschleusen im OP, steriles Einkleiden im OP) oder an Modellen (Hautnaht, Venenpunktion, Verbände, Blasenkatheterismus). Zwei Personen (eine wissenschaftliche Mitarbeiterin, ein Tutor) können effizient etwa eine Gruppe von 8 Studierenden betreuen. So können die einzelnen Techniken eingehend und repetitiv geübt werden. Wenn pro Thema 60–90 Minuten zur Verfügung stehen (einschließlich Anleitung, Handout, Dia- und Video-Demonstration), dann ergibt sich eine hohe Akzeptanz und intensive Mitarbeit. Die Evaluation zeigt, daß das dort vermittelte Wissen besser behalten wird als das aus Frontalunterricht.

Der „Skill-Lab-Unterricht" für Techniken von Chirurgie und Hygiene erfüllt die Anforderungen an studentischen Kleingruppenunterricht und ist andererseits von den Unwägbarkeiten eines Klinikbetriebes unabhängig. Er bietet sich deshalb gerade auch zu Zeiten unsicherer Strukturgegebenheiten von Universitätskliniken an.

B Spezielle Themen
6 Qualitätssicherung in der Unfallchirurgie

Qualitätssicherung in der klinischen Aktutversorgung polytraumatisierter Patienten – Ist die aktuelle Behandlungsdokumentation für eine vollständige Prozessanalyse ausreichend?

B. ZINTL, ST. RUCHHOLTZ, CH. WAYDHAS, D. NAST-KOLB, München

Ziel dieser Arbeit ist es, die Zuverlässigkeit der aktuellen Schockraumdokumentation bei der Prozeßanalyse im Rahmen des Qualitätsmanagements zu untersuchen.

Problembeschreibung: Für das Qualitätsmanagement in der klinischen Akutbehandlung polytraumatisierter Patienten ist die Erfassung der aktuellen Behandlungssituation (Prozeßanalyse) eine entscheidende Säule. Diese Analyse erfolgt durch den Vergleich des tatsächlichen Behandlungsablaufs (Istwert) mit den aktuellen Versorgungsrichtlinien (Sollwert). Neben der Formulierung von Behandlungsrichtlinien (z.B. in Form eines Algorithmus) ist dafür eine exakte Dokumentation der jeweiligen Versorgung eine unabdingbare Voraussetzung.

Material und Methode: Nach Analyse aktueller Leitlinien der Polytraumaversorgung (Algorithmus für das Schockraummanagement..., Nast-Kolb 1994) konnten die zu erfassenden Prozeßdaten festgelegt werden (Sollwert). Der umfassende Behandlungsalgorithmus wurde dazu in einzelne Handlungsschritte (HS: Einheit aus Entscheidungskriterium und zugehöriger Aktion) unterteilt. Die Verläufe von 135 prospektiv erfaßten Patienten mit definierter Polytraumatisierung (mittl. ISS = 41; Let. = 26%) wurden anhand der üblichen Dokumentation eines Traumazentrums (Notarzt-, Anästhesie-, Schockraum, OP-Protokoll, Radiologie- und Laborbefunde) betrachtet (Istwert). Die tatsächlichen Handlungen wurden mit den geforderten HS verglichen (Prozeßanalyse).

Ergebnisse: Basierend auf dem Schockraumalgorithmus konnte die klinische Aktuversorgung in 117 mögliche HS unterteilt werden. Pro Patient wurden durchschnittlich 53 (16–78) HS eindeutig durchlaufen. 38% der HS waren „ungenügend dokumentiert" (in weniger als 50% der relevanten Fälle eine zur Beurteilung zuverlässige Aussage vorhanden). Z.B.: Status der HWS-Immobilisation bei Aufnahme (relevante Fallzahl (rFZ): 128; 0% ausreichend aufgezeichnet); Tubuslage bei Aufnahme eines Intubierten (rFZ: 93; 23,7% ausr. aufgezeichnet); Raumluftsättigung bei Spontanatmung (rFZ: 33; 36,4% ausr. aufgezeichnet). 14% der HS waren „mäßig dokumentiert" (in 50–75% der relevanten Fälle eine zur Beurteilung zuverl. Aussage vorhanden). 48% waren „gut dokumentiert" (in mehr als 75% der relevanten Fälle eine zur Beurteilung zuverl. Aussage vorhanden). Z.B.: Präklinischer GCS (rFZ: 121; 81,8% ausr. aufgezeichnet); Aufnahme in intubiertem Zustand (rFZ: 135; 95,6% ausr. aufgezeichnet).

Durch die aktuelle Klinikdokumentation sind nur knapp 50% der HS, entsprechend den Anforderungen einer exakten Prozeßanalyse als „gut dokumentiert" einzustufen. Zur verbesserten Prozeßdatenerfassung ist ein umfassendes Erhebungsprotokoll zu fordern, das in Anlehnung an die aktuellen Richtlinien die Erfassung aller relevanten Daten verlangt. Zur statistischen Auswertung sollte außerdem eine unkomplizierte Übertragung der Informationen auf EDV-Systeme gewährleistet sein.

B Spezielle Themen
6 Qualitätssicherung in der Unfallchirurgie

Externe Qualitätssicherung bei Oberschenkelhalsfrakturen im Freistaat Sachsen

K.-H. SANDNER, Leipzig

Die Ergebnisse der externen Qualitätssicherung bei Oberschenkelhalsfrakturen der Jahre 1993/94 im Freistaat Sachsen wurden von 60 Kliniken ausgewertet und mit anderen Bundesländern verglichen.

In den Jahren 1993/94 wurden im Freistaat Sachsen insgesamt 2609 Oberschenkelhalsfrakturen behandelt, wobei 2119 auf mediale und 490 auf laterale Frakturen entfielen. 1993 wurden 80%, 1994 83,4% operativ behandelt. Im Vergleich zu anderen Bundesländern liegt die operative Versorgungsrate jedoch um 10% niedriger. Die Letalität der Operierten konnte zwar von 12,4% (1993) auf 11,8% (1994) gesenkt werden, sie ist jedoch im Vergleich zu anderen Bundesländern fast doppel so hoch.
Interessant ist der Einfluß der operativen Verweildauer auf die Letalität. Bei den am Unfalltag operierten Patienten liegt sie zwischen 2 und 5%, sie steigt bei einer präoperativen Verweildauer von 1 bis 4 Tage zwischen 12% und 15%. Dies unterstreicht die Dringlichkeit der notfallmäßigen Frakturversorgung. Rund 50% der Patienten waren 80 Jahre und älter. Auffallend hoch ist bei der operativen Frakturversorgung noch die Zahl der Nagelungen (1993 rund 9%, 1994 rund 7%). 95% aller Verletzten wiesen Begleiterkrankungen und Risikofaktoren auf. Bei den Komplikationen standen die pulmonalen mit 9% (93) und 8% (94) an der Spitze, gefolgt von thromboembolischen Komplikationen mit 4% (93) und 3% (94). Infektiöse Komplikationen wurden in 3% beobachtet, sie lagen im Vergleich zu 2% der anderen Bundesländer nicht wesentlich höher. Die Zahl der Implantatdislokation, der Prothesenluxation sowie der Reintervention war etwa gleich hoch.
Je frühzeitiger die Patienten mobilisiert werden können, desto günstiger sind die Behandlungsergebnisse und um so kürzer ist die Krankenhausverweildauer.

Neben der Analyse der Behandlungsergebnisse wird gefordert, die Indikation zur operativen Stabilisierung großzügiger zu stellen und den operativen Eingriff notfallmäßig nach Überprüfung der Operationsfähigkeit durchzuführen. Weitere Reserven zur Resultatsverbesserung liegen in der Frühmobilisierung und einer gezielten krankengymnastischen Nachbehandlung.

B Spezielle Themen
6 Qualitätssicherung in der Unfallchirurgie

Qualitätssicherung in der Unfallchirurgie unter krankenhausökonomischen Gesichtspunkten am Beispiel der Versorgung hüftnaher Frakturen alter Patienten

188

R. T. GRUNDMANN, Melsungen

Analyse der postoperativen Komplikationen und Langzeitergebnisse nach Versorgung hüftnaher Frakturen alter Patienten unter dem Aspekt der Behandlungs- und Folgekosten und in Abhängigkeit von der Qualität des Chirurgen.

Für den Chirurgen bedeutet Qualitätssicherung zunächst einmal die Dokumentation postoperativer Komplikationen über eine interne und externe Qualitätskontrolle. Daß es damit aber nicht getan ist, soll am Beispiel der Versorgung der Schenkelhalsfraktur des alten Patienten anhand einer Literaturanalyse demonstriert werden. Zur Qualitätssicherung gehört auch die Erfassung des Spätergebnisses eines Eingriffs sowie der postoperativen Lebensqualität: bei günstigem Frührehabilitationsergebnis kann ein krankenhausökonomisch (betriebswirtschaftlich) scheinbar teurer Eingriff letzten Endes volkswirtschaftlich günstig sein. Es gilt deshalb in Zukunft, durch Kosteneffektivitätsanalyse den postoperativen Gesundheitszustand sozioökonomisch zu bewerten. Als Meßinstrument eignet sich hierzu die Erfassung von qualitätsadjustierten Lebensjahren („Qualys"), die sich aus der Multiplikation der beiden Dimensionen Lebensqualität (qualitative Dimension) und „Lebenserwartung" (quantitative Dimension) ergeben. Der Einsatz der Hüftendoprothese beim alten Menschen gehört unter diesen Gesichtspunkten zu den volkswirtschaftlich günstigsten Eingriffen überhaupt, wie gezeigt werden soll, wobei allerdings auch der Qualifikation des Operators eine entscheidende Rolle zukommt: mit der Erfahrung des Chirurgen sinkt die Komplikationsrate, was direkt die Hospitalkosten beeinflußt. Der qualifizierteste Chirurg ist auch der kostengünstigste.

Die Folgerung ist, daß nicht jeder Chirurg jeden Eingriff, zu dem er sich berechtigt fühlt, durchführen darf, sondern daß nur eine Spezialisierung sowohl die Qualität der Versorgung verbessern und gleichzeitig Behandlungs- und Folgekosten senken kann.

Ergebnisse einer Tibiakopf-Outcome-Studie mit Hilfe des SIP-Score

F. BAUMGAERTEL, T. OHLSEN, M. HESSMANN, L. GOTZEN, Marburg

Validisierung einer Outcome-Studie über operativ versorgte Tibiakopffrakturen mit Hilfe des Sickness Impact Profile Scores.

Der SIP-Score ist eine anerkannte, 12 Kategorien umfassende numerische Evaluierung subjektiv wahrgenommener gesundheitsabhängiger Dysfunktionen gegenüber den Aktivitäten des täglichen Lebens.

Material und Methode: In einer retrospektiven Studie wurden von 112 zwischen 1988 und 1995 operierten Tibiakopffrakturen 91 (65% m, 35% w, Alter: M: 39, F: 60) klinisch und radiologisch nachuntersucht. (Nu-Zeit 2 Jahre +). Neben kniebezogener subjektiver Ergebnisse wurde der SIP verwendet. Frakturart: 90% geschlossen. Frakturtyp: 67% B-Typ, 33% C-Typ (30% B3.1 = lat. Spaltimpressionsbruch). Begleitverletzung: Außenmeniskus 23%. OP: 82 5 offen, 16% percutan. Spongiosaplastik 67%.

Ergebnisse: Komplikationen: Infekt 13%, Hautnekrosen 16%, Thrombosen 8%, sekundäre Instabilität 5%, Achsenabweichung 4%. Sekundärer Eingriff 14%.
NU: Af. nach ca. 7,5 Mon. Funktion: 73% gut, 14% mäßig, 13% schlecht. Röntgen: 65% gut, 15% mäßig, 18% schlecht, 2% Arthrodese.
Arthrose Grad III und IV: 13%.
Subjektiv kniebezogen: 79% gut, 20% mäßig, 1% schlecht.

SIP Score: Bei 44% SIP = 0, bei 46 SIP = 3 bis 22, bei 10% SIP = 20 bis 30.
Der physische SIP Score korrelierte mit der klinischen Nachuntersuchung, der psychische SIP mit den subjektiven Ergebnissen. Die radiol. Ergebnisse korrelierten nicht im erwarteten Maße mit den klinischen oder SIP-Ergebnissen. Die hohe Validität des SIP konnte in der Outcome-Studie bestätigt werden.

B Spezielle Themen
6 Qualitätssicherung in der Unfallchirurgie

Qualitätssicherung bei der Versorgung von Unterschenkelfrakturen in Abhängigkeit unterschiedlicher Therapieverfahren von 720 Patienten

190

H. W. SCHILLING, Suhl; L. RÄDER, Fulda

Erfassung und Dokumentation des Therapiewandels in Bezug auf die operative Versorgung von Unterschenkelschaftfrakturen.

Zwischen 1989 und 1995 wurden innerhalb einer prospektiven Multizenterstudie in 10 ostdeutschen Einrichtungen insgesamt 5300 Frakturen prospektiv erfaßt. 13,5% dieser Frakturen betraf den Unterschenkelschaft. Die Quote der operativen Versorgung steigt mit zunehmendem Schweregrad. Vergleichen wir die operative Versorgung der Unterschenkelschaftfrakturen anhand des Weichteilschadens, so zeigt sich, daß die Marknagelosteosynthese in allen Gruppen überwiegt. Der Anteil der Plattenosteosynthese nimmt mit zunehmendem Schweregrad ab, der Anteil der Fixateur-externe-Osteosynthesen zu. Vergleichen wir den Zeitraum 1989/1990 mit dem Zeitraum 1991 bis 1995, so zeigt sich ein eindeutiger Therapiewandel. Überwog im ersten Zeitraum die Plattenosteosynthese mit 80%, so war im zweiten Behandlungszeitrum die Marknagelung ebenso eindeutig überlegen. Hinsichtlich der Belastungsstabilität erweist sich der Marknagel in 80% der Fälle als voll, bzw. dosiert belastungsstabil, während die Plattenosteosynthese in 80% aller Fälle lediglich als übungsstabil eingestuft wurde. Die Krankenhausverweildauer der Patienten mit Marknagelosteosynthese war um 7 Tage geringer, als bei der Plattenosteosynthese. Lokale Komplikationen jeglicher Art verzeichneten wir bei 26% der mit Platte versorgten Patienten gegenüber 15% der Marknagelosteosynthesen.

Die prospektive Multizenterstudie bestätigt eindeutig die Trendwende in Bezug auf Osteosyntheseverfahren bei Unterschenkelfrakturen und zeigt die Überlegenheit bei Marknagelosteosynthese gegenüber der Plattenosteosynthese.

B Spezielle Themen
6 Qualitätssicherung in der Unfallchirurgie

Osteosynthese-Implantat und früher postoperativer Infekt: Sanierung mit oder ohne Materialentfernung?

G. O. HOFMANN, TH. BÄR, G. HOFMANN, V. BÜHREN, Murnau

Entwicklung eines Entscheidungs-Algorithmus zur Infektsanierung bei postoperativen Frühinfekten nach Osteosynthesen.

Problembeschreibung: Die Beherrschung eines frühen postoperativen Infektes nach osteosynthetischer Frakturenversorgung erfordert klare Entscheidungsrichtlinien. Aus Sicht der Frakturenbehandlung ist eine Infektsanierung unter Belassung der Metallimplantate wünschenswert. Andererseits sollte der Wunsch nach Erhaltung der Osteosynthese nicht dazu führen, daß die akute postoperative Osteitis zur chronischen Osteomyelitis wird.

Material und Methode: In eine prospektive Studie wurden 21 Patienten aufgenommen. Bei allen war es nach verschiedenen Osteosynthese-Verfahren zwischen dem dritten und fünfzehnten postoperativen Tag zu einer klinisch und laborchemisch diagnostizierten postoperativen Wundinfektion gekommen. Includiert in diese Studie wurden nur Patienten, bei denen sich der Verdacht auf die Infektion bakteriologisch bestätigte. Alle Patienten wurden in ein chronisches Revisionsprogramm aufgenommen, in zweitägigen Abständen operativ lavagiert, mit Medikamententrägern versorgt. Falls sich nach einer definierten Zeitspanne keine Besserung der Infektsituation zeigte, wurde die Materialentfernung durchgeführt.

Ergebnisse: Bei nur 6 Patienten kam es mit liegendem Osteosynthese-Implantat zur Ausheilung des Infektes. Bei 15 Patienten mußte zur Beherrschung der Infektsituation trotz rezidivierender Lavage und Einlage von Medikamententrägern die Materialentfernung zur Infektsanierung durchgeführt werden.

Als Risikofaktoren für eine zwingende Materialentfernung erwiesen sich: Nikotin- und Alkoholabusus und von operationstechnischer Seite Plattenosteosynthesen.

B Spezielle Themen
6 Qualitätssicherung in der Unfallchirurgie

Überlegungen zur verbesserten Therapie der suprakondylären Humerusfrakturen im Wachstumsalter: Der radiale Fixateur externe. Bisherige Erfahrungen

L. V. LAER, P. SCHÜLER, Basel

Erarbeiten einer neuen Fixationsmethode der suprakondylären Humerusfraktur im Wachstumsalter zur Vermeidung eines cubitus varus und iatrogener Nervenschäden.

Das zentrale Problem der suprakondylären Humerusfrakturen ist der Rotationsfehler, der zur Instabilität und zum seitlichen Abkippen des distalen Fragmentes in den Varus führen kann. Ein Rotationsfehler kann im Rahmen der frischen Fraktur nicht gemessen, sondern nur indirekt am ventralen Sporn beurteilt werden. Dementsprechend ist es – sowohl geschlossen als auch offen – schwierig, die Fraktur rotationsfehlerfrei zu reponieren. Am Modell konnten wir das Ausmaß eines üblichen Rotationsfehlers ermitteln. Wir konnten desgleichen am Modell feststellen, daß sich ein geringgradiger Rotationsfehler von etwa 20° im ulnoradialen Strahlengang hinter dem Condylus radialis verstecken kann. Damit kommen wir zu dem Schluß, daß diese Frakturen gar nicht absolut rotationsfehlerfrei reponiert werden können, ohne zumindest den Behandlungsaufwand erheblich zu steigern. Wiederum am Modell konnten wir nachweisen, daß bei zentraler Drehachse mit zunehmender Fehlrotation die Instabilität immer größer wird, wohingegen bei peripherer Drehachse, z.B. im Condylus radialis die Auflagefläche nach anfänglichem Auflageverlust stabil bleibt. Wir schlußfolgerten daher, daß die Fraktur über den radialen Condylus reponiert und retiniert werden muß, um selbst bei einem verbleibenden ulnaren Rotationsfehler ein ulnares Abkippen des distalen Fragmentes in den Varus zu verhindern. Wir haben daher die radiale percutane Kirscherdrahtspickung mit einem radialen Fixateur externe kombiniert. Die bisherigen Erfahrungen an 25 Patienten werden vorgestellt.

Mit Hilfe des radialen Fixateurs kann bei der Behandlung suprakondylärer Frakturen die Entstehung eines korrekturbedürftigen cubitus varus – auch bei verbleibendem Rotationsfehler – verhindert werden.

C Foren
1 Forum: Experimentelle Unfallchirurgie

Beeinflußung der Knochendefektheilung durch Heparin — 251

H.-J. KOCK, G. ENTRUP, G. VOGGENREITER, W. MALKUTSCH, Essen

Die Minderung der Knochendichte und Hemmung der Knochenheilung durch Heparin ist sowohl beim Menschen als auch beim Versuchstier bekannt. Während bisher die Hemmung der Knochendefektheilung durch konventionelles, unfraktioniertes Heparin (UFH) empirisch und experimentell gesichert werden konnte, wird für verschiedene niedermolekulare Heparine (NMH) neuerdings eine geringere Beeinflußung des Knochengewebes beschrieben.

Material und Methoden: 16 weibliche Kaninchen erhielten nach bilateraler Anlage eines definierten Knochendefektes an beiden Hinterbeinen 2x täglich Injektionen von Ringer-Lösung (Kontrollen, n = 4), NMH in Standarddosierung pro kg Körpergewicht (n = 4), UFH als „Low-dose" Prophylaxe (n = 4) oder UFH in therapeutischer Dosierung (n = 4). Insgesamt wurden alle Gruppen für 42 Tage im Versuch belassen. Nach Tötung der Tiere wurden die Femora geröntgt, dann in Methylmetacrylat eingebettet und in Serie gesägt. Nach Anfertigung von Mikroradiographien wurden alle Präparate histologisch aufgearbeitet und in einem Blindversuch quantitativ ausgewertet. Die untersuchten Parameter waren 1. die radiologische Bestimmung der femoralen Cortex-Dicke, 2. die Größe und das Volumen der femoralen Knochendefekte und 3. die Bruchkraft für die Tibiae. Zur Quantifizierung der Knochendefektheilung verwendeten wir ein Bildanalysegerät. Die Signifikanzberechnungen erfolgten mittels der Varianzanalyse nach Scheffe.

Ergebnisse: Nach 6wöchiger Heparinapplikation konnten in allen drei Behandlungsgruppen ein im Vergleich zur Kontrollgruppe signifikant erhöhtes Knochendefektvolumen festgestellt werden ($p < 0,05$). Auch die Corticalisdicke war in allen drei Behandlungsgruppen im Vergleich zur Kontrollgruppe signifikant vermindert. Zwischen den drei Behandlungsgruppen und im Seitenvergleich aller Versuchstiergruppen fanden sich keine signifikanten Unterschiede. Der Tibia-Bruchtest ergab ebenfalls keine signifikanten Unterschiede zwischen den Gruppen.

Schlußfolgerungen: Sowohl konventionelles als auch niedermolekulares Heparin in prophylaktischen und therapeutischen Dosierungen hemmt die Knochenheilung in einem standardisierten Knochendefekt im Tiermodell. Dieses Ergebnis nach mittelfristiger Anwendungsdauer verschiedener Heparine erscheint im Widerspruch zu anderen experimentellen Resultaten über weniger knochentoxische Skeletteffekte nach Langzeitanwendung niedermolekularen Heparins.

C Foren
1 Forum: Experimentelle Unfallchirurgie

Beurteilung der Osteoblastenaktivität am Interface zwischen Knochen und Biomaterialien durch in situ Hybridisierung

CH. VOIGT, CH. MÜLLER-MAI, M. NEO, U.-M. GROSS, R. RAHMANZADEH, Berlin

Verschiedene Biomaterialien zeigen Unterschiede in der Rate der Knochenneubildung. Durch Einführung der modernen molekularbiologischen Methode des intrazellulären Nachweises von Messenger-Ribonukleinsäure (m-RNA) für Prokollagen Alpha 1 (I) in Osteoblasten sollte untersucht werden, ob unterschiedliche Biomaterialien unterschiedliche Reaktionen der Zellen auf diesem Level der Knochenbildung auslösen.

Problembeschreibung: Es ist unklar, warum unterschiedliche Biomaterialien (als Knochenersatzstoffe) verschiedene Raten an Knochenneubildung hervorrufen. Modulationen der Synthese sind bekannt durch unterschiedliche Auslaugung von Ionen aus dem Biomaterial oder durch Bildung einer Apatitschicht an der Oberfläche des Materials. Zelluläre Reaktionen werden in großem Ausmaß durch Zytokine gesteuert. Unterschiede in der Zytokinexpression der Zellen können Rückschlüsse auf positive oder negative Wirkungen eines Biomaterials auf den Organismus zulassen.

Material und Methoden: Es wurden Probekörper (Zylinder 4 mm Durchmesser, 8 mm Länge) aus β-Trikalziumphosphat (β TCP), Hydroxylapatit (HA) und Apatit- und Wollastonit-Glaskeramik (AW-GC) hergestellt und dampfsterilisiert. Im distalen Femur von Chinchilla-Kaninchen wurde sagittal in das patellare Gleitlager ein Loch von 4 mm Durchmesser eingefräst und beidseits ein Implantat eingebracht. Insgesamt wurden 30 Tiere operiert, zwei Tiere dienten als unoperierte Kontrolle. Die Tiere wurden nach 3, 7, 14 und 28 Tagen geopfert. Sämtliche Maßnahmen erfolgten unter sorgfältiger Beachtung der gesetzlichen Vorschriften über Tierversuche. Nach Explantation der distalen Femuranteile wurden diese mit der diamantierten Säge in 2–3 mm dicke Scheiben geschnitten, diese für 24 h in 4% Paraformaldehyd fixiert und dann mit 10% EDTA, pH 7,4, 10 Tage entkalkt. Nach Einbettung in Paraffin wurden 4 µm dicke Schnitte hergestellt und der in situ-Hybridisierung für Prokollagen Alpha 1 (I) m-RNA (markiert mit Digosygenin) unterzogen.

Ergebnisse: Ein positiver Nachweis für intrazelluläre m-RNA für Prokollagen Alpha 1 (I) wurde bei unoperierten Tieren in Osteoblasten im Periost, in Umbaukanälen und in der mineralisierenden Zone an der Wachstumsfuge gefunden. Nach der Implantation der Biomaterialien wurden Unterschiede in der Expression der m-RNA bezüglich des zeitlichen Verlaufes gefunden: Nach 3 Tagen waren nur einige positive Signale sichtbar, nach 7 und 14 Tagen waren starke Signale in den Osteoblasten um das Material herum vorhanden. Nach 28 Tagen waren die Osteoblasten auf der Oberfläche des neugebildeten Knochens um das Biomaterial wieder negativ. Diese Beobachtungen konnten an allen drei Materialien (β TCP, HA, AW-GC) gleichartig vorgenommen werden. Sie decken sich mit Beobachtungen aus früheren Versuchen, in denen lediglich Bohrlöcher geschaffen wurden ohne Materialimplantation. Daraus ist zu schließen, daß die untersuchten Biomaterialien keine merkliche Beschleunigung oder Verlangsamung des Knochenwachstums gegenüber dem physiologischen Heilungsprozeß nach Schaffung eines Bohrlochs induzieren.

Schlußfolgerungen: Durch Einführung dieses modernen Werkzeugs der Molekularbiologie, der in situ Hybridisierung, sind im Bereich der Biomaterialforschung neue Einblicke bezüglich Zellreaktionen auf m-RNA Level möglich. Durch Anwendung anderer Sonden, beispielsweise für Zytokine, ist es möglich, bisher unklare Phänomene zu beleuchten oder auch bisher unbekannte Phänomene zu entdecken. Alle Arten von Zellen können auf diese Weise untersucht werden, ein tiefer Einblick der Zellreaktion und interzellulärer Kommunikation kann möglich werden. Diese Methode kann den Weg ebnen für die gezielte Gewebeneubildung durch Modulierung von Biomaterialien mit Zytokinen.

Durch autologes Knochenmark augmentierte Hydroxylapatitkeramik als Granulat und als Block. Eine vergleichende Untersuchung in einem Tibiasegmentdefekt beim Schaf

C. DONOW, B. WIPPERMANN, E. SCHRATT, H. TSCHERNE, Hannover

In dieser Studie sollte geklärt werden, ob Hydroxylapatitkeramik (HA) als Granulat das gleiche Einwachsverhalten zeigt wie Keramikblöcke. Potentiell kann in der klinischen Praxis ein Granulat besser an den bestehenden Knochendefekt angepaßt werden, und es ist pro Volumeneinheit preiswerter.

Verglichen wurden die Ergebnisse nach drei Monaten Beobachtungszeit mit Kontrollgruppen, in denen der Defekt mit autologer Spongiosaplastik aufgefüllt wurde oder leer blieb. Vor Beginn der Untersuchung wurde die Genehmigung der Bezirksregierung eingeholt. In Intubationsnarkose mit Halothan-Lachgas wurde ein rechtsseitiger 2 cm langer subperiostaler Tibiasegmentdefekt bei ausgewachsenen weiblichen Schwarzkopfmutterschafen mit einer sonderangefertigten schmalen DC-Platte versorgt. Die Auffüllung des Defektes erfolgte wie folgt: 1. HA Granulat (n = 6), 2. HA Block (n = 8), 3. Spongiosa (n = 7), 4. Leerdefekt (n = 7). Das Knochenmark (10 ml) wurde mittels Jamshidi-Punktion vom hinteren Beckenkamm aspiriert und der Keramikzylinder (Länge und Durchmesser je 20 mm) und das Granulat (ca. 6 ccm Volumen, Partikeldurchmesser 2–4 mm) darin getränkt. Zusätzlich wurde eine Achillotenotomie durchgeführt. Postoperativ wurde ein Morphinderivat zur Schmerzbekämpfung verabfolgt. Die Tiere wurden in Gruppen ohne Restriktion gehalten.

Nach 6–8 Wochen belasteten alle Tiere die operierte Extremität voll. Am Ende der Beobachtungszeit wurden die Tiere getötet, beide Tibiae explantiert und die Platten an der operativ-experimentellen Tibia entfernt. Es erfolgte die Torsionsprüfung der Tibiae in einer Materialprüfmaschine im Seitenvergleich bis zum Versagen mit einer Winkelgeschwindigkeit von 20°/Min. Die Mittelwerte und Standardabweichungen des maximal erreichten Drehmoments ausgedrückt in % der intakten Gegenseite, sind in nebenstehender Grafik zusammengefaßt.

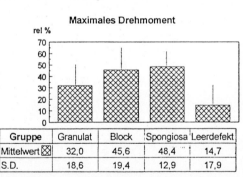

In der Varianzanalyse ergibt sich ein signifikanter Unterschied zwischen den Einzelgruppen. Im Posthoc Test unterscheiden sich einerseits die Gruppen Granulat, Block und Spongiosa nicht signifikant voneinander, andererseits unterscheidet sich Granulat nicht von Leerdefekt.

Auch wenn der Unterschied zwischen den beiden Keramikgruppen nicht statistisch signifikant ist, muß man wohl doch davon ausgehen, daß die Ergebnisse des Granulates hinter denen der Blockkeramik zurückstehen. Es ist vorstellbar, daß sich die Ergebnisse für das Granulat mit längeren Beobachtungszeiten verbessern. Weitere Untersuchungen mit längerer Beobachtungszeit erscheinen somit sinnvoll.

C Foren
1 Forum: Experimentelle Unfallchirurgie

254 Knöcherne Integration einer HA-Keramik – Vergleich zweier tierexperimenteller Untersuchungsserien am Mini-pig beladen mit bFGF sowie Glycero-oligolactid und bFGF

R. SCHNETTLER, R. WENZ, K. BONATH, Gießen

Experimentelle fluoreszenzhistologische und rasterelektronenmikroskopische sowie mikroradiographische Untersuchungen zur Bestimmung der knöchernen Integration einer bovinen HA-Keramik in klar definierten Zeiträumen.

Knochenersatzmaterialien auf der Basis von Hydroxylapatit wurden in verschiedenen Tiermodellen an zahlreichen Tierspezies untersucht. Unseren Untersuchungen liegt ein Tiermodell zugrunde, das weitgehend standardisiert wurde und das aufgrund der Press-fit-Implantation bei allen Tieren zu einer gleichartigen Kraftübertragung führte. Poröse HA-Keramik-Zylinder (Endobon®), beladen mit 50 ng bFGF in einer Mini-pig Serie von 24 Tieren sowie beladen mit bFGF in 8 Tieren und in weiteren 8 Tieren beladen mit GOL (Glycero-oligolactid) mit 50 ng bFGF. Die HA-Keramik wurde implantiert und im Verlauf von 12 Wochen in unterschiedlichen Implantationszeiträumen fluoreszenzhistologisch, rasterelektronenmikroskopisch und mikroradiographisch bezüglich der knöchernen Integration beurteilt. Bei der Auswertung der Studien wurde besonderer Wert auf die Art der knöchernen Einheilung und die feingeweblichen Reaktionen gelegt. Die zeitliche Bestimmung der Knocheneinheilrate wurde durch tägliche Markierung der Tiere mit fluoreszierenden Farbstoffen ermöglicht. Als positive Kontrollen dienten dabei autogene Knorpel-Knochen-Zylinder.
Bemerkenswert war, daß bei allen Untersuchungen mit GOL beschickten HA-Zylindern eine direkte lamilläre Knochenauflage auf die Keramiktrabekel erfolgte. Die zusätzlich gefertigte REM zeigte deutliche Gefäßneubildung im Zentrum der Keramik bei den mit bFGF beschickten Tieren. Die mit GOL plus bFGF beladenen Keramikimplantate zeigten wie auch die Keramikimplantate der ersten Serie mit HA-Keramik plus bFGF eine stärkere zeitliche knöcherne Integration gegenüber den reinen HA-Keramik-Implantaten und den nur mit GOL beladenen HA-Zylindern.

bFGF ist in den vorgelegten experimentellen Untersuchungen ein deutlicher Knocheninduktor. Im Rahmen einer multizentrischen Studie sollte die Wirksamkeit von bFGF und HA-Keramik am Menschen untersucht werden.

C Foren
1 Forum: Experimentelle Unfallchirurgie

Tierexperimentelle Lanzeituntersuchung osteolytischer Reaktionen auf Polyglykolid-Implantate

A. WEILER, H. J. HELLING, K. REHM, Berlin

Beurteilung der Intensität, Inzidenz, Reversibilität und der zeitlichen Korrelation von Degradation und Osteolysen, die klinisch manifest sind, jedoch tierexperimentell bisher nicht beschrieben wurden.

Die Inzidenz von Weichteilreaktionen oder Osteolysen auf Polyglykolid- (PGA)- Implantate in klinischen Studien beträgt bis zu 40% bzw. 60%. Die zelluläre Reaktion auf PGA-Implantate wurde in verschiedenen tierexperimentellen Studien untersucht. Fremdkörperreaktionen oder Osteolysen wurden jedoch bisher nicht beschrieben.

Bei 12 Merinoschafen wurden osteochondrale Fragmente der medialen Femurkondyle mit je 3 ungefärbten, faserverstärkten PGA-Stiften fixiert, der Verlauf röntgenologisch dokumentiert und die Knie nach 6, 12, 18 oder 24 Monaten histologisch untersucht. Zusätzlich wurden bei einigen Tieren eine polychrome Sequenzmarkierung durchgeführt und die Knie computer- oder magnetresonanztomographisch untersucht.
Osteolysen mit verschiedener Ausprägung konnten bei allen Tieren beobachtet werden. Zur Verlaufsbeobachtung wurden sie nach ihrer Ausdehnung klassifiziert. Maximale osteolytische Veränderungen wurden nach 12 Wochen gefunden. Im Verlauf kam es zu einer dichten sklerotischen Umbauung der Osteolysen, bei nur 2 Fällen zu rückläufigen Veränderungen und nur in einem Fall zur kompletten knöchernen Restitution eines proximalen Stiftlagers. Dies konnte durch die polychrome Sequenzmarkierung bestätigt werden. Nach 6 Monaten fand sich bei allen Tieren kristalliner Debris, dessen Migration zum Gelenkspalt bzw. den Markraum beobachtet werden konnte. Nach 12 Monaten konnten im Implantatlager keine Stiftreste mehr nachgewiesen werden, obwohl in den inguinalen Lymphknoten selbst nach 24 Monaten noch kristalline Stiftpartikel nachweisbar waren.

Osteolysen sollten nicht als Komplikation sondern als normal zu erwartenden Reaktion auf PGA-Implantate gewertet werden. Eine komplette knöcherne Restitution des Implantatlagers kann möglich sein, sollte jedoch in den ersten 2 Jahren nicht erwartet werden. In den ersten Monaten kommt es nicht zur kompletten Degradation der PGA, sondern zur Migration und Kristallisierung der Implantatreste.

C Foren
1 Forum: Experimentelle Unfallchirurgie

Tierexperimentelle Untersuchung der Verträglichkeit lösungsmittelkonservierter Knochentransplantate

256

K. P. GÜNTHER, H.-P. SCHARF, H.-J. PESCH, W. PUHL, Ulm

Aufgrund der bekannten Nachteile und Risiken autogener bzw. allogener Knochentransplantationen besteht bei großen Knochendefekten in Orthopädie und Traumatologie ein Bedarf an biologisch wertvollem, ausreichend sicherem und unbegrenzt verfügbarem Ersatzmaterial. Ziel dieser Untersuchung ist deshalb die Beurteilung des Einwachsverhaltens lösungsmittelkonservierter Knochentransplantate im Tiermodell.

Material und Methodik: In beide Femurkondylen von 42 NZW-Kaninchen gesetzte zylindrische Bohrlochdefekte (Durchmesser 5,5 mm) wurden mit lösungsmittelkonservierter und gammastrahlensterilisierter humaner (n = 21) und boviner (n = 21 Spongiosa aufgefüllt. 21 Leerlochbohrungen dienten als Kontrolle, und weitere 21 Kondylen wurden mit allogener Kaninchenspongiosa, die 3 Monate lang bei −78 °C kryokonserviert worden war, aufgefüllt.

Nach einer Beobachtungsdauer von 2, 4, 6, 8, 12, 26 und 52 Wochen p. op. wurden die Tiere getötet, und es erfolgte eine histomorphologische Untersuchung der Osteointegration an unentkalkten 5 µm Dünnschnitten in Masson-Goldner-Färbung. Auch eine quantitative Analyse der Knochenneubildung mittels Bestimmung der volumetrischen Dichte von Transplantat und neugebildeter Spongiosa erfolgte an Dünnschnitten im halbautomatischen Bildanalysesystem (Leitz ASM 68K).

Ergebnisse: Nach Leerlochbohrung kommt es im Beobachtungszeitraum bei 9 Kondylen zu einer nur dezenten Knochenneubildung überwiegend im Randbereich der Bohrlöcher. Bei den verbleibenden Lochbohrungen wird der Defekt zunächst mit zellreichem Granulationsgewebe und später mit fettzellreichem sekundärem Knochenmark aufgefüllt. Lösungsmittelkonservierte und kältekonservierte, allogene Spongiosa zeigen keine wesentlichen Unterschiede im Einwachsverhalten. Nach einer initialen Anlagerung neugebildeten Knochens an die avitalen Transplantatbälkchen (Osteoidsäume und Brückenkallus), kommt es in der weiteren Folge zu einem raschen Remodelling mit vollständigem Umbau der avitalen Transplantatanteile zu ausgereifter Spongiosa. Die quantitative Versuchsauswertung ergibt am Ende der Beobachtungszeit eine für alle Transplantate ähnliche volumetrische Dichte, welche im Median zwischen 19,3% (allogene kältekonservierte Spongiosa) und 23,8% (bovine lösungsmittelkonservierte Spongiosa) liegt.

Lösungsmittelkonservierte, xenogene und kryokonservierte, allogene Knochentransplantate rufen eine sehr ähnliche histologische Reaktion im Bohrlochmodell des Kaninchen-Femurkondylus hervor. Die knöcherne Integration mit vollständigem Remodelling des avitalen Transplantates verläuft gleich rasch und ohne Abstoßungszeichen. Im Rahmen der Lösungsmittelkonservierung kommt es durch die Kombination schonender Dekontaminationstechniken zu einer gesicherten Inaktivierung relevanter pathogener Keime. Eine weitergehende Prüfung lösungsmittelkonservierter Knochentransplantate in klinischen Studien scheint deshalb erfolgversprechend.

C Foren
1 Forum: Experimentelle Unfallchirurgie

Immunhistologische Untersuchungen zum Einfluß verschiedener Konservierungsverfahren auf die Antigenität allogener Knochentransplantate

257

H.-E. SCHRATT, G. REGEL, M. GROTZ, H. TSCHERNE, Hannover

Ziel unserer Versuche war es, mittels immunhistologischer Untersuchungen den Einfluß der Kältekonservierung und des Autoklavierens auf die Antigenität von Knochengewebe zu analysieren.

Problembeschreibung: Die allogene Knochentransplantation stellt noch immer ein Standardverfahren zur Auffüllung großer Knochendefekte dar. Es ist daher zwingend erforderlich, sich über die antigenen Eigenschaften der verwendeten Knochentransplantate im Klaren zu sein.

Methodik: Es wurden spezielle Ratteninzuchtstämme (BN, LEW-Charles River, LEW 1A, 1U, 1WR1, 1WR2) mit zueinander unterschiedlich ausgeprägter allogener Differenz verwendet. Mittels Booster-Immunisierung durch Leber- und Milzgewebe konnten ausreichende Antikörpertiter gegen die spezifischen allogenen Antigenstrukturen hergestellt werden. Mittels dieser Antikörper wurden nunmehr die immunhistologischen Untersuchungen am entkalkten Knochengewebe durchgeführt. Wir verglichen dabei frischen Knochen mit den Ergebnissen von kältekonserviertem (–80 °C) und autoklaviertem Knochengewebe.

Ergebnisse: Am normalen entkalkten Knochengewebe konnten wir mittels Immunhistologie sowohl bei schwacher, wie auch bei starker Antigendifferenz an Osteoklasten, -blasten und -zyten sowie im Knochenmark positive Reaktionen nachweisen. Die Matrix selbst zeigte keine Reaktion. Nach Kältekonservierung war die Zahl nachweisbarer Zellen in der Matrix signifikant erhöht im Vergleich zu unbehandelten Knochen, das Knochenmark war unverändert positiv. Demgegenüber fanden wir nach Autoklavieren keine positive Reaktion im Knochenmark und in der Matrix.

Die Untersuchungen zeigen, daß die Kältekonservierung nicht zum Antigenverlust führt, vielmehr scheint hier eine veränderte Antigenexpression stattzufinden. Demgegenüber werden die antigenen Eigenschaften des Knochengewebes durch das Autoklavieren völlig zerstört.

C Foren
1 Forum: Experimentelle Unfallchirurgie

Biologische Wertigkeit von frischen und unterschiedlich konservierten kortikalen Allotransplantaten in Kombination mit Titanimplantat und Knochenzement – eine experimentelle Studie am Kaninchen

K. OTT, R. ASCHERL, M. PFLANZ, G. METAK, München

Zielsetzung dieser Arbeit ist die Untersuchung der biologischen Wertigkeit und des Integrationsverhaltens von frischer und konservierter Kortikalis in Interaktion mit Titan und Knochenzement im ersatzschwachen Lager der Kaninchentibia.

Bei der Rivisionsendoprothetik wäre die knöcherne Rekonstruktion statt dem Einsatz von Langschaftprothesen und Knochenzement wünschenswert.

An 56 weiblichen Bastardkaninchen wurde an der medialen proximalen Tibia ein 6 mm großer runder Defekt mittels eines Hohlbohrers gesetzt. Der zirkuläre Defekt wurde durch unterschiedliche Transplantate (frisch, tiefgefroren bei –70 °C/4 Wo., autoklaviert bei 134 °C/2,8 bar/3 min, gammabestrahlt mit 30 kGy) ersetzt, die zentral mit einem Titanstift in Press-fit-Technik in der Gegenkortikalis fixiert wurden. 50% der 4 Gruppen erhielten eine zusätzliche Palacos®-Manschette. 4, 8, 12, 16 Wochen p. OP erfolgten Röntgenkontrollen; 4, 8, 12 Wochen p. OP Szintigraphien mit 99m-Tc-MDP, 2 Tage prä OP, 4, 8, 12 Wochen p. OP polychrome Sequenzmarkierung mit Fluorochromen. Nach der Opferung nach 16 Wochen erfolgten Fluoreszenzmikroskopie, Hartschliffhistologie und Mikroradiographie. Radiologisch zeigten die bestrahlten Grafts die beste Integration, die autoklavierten die schlechteste. Zementierte Gruppen sind retardiert. Szintigraphisch erscheint nach dem Maximum in der 4. Woche ein chronologischer Aktivitätsabfall. Nur die frischen zementierten Transplantate zeigen einen leichten Aktivitätsanstieg zur 16. Woche, einhergehend mit einem noch nicht abgeschlossenen Transplantatumbau. Maximale Aktivität zeigen die gefrorenen Transplantate, gefolgt von den bestrahlten, frischen und autoklavierten. Die autoklavierten Transplantate zeigen ein schlechtes histologisches Remodelling nach 16 Wochen im Gegensatz zur sehr guten Integration der bestrahlten. Der Osteotomiespalt wurde komplett bei den frischen gefrorenen und bestrahlten Gruppen umgebaut und der Histologiescore ist ähnlich. Am Knochen-Titan-Interface zeigen die bestrahlten Grafts mit Lamellenknochen die beste Organisation. Bezüglich des Knochen- Titan- und Knochen-Zement-Interfaces liefern die autoklavierten die schlechtesten Ergebnisse. Alle p. Op injizierten Fluorochrome finden sich in den frischen und bestrahlten Transplantaten, während bei den anderen zwei Gruppen Marker fehlten.

Die Integration der zementierten Transplantate ist verzögert. Der bestrahlte allogene Knochen ist zumindest dem frischen oder gefrorenen Allograft bezüglich des Integrationsverhaltens gleichwertig, in der knöchernen Organisation der Interfacebereiche sogar überlegen. Wegen der ausgeschlossenen Infektionsübertragung nach Bestrahlung mit 30 kGy könnte dieser kortikale Allograft-Typ bei Revisionsoperationen mit massiven Knochendefekten Bedeutung erlangen.

C Foren
1 Forum: Experimentelle Unfallchirurgie

Ein neues resorbierbares Knochenwachs im Tierversuch — 280

E. KUNZ, T. BLATTERT, A. WECKBACH, W. PITTERMANN (Düsseldorf), Würzburg

Tierexperimentelle Erprobung von 3 Oligomeren aus Glycerin/Glycolid bzw. Glycerin/Lactid als rasch resorbierbare Substanzen im spongiösen Knochen.

Die Anwendung von Knochenwachs erfolgt derzeit in erster Linie zur Blutstillung aus spongiösem Knochen. Die fehlende Resorbierbarkeit der herkömmlichen Wachse bedingt Komplikationen die eine breitere Anwendung einschränken.
Verwandt wurden 3 Substanzen aus Glycerin/Glycolid und Glycerin/Lactid. Die Oligomere waren verformbar und besaßen eine wachsartige Konsistenz. An insgesamt 32 Ratten wurden die Testsubstanzen in einen definierten Knochendefekt am distalen Femur implantiert. Bei 5 Tieren wurde ein Leerversuch mit Knochenbohrung ohne Auffüllung bzw. mit Implantation von herkömmlichem Knochenwachs durchgeführt. Zeitlich gestaffelt bis maximal 56 Tagen Implantation erfolgte die histologische Aufarbeitung der Präparate. Neben der qualitativen Auswertung durch Befundung der histologischen Präparate, wurde die Resorption durch ein halbautomatisches Verfahren (Kontron) im zeitlichen Verlauf erfaßt. Die implantierten Kunststoffe A und C wurden innerhalb der vorgegebenen Zeit von maximal 56 Tagen vollständig resorbiert und durch körpereigenes Gewebe ersetzt. Beim Leerdefekt fand sich dagegen kein knöcherner Durchbau und das herkömmliche Bienenwachs war unverändert vorhanden. Bei der quantitativen Bestimmung war bereits nach 14 Tagen Implantation nur noch 1/10 der implantierten Menge von Substanz A nachweisbar.

Zwei der 3 getesteten Substanzen erwiesen sich als rasch resorbierbare Materialien ohne Hemmung der Knochenneubildung.

C Foren
1 Forum: Experimentelle Unfallchirurgie

Veränderungen des subchondralen Knochens des Tibiaplateaus nach Meniskektomie und Meniskusrekonstruktion

G. METAK, H. ANETZBERGER, F. NICKISCH, CH. STEPHAN, M. MÜLLER-GERBL, M. SCHERER, München

Klinische und experimentelle Studien haben die Entwicklung von Osteoarthrose nach Meniskektomie gezeigt. In einigen Arthrosemodellen wurden Veränderungen des knöchernen Lagers gefunden, bevor Knorpelveränderungen auftraten. Da es durch CT-Osteoabsorptiometrie (CT-OAM) möglich ist, die Dichteverteilung in der subchondralen Knochenlamelle in vivo und nicht invasiv darzustellen, führten wir eine experimentelle Untersuchung durch, um die Veränderungen des subchondralen Knochens nach Meniskektomie und Meniskusrekonstruktion aufzuzeigen.

An 7 weiblichen erwachsenen Merinoschafen wurde am linken Kniegelenk der mediale Meniskus komplett entfernt, an 7 weiteren ein Meniskusersatz mit einem fascienumscheideten Knochenbandknochenpräparat aus der Patellarsehne durchgeführt. Die rechten Kniegelenke dienten als Kontrolle. Ein Jahr nach Meniskektomie wurde die subchondrale Knochendichteverteilung jedes Tibiaplateaus mittels CT-Osteoabsorptiometrie gemessen. Eine topographische Auswertung erfolgte in einem zweidimensionalen Koordinatensystem mittels Planimetrie und statistischer Auswertung der Verschiebung der Knochendichtemaxima am Tibiaplateau.

In allen gesunden Kniegelenken fand sich sowohl medial als auch lateral ein zentrales Knochendichtemaximum mit konzentrisch zur Peripherie abnehmender Dichte. In allen meniskektomierten Knien wurden osteophytäre Appositionen zum Teil erheblichen Ausmaßes rund um das Tibiaplateau gesehen. Das Knochendichtemaximum am lateralen Tibiaplateau lag nach wie vor zentral, jedoch mit einem unregelmäßigen Muster. Am medialen Tibiaplateau ist die Zone der höchsten Dicke zum medialen Rand signifikant ($p < 0,05$) verschoben und ebenso konnte statistisch eine Dorsalverschiebung ($p < 0,05$) nachgewiesen werden. Bei Betrachtung der Tiefenausdehnung der subchondralen Knochenlamelle der Kontrollknie zeigt sich, daß diese gegenüber der metaphysären Kortikalis abzugrenzen ist, während nach Meniskektomie eine Verdikkung und ein direkter Übergang in die metaphysäre Kortikalis besteht. Ebenso ist die Dicke des posteromedialen kortikalen Knochens erhöht. Nach Meniskusersatz bleibt die pathologische Medialverlagerung des Knochendichtemaximums am medialen Tibiaplateau aus, jedoch kommt es auch hier zu einer allerdings stark schwankenden Dorsalverschiebung des Knochendichtemaximums. Die korreliert mit den parallel dazu durchgeführten anterior-posterioren Translationsmessungen der Kniegelenke.

Nach dem Wolf'schen Gesetz sind morphologische Strukturveränderungen der proximalen Tibia nach Meniskektomie entsprechend der biomechanisch veränderten Belastungssituation zu erwarten. Die Verlagerung des medialen Knochendichtemaximums in posteromedialer Richtung nach Meniskektomie stellt das morphologische Korrelat einer veränderten Lastübertragung dar. Die erhöhte Dichte der subchondralen Knochenlamelle führt zu einer erhöhten Steifigkeit des subchondralen Knochens (Bentzen, J. Biomech. 1987). Osteoarthrose könnte somit die Folge primär subchondraler Knochenveränderungen evtl. in Folge von Mikrofrakturen und Mikrokallus entsprechend der von Radin (Lancet 1972) aufgestellten Hypothese sein.

Diese Ergebnisse demonstrieren, daß die Meniskektomie erhebliche knöcherne Veränderungen der subchondralen Knochenlamelle nach sich zieht, welche das spätere Auftreten der Osteoarthrose erklären können. Es kann gezeigt werden, daß nach Meniskusersatz die biomechanischen Pathomechanismen zumindest teilweise verhindert werden können.

C Foren
1 Forum: Experimentelle Unfallchirurgie

Der Einfluß axialer Mikrobewegung auf die Kallusdichte nach Segmenttransport

282

J. LAULE, G. SUGER, L. KINZL, L. CLAES, Ulm

In der Behandlung posttraumatischer Knochendefekte langer Röhrenknochen findet die Kallusdistraktion nach Ilizarov immer häufiger ihre Anwendung. Ein großer Nachteil dieser Methode liegt in der langen Fixationszeit. Ziel der Studie ist es, den Einfluß axialer mechanischer Stimulation auf die Kallusreifung nach Segmenttransport am Schaf anhand von Kallusdichte und -fläche zu zeigen.

Wir operierten 21 ausgewachsene weibliche Schafe. Unter Intubationsnarkose wurde ein 15 mm großer diaphysärer Defekt im distalen Metatarsusdrittel erzeugt und mit einem speziellen Ringfixateur Externe stabilisiert. Ein 25 mm langes Knochensegment, proximal des Defektes, wurde mit einer Giggli-Säge erzeugt und nach 4 Tagen Latenz mit einer Distraktionsgeschwindigkeit von 0,5 mm 2 mal täglich von proximal nach distal verschoben. Nach Andocken des Segmentes an die distale Osteotomiefläche wurde die axiale Steifigkeit des Fixateurs geändert. Bei Belastung des operierten Metatarsus mit über 100 N wurde der Distraktionskallus um die eingestellten Weglängen von 0 mm, n = 4, 0,5 mm, n = 6, 1,2 mm, n = 6, 3 mm, n = 5, axial komprimiert. Bei Entlastung wurde der Distraktionskallus durch Federn in den Verbindungsstäben der beiden Ringe mit einer Kraft von 100 N um die eingestellten Weglängen gedehnt. Bei Tötung der Tiere, 84 Tage p. Op., wurde der rechte Metatarsus bis auf den Knochen abpräpariert und die Knochendichte und Fläche in einem peripheren quantitativen Computertomographiegerät (pQCT) gemessen. Mit einem eingestellten Schwellwert von 0,9 wurden 14 Schnitte quer zur Knochenlängsachse über den Regeneratbereich gelegt. In den Gruppen 0 und 0,5 mm Bewegung haben alle Tiere den Defekt überbrückt. In der 1,2 mm Gruppe waren 4 Tiere und in der 3 mm Gruppe waren es 2 Tiere, die den Defekt knöchern überbrückt haben. Die 0,5 mm Gruppe zeigt über den ganzen Kallus sehr hohe Dichtewerte gefolgt von der 0 mm und 1,2 mm Gruppe. Es bestanden signifikante Unterschiede (Man-Whithney Test) zwischen den Gruppen für die Knochendichte am Messort proximale Kortikalis: 0,5 zu 3 mm Gruppe p = 0,006; Spaltmitte: 3 mm zu 0 und 0,5 mm Gruppe p < 0,02; distale Kortikalis: 3 mm zu 0 und 0,5 mm Gruppe p < 0,05. Bei der Auswertung der Fläche ergaben sich keine signifikanten Unterschiede, jedoch zeigten 3 und 1,2 mm Gruppen osteotomienah hohe Werte und in Spaltmitte geringe.

Diese Ergebnisse zeigen, daß axiale Mikrobewegungen in der Kallusdistraktion heilungsfördernd wirken, jedoch bei zu großem Ausmaß die Heilung verzögern oder zu einer Pseudarthrose führen können. Hierfür spricht auch die Beobachtung der osteotomienahen Knochendichteabnahme bei gleichzeitiger Flächenzunahme in der 3 und 1,2 mm Gruppe. Wir empfehlen daher eine frühe Mobilisation des Patienten unter Teilbelastung, die geringe Bewegungen im jungen Distraktionskallus erzeugt.

C Foren
1 Forum: Experimentelle Unfallchirurgie

Biotechnische Knorpelrekonstruktion mit kultivierten Chondrozyten und einem Kollagenschwamm

283

CH. KLEMT, G. B. STARK, E. KUNER, Freiburg

Ziel ist der Ersatz von traumatischem Knorpelverlust in großen Gelenken zur Wiederherstellung von Funktion und Belastbarkeit, Vermeidung von posttraumatischen Arthrosen und Folgeoperationen.

Knorpeldefekte stellen in der rekonstruktiven Gelenkchirurgie wegen der fehlenden Regenerationsfähigkeit des Knorpels ein großes Problem dar. Sie führen zu Störungen der Gelenkmechanik, zunehmendem Knorpelverschleiß in der Nachbarschaft und zu posttraumatischen Arthrosen. Wünschenswert wäre die in-vitro-Herstellung von autologem Knorpelgewebe in gewünschter Form und Größe, wobei bisher eine ideale Matrix zur Einbettung der Chondrozyten nicht zur Verfügung stand.

Wir isolierten Chondrozyten von Kniescheiben frisch geschlachteter Kälber nach einer Methode von Klagsbrun. Die gewonnene Knorpelsuspension wurde in einer definierten Konzentration auf einen Kollagenschwamm aufgetragen. Das Chondrozyten-Kollagenvlies-Konstrukt wurde eine Woche in Kultur gehalten unter Zugabe von L-Ascorbinsäure, L-Glutamin, Antibiotika und fötalem Kälberserum. Anschließend wurde das Konstrukt bei Nacktmäusen subkutan implantiert. Die Explantation erfolgte nach 1, 3 und 6 Wochen. In einer Kontrollgruppe wurde das Kollagenvlies ohne Zellen implantiert, in einer zweiten Gruppe eine Knorpelsuspension ohne Kollagenschwamm subcutan appliziert.

Nach 6 Wochen zeigte sich in allen Fällen neu entstandener Knorpel in der Form des verwendeten Kollagenschwammes. Mit Hilfe histologischer und immunhistochemischer Methoden gelang der Nachweis von hyalinem Knorpel und dem für hyalinen Knorpel typischen Kollagen Typ II. In den beiden Kontrollgruppen war keinerlei Knorpelwachstum nachweisbar.

Die biotechnische Knorpelrekonstruktion könnte im gesamten Bereich der rekonstruktiven Chirurgie zur Anwendung kommen und dürfte von großem Nutzen sein. Der verwendete Kollagenschwamm scheint dabei ein vielversprechendes Biomaterial zu sein.

C Foren
1 Forum: Experimentelle Unfallchirurgie

Die kollagene Struktur des Gelenkknorpels unter mechanischer Belastung: Eine rasterelektronenmikroskopische Studie

284

M. KÄÄB, H. NÖTZLI, J. CLARK, Davos

Im intakten Gelenk sind die gegenseitige Beziehung von Knorpel, Menisken, subchondralem Knochen und Gelenkkapsel von entscheidender Bedeutung für die Knorpel- und Gelenkfunktion. Es gibt zahlreiche Studien über das mechanische Verhalten von Gelenkknorpel unter Last, wobei diese Untersuchungen jedoch fast ausschließlich an exzidierten Knorpelproben durchgeführt wurden. Ziel dieser Studie war es, am intakten Gelenk die Deformation und Formanpassung der kollagenen Matrix des Tibiaplateaus unter Belastung im physiologischen Bereich aufzuzeigen.

Material und Methode: 36 intakte Kniegelenke von ausgewachsenen Kaninchen wurden über einen simulierten Quadrizepszug statisch oder dynamisch belastet. Die mechanische Belastung erfolgte über 5 oder 30 min. mit 0,5- oder 3fachem Körpergewicht. Die Kniegelenke wurden unter Belastung kryofixiert und anschließend gefriersubstituiert und im weiteren für die Rasterelektronenmikroskopie aufbereitet, wobei die Struktur des Gelenkknorpels in seiner belasteten Situation fixiert werden konnte. Unbelastete Kniegelenke sowie Belastungs-/Entlastungsversuche dienten als Kontrolle. Im weiteren wurden Gefrierbrüche angefertigt um den Verlauf der Kollagenfasern im Tibiaplateau darzustellen. Die qualitativ und semiquantitativ morphologische Auswertung erfolgte im Feldemissionsrasterelektronenmikroskop.

Ergebnisse: Unter Last fixierte Kniegelenke zeigten makroskopisch sowie mikroskopisch deutliche Impressionen im Knorpel des Tibiaplateaus. Bei hoher statischer Langzeitbelastung war die Knorpeldicke bis maximal 50% reduziert. Ferner zeigte sich ein tangentiales Umbiegen der im unbelasteten Zustand radiär verlaufenden Fasern, sowie eine Wellenbildung in den kollagenen Fasern bis in tiefe Schichten. Unter dynamischer Belastung erfolgte die Adaptation vor allem oberflächlich, d.h. nur ca. 10% der gesamten Knorpeldicke waren betroffen. Auch die Wellenbildung hier war wesentlich schwächer ausgeprägt. Die unbelasteten Kontrollen zeigten weder Impressionen, noch tangentiales Umbiegen oder Wellenbildung der Fasern.

Mit der Technik der Kryofixierung können Momentaufnahmen der Knorpelstruktur unter Belastung produziert werden. Mit diesen morphologischen Erkenntnissen ist es möglich, die Funktion und Anpassung des Gelenkknorpels, sowie pathogenetische Mechanismen besser zu verstehen, und damit neue therapeutische Ansätze zu diskutieren.

C Foren
1 Forum: Experimentelle Unfallchirurgie

Untersuchungen zu strukturellen und numerischen Chromosomen-Abberationen in der menschlichen Wunde

306

R. HANSELMANN, M. OBERRINGER, A. ERMIS, W. MUTSCHLER, Homburg

Es wurden an Zellen aus gut heilenden und chronischen Wunden zytogenetische Untersuchungen durchgeführt. Es sollte festgestellt werden, ob typische chromosomale Aberrationen in diesen Geweben auftraten. Da solche Veränderungen nicht mit einem regelrechten Zellzyklus vereinbar sind, stellen sie möglicherweise die Ursache für eine chronische Wunde dar.

Einleitung: Chromosomale Veränderungen kommen im Menschen nur bei angeborenen Erkrankungen (M. Down), Krebszellen, Hyperplasien und im geringen Maß in chronisch stark proliferierendem Gewebe vor. Dadurch werden intrazelluläre Mechanismen empfindlich gestört. Je nach Art der Aberration führt dies zu einer Verlangsamung des Zellzyklus, zu einer erhöhten Zellteilungsrate oder zum Zelltod. Zytogenetische Untersuchungen an Wunden wurden bisher noch nicht durchgeführt.

Material und Methode: Es wurden zehn Biopsien aus sehr gut heilenden Wunden und zehn aus chronischen Defektwunden intraoperativ entnommen. Nach dem Verdau wurden die Zellen bei 37 °C und 5% CO_2 in 1640 RPMI-Medium kultiviert. Noch vor der ersten Passagierung wurden Mitosen isoliert und präpariert. Die Auswertung erfolgte bei einer 1000fachen Vergrößerung im Phasenkontrastmikroskop.

Ergebnisse: In Mitosen aus Zellen von gut heilenden Wunden konnten wir in bis zu 50% der Zellen eine Verdoppelung des Chromosomensatzes (Tetraploidie) nachweisen. In chronischen Wunden hingegen zeigten nur ca. 10% der Zellen dieses Phänomen. Der größte Teil dieser Wundzellen (ca. 85%) wies massive numerische und strukturelle Veränderungen (Deletionen, Translokationen, Inversionen) auf, die in diesem Ausmaß nur in hochmalignen Tumoren bekannt sind. Dies führt zu Störungen der Proteinsynthese, ohne die eine Wunde nicht heilen kann.

Schlußfolgerung: Die hohe Proliferationsrate in gut heilenden Wunden ist mit einer Verdoppelung des Genoms (Tetraploidie) assoziiert. Dadurch stehen diesen Zellen mehrere Kopien von Genen zur Verfügung, die sie für ihre erhöhte Aktivität benötigen. Die massiven chromosomalen Veränderungen in schlecht heilenden Wunden sind möglicherweise die Ursache dafür, daß diese nicht heilen.

C Foren
1 Forum: Experimentelle Unfallchirurgie

Transossäre Reinsertion femoraler vorderer Kreuzbandrupturen – Histologische Veränderungen bei nicht augmentierter und synthetisch augmentierter Technik **307**

H. SEITZ, S. LANG, S. MARLOVITS, V. VÉCSEI, Wien

Die Reinsertion einer frischen femoralen vorderen Kreuzband-(VKB-)ruptur stellt die anatomiegerechteste Form der operativen Versorgung dar. Zur Nahtversorgung werden in diesem Zusammenhang die Reinsertion und die augmentierte Reinsertion empfohlen. Das Ziel der vorliegenden Studie war, den Heilungsverlauf femoraler VKB-Rupturen nach primärer transossärer Reinsertion ohne sowie mit synthetischer Augmentation und funktioneller Nachbehandlung am Schafmodell histologisch zu untersuchen.

Es wurden 20 zweijährige, nicht trächtige Bergschafe mit einem Gewicht von 55,3 ± 5,2 kg randomisiert den Gruppen I und II zugeteilt und nach folgendem Schema jeweils am rechten Kniegelenk operiert: Gruppe I: offene Durchtrennung des VKB am femoralen Ursprung und anschließende transossäre Reinsertion mit 4 USP 0 Ethibond®-Nähten nach der Marshall-Technik. Gruppe II: wie Gruppe I mit zusätzlicher Implantation eines mit 60 N vorgespannten und an beiden Enden rigid fixierten 3 mm PET-(Trevira® hochfest) Bandes nach der Zweikanal-(TTC-)Technik. Die linken Kniegelenke wurden als Kontrollen verwendet. Postoperativ erfolgte keine Ruhigstellung der Kniegelenke, die Tiere hatten freien Auslauf in der Herde. 2, 6, 16, 26 und 52 Wochen postoperativ wurden jeweils 2 Tiere aus Gruppe I und II getötet und die Kniegelenke zur makroskopischen Beurteilung und zur histologischen Untersuchung entnommen. Nach Entnahme der VKB bzw. der PET-augmentierten VKB wurden diese fixiert, entwässert und in Methylmethacrylat eingebettet. Die 2 µm dicken Scheiben wurden mit Toluidinblau, nach Kossa sowie Goldner-Trichrome gefärbt und anschließend lichtmikroskopisch beurteilt. Sowohl die nicht- als auch die TTC-PET-augmentierte Technik führte nach 6 Wochen zur Anheilung der femoral ursprungsnah durchtrennten, transossär reinserierten und ständig mit etwa 50 N belasteten VKB. Histologisch eingeheilt waren das TTC-PET-augmentierte 16 Wochen und das ausschließlich reinserierte VKB 26 Wochen nach der Operation. Die vorgespannte Kunststoffaugmentierung verhinderte die Nekrose der femoral durchtrennten VKB. Nach ausschließlicher Reinsertion und funktioneller Nachbehandlung wurde das VKB nahezu vollständig nekrotisch und durch Granulationsgewebe ersetzt.

Das ausschließlich femoral reinserierte VKB verhält sich ähnlich einem freien autologen Patellarsehnentransplantat mit Nekrose-, Revitalisierungs-, Kollagensynthese- und Remodelingsphase. Für die klinische Situation besteht bei Anwendung der vorgespannten Zweikanalkunstbandaugmentation femoral reinserierter VKB die Möglichkeit, die propriozeptive Funktion des VKB zu erhalten sowie eine sofort postoperativ einsetzende aggressive Physiotherapie des Kniegelenks ohne Limitierung der Belastung und des Bewegungsumfanges durchzuführen.

C Foren
1 Forum: Experimentelle Unfallchirurgie

Pathophysiologische Überlegungen zur Teilruptur des vorderen Kreuzbandes

M. SCHERER, B. HAAS, G. METAK, München

Es soll geklärt werden, ob die unbehandelte Teildurchtrennung des vorderen Kreuzbandes zu einer Instabilität führt, die Veränderungen und/oder Schäden im Gelenk nach sich zieht, oder ob die konservative Versorgung die Therapie der Wahl darstellt.

Einleitung: Bedingt durch verbesserte Untersuchungsmethoden gewinnt die Diagnose einer Teilruptur des vorderen Kreuzbandes an Bedeutung. Nur in geringem Ausmaß liegen – dann kontrovers geführte – Diskussionen über Sinn oder Notwendigkeit der operativen Versorgung einer Partialruptur vor.

Material und Methoden: Nach Genehmigung durch die zuständige Aufsichtsbehörde wurde bei 7 ausgewachsenen Merinoschafen (69–84 kgKG) der posterolaterale Anteil des vorderen Kreuzbandes durchtrennt. Bis zur schmerzlosen Tötung nach einem Jahr wurden die Tiere im vierteljährigen Abstand einer radiologischen Kontrolle unterzogen und auf periartikuläre und intraartikuläre Ossifikationen sowie auf arthrotische Veränderungen im Femorotibial- und Femoropatellargelenk begutachtet. Zusätzlich erfolgte post mortem eine sonographische, makroskopische, biomechanische und histologische Untersuchung der Gelenke. Als Kontrollen dienten die kontralateralen Kniegelenke.

Ergebnisse: Bei den radiologischen Untersuchungen nach 9 Monaten treten bei 3 Tieren intraartikuläre Ossifikationen auf, wobei je einmal das ventrale und das laterale Kompartiment betroffen sind und bei zwei Tieren ein „lateral notch sign" auftritt. Beginnende Osteophytenbildung finden sich sowohl femoropatellar als auch femorotibial bei nur je einem Tier. In den Aufnahmen nach einem Jahr lassen sich keine weiteren Veränderungen feststellen. Bei den Ultraschalldarstellungen sind mit einer Ausnahme keine sekundären Meniskusläsionen zu finden. Makroskopisch unterscheiden sich die operierten Knie nicht von den Kontrollseiten. Das histologische Bild unterscheidet sich nur marginal von der intraindividuellen, gesunden Kontrollseite, biomechanisch lassen sich teils signifikante Unterschiede darstellen, die aber nicht zu einer klinisch relevanten Läsion führen.

Ein Jahr nach Teildurchtrennung des vorderen Kreuzbandes scheint der verbleibende Anteil eine genügend große Stabilität des Kniegelenks zu gewährleisten und so die Entstehung von arthrotischen Veränderungen auf ein Minimum zu reduzieren. In keinem der hier bestimmten Parameter zeigen sich gravierende, klinisch bedeutsame Abweichungen von den Kontrollkniegelenken. Da auch die Menisken keine sekundären Schädigungen erfahren, ist bei isolierter Teilruptur des vorderen Kreuzbandes eine konservative Therapie anzuraten.

C Foren
1 Forum: Experimentelle Unfallchirurgie

Pathogenetische Rolle aktivierter Leukozyten (PMN) im Ischämie/Reperfusionssyndrom nach Makroreplantation

309

ST. ROSE, I. MARZI, CH. BRAUN, W. MUTSCHLER, Homburg/Saar

Prospektive Erfassung der frühen postischämischen Aktivierung polymorphkerniger, neutrophiler Granulozyten (PMN) nach Extremitätenreplantation.

Das Ischämie/Reperfusionssyndrom ist Ursache und Teil eines generalisierten Entzündungs-Syndromes (SIRS), welches über die primäre Aktivierung potenter Immunkaskaden (Komplement, Zytokine, Arachidonsäure) zu Leukozytenaktivierung und Organversagen führen kann. Eigene Studien haben eine signifikante Xanthinoxidase- und Cyclooxygenase-abhängige Aktivierung zirkulierender polymorphkerniger Granulozyten (PMN) im Ischämie/Reperfusionssyndrom nach Oberarm-Tourniquet-Ischämie beim Menschen gezeigt. Aktivierten PMN wird eine wesentliche Rolle für postischämische Zell- und Organstörungen (z.B. ARDS, MOV) zugeschrieben.
Zwischen 8/93 und 3/96 wurde bei 7 Patienten mit Extremitätenamputation (9 x Unterschenkel, 1 x Oberarm) prospektiv die Superoxidradikal-Produktion (Ferricytochrom C Reduktions-Assay) isolierter polymorphkerniger Granulozyten (PMN) vor, und 30, 60, 90 min nach Revaskularisierung (Reperfusion) erfaßt. Alle Patienten zeigten primär eine fulminante Gerinnungsstörung, die frühzeitig substituiert werden mußte (Unfalltag: $24{,}3 \pm 13$ Erythrozyten Konzentrate, 12 ± 7 Frischplasmaeinheiten, 2500 ± 1300 IE ATIII). Es wurden $4{,}4 \pm 2$ Revisionsoperationen durchgeführt. Bei 4 der 7 Patienten mit Ischämiezeiten > 5 h, die wegen schwerer Organkomplikationen (ARDS, MOV) reamputiert werden mußten, zeigten die zirkulierenden PMN 60 min nach Reperfusion einen signifikanten Aktivierungs-Peak mit 1,6- bis 2,2fachem Anstieg der Superoxidradikal-Produktion. Diese PMN-Aktivierung korrelierte mit einer Verschlechterung kardio-pulmonaler Parameter.

Der Aktivierung zirkulierender PMN nach Reperfusion replantierter Extremitäten muß eine wesentliche pathogenetische Bedeutung in der Entwicklung des postischämischen Organversagens zugeschrieben werden. Frühe Leukozyten-inhibierende Therapie-Maßnahmen (z.B. Allopurinol, Cyclo-/Lipoxygenase-Inhibitoren) könnten eine prognoseverbessernde Bedeutung erlangen.

C Foren
1 Forum: Experimentelle Unfallchirurgie

Systemisch genotoxischer Effekt durch das Ischämie/Reperfusions-/Operations-Trauma der unteren Extremität – Nachweis von DNA-Kettenbrüchen im PMN-Granulozyten mittels Comet-Assay

310

CH. WILLY, H. GERNGROß, T. M. FLIEDNER, U. PLAPPERT, Ulm

Ziel der Studie war, mit einer neuen sensitiven Meßmethode (Comet-Assay) zu überprüfen, ob nach einer 60–120minütigen Tourniquetischämie der unteren Extremität systemisch und lokal DNA-Kettenbrüche in polymorphkernigen Granulozyten nachzuweisen sind.

Problemstellung: Das Ischämie-Reperfusions (IR)-Trauma gilt heute als eine der wesentlichen pathophysiologischen Schädigungskomponenten in einer Traumasituation. Dabei kommt der reperfusionsbedingten Freisetzung von O_2-Radikalen eine Schlüsselrolle für den Mikrozirkulationsschaden zu. Weiterhin bedingt der durch sie induzierte Oxidationsprozeß Schäden an der DNA in Form von Einzel- und Doppelstrangbrüchen. Die Untersuchung dieses Phänomens ist am traumatisierten Patienten durch den späten Beobachtungsbeginn, Ergebnis beeinflussende Therapieeffekte und infolge der hochkomplexen Gesamtkörperreaktion erschwert. Um die Komplexität zu mindern, wurde eine Operation der unteren Extremität gewählt, bei der zwei Charakteristika einer Traumasituation bestehen (mechanische Verletzung und Hypoxie/Reperfusion) sowie Störgrößen ein begrenztes Ausmaß annehmen.

Methodik: Prospektive Studie. Ethikkommissionsantrag-Nr.: 54/94. N = 5. Vordere Kreuzbandplastik (ASK + Arthrotomie, Blutleere: 60–170 min.).Meßzeitpunkte: vor Tourniquet, 0, 5, 10, 15, 30, 120 Minuten nach Reperfusion. Blutentnahmeort: Fußrückenvene an operierter Extremität (F) und aus dem nicht operierten Fuß (Systemkreislauf). Probenbearbeitung: Heparinisiertes Vollblut: Einfriermedium 20% DMSO + 80%RPMI 1640 Flüssigmedium (mit 2,0 g/l $NaHCO_3$ ohne L-Glutamin) (1:1), Einfrieren auf –100 °C. Lagerung: flüssiger Stickstoff. Nach Auftauen: 2* Zentrifugation mit 1300 U/min und Waschen mit reinem RPMI 1640. Zell-Resuspension in 0,5 ml RPMI 1640. Comet Assay: Einbetten der Blutzellen in mehrere Agaroseschichten. Lyse der Zell- und Kernmembranen. „Unwinding" der DNA (60 min) und Elektrophorese (30 min) bei 25 V und 300 mA unter alkalischen Bedingungen. Anfärbung der DNA mit dem Fluoreszenzfarbstoff Ethidiumbromid. Auswertung mit Hilfe eines Fluoreszenzmikroskops und eines kameragestützten PC-Analysesystems. Messung des Tail-Moments = % DNA im Cometenschweif * Schweiflänge. Statistik: Angaben in % Baseline, non-parametrischer Kruskal-Wallis-Test für unverbundene und verbundene Stichproben.

Ergebnisse: Anstieg des Tail-Moments auf 226,6% (F, in % Baseline) und 175,9% (S) nach 15 min (F vs. S: $p < 0,05$); 215,7% (F) und 161, 7% (S) nach 30 min ($p < 0,01$); 180,3% (F) und 138,8% (S) nach 120 min ($p < 0,05$). Im Vergleich zur baseline signifikant erhöht: F: 15, 30, 120 min.: $p < 0,001$; S: 15 min.: $p < 0,05$; 30 und 120 min.: n.s.

In der frühen Reperfusionsphase ist nach einer Tourniquet-bedingten Ischämie lokal in der betroffenen Extremität und systemisch ein ausgeprägter genotoxischer Effekt in PMN-Granulozyten nachzuweisen. Die zu beobachtenden DNA-Strangbrüche sind ein Hinweis auf eine nach Ischämieende auftretende Gesamtkörperbelastung. DNA-Reparaturmechanismen sind schon zwei Stunden nach Operationsende nachzuweisen.

C Foren
1 Forum: Experimentelle Unfallchirurgie

Histomorphologie einer zementfreien Prothese im roboter-gefrästen Knochenbett (Robodoc) — 334

M. BÖRNER, A. BAUER, A. LAHMER, Frankfurt

In einem Tierexperiment an 20 Fox-Hunden sollen PCA-strukturierte Titan-Prothesen im maßgeschneiderten Knochenbett histologisch untersucht und über einen Zeitraum von 3 Monaten mit Prothesen desselben Typs im handgeraspelten Lager verglichen werden. Die Tiere wurden mit Hilfe der polychromen Sequenzmarkierung in der Phase der Knochenheilung zwischen ein und drei Monaten analysiert.

Auf den Röntgenbefunden der Kontaktröntgenbilder der perfusionsfixierten Präparate und auf den Histologien der Serienschnittfolgen war die exakte Präparation entlang der medialen, dorsalen und ventralen Knochenrinde reproduzierbar ausschließlich beim Robodoc erreicht worden, während die Handraspelung einen zentrierten Sitz mit gleichmäßiger Verdrängung der Spongiosa als Ergebnis zeigte. Bei der Aufbereitung von Hand war es somit in keinem Fall gelungen, das tragende U-Shape im Kortikaliskontakt zu realisieren, während dies vom Robodoc in allen Fällen reproduzierbar verwirklicht worden war.
Histologisch war der exakte Paßsitz von primär angiogenen Heilungsmustern begleitet, die alle Label der ersten 4 Wochen erkennen ließen. Im handgeraspelten Vergleich war die Spalt- und Defektheilung ausgeprägter, das Heilungsmuster unruhiger, und es waren hohe „turn-over"-Aktivitäten zu erkennen.
Die Dreimonatsbefunde lassen aufgrund der hohen „turn-over"-Aktivitäten, darauf schließen, daß das noch verbleibende spongiöse Bett im handgeraspelten Lager ausgeprägten Deformationen unterworfen wird, die die großen Umbauaktivitäten zur Folge haben.

Die histomorphologischen Untersuchungen von 20 Fox-Hunden haben durch den besseren primären Sitz neben der Primärstabilität histomorphologisch ein besseres Einwachsverhalten bei dem im Roboter gefrästen Knochenbett gegenüber dem handgeraspelten Lager eindeutig erkennen lassen.

C Foren
1 Forum: Experimentelle Unfallchirurgie

Biomechanische Analyse der ventralen Fusion mittels H-Platten an der HWS: Monokortikale versus bikortikale Schraubenfixation

U. SCHMIDT, M. BLAUTH, W. LEHMANN, H. TSCHERNE, Hannover

Einleitung: Das Ziel dieser experimentellen Studie ist eine in vitro Analyse der ventralen Spondylodese an der unteren HWS. Verglichen wird die Verwendung monokortikaler Schrauben versus bikortikaler bei zusätzlicher Stabilisierung mittels H-Platte. Im Gegensatz zu früheren experimentellen Studien wird ein flexibles Testsystem verwendet.

Methodik: Die Analyse erfolgt mit humanen Präparaten der Halswirbelsäule. In einem flexiblen Testsystem (Panjabi 1991) wurden die Präparate bis jeweils 3,5 Nm auf Flexion, Extension, Rotation und Seitneigung belastet. Die dreidimensionale Messung der Bewegungsausschläge des gemessenen Segmentes C4/5 erfolgte durch einen Magnetfeldaufnehmer (3 D-Motiontracker). Jedes Präparat wurde in zwei Stufen getestet. Stufe 1: Präparat mit intaktem Segment C4/5. Stufe 2: Dasselbe Präparat mit Durchtrennung aller interspinalen Ligamente C4/5 und einer ventralen interkorporellen Spondylodese mit trikortikalem Span und Stabilisierung durch eine Titan-H-Platte. 3 Plattenfixationsgruppen wurden getestet. Gruppe 1 (n = 6): H-Platte mit 3,5 mm x 22 mm Schrauben (bikortikal); Gruppe 2: (n = 6): H-Platte mit 4,5 mm x 22 mm Schrauben (bikortikal); Gruppe 3 (n = 6): H-Platte mit 4,5 mm x 16 mm Schrauben (monokortikal).

Ergebnisse: Die Unterschiede für die Gruppe 1 und 2 waren signifikant ($p < 0,05$) unterschiedlich bei der Testung des intakten Präparates versus dem stabilisierten Präparat, nicht jedoch in Gruppe 3. Hier bestand keine signifikant höhere Stabilität bei der Prüfung des instrumentierten Segmentes. Die instrumentierten Präparate der Gruppe 2 waren gegenüber Gruppe 3 hinsichtlich des maximalen Bewegungsausschlages in allen Bewegungsrichtungen signifikant unterschiedlich im Sinne einer höheren Stabilität: Rotation (2,3° versus 3,3°), Seitneigung (1,8° vs. 2,3°), Flexion (1,6° vs. 3,6°), Extension (0,9° vs. 2,0°).

Schlußfolgerung: Die Verwendung monokortikaler Schrauben bei der ventralen Fusion wird im klinischen Gebrauch im Hinblick auf mögliche iatrogene Verletzungen als sicherer beurteilt. Die Ergebnisse dieser in vitro Studie zeigen, daß die Verwendung monokortikaler Schrauben mit einer H-Platte keine vergleichbare Stabilität bei einer instabilen Verletzung gewährleistet.

C Foren
1 Forum: Experimentelle Unfallchirurgie

Ein interner Fixateur zur Versorgung der langen Röhrenknochen. Modell einer biologischen Osteosynthese an der querosteotomierten Schafstibia | 336

C. ZEILER, R. BAUMGART, A. BETZ, L. SCHWEIBERER, München

Zielsetzung: Tierexperimentelle Erprobung eines neu entwickelten internen Fixateurs, der sich durch Schonung der Knochendurchblutung und axiale Mikrobewegung mit sekundärer Frakturheilung auszeichnet.

Fragestellung: Optimaler Vaskularitätserhalt bei der Frakturversorgung ist eine der Grundvoraussetzungen für den raschen knöchernen Konsolidierungsprozeß. Sowohl die Plattenosteosynthese wie auch die Marknagelung führen auf Grund ihres direkten Knochenkontaktes zu einer Kompromittierung der Knochendurchblutung. Die externe Fixation ist mit einem erhöhten Infektrisiko und Komfortverlust behaftet. Der entwickelte interne Fixateur soll diese Nachteile vermeiden. Die sekundäre Knochenbruchheilung in Abhängigkeit von der axialen Mikrobewegung wird bei verschiedenen steifen Implantaten untersucht.

Methodik: 16 Schafe in 3 Gruppen wurden bei querosteotomierter Schafstibia mit unterschiedlich steifen Implantaten versorgt. Neben wöchentlichen Röntgenkontrollen wurde nach 2, 4 und 6 Wochen polychrome Sequenzmarkierung mit Xylenolorange, Calcein grün und Tetracyclin durchgeführt. Nach der 8wöchigen Überlebensphase wurde die Frakturzone histologisch ausgewertet.

Ergebnisse: Der interne Fixateur beeinflußt auf Grund seiner knochenfernen Fixation die Knochendurchblutung nicht. Die Weichteildeckung bereitet wegen der volumensparenden Konstruktion keine Probleme. Es wurde keine Lockerung der winkelstabilen Verbindung zwischen dem Implantat und der Schanzschrauben beobachtet. Bei der Versorgung mit einem Implantat geringer Biegesteifigkeit kam es bei allen Versuchstieren zur Ausbildung einer hypertrophen Pseudarthrose. In den beiden anderen Gruppen mit höherer Implantatsteifigkeit zeigte sich eine starke peri- und endostale Kallusbildung mit knöcherner Überbrückung.

Schlußfolgerungen: Der entwickelte interne Fixateur zeigt bei geeigneter Dimensionierung sekundäre Knochenbruchheilung, induziert durch axiale Mikrobewegung ohne Schädigung der Knochendurchblutung. Das Implantat erfüllt hiermit wesentliche Eigenschaften einer biologischen Osteosynthese. Diese Vorteile müssen in vergleichenden Studien weiter evaluiert werden.

C Foren
1 Forum: Experimentelle Unfallchirurgie

Biomechanische Untersuchung von fünf Femurverriegelungsnägeln im Knochen-Implantat-Verbund

337

P. SCHANDELMAIER, O. FAROUK, CH. KRETTEK, J. MANNß, Hannover

Ziel der Studie war die vergleichende Untersuchung verschiedener Femurverriegelungsnägel auf die Primärstabilität im Knochen-Implantatverbund (KIV).

Material und Methode: An 40 humanen, gepaarten, kältekonservierten Kadaverfemora wurde durch Osteotomie in Schaftmitte ein standardisierter Defekt von 20 mm Länge geschaffen. Jeder einzelne Knochen wurde zunächst im intakten Zustand geprüft, dann wurde die Osteotomie durchgeführt und das jeweilige Implantat eingesetzt. Zur Auswertung wurde zwischen der Steifigkeit des einzelnen Knochens und der Modellosteosynthese die Differenz gebildet, diese Differenzen bildeten die Ausgangsbasis für unsere Auswertung. Anhand einer Modellosteosynthese mit einem der folgenden Implantate: AO Universal Femurnagel (AOU) 11 mm, AO unaufgebohrter Femurnagel Stahl (SUFN) 9 mm, Verriegelung mit 3,2/3,9 mm Bolzen, SUFN 9 mm, mit 4,2/4,9 mm Bolzen, AO unaufgebohrter Femurnagel Titan (TUFN) 12 mm, mit 4,2/4,9 mm Bolzen, TUFN 9 mm, Verriegelung mit 4,2/4,9 mm Bolzen. Die Prüfungen wurden mit einer Zwick Universalprüfmaschine durchgeführt. Jeder KIV wurde zuerst axial bis 1100 N geprüft, dann erfolgte die Torsionsbelastung bis 4 Nm, schließlich die Vier Punkt Antekurvationsbiegung bis 2100 N. Zusätzlich wurde die Biegebelastung der isolierten Bolzen als 3-Punkt Biegung bis 1000 N durchgeführt. Die Ergebnisse mit dem Statistikprogramm SPSS/PC+ Version 5 ausgewertet. Es wurde die Prozedur ANOVA mit dem Least-Significance-Difference-Test angewandt.

Ergebnisse: Im intakten Zustand bestand zwischen dem rechten und linken Knochen der Femurpaare keine signifikante Differenz. Es zeigte sich eine signifikant höhere Torsionssteifigkeit der nicht geschlitzten (Stahl und Titan) unaufgebohrten Femurnägel im Vergleich zu dem geschlitzten AOU. Die Biegesteifigkeit des KIV des TUFN mit 12 mm Durchmesser war signifikant höher als die Biegesteifigkeit des KIV der anderen Implantate. Bei der axialen Belastung zeigte der KIV des SUFN signifikant höhere Steifigkeit als der KIV des TUFN. Die Steifigkeitsunterschiede zwischen den verschiedenen KIV waren bei der axialen Belastung und Biegebelastung relativ geringer als bei der Torsion. Die 3-Punkt Biegebelastung der isolierten Bolzen zeigte signifikant höhere Steifigkeit der 4,2/4,9 mm Bolzen (Stahl und Titan) im Gegensatz zu den 3,2/3,9 mm Bolzen. Zusätzlich war die Steifigkeit der Stahl 4,2 mm Bolzen signifikant höher als die der Titan 4,2/4,9 mm Bolzen.

Schlußfolgerung: Für die Torsionssteifigkeit ist das Querschnittsdesign (± Schlitz) entscheidender Parameter. Die Biegesteifigkeit ist dagegen vom Durchmesser und der Wandstärke des Implantates, die axiale Steifigkeit vom Material und Durchmesser der Verriegelungsbolzen abhängig. Im Gegensatz zu theoretischen Betrachtungen ergeben sich bei Testung im KIV für die axiale Belastung und Torsionsbehandlung keine signifikanten Unterschiede zwischen dem 12 mm und dem 9 mm TUFN. Mit der Anwendung eines soliden Marknagels besonders großen Implantatdurchmessers ist darum keine erhöhte Primärstabilität gegeben.

C Foren
1 Forum: Experimentelle Unfallchirurgie

Topographie der arteriellen Gefäßversorgung am Femurschaft: Konsequenzen für die Technik der Plattenosteosynthese? — 338

O. FAROUK, CH. KRETTEK, P. SCHANDELMAIER, H. TSCHERNE, Hannover

Fragestellung: Bei operativer Versorgung von Femurfrakturen empfehlen die meisten Autoren Knochentransplantate, wenn mediale Zertrümmerung oder Knochenverlust vorliegen. Verschiedene Berichte haben jedoch gezeigt, daß mit indirekten Techniken knöcherne Heilungszeit, Risiken für Pseudarthroseentwicklung und der Bedarf an Knochentransplantationen im Vergleich zur klassischen AO Technik gesenkt werden kann. Zweck der vorliegenden Studie war es, mit Hilfe arterieller Silikoninjektionen an Femurpräparaten zu untersuchen, ob perkutane/submuskuläre Plattenplazierungstechniken gegenüber den traditionellen Methoden Vorteile aufweisen im Hinblick auf die Blutversorgung am Femur und ob durch die gedeckte Insertion Gefäßverletzungsrisiken bestehen.

Material und Methoden: An 12 frischen menschlichen Präparaten wurden im alternierenden Rechts-Linksvergleich traditionelle posterolaterale Plattenosteosynthesen auf einer Seite (Kontrolle) und minimal invasive Plattenosteosynthesen (MIPO) auf der anderen Seite durchgeführt (16-Loch breite LC-DCP). Der posterolaterale Zugang erfolgte zwischen dem M. vastus lateralis und dem Septum intermusculare bis zur Linea aspera und subperiostaler Hebung des Muskels. Der minimal invasive Zugang erfolgte durch zwei je drei Zentimeter lange Inzisionen im Abstand der Plattenlänge und submuskulärer Platteninsertion. Oberflächliche und tiefe Femoralgefäße wurden katheterisiert, gespült und mit blauem Latex-Farbstoff gefüllt. Nach Aushärten Präparation der perforierenden Äste der A. und V. profunda femoris und der A. nutritia. Die Integrität der einzelnen Gefäße und Äste wurde klassifiziert und dokumentiert. Anschließend wurden die Femora komplett vom Muskelmantel befreit und im Hinblick auf periostale Gefäßfüllung untersucht, längs aufgesägt und die intramedulläre Färbung analysiert.

Ergebnisse: Die Perforansgefäße waren in allen MIPO Präparaten intakt geblieben und durchtrennt in 50%, 100%, 100% und 33% der ersten, zweiten, dritten und vierten Perforansarterie der Kontrollgruppe. Die Arteria nutritia war intakt in allen MIPO Präparaten und in 33% der Kontrollgruppe. Der Unterschied in der periostalen Perfusion zwischen MIPO und Kontrolle war erheblich in 5 Fällen, mäßig in 2 Fällen und gering in 3 Fällen. Die Anfärbung des Markraumes war stärker auf der 'MIPO Seite' in 7 Spezimen, während in 3 Fällen kein Unterschied bestand. 2 Spezimen konnten wegen technischer Schwierigkeiten nicht verwendet werden.

Schlußfolgerungen: MIPO zerstört Perforansgefäße, A. nutritia, periostale Blutversorgung und intramedulläre Zirkulation weniger als die traditionelle Plattenosteosynthese. MIPO stellt eine sichere Form der Plattenplazierung dar. Vom Standpunkt der Vaskularität ist sie der konventionellen Plattenosteosynthese überlegen.

C Foren
1 Forum: Experimentelle Unfallchirurgie

Pulmonale Belastung bei unaufgebohrter und aufgebohrter Femurmarknagelung

A. KRÖPFL, U. BERGER, H. HERTZ, J. DAVIES (Pretoria), G. SCHLAG (Wien), Salzburg

Definition des Oxygenierungsquotienten (Horovitz-Index), des Pulmonalarteriendrukkes (PAP), des Cardiac-Outputs (CO), des pulmonalen Gefäßwiderstandes (PVR) und des peripheren Gefäßwiderstandes (SVR) im Rahmen der unaufgebohrten und aufgebohrten Femurmarknagelung unter Verwendung von Verriegelungsnägeln unter standardisierten Bedingungen nach Femurosteotomie im Tierversuch am Pavianmodell.

Material und Methodik: Bei insgesamt 16 Pavianen mit einem mittleren KG von 22,2 kg erfolgten im Rahmen von unaufgebohrten Femurmarknagelungen (n = 8) mit einem 7 mm Implantat sowie bei aufgebohrten Femurmarknagelungen (n = 8) unter Verwendung eines 9 mm Implantates Messungen des PAP, PWP, des Cardiac Outputs über Thermodilutionsmethodik, Errechnung der PVR und SVR sowie die Bestimmung des Horovitz-Index (paO_2/FIO_2) nach Genehmigung des Studienprotokolls durch die nationale Ethikkommission.

Ergebnisse: Der Pulmonalarteriendruck fiel vom Zeitpunkt der Osteotomie bis zum Operationsende in der unaufgebohrten Gruppe von 11,5 ± 0,8 auf 10,9 ± 0,9 mm Hg und stieg in der aufgebohrt versorgten Gruppe von 12,0 ± 0,8 auf 15,0 ± 1,4 mg Hg. Der Cardiac Output fiel vom Zeitpunkt der Osteotomie bis zum Operationsende in der unaufgebohrten Gruppe von 3,0 ± 0,2 auf 2,9 ± 0,2 l/min und fiel in der aufgebohrt versorgten Gruppe von 3,2 ± 0,3 auf 3,0 ± 0,2 l/min. Der pulmonale Gefäßwiderstand stieg vom Zeitpunkt der Osteotomie bis zum Operationsende in der unaufgebohrten Gruppe von 262 ± 32 auf 276 ± 31 dyn·s/cm^5 und stieg in der aufgebohrt versorgten Gruppe von 256 ± 29 auf 357 ± 45 dyn·s/cm^5. Der periphere Gefäßwiderstand stieg in der unaufgebohrten Gruppe von 2959 ± 227 auf 3067 ± 226 dyn·s/cm^5 und in der aufgebohrt versorgten Gruppe 2787 ± 166 auf 3220 ± 137 dyn·s/cm^5. Der Horovitz-Index fiel vom Zeitpunkt der Osteotomie bis zum Operationsende in der unaufgebohrten Gruppe von 403 ± 22 auf 394 ± 11 und in der aufgebohrt versorgten Gruppe von 394 ± 21 auf 380 ± 17.

Statistisch signifikante Gruppenunterschiede (Mann-Whitney U-Test, Signifikanzniveau: $p < 0,05$) zeigten sich dabei in den Verläufen des PAP sowie der PVR während der verschiedenen Stabilisierungverfahren als Ausdruck einer unterschiedlichen pulmonalen Belastung zu ungunsten der aufgebohrten Femurmarknagelung durch embolisierte Markraumbestandteile. Diese Belastung wurde in der aufgebohrt versorgten Gruppe im Monotrauma-Modell hinsichtlich der Oxygenierung funktionell kompensiert.

Basierend auf den vorliegenden Ergebnissen ist die unaufgebohrte Femurmarknagelung als alternatives Osteosyntheseverfahren bei der Versorgung der Femurschaftfraktur speziell beim polytraumatisierten Patienten der aufgebohrten Marknagelung auf Grund der geringeren pulmonalen Belastung absolut vorzuziehen.

C Foren
1 Forum: Experimentelle Unfallchirurgie

Einfluß der Drehzahl auf die intramedulläre Druckentwicklung und Bohrspangröße bei der femoralen Markraumbohrung — 340

CH. MÜLLER, F. BAUMGART (Davos), B. RAHN (Davos), ST. PERREN (Davos), U. PFISTER, Karlsruhe

Eine intramedulläre Druckreduktion und ein gleichmäßiger Schneidvorgang sollen mittels erhöhter Maschinendrehzahl erzielt werden, um die potentiellen Probleme der Markraumbohrung wie Gefäßschädigung und Einschwemmung von Markraumpartikeln in das venöse System zu minimieren.

Problem: Das Aufbohren der Markhöhle führt zu einer großen intramedullären Druckerhöhung und damit zu Einschwemmungen von Markraumpartikeln in das venöse System. Insbesondere bei Polytraumata können daraus Lungenfunktionsstörungen resultieren.

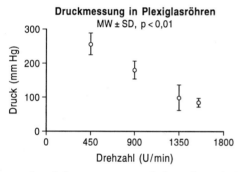

Methode: Solide Bohrköpfe mit vergrößerter Spannut in Verbindung mit dünnen flexiblen Wellen (6, 7, 8,5 mm) wurden bei verschiedenen Maschinendrehzahlen hinsichtlich ihrer Druckentwicklung getestet. Druckmessungen wurden in Plexiglasrohren durchgeführt, die mit einem Vaseline-Paraffinöl-Gemisch gefüllt waren, dessen viskoelastischen Eigenschaften bei 20 °C denen von Kalbsmarkfett bei 36 °C entsprachen. Das Bohrsystem wurde mit konstanter Vorschubgeschwindigkeit (500 mm/min.) von einer Zugprüfmaschine bei unterschiedlichen Drehzahlen (450, 900, 1350, 1550 U/min.) in die Rohre eingeführt. Ebenso wurden Druckmessungen an fünf Human-Femur-Paaren in einem auf 37 °C temperierten Wasserbad durchgeführt. Die Vorschubkraft wurde mittels Kraftaufnehmer über die Reaktionskraft der Halterung ermittelt, in welcher die Femora eingespannt waren. Aus allen Femurdiaphysen wurden über eine Osteotomie Bohrspäne entnommen und die Spangröße mittels Image Analizer quantifiziert.

Ergebnisse: Bei den Messungen in Plexiglasröhren konnte mit steigender Drehzahl zwischen 450 und 1350 U/min. eine im Student T-Test ermittelte signifikante ($p < 0,01$) Druckreduktion nachgewiesen werden (siehe Grafik). Eine ebenfalls signifikante ($p < 0,01$) Druckreduktion konnte bei Messungen in Human-Femur-Paaren mit erhöhter Drehzahl ermittelt werden. Für den 9,0 mm Bohrkopf ergab sich (Druck [mmHg], Mittelwert ($\pm$ SD)): 450 U/min.: 400 $\pm$ 175; 1500 U/min: 89 $\pm$ 42). Die Auswertung der Spangrößen ergab keine Unterschiede: Medianwert 450 U/min. = 0,36 mm^2, 1500 U/min = 0,37 mm^2. Der Schneidvorgang selbst ist bei erhöhter Drehzahl gleichmäßiger.

Die Untersuchung zeigt, daß in der geprüften Konfiguration bei erhöhter Drehzahl einerseits eine relevante Druckreduktion und andererseits ein gleichmäßigerer Schneidvorgang erreicht werden kann. Eine Steigerung der Maschinendrehzahl erscheint deshalb als ein geeignetes Mittel, um den intramedullären Druck im Markraum und die damit verbundenen Risiken zu minimieren.

C Foren
1 Forum: Experimentelle Unfallchirurgie

Einfluß des Implantatmaterials auf die Entstehung eines lokalen Infektes bei der Tibiamarknagelung. Eine Vergleichsstudie rostfreier Stahl vs. Reintitan am Kaninchen

CH. HAUKE, U. SCHLEGEL, G. MELCHER (Uster), G. PRINTZEN (Luzern), ST. PERREN, Davos

Ziel dieser Untersuchung war es, zu prüfen, ob die Verwendung verschiedener Materialien bei der Tibiamarknagelung einen unterschiedlichen Einfluß auf die Entstehung eines lokalen Infektes nach bakterieller Kontamination hat.

Einleitung: Der ossäre Infekt am Metallimplantat stellt eine bedeutende Komplikation der operativen Frakturbehandlung mit weitreichenden Konsequenzen dar. Aufgrund von in-vitro Daten und Beobachtungen aus der Klinik kann eine bessere Biokompatibilität des Reintitans gegenüber rostfreiem Implantat-Stahl (ISO 58/32-1) vermutet werden. Unsere Hypothese war, daß bei Verwendung von Reintitan durch eine geringere Beeinträchtigung der lokalen Abwehrmechanismen weniger lokale Infekte auftreten. In der vorliegenden Untersuchung wollten wir überprüfen, inwieweit diese Hypothese haltbar ist.

Methodik: In ungebohrter Technik implantierten wir bei 44 Kaninchen einen soliden Marknagel aus Stahl (Gruppe I) oder Reintitan (Gruppe II) in die unfrakturierte linke Tibia. Zuvor kontaminierten wir die Markhöhle mit verschieden hohen, definierten Bakterienmengen eines humanpathogenen Staphylococcus-aureus Stammes. Um mit einer möglichst geringen Anzahl an Versuchstieren ein Maximum an Information zu erhalten, verwendeten wir ein alternierend-eingrenzendes, gruppiert sequentielles Verfahren. Ziel dieses Verfahrens ist, diejenige Bakterienmenge zu finden, die bei 50% aller Tiere zu einem Infekt führt (ID-50). Als Definition der Infektion dient der mikrobiologische Nachweis der inokulierten Bakterien im Knochen nach einer 4wöchigen Überlebenszeit der Kaninchen. Zur statistischen Validierung zwischen den Infektraten beider Gruppen verwendeten wir den einseitigen χ^2-Test mit einer Irrtumswahrscheinlichkeit $P < 0,05$.

Ergebnisse: 18 der 22 Versuchstiere, die einen Stahlmarknagel erhalten hatten, waren infiziert (82%), im Vergleich zu 13 der 22 Tiere mit einem Titanmarknagel (59%). In allen Untergruppen der verschiedenen Inokulagrößen führten Titannägel nie zu höheren Infektraten als Stahlnägel. Die ID-50 für Stahlnägel errechnete sich zu $5{,}7 \cdot 10^4$ KBE (Kolonie-Bildende-Einheiten) und $8{,}9 \cdot 10^4$ für Titannägel. Das heißt, daß bei der Verwendung von Titan im Gegensatz zu Stahl 56% mehr Bakterien zur Erlangung der angestrebten ID-50 benötigt werden. Diese Ergebnisse sind statistisch signifikant.

Die geringere lokale Infektanfälligkeit bei Verwendung von Reintitan scheint dessen Biokompatibilitätseigenschaften zugeschrieben werden zu können. Durch bessere Gewebeadhäsion und Gewebeintegration sind die vorhandenen Bakterien der vitalen, lokalen Infektabwehr besser zugänglich. Dies bedeutet, daß die Verwendung von Titan-Marknägeln gegenüber Stahl-Marknägeln von Vorteil hinsichtlich der lokalen Infektresistenz bei der Osteosynthese kontaminierter offener Frakturen erscheint. Postoperative Infektraten lassen sich möglicherweise hierdurch reduzieren.

C Foren
1 Forum: Experimentelle Unfallchirurgie

Veränderungen der Osteocalcin-Spiegel im Serum schwerverletzter Patienten

366

O. A. TRENTZ, N. HELMY, M. KEEL, W. ERTEL, Zürich

Da der Einfluß des schweren Traumas auf die Aktivität von Osteoblasten nicht bekannt ist, wurden in dieser Untersuchung die Serumspiegel von Osteocalcin (BGP), einem osteoblastenspezifischem Protein, bei schwerverletzten Patienten und Patienten mit isoliertem Schädelhirntrauma (SHT) untersucht.

Osteocalcin spielt für die Chemotaxis von Osteoklasten-Vorläuferzellen und für das Remodelling des Knochens eine wichtige Rolle. Da Osteocalcin ausschließlich in Osteoblasten synthetisiert wird, stellt die Freisetzung von Osteocalcin einen indirekten Meßparameter für die Aktivität von Osteoblasten dar.
Bei Patienten mit isoliertem SHT (n = 16; ISS: 22,4 ± 2,2) und mehrfachverletzten Patienten ohne SHT (n = 47; ISS: 27,1 ± 1,6) wurden an den Tagen 0, 1, 3, 5, 7, 10, 14 und 21 nach Trauma die Konzentrationen von Osteocalcin im Serum mittels spezifischem ELISA gemessen und mit gesunden Probanden (n = 50) verglichen. (Mittelwert ± SEM; *p < 0,05)

Tage	Polytrauma (n = 47)	SHT (n = 16)
0	10,6 ± 0,7	11,3 ± 1,0
1	5,1 ± 0,4*	7,2 ± 0,7*
3	5,5 ± 0,5*	7,1 ± 0,9*
5	6,8 ± 0,7*	7,2 ± 0,6*
7	6,1 ± 0,8*	7,0 ± 0,5*
10	6,8 ± 0,5*	6,9 ± 0,5*
14	12,2 ± 0,8	11,6 ± 0,8
21	13,4 ± 0,9	13,9 ± 1,8

Osteocalcinspiegel in der Kontrollgruppe: 10,0 ± 0,3 ng/ml.

Schwerverletzte Patienten zeigen im Vergleich zur Kontrollgruppe in der ersten Woche nach Trauma erniedrigte und an den Tagen 14 bis 21 erhöhte Osteocalcinspiegel. Patienten mit isoliertem SHT weisen höhere Serumspiegel als Patienten ohne SHT auf. Während in der Frühphase nach Trauma die Osteoblastenaktivität supprimiert erscheint, könnten die erhöhten Osteocalcinspiegel in der Spätphase auf eine überschießende Knochenneubildung (heterotope Ossifikationen) hinweisen.

C Foren
1 Forum: Experimentelle Unfallchirurgie

Serum-Elastase – ein sinnvoller Parameter in der Polytrauma-Forschung? — 367

W. J. REITHMEIER, C. WILLY, W. A. FLEGEL, E. D. KUHLMANN (Koblenz),
I. KESSLER (Koblenz), H. GERNGROß, Ulm

Bei den üblicherweise verwendeten Blutpräparaten wurde die Elastasekonzentration in Abhängigkeit von der Lagerungsdauer des Präparates bestimmt.

Problemstellung: Die Elastase ist ein proteolytisches Enzym, das vor allem von polymorphkernigen neutrophilen Granulozyten (PMN) synthetisiert und freigesetzt wird. In den letzten Jahren wurde die PMN-Elastase als idealer Parameter zur Prognoseabschätzung beim polytraumatisierten Patienten propagiert (hinsichtlich z.B. Operationszeitpunkt, letalem Multiorganversagen). Sowohl Erythrozytenpräparate als auch Vollblutkonserven, die bei der Versorgung von polytraumatisierten Patienten in großer Zahl transfundiert werden, enthalten einen unterschiedlich hohen Anteil an PMN-Granulozyten. Somit stellt sich die Frage, in welcher Konzentration dem Patienten PMN-Elastase durch die Präparate iatrogen zugeführt wird.

Material/Methoden: Bei n = 10 buffycoat-freien Erythrozytenkonzentraten (nur 5–6% der ursprünglichen Leukozytenanzahl) und n = 13 CPD-Vollblutpräparaten wurde die PMN-Elastase-Konzentration an den Tagen 1, 3, 6, 10, 21 und 35 nach Abnahme mit einem ELISA-Test (manuelle 2-h Version, Merck, Darmstadt) bestimmt. Statistik: Nonparametrischer Kruskal-Wallis-Test für unverbundene und verbundene Stichproben.

Ergebnisse: – Buffycoat-freie EK's: Ab dem 10. Tag signifikanter Anstieg der Serum-Elastase gegenüber dem Ausgangswert von Tag 1. In ng/ml: Tag 1: $61{,}3 \pm 59{,}2$; Tag 3: $37{,}3 \pm 23{,}4$ (ns); Tag 6: $98{,}5 \pm 77{,}4$ (ns); Tag 10 $411{,}3 \pm 443{,}2$ ($p < 0{,}01$); Tag 21: $921{,}5 \pm 710{,}9$ ($p < 0{,}001$); Tag 35: $1457{,}3 \pm 574{,}7$ ($p < 0{,}001$).
– CPD-Vollblut: Ab Tag 3 signifikanter Anstieg der Serum-Elastase gegenüber dem Ausgangswert von Tag 1. In ng/ml Tag 1: $51{,}9 \pm 23{,}9$; Tag 3: $65{,}9 \pm 25{,}7$ ($p < 0.001$); Tag 10: $540 \pm 428{,}1$ ($p < 0.001$); Tag 21: $1122 \pm 717{,}9$ ($p < 0{,}001$).
(Normbereich des Elastase-Spiegels im Patienten-Plasma: 60–90 ng/ml)

Die Elastase ist in Vollblutpräparaten nach 3 Tagen, in buffy coat-freien Erythrozytenkonzentraten nach 10 Tagen signifikant erhöht. Somit können bei der Transfusion relevante Mengen an Elastase auf den polytraumatisierten Patienten übertragen werden. Eine Abhängigkeit der Elastasekonzentration im Patientenplasma, von Anzahl und Alter der transfundierten Blutpräparate, ist wahrscheinlich. Dies stellt die Bedeutung der PMN-Elastase als Prognose-Parameter in der Polytraumaforschung bei der gegenwärtigen Transfusionsstategie grundsätzlich in Frage.

C Foren
1 Forum: Experimentelle Unfallchirurgie

Endotoxinneutralisation mit dem Bactericidal/Permeability Increasing Protein (BPI): Positive Beeinflussung der Lebermikrozirkulation nach hämorrhagischem Schock — 368

C. BAUER, I. MARZI, Homburg/Saar

Beurteilung der Endotoxinneutralisation mit rekombinantem BPI_{21} im Hinblick auf eine Attenuierung der gestörten Lebermikrozirkulation nach hämorrhagischem Schock an der Ratte.

Der durch hämorrhagischen Schock induzierte Reperfusionsschaden des Gastrointestinaltraktes führt über Endotoxineinschwemmung zu inflammatorischen und mikrozirkulatorischen Reaktionen in der Leber, die als Co-Faktoren für die Entwicklung einer systemischen Entzündungsreaktion (SIRS) angesehen werden. Das aus Granulozyten freigesetzte, gentechnisch herstellbare $rBPI_{21}$ zeichnet sich durch seine hohe Endotoxinneutralisation aus. Ziel der Studie war, den präventiven und therapeutischen Einfluß von BPI auf die Lebermikrozirkulation intravitalmikroskopisch zu untersuchen.

Methodik: Pentobarbitalanästhesierte SPD-Ratten wurden nach Instrumentation (arterielle und venöse Katheter) einem hämorrhagischen Schock für 60 min bei 40 mmHg durch Blutentzug ausgesetzt. Nach Blutrückgabe und Volumentherapie wurde nach 5 Stunden die intravitale Fluorescenzmikroskopie der Leber durchgeführt und computerunterstützt ausgewertet. 4 randomisierte Versuchsgruppen (n = 7–8) erhielten unmittelbar vor oder nach der Schockphase entweder 10 mg $rBPI_{21}$ (Vor-BPI bzw. Post-BPI) oder Thaumatin als Placebo (Vor-Placebo bzw. Post-Placebo).

Ergebnisse: Bei vergleichbaren systemischen hämodynamischen Parametern zeigte sich ein substantieller Anstieg der Leukozytenadhäsion in den beiden Schock/Placebo Gruppen (Kontrolle 168 ± 23 /mm^2; Vor-Placebo; 619 ± 45 /mm^2; 644 ± 39 /mm^2, $p < 0{,}001$). Sowohl bei Vorbehandlung als auch beim therapeutischen Einsatz zeigte sich eine signifikante Reduktion der Leukozytenadhäsion (Vor-BPI 138 ± 25 /mm^2; Post-BPI: 85 ± 19 /mm^2, $p < 0{,}001$). Trotz weiterhin enger Sinusoide zeigte sich auch eine Verbesserung des sinusoidalen Blutflußes ($p < 0{,}001$).

Die Verbesserung der Lebermikrozirkulation durch $rBPI_{21}$ unterstreicht die pathogenetische Bedeutung endotoxininduzierter entzündlicher Veränderungen in der Leber. Rekombinantes BPI stellt daher eine erfolgversprechende therapeutische Option zur Attenuierung der systemischen Entzündungsreaktion dar.

C Foren
1 Forum: Experimentelle Unfallchirurgie

Hemmung des immunstimulierenden Interleukin-12-Interferon-γ-Regelkreises nach schwerem Trauma

M. KEEL, R. NEIDHARDT, O. TRENTZ, W. ERTEL, Zürich

In dieser Studie wurde unter Verwendung von humanem Vollblut untersucht, ob die gegenseitig induzierte Synthese von Interleukin-12 (IL-12) und Interferon-γ (IFN-γ) bei schwerverletzten Patienten in der posttraumatischen Phase vermindert ist.

Interleukin-12 (IL-12) und Interferon-γ (IFN-γ), die ihre Synthese gegenseitig induzieren, stimulieren das zelluläre und humorale Immunsystem und zeigen einen protektiven Effekt in murinen Sepsismodellen. Da schwerverletzte Patienten eine Hemmung von Lymphozyten und Monozyten mit erhöhter Infektionsanfälligkeit aufweisen, wurde bei schwerverletzten Patienten der immunstimulierende IL-12-IFN-γ-Regelkreis untersucht. Vollblut von 8 schwerverletzten Patienten (ISS: 45,1 ± 5,7 Punkte) und von 10 gesunden Probanden wurde nach Stimulation mit Endotoxin (LPS 1 ng/ml) über 8 und 24 Stunden wahlweise mit oder ohne rekombinantem humanen (rh) IFN-γ (10 ng/ml) oder rhIL-12 (5 ng/mL) inkubiert. Die Plasmaspiegel von IL-12p70 und IFN-γ wurden mittels spezifischer ELISA gemessen. Mittelwert ± SEM; *p < 0,05 minus versus plus rhIL-12 oder rhIFN-γ, ⇧p < 0,05 Kontrolle versus Trauma; Mann-Whitney U-Test.

		IL-12p70 (pg/ml)		IFN-γ (pg/ml)	
		LPS	LPS + rhIFN-γ	LPS	LPS + rhIL-12
8 Std.	Kontrolle	3,1 ± 1,6	271,7 ± 44,7*	1062 ± 183	2440 ± 344*
	Trauma	1,1 ± 1,1	7,3 ± 3,4⇧	409 ± 105⇧	481 ± 174⇧
24 Std.	Kontrolle	3,8 ± 1,8	361,6 ± 76,1*	1145 ± 216	3720 ± 541*
	Trauma	1,0 ± 1,0	12,8 ± 7,0⇧	533 ± 114⇧	495 ± 109⇧

RhIFN-γ erhöht signifikant die Freisetzung von IL-12 in Endotoxin stimuliertem Vollblut gesunder Probanden, während die IL-12 Sekretion beim schwerverletzten Patienten nicht beeinflusst wird. RhIL-12 steigert signifikant die Sekretion von IFN-γ in Endotoxin stimuliertem Vollblut gesunder Probanden. Bei schwerverletzten Patienten zeigt rhIL-12 keinen Effekt.

Der für die zelluläre und humorale Immunität stimulierende IL-12-IFN-γ-Regelkreis ist bei schwerverletzten Patienten signifikant gehemmt. Die Störung dieses autoregulatorischen positiven Feedback-Mechanismus könnte für die Infektionsanfälligkeit schwerverletzter Patienten mitverantwortlich sein.

C Foren
1 Forum: Experimentelle Unfallchirurgie

Der Beitrag von Weichteiltrauma und/oder Knochenfraktur zur Immundepression nach hämorrhagischem Schock im Tierexperiment

M. WICHMANN, D. REMMERS, A. AYALA, I. H. CHAUDRY, München

Ermittlung des Einflusses von Weichteiltrauma und/oder geschlossener Tibiafraktur in Kombination mit hämorrhagischem Schock auf die Immunfunktion von männlichen Mäusen.

Problemstellung: Weichteiltrauma, Knochenfraktur und hämorrhagischer Schock sind häufige Verletzungen bei polytraumatisierten Patienten. Es ist bekannt, daß diese Patienten immundeprimiert sind, dennoch ist es in klinischen Studien nur schwer möglich, den Beitrag von Weichteiltrauma und Knochenfraktur zur Immundepression nach hämorrhagischem Schock isoliert zu untersuchen.

Methodik: In dieser tierexperimentellen Studie an männlichen C3H/HeN Mäusen wurde hämorrhagischer Schock (35 ± 5 mmHg für 90 Min., anschließende Blut- und Volumengabe) in Kombination mit Weichteiltrauma (WTT; 2,5 cm Mittellinienlaparotomie, steril in 2 Schichten geschlossen) und/oder geschlossener Tibiafraktur (FRA; rechter Unterschenkel, externe Fixation) durchgeführt und mit einer Kontrollgruppe verglichen. 72 Std. nach diesem Experiment wurden alle Tiere getötet, die Milz steril entnommen, suspendiert und eine Zellkultur (ca. 90% Lymphozyten) angelegt, um Interleukin (IL)-12 und IL-3 Produktion nach Concanavalin A Stimulation (T-Zell spezifisches Mitogen) in spezifischen Bioassays zu bestimmen.

Ergebnisse (Mittelwert $\pm$ SEM; N = 6/Gruppe):

	Kontrolle	FRA+ Schock	WTT+ Schock	FRA+WTT+ Schock
IL-2 [U/ml]	$35,9 \pm 1,2$	$21,7 \pm 0,6$#	$21,6 \pm 0,7$#	$14,1 \pm 1,0$#*
IL-3 [U/ml[	9115 ± 1020	4627 ± 313#	4722 ± 298#	2318 ± 212#*

ANOVA, Student-Newman-Keuls Test; #$p < 0,05$ vs. Kontrolle; *$p < 0,05$ vs. FRA+ Schock/WTT+ Schock

Schlußfolgerungen: (1) Unterschiedliche Verletzungsmechanismen wie Weichteiltrauma und geschlossene Knochenfraktur in Kombination mit hämorrhagischem Schock führen zu vergleichbarer Immundysfunktion. (2) Kombination von Weichteiltrauma und geschlossener Knochenfraktur mit hämorrhagischem Schock verursacht eine verstärkte Immundepression.
Die hier beschriebene deutliche Einschränkung der Immunfunktion nach Weichteiltrauma, Knochenfraktur und Schock kann zu der erhöhten Sepsisanfälligkeit und Gefahr des multiplen Organversagens polytraumatisierter Patienten beitragen.

Unfallchirurgie: status quo – künftige Entwicklung – Nachbehandlung

H.-W. STEDTFELD, Nürnberg

Operative Behandlung ist nicht nur die reine Operation sondern auch die dazugehörige Nachbehandlung. Wie in der gesamten operativen Medizin liegen auch nach Knochen- und Gelenkoperationen Behandlungsergebnisse erst am Ende der Heilungszeit der betroffenen Gewebe vor. Diese dauert hier länger als in anderen Körperregionen. Störungen oder gar Komplikationen des Heilungsverlaufes können noch spät in der Nachbehandlung auftreten.

Chirurgische Nachbehandlung in der Klinik fand vor dem GSG nur statt in den Privat- und BG-Ambulanzen des Chefarztes und seines Vertreters. Die GSG-Regelung der poststationären Behandlung ist zwar ein Schritt in die richtige Richtung, für die Unfallchirurgie sind jedoch 14 Tage zu knapp bemessen. Den in Ausbildung stehenden unfallchirurgischen Assistenten fehlt es an praktischer Erfahrung u.a.

- in der Beobachtung normaler Heilungsvorgänge
- in der Modulation der Nachbehandlung entsprechend den Heilungsphasen
- in der Zusammenarbeit mit den Physiotherapeuten
- im Erfassen charakteristischer Intervalle der Heilung (z.B. bis zur Vollbelastung, bis zur knöchernen Frakturdurchbauung, bis zur Wiederaufnahme der Arbeit u.s.w.)
- in der Erkennung von Gefahrenmomenten in der Nachbehandlung
- in der Erkennung sich anbahnender Komplikationen
- in der Entscheidung zu Reeingriffen
- in der Behandlung sekudär heilender Wunden
- in der Beurteilung von Behandlungsergebnissen (z.B. mit funktionellen Scores)

Die Trennung zwischen klinischer und ambulanter Tätigkeit bewirkt eine personelle Trennung zwischen Operateuren und Nachbehandlern und einen Kompetenzverlust auf beiden Seiten. Es ist eine Unfallchirurgie ohne Follow up des Patienten.

Ziele bleiben: Wiederherstellung der Kohärenz von Operation und Nachbehandlung, Operation und postoperatives Follow up des Patienten durch denselben Arzt, entsprechende Ausbildung des Arztes. Weiterhin strukturelle Änderungen der unfallchirurgischen Versorgung werden notwendig sein.:

- freie Nachbehandlungsberechtigung in den chirurgischen Ambulanzen
- Niederlassung hauptsächlich der erfahrendsten Operateure unter Beibehaltung (statt Aufgabe) ihrer operativen Tätigkeit an den Kliniken.

C Foren
2 Forum: Unfallchirurgie: status quo – künftige Entwicklung

Handchirurgie 343

CH. BRAUN, R. WIRBEL, I. MARZI, W. MUTSCHLER, Homburg

Im Gebiet der Chirurgie wurde in jüngster Zeit als weiterer Schwerpunkt die Handchirurgie eingeführt. In der Weiterbildungsordnung sind für den Schwerpunkt Unfallchirurgie bei einer Gesamtzahl von 685 nur 40 Eingriffe an der Hand vorgeschrieben. Bedeutet dies eine Ausgrenzung der Handchirurgie aus der Unfallchirurgie? Wie groß ist die Bedeutung der Handchirurgie am Op-Spektrum einer großen unfallchirurgischen Abteilung?

Durch Analyse des Versorgungsspektrums der Abteilung soll die Bedeutung von Handeingriffen in der Unfallchirurgie erfaßt werden. Die Verteilung der Operationen auf 6 Operateure (Oberärzte) zeigt die Integration der Handchirurgie in das Versorgungsspektrum der Abteilung und in das Erfahrungsspektrum der einzelnen Operateure.

Im Jahr 1995 wurden insgesamt 2265 Eingriffe – davon 563 handchirurgische Eingriffe und 164 Weichteilkonstruktionen (Lappentransfers, Decubitus Op., Nervenchirurgie) – durchgeführt. Die sog. traumatologische Basisversorgung ist homogen über alle Operateure verteilt. Häufungen in Spezialgebieten treten bei einzelnen Operateuren (Spezialisten) auf. Alle Operateure haben an der Versorgung in allen Spezialgebieten teil.

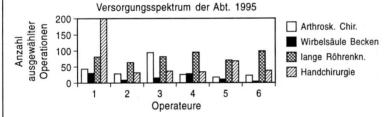

Die Integration der „Spezialgebiete" in die unfallchirurgische Abteilung eines Schwerpunktkrankenhauses ist möglich und notwendig. Durch Arbeitsteilung in der Abteilung – Literaturstudium, wissenschaftliche Tätigkeit, Erarbeitung neuer Techniken und deren kollegiale Weitergabe durch sog. Spezialisten – läßt sich für den einzelnen hohe Fachkompetenz in seinem „Spezialgebiet" und gleichzeitig eine breite Erfahrung im übrigen Gebiet erreichen. Für den Patienten bedeutet das breite Spektrum der Abteilung kompetente globale Versorgung.

C Foren
2 Forum: Unfallchirurgie: status quo – künftige Entwicklung

Unfallchirurgie des Kindes

W. KURZ, Lübben

Es ist sehr reizvoll, sich Gedanken über die künftige Entwicklung der Medizin im Allgemeinen zu machen, insbesondere zum eigenen Fach und seinen Spezialgebieten, hier zur Kindertraumatologie.

Das Recht auf bestmögliche medizinische Behandlung, wie es von der UNESCO gefordert wird, ist ein fundamentales Recht, besonders für Kinder.
Über die Unfallchirurgie im Kindesalter wurde erst in der zweiten Hälfte unseres Jahrhunderts intensiver gesprochen. So gibt es zum Beispiel viele Lehrbücher über Frakturen bei Erwachsenen, aber nur wenige beim Kind.
Erst im letzten Viertel dieses Jahrhunderts ist die Kindertraumatologie mehr in den Blickpunkt gerückt worden, auch mit dem Ergebnis, eines Kompetenzgerangels zwischen Unfallchirurgen, Kinderchirurgen und Orthopäden.
Sieht man sich die Krankenhauslandschaft in Deutschland an, so könnte man meinen, es lohne sich nicht darüber zu streiten. In den 1317 Kliniken für Allgemeinchirurgie und 301 Kliniken für Unfallchirurgie wird wohl der überwiegende Anteil verunfallter Kinder durch Chirurgen/Unfallchirurgen versorgt gegenüber 67 Kliniken für Kinderchirurgie. Eigenständige Abteilungen für Kindertraumatologie gibt es in Deutschland nicht, wohl aber in anderen Ländern.
Die allgemeine Entwicklung, insbesondere wie sie sich in der 1988 in Leiden/ Niederlande verabschiedeten „Charter für Kinder im Krankenhaus" abzeichnet, spricht gegen die kindertraumatologische Versorgung an Erwachsenenabteilungen. Die generelle Unterbringung aller Kinder in Kinderkliniken und die nötige Versorgung durch die verschiedenen Fachdisziplinen in Form von Konsiliartätigkeit durch entsprechende Fachärzte kann wohl so nicht akzeptiert werden. Die Deutsche Gesellschaft für Unfallchirurgie ist deshalb gefordert, sich in diese Diskussion aktiv einzubringen.
Verunfallte Kinder sollten auch in Zukunft durch auf diesem Gebiet ausgewiesene Unfall- und Kinderchirurgen in kindgerechter Umgebung behandelt werden. Politische, berufspolitische und andere Erwägungen sollten dabei in den Hintergrund treten.

C Foren
2 Forum: Unfallchirurgie: status quo – künftige Entwicklung

Intensivtherapie

D. HÖNTZSCH, Tübingen

Die Behandlung schwerverletzter Patienten gehört zur zentralen Aufgabe der Unfallchirurgie. Die Erfolge bei der Behandlung dieser Patienten beruhen auf den Fortschritten in den Einzeldisziplinen und in der Koordination in der Behandlung. Unfallchirurgische Behandlung ist immer zielgerichtet auf das spätere Ausheilungsergebnis. Deshalb müssen einerseits der Kampf ums Überleben und andererseits die Behandlung der Verletzungen parallel durchgeführt werden. Die Behandlung schwerer und/oder stammnaher Verletzungen des Bewegungsapparates, Höhlen und Organverletzungen stellen eine Bekämpfung der vitalen Bedrohung dar. Die guten funktionellen Ergebnisse bei polytraumatisierten Patienten basieren auf der adäquaten und koordinierten Behandlung aller Verletzungen von Anfang an. Hauptsächlich heute und in Zukunft zu lösende Probleme sind Schock, pulmonales Versagen, Sepsis, Multiorganversagen, Sanierung der Höhlenverletzung, der Schädel-Hirnverletzungen, Verletzungen der Wirbelsäule und des Beckens sowie Frakturen und Weichteilverletzungen der Extremitäten. Diese interdisziplinäre Aufgabe wird mit nachweisbarem Erfolg vorteilhafterweise von gebiets- und schwerpunktbezogenen Intensivtherapien geleitet. Die Unfallchirurgie koordiniert und überwacht dort die Behandlung der Einzeldisziplinen und führt die gebietsbezogenen Therapien durch. Ausdruck findet dies auch darin, daß die Notfall-Medizin und die unfallchirurgische Intensivtherapie ein Hauptpfeiler in der Weiterbildungsordnung und der Weiterbildungsbefugnis darstellt und gesetzlich festgeschrieben ist. Der Status quo ist heute noch ambivalent. Wir finden alle Formen der intensiv-medizinischen Unfallchirurgie von der konsiliarischen Beratung über interdisziplinär geführte Stationen bis zu unfallchirurgisch geleiteten Intensivstationen. Neben der äußerlichen Organisationsform ist die ursächlich durchgeführte Praxis maßgebend.

C Foren
2 Forum: Unfallchirurgie: status quo – künftige Entwicklung

Plastische Chirurgie

R. RAHMANZADEH, Berlin

Die Behandlung des Weichteildefektes – sei er durch Unfall, Tumor, Operation oder Nekrose wie beim Druckgeschwür entstanden – muß allen Unfallchirurgen möglich sein. Die vielfältigen Probleme, die aus diesen Zuständen resultieren können, bedürfen einer konsequenten Therapie eines subspezialisierten Teams, das seine Wurzel durch ständige Übung in der Unfallchirurgie hat.

Plastisch-chirurgische Maßnahmen sind ein wichtiger, nicht wegzudenkender Bereich der Unfall- und Wiederherstellungs-Chirurgie. Dabei wird im Gegensatz zur plastisch-ästhetischen Chirurgie die Voraussetzung zur Wiedererlangung der Funktion geschaffen. In jeder größeren Unfallchirurgie muß die Möglichkeit für plastisch-chirurgische Operationen durch Ausbildung geeigneter Mitarbeiter im eigenen Team bestehen. Auf diese Weise ist eine kompetente Rundumversorgung von Patienten, die plastisch-wiederherstellungschirurgischer Maßnahmen bedürfen, gewährleistet. Umfassend deshalb, da in den seltensten Fällen die plastisch-chirurgische Maßnahme isoliert in der Behandlung steht, vielmehr sind Behandlungskonzepte, die die Wiederherstellung von Knochen und Weichteilen zum Ziel haben, notwendig. Einfachste Maßnahmen, wie die Transplantation von Spalthaut oder die Bildung kleiner lokaler, randomisierter Kutis-Subkutis-Lappen sind chirurgisches Grundwissen und bedürfen keiner Diskussion. Plastisch-chirurgische Maßnahmen im eigentlichen Sinne müssen dann ergriffen werden, wenn der Wundgrund eines Defektes nicht mehr granulationsfähig ist. Dieses ist der Fall bei Knochen ohne Periost, Knorpel und freiliegenden Sehnen ohne Paratenon. Hier ist die abgestufte plastisch-chirurgische Versorgung entsprechend der Lage des Weichteildefektes, seiner Ausdehnung, seinem Wundgrund sowie Patientenfaktoren vorzunehmen. Auch stellt die Fraktur im Bereich eines Weichteildefektes andere Ansprüche an dessen Deckung als der „einfache" Defekt. Plastisch-chirurgische Maßnahmen wie myokutane Lappenplastiken und ortsständige Mukellappenplastiken müssen von der Technik her in jeder größeren unfallchirurgischen Abteilung beherrscht und auch dauernd angewendet werden. Die Techniken der mikrovaskulären Gewebeübertragung bedürfen eines stetigen Trainings einer Mitarbeitergruppe sowie eines Operationsmikroskops und entsprechenden Mikroinstrumenten.

Größere unfallchirurgische Abteilungen sollten die Möglichkeit der plastischen Versorgung vorhalten, um eine Rundumversorgung des Patienten aus einer Hand anbieten zu können, die optimale Bedingungen für den Aufbau des Knochens und auch der Weichteile nach Trauma gibt. So kann eine rasche Wiederherstellung der Funktion der verletzten Extremität gewährleistet werden.

C Foren
2 Forum: Unfallchirurgie: status quo – künftige Entwicklung

Der Einfluß von schwerer Verbrennung auf die Immunantwort und ihre Modulation mit Granulocyte Colony Stimulating Factor (GCSF)

F.-W. PETER, D. SCHUSCHKE, J. H. BARKER, H. STEINAU, Bochum

Ziel der Studie ist es zu untersuchen, ob GCSF die Immunsupression nach schwerer Verbrennung im Tiermodell zu korrigieren vermag und damit in der Lage ist, die Überlebenschancen nach diesem schweren Trauma zu verbessern.

Die Immunsupression nach schwerer Verbrennung ist gekennzeichnet durch reduzierte Zahl und Funktion neutrophiler Granulozyten (NG) sowie Freisetzung proinflammatorischer Cytokine (TNFα und IFNγ). In hoher Konzentration wirken sie systemisch und tragen wesentlich zu Schock und Organversagen bei. GCSF steigert Differenzierung, Proliferation und Funktion der NG und wird zunehmend als Modulator der systemischen Entzündungsreaktion (Beeinflussung der Cytokinreaktion) angesehen. Allerdings ist vorgeschlagen worden, daß GCSF Leukozyten überaktivieren und damit zu zusätzlichem Organschaden führen könnten.

Methodik: 18 männliche Wistarratten wurden 3 Gruppen à 6 zugeordnet: I. 30% 3.°ige Verbrennung + Kochsalz, II. 30% 3.°ige Verbrennung + GCSF (75 µg 2x tgl.), III. Kontrolle. Blut wurde zur Bestimmung der Gesamtleukozytenzahl, der NG's, TNFα und IFNγ zu Beginn des Experiments sowie nach 3, 6, 9, 12, 24, 36, 48, 60, 72, 84, 96, 108 und 120 Stunden entnommen. Die leukozytär-endotheliale Interaktion (Rolling und Sticking) wurde an 3 Orten in der Mikrozirkulation des M. cremaster gemessen. Leukozytensequestration wurde durch Lavage der Lungen und der Abdominalhöhle bestimmt.

Ergebnisse: – Gesamtleukozyten- und NG-Zahlen waren in Gruppe 2 signifikant höher als in Gruppe 1 ($p < 0,001$, repeated measures analysis). – Leukozyten Rolling und Sticking waren in Gruppen 1 und 2 identisch, aber jeweils signifikant höher als in Gruppe 3 ($p < 0,05$, $p < 0,001$) (One way ANOVA, Tuckey HSD Test). Die Leukozytensequestierung war in allen Gruppen gleich. – TNFα ($p < 0,05$) und IFNγ ($p < 0,001$) Werte waren in Gruppe 1 signifikant höher als in Gruppe 2.

GCSF aktiviert das unspezifische Immunsystem nach schwerer Verbrennung: Anstieg der Gesamtleukozyten- und NG-Zahlen. – GCSF führt nicht zu einer Überaktivierung der Leukozyten. – GCSF moduliert die Immunantwort von pro- zu antientzündlich, dämpft damit ihre Überreaktion und kann so dazu beitragen, das Überleben zu verbessern.

Verkürzung der Weaningphase nach Langzeitbeatmung durch die Verwendung von Sufentanil

348

S. MICHAELIS, M. WALZ, A. EKKERNKAMP, G. MUHR, Bochum

Die Verkürzung der Weaningphase durch den Einsatz von Sufentanil zur Verminderung schmerzbedingter kardiovaskulärer, respiratorischer und gastrointestinaler Komplikationen.

Die Weaningphase ist bei Patienten nach Langzeitintensivtherapie problematisch. Erhöhte Katecholaminspiegel aufgrund von unzureichender Streßabschirmung mit Unruhe und erhöhtem Blutdruck können zu Ischämien, zerebralen Störungen, Niereninsuffizienz und Mirkozirkulationsstörungen führen. Verminderte Zugvolumina erhöhen bei Thoraxtraumen die Gefahr erneuter Atelektasenbildung.
In unserer Klinik verwenden wir im Rahmen einer prospektiven Studie seit Januar 1995 das Sufentanil, ein Thienylderivat von Fentanyl, in der Weaningphase. In einem 12monatigen Zeitraum wurden bei 72 Patienten nach Langzeitintensivtherapie (17,8 ± 7,2 Tage) Sufentanil in einer mittleren Dosierung von 0,25–0,35 µg/kg/h in der Weaningphase angewendet. Nach Absetzen der Analgosedierung mit Fentanyl und Midazolam konnten wir in einer Kombination mit Sufentanil und Clonidin eine frühzeitige assistierte Spontanatmung der Patienten bereits nach durchschnittlich 7,8 ± 2,4 Stunden erzielen. Bei guter Titrierbarkeit des Sufentanil kam es in der Aufwachphase zu einer ruhigen Spontanatmung der Patienten. Die Gesamtdauer der Weaningphase konnte bei den 72 Patienten um durchschnittlich 30% (3,2 ± 1,8 Tage) verkürzt werden analog zu einem vergleichbaren Patientenkollektiv des Vorjahres 1994. Unter dieser Therapie waren die Patienten wach, streß- und schmerzfrei und bei keinem Patienten kam es zu einer Atemdepression.

Die Verkürzung der Weaningphase ist ein entscheidender Vorteil für den Patienten, bei effektiver Kosteneinsparung in der Intensivbehandlung und Erhöhung der Bettenkapazität.

C Foren
2 Forum: Unfallchirurgie: status quo – künftige Entwicklung

Langzeitergebnisse der differenzierten Behandlung von 137 kindlichen Oberschenkelschaftbrüchen

CH. FELD, J. SCHMITT, J. LÖMKER, J. ZELDER, L. GOTZEN, Marburg

Die Behandlung der kindlichen Femurschaftfraktur ist seit Jahren Thema kontroverser Diskussionen (von Laer 1993), insbesondere, nachdem die elastisch stabile Markraumschienung auch im deutschen Sprachraum an Bedeutung gewann. Ziel dieser Untersuchung ist die Beantwortung der Frage, ob die operative Therapie (Plattenosteosynthese, Fixateur externe) der konservativen Therapie (Weberbock, Overheadextension, primärer Beckenbeingips) hinsichtlich späterer Fehlstellungen langfristig überlegen ist.

Zur Beantwortung dieser Frage und damit zur exakten Messung von Längen-, Achs- und Rotationsfehlern gab es bislang weder ein geeignetes strahlenfreies Verfahren noch ein ausreichend großes und auch nachuntersuchtes Krankengut. Seit Mitte 1995 stand uns nun erstmals eine standardisierte strahlenfreie Messung von Fehlstellungen des Femur mit Hilfe des MRT zur Verfügung.

Wir überblicken außerdem aus 11 Jahren (01.01.1985–31.12.1995) ein Krankengut von 137 Oberschenkelschaftbrüchen bei 135 Kindern bis zum 14. Lebensjahr (Durchschnittsalter 6 Jahre). Von diesen 135 Kindern waren 29 mehrfachverletzt und 12 Kinder polytraumatisiert. 2 Kinder hatten eine beidseitige Oberschenkelschaftfraktur erlitten. Bei also 137 Femurschaftfrakturen handelte es sich um 118 A-Frakturen nach AO, 13 B- und 6 C-Frakturen. Die primäre Behandlung erfolgte bei 89 Frakturen konservativ (Weberbock 39, Overhead 28, primärer Beckenbeingips 22) und bei 48 Frakturen operativ (Plattenosteosynthese 30, Monofixateur 18). Von 135 Kindern mußten 12 vorab von einer kernspintomographischen Nachuntersuchung ausgeschlossen werden, da diese noch zu jung (< 3 Lj.) und damit zu unruhig für eine solche Untersuchung sind. 2 weitere Kinder verstarben (Todesursache unabhängig von der Ursache der Oberschenkelschaftfraktur) und bei 2 Kindern war die Behandlung noch nicht abgeschlossen („drop out" betrug somit 16 von 135 Kindern).

In einer von der zuständigen Ethikkommission genehmigten prospektiven Verlaufsstudie konnten bislang 72 Kinder klinisch und kernspintomographisch 6,3 Jahre nach dem Unfallereignis untersucht werden. Die Prüfung der Hypothese (s. Zielsetzung, Signifikanzniveau $p = 0,05$) erfolgte für Varus- und Valgusfehlstellungen durch den Chi-Quadrattest, bei der Längendifferenz durch den t-Test (einseitig) und bei der Prüfung der Rotationsfehler ebenfalls durch den t-Test (zweiseitig).

Zwischen operativ und konservativ behandelten kindlichen Oberschenkelschaftbrüchen konnte bezüglich Varus- und Valgusfehlstellungen kein signifikanter Unterschied ($p = 0,235$) gefunden werden. Auch bei Rotationsfehlern fand sich zwischen beiden Gruppen kein signifikanter Unterschied ($p = 0,831$). Bei der Längendifferenz fand sich zwar kein eindeutig signifikanter Unterschied ($p = 0,077$), aber es besteht hier ein Trend zu vermehrtem Längenwachstum nach konservativer Behandlung. Bei der gleichzeitigen Befragung im Hinblick auf Behandlungskomfort und Zufriedenheit wurde die Weberbockbehandlung sowohl von Kindern selbst, als auch von den Eltern eindeutig abgelehnt.

Bei einer differenzierten Behandlung der kindlichen Oberschenkelschaftbrüche werden sowohl mit konservativen als auch mit den bisherigen operativen Verfahren gute Langzeitergebnisse erzielt. Die elastisch stabile Markraumschienung muß sich an diesen Ergebnissen messen lassen. Bei der Indikation für ein Verfahren sollte nicht nur das Alter des Kindes und der Frakturtyp, sondern auch der Behandlungskomfort und der kurze stationäre Aufenthalt mehr als bislang berücksichtigt werden.

C Foren
2 Forum: Unfallchirurgie: status quo – künftige Entwicklung

Antithrombin III Substitution bei schwerem Polytrauma: Ergebnisse einer prospektiven Untersuchung

350

D. NAST-KOLB, CH. WAYDHAS, A. TRUPKA, L. SCHWEIBERER, München

In der vorliegenden Untersuchung sollte der Einfluß einer früzeitigen hochdosierten Therapie mit Antithrombin III (AT III) im Vergleich zu Plazebogabe auf die Entzündungsreaktion, Behandlungsdauer, Rate von Organversagen und Mortalität nach schwerem Polytrauma untersucht werden.

Problemstellung: Das Multiorganversagen in der Folge der polytraumatischen Entzündungsreaktion ist nach wie vor eine der Hauptursachen für Morbidität und Mortalität nach Polytrauma. Ein möglicher Behandlungsansatz stellt die medikamentöse Modulierung der inflammatorischen Reaktion dar.

Patienten und Methoden: In die prospektive, randomisierte und kontrollierte Studie wurden 40 konsekutive Patienten aufgenommen, die einen Injury Severity Score (ISS) > 28 aufwiesen, innerhalb von 360 min nach Unfall randomisiert und mit der Prüfsubstanz behandelt waren und dem übrigen Profil der Einschluß- und Ausschlußkriterien entsprachen. 20 Patienten erhielten Antithrombin über die Dauer von 4 Tagen, so daß AT III-Hemmaktivitäten im Plasma von 140% der Norm erreicht wurden (AT III-Bedarf = (140 – AT III gemessen) x kgKG). 20 Patienten erhielten Plazebo.

Ergebnisse: Die 20 Patienten der AT III-Gruppe und der Plazebo-Gruppe waren bezüglich ISS (45 vs. 40 Punkte), Alter (29 vs. 30 J), initialer Blutdruck < 80 mmHg (n = 3 vs. 2), initialem Basenexzess (–7,1 vs. –9,0) und Beginn der Prüftherapie (218 vs. 240 min nach Unfall) vergleichbar. Die Patienten der AT III-Gruppe erhielten im Mittel 20.125 IE AT III verabreicht. Damit wurden während der ersten 72 Stunden AT III Hemmaktivitäten von 130 bis 140% der Norm erreicht, während die AT III Spiegel in der Plazebogruppe in dieser Periode unter 70% lagen. Bei gleichem Spiegel bei Klinikaufnahme waren die Konzentrationen von PMN-Elastase (158 vs. 242 ng/ml) und Laktat (26,7 vs. 37,9 mg%) in der AT III-Gruppe tendenziell niedriger als bei den Plazebopatienten. Keine Unterschiede zwischen den beiden Gruppen zeigten sich für Interleukin-1 Rezeptorantagonist, Interleukin-6 und -8, ICAM-1, E-, L- und P-Selektin, CRP, Fibronektin, Prothrombin, PAI-1, TAT-Komplex und Prothrombinfragment 1+2. Die Letalität (15 vs. 5%) war in der AT III und der Plazebo-Gruppe ebenso wie die Inzidenz des respiratorischen Versagens (55 vs. 55%), die Beatmungsdauer (13 vs. 12 Tage) und die Intensivbehandlungsdauer (19 vs. 21 Tage) nicht voneinander verschieden.

Die alleinige frühzeitige und hochdosierte Substitution von Antithrombin III bei schwerem Polytrauma führt zu keiner Verbesserung der Überlebensrate, der Reduktion von Organversagen, Beatmungs- und Intensivbehandlungsdauer oder einer wesentlichen Modulierung der posttraumatischen Entzündungsreaktion.

C Foren
2 Forum: Unfallchirurgie: status quo – künftige Entwicklung

Die wechselnde Bauch- und Rückenlagerung beim Lungenversagen und Thoraxtrauma – Renaissance und/oder Innovation? — 371

M. WALZ, F. MÖLLENHOFF, TH. SCHILDHAUER, G. MUHR, Bochum

Seit 1990 wenden wir die wechselnde Bauch- und Rückenlagerung als Therapieprinzip beim Lungenversagen unterschiedlicher Genese mit sehr guten Erfolgen an. In das deshalb erweiterte Indikationsspektrum gehört seit 1992 auch das Thoraxtrauma sowie das schwere Polytrauma mit und auch ohne begleitendes Thoraxtrauma. Führt der primäre Einsatz der Wechsellagerung bei diesen Patienten zu einem veränderten Krankheitsverlauf?

Das Lungenversagen ist immer noch eines der großen Probleme der Intensivmedizin. Trotz aller Bemühungen ist bis heute nur eine symptomatische Therapie möglich. Die Bauchlagerung wurde bereits vor über 20 Jahren beschrieben, hat jedoch aufgrund unterstellter technischer und pflegerischer Probleme nur die Bedeutung einer Ultima ratio erlangt. Es wurden die Verläufe von 70 Patienten ausgewertet, bei denen die Wechsellagerung angewandt worden war. Bei 35 Patienten handelte es sich um sekundäre Anwendungen (SA), daß heißt, zum Behandlungsbeginn bestand ein Lungenversagen vornehmlich nach Thoraxtrauma und im Rahmen einer Sepsis. Bei 35 Patienten, die direkt nach Unfall in unserer Klinik aufgenommen worden waren, wurde die Wechsellagerung primär (PA) begonnen. Die Patienten wurden im Mittel alle 12 (8–22) Stunden einer Umlagerung zugeführt, wobei die Bauchlagerung über Nacht durchgeführt wurde, um therapeutisches und pflegerisches Management möglichst wenig zu beeinträchtigen. Die Wechsellagerung wurde über einen Zeitraum von durchschnittlich 11 (5–40) Tagen beibehalten. Hierbei waren die Anwendungsdauer bei PA kürzer (6 Tage) als bei SA (10 Tage). Innerhalb der ersten 48 Stunden nach Beginn der Wechsellagerung konnte der FiO_2 bei Ausgangswerten von 0,35–1,0 (Mittel: 0,72) um durchschnittlich 0,11 in der PA-Gruppe und um 0,29 in der SA-Gruppe gesenkt werden. Der Blutdruck blieb auch bei katecholaminpflichtigen Patienten während der Bauchlage stabil. Ebenso wurden keine negativen Auswirkungen auf Beatmungsparameter, insbesondere kein relevanter Anstieg des Beatmungsdruckes verzeichnet. Initiale Thorax-CT zeigten ausgeprägte, dorsale Verdichtungen des Lungenparenchyms, die unter Schwerkraftumkehr während der Bauchlage bereits nach der ersten Bauchlagerung deutliche Remissionen zeigten. Keiner der Patienten mit Thoraxtrauma zeigte unter primärer Anwendung der Wechsellagerung das Auftreten eines posttraumatischen Lungenversagens. Insgesamt konnte die Inzidenz des Lungenversagens seit Einführung der Wechsellagerung von 18% auf 1,8% gesenkt werden. Von 70 Patienten überlebten 57 (81,4%). Als Todesursache dominierte das septische Organversagen, wobei nur bei zwei Patienten (2,9%) zum Todeszeitpunkt ein begleitendes Lungenversagen bestand.

Die wechselnde Bauch- und Rückenlagerung ist eine sehr effektive Therapiestrategie, die die Prognose des Lungenversagens deutlich bessert. Bei frühzeitigem Einsatz kann die Inzidenz des posttraumatischen Lungenversagens erheblich gesenkt werden und die Dauer der Beatmung sowie Intensivbehandlung reduziert werden. Unter Verwendung des von uns gebrauchten Sandwich-Bettes ist Wechsellagerung schnell und sicher durchführbar. Bei bisher fehlenden Kontraindikationen gehört die Wechsellagerung für uns zur Standardtherapie beim Thoraxtrauma und ARDS.

C Foren
2 Forum: Unfallchirurgie: status quo – künftige Entwicklung

Ergebnisse eines Konzeptes für die Behandlung der Femurschaftfraktur beim Kind

372

E. KUNER, H. BERWARTH, H. LAMPE, Freiburg

Erarbeitung eines Konzeptes für die Behandlung der Femurschaftfraktur beim Kind.

Anläßlich der AO-Tagung in Jena 1995 wurde eine AO-Sammelstudie „Kindliche Oberschenkelfrakturen" gegründet. 19 Kliniken beteiligen sich an dieser Studie. Sie ist retrospektiv und erfaßt die Jahre von 1988 bis 1990. Die Nachkontrollen erfolgen 1995 und 1996. Der Nachuntersuchungszeitraum umfaßt also mindestens 5 Jahre. Bewertet werden die Ergebnisse aus speziellen Behandlungsverfahren und deren Komplikationen, sowie die Dauer des stationären Aufenthaltes, der Beginn des Belastungsaufbaus sowie die Dauer der Gesamtbehandlung sowie der Unterrichtsausfall. In die Ergebnisse sind einbezogen subjektive Beschwerden und objektive Befunde: Achsenfehlstellungen incl. Rotationsfehler, Beinlängendifferenz, soziale Fragen u.v.a. 7 Kliniken haben bisher ihre Resultate geschickt. Von 108 Fällen konnten 71 nachuntersucht werden, davon verteilen sich 35 auf Plattenosteosynthesen, 26 auf konservative Behandlung und 9 auf Fixateur externe.

Es wird sich um eine hochinteressante Studie handeln, zumal mit einer breiten Therapiepalette gerechnet werden kann.

Es ist vorgesehen, aufgrund der erarbeiteten und computermäßig ausgewerteten Ergebnisse eine Empfehlung für die Behandlung von Oberschenkelschaftfrakturen bei Kindern zu geben.

Halswirbelsäulenverletzungen bei Kindern und Jugendlichen – Stellenwert der operativen und konservativen Therapie

F. RAUHUT, D. STOLKE, J. HANKE, Essen

Therapieoptimierung kindlicher Halswirbelsäulenverletzungen unter Berücksichtigung der altersabhängigen anatomischen und funktionellen Merkmale der Wirbelsäule.

Über einen Zeitraum von 19 Jahren beobachteten wir 41 Kinder und Jugendliche mit HWS-Traumen. Bei einer Altersspanne von 3–17 Jahren betrug das Durchschnittsalter 10 Jahre. In Abhängigkeit vom Verletzungstyp wurden 17 Patienten operiert (41%). Dabei kamen unterschiedliche stabilisierende Operationsverfahren zur Anwendung, die sich wie folgt verteilten: a) ventrale Fusionen mit autologem Beckenkammspan, sowie einmal mit Knochenzement (PMMA) (5 Fälle), b) dorsale Spondylodese mit autologem Knochenspan und interlaminärer Drahtcerclage nach Brooks oder Kompressionsklammer nach Roosen und Trauschel (5 Fälle), c) kombinierte ventrale und dorsale Stabilisierung (2 Fälle).

Die verletzten Zervikalsegmente verteilten sich wie folgt: Obere HWS (C1–C3) 62% mittlere/untere HWS (C3/4–C7/Th1) 38%. Knöcherne Verletzungen waren in 46% nachweisbar.

Der primäre neurologische Status war in 21 Fällen (54%) normal. Myelopathische und oder radikuläre Störungen unterschiedlichen Ausmaßes bestanden bei 15 Kindern (36%).

Postoperativ wurden 2 Patienten mit primär hochgradigem QS-Syndrom wieder gehfähig. Radikuläre Ausfälle waren ebenfalls rückläufig. Eine neurologische Verschlechterung entwickelte sich in einem Fall. Regelrechte Achsenstellungen wurden in 16 Fällen erreicht, dagegen entwickelte sich bei einem Kind eine komplexe Gefügestörung der HWS, die eine sekundäre chirurgische Therapie erforderte.

Eigene morphologische Untersuchungen traumatisierter kindlicher Wirbelsäulen haben ergeben, daß die Reparationsreaktion ihren Ausgang von den die Bandscheibe umgebenden mesenchymalen und bindegewebigen Strukturen nehmen.

Ziel der Therapie sollte sein: a) die Dekompression neurogener Strukturen, b) eine regelrechte und dauerhafte Achsenstellung mit möglichst geringer Funktionseinschränkung zur Vermeidung einer Spätmyelopathie, c) eine Verbesserung der Rehabilitationsvoraussetzungen.

In Abhängigkeit vom Verletzungsausmaß ist dieses durch ein chirurgisches Vorgehen erreichbar.

C Foren
2 Forum: Unfallchirurgie: status quo – künftige Entwicklung

Einschränkung der Röntgenuntersuchungen bei der Diagnosestellung und den Verlaufskontrollen kindlicher Unterarmfrakturen durch den Einsatz der Osteosonographie

374

F. RATHFELDER, F. TROMMER, J. KIND, O. PAAR, Aachen

Senkung der Prozentzahl an unauffälligen Röntgenbildern und Verzicht auf Röntgenaufnahmen ohne zusätzlichen therapierelevanten Informationsgewinn.

Unterarmfrakturen gehören zu den häufigsten knöchernen Verletzungsformen im Wachstumsalter. Zur Diagnosestellung und im Rahmen der Verlaufskontrollen gilt bisher die radiologische Diagnostik als Verfahren der ersten Wahl. Hierbei werden oftmals Röntgenaufnahmen ganzer Extremitätenbereiche veranlaßt, da anhand der klinischen Untersuchung keine exakte Schmerzlokalisation erfolgen kann. Resultat ist eine unnötige Strahlenbelastung unverletzter Bereiche. Durch eine prospektive Studie wollten wir herausfinden, welche Sensitivität/Spezifität die Sonographie bei der Diagnostik und Interpretation von Frakturen besitzt und ob dieses Verfahren bei den Verlaufskontrollen eingesetzt werden kann.

Bei Kindern mit Verdacht auf eine Unterarmfraktur wurde zunächst eine klinische Untersuchung durchgeführt und der Röntgenbereich festgelegt. Ein anderer Arzt führte vor der Röntgendiagnostik eine sonographische Untersuchung durch und protokollierte den sonographischen Befund im Hinblick auf Diagnose, Therapiekonsequenz und Röntgenbereich. Nachdem bei 25 Kindern mit einer sonographisch diagnostizierten Wulstfraktur des distalen Radius diese Diagnose in allen Fällen durch das Röntgenbild bestätigt wurde, verzichten wir im weiteren Verlauf der Studie in diesen Fällen auf radiologische Gegenkontrollen. Dementsprechend wurden mittlerweile 30 Wulstfrakturen im Unterarmbereich ausschließlich sonographisch diagnostiziert und im Verlauf kontrolliert. In keinem Fall traten Komplikationen auf. In den anderen Fällen konnte der Röntgenbereich oftmals nach der Sonographie lokal begrenzter angegeben werden. Zudem wurden bei zahlreichen osteosynthetisch versorgten Frakturen die Verlaufskontrollen sowohl sonographisch als auch radiologisch durchgeführt und die Befundinterpretation miteinander verglichen.

Nach Beendigung der Studie wird eine statistische Auswertung vorgenommen werden. Die bisher erhobenen Befunde erlauben die Hypothese, daß durch den Einsatz der Sonographie bei der Diagnostik und den Verlaufskontrollen von Frakturen im Wachstumsalter eine Verminderung der Röntgenuntersuchungen um bis zu 50% möglich wäre.

Der routinemäßige Einsatz der Sonographie in der Frakturdiagnostik bei Kindern kann die Röntgenindikation deutlich optimieren, zum Teil sogar ersetzen. Hieraus resultiert insgesamt eine Verringerung der Strahlenbelastung, sowie eine Kostenreduktion und erhebliche Zeitersparnis bei der Behandlung.

C Foren
2 Forum: Unfallchirurgie: status quo – künftige Entwicklung

Das schwere Thoraxtrauma mit Lungenkontusion beim Polytraumatisierten: Klassifikation, Therapie und Outcome

R. STILETTO, TH. BÖTEL, E. BRÜCK, L. GOTZEN, Marburg

Zielsetzung: Anhand einer 2-Jahres-Analyse von 50 polytraumatisierten Patienten mit schweren Lungenkontusionen und Thoraxverletzungen soll gezeigt werden, daß durch den Einsatz des von uns vorgestellten Behandlungsprotokolls der Outcome dieses Patientenkollektivs verbessert werden kann.

Kurzfassung: Durch den diagnostischen Einsatz des Spiral CT, die exakte Klassifikation des Lungenschadens, ein agressives hämodynamisches Monitoring und den Einsatz der kinetischen Therapie kann der Outcome bei schwer thoraxverletzten polytraumatisierten Patienten verbessert werden.

Problembeschreibung: Durch den Einsatz moderner Rettungssysteme und Verbesserung der Organisationsstrukturen im Management polytraumatisierter Patienten konnte in den letzten Jahren die Überlebensrate dieses Kollektivs von Schwerverletzten deutlich verbessert werden. Immer noch steigert jedoch das schwere Thoraxtrauma die Gesamtletalität bei Polytraumatisierten nach den Ergebnissen vieler Studien um bis zu 40%. Die Verletzungen der Thoraxorgane sind häufig, auch bedingt durch ihre immunologische Schrittmacherfunktion Ausgangspunkt oder Wegbereiter für schwerwiegende Komplikationen wie SIRS, MODS, Sepsis und ARDS.

Patienten und Methode: Unter diesem Szenario wurde in den letzten Jahren von den Autoren ein Behandlungsprotokoll entwickelt, welches Diagnostik, Klassifikation und hämodynamisches Monitoring der Patienten sowie der verschiedenen Möglichkeiten der kinetischen Therapie beinhaltet. Die Versorgung der Begleitverletzungen erfolgte in den Fällen adaptiert an die pathophysiologische Situation der Patienten. Die Ergebnisse wurden in dieser ersten Studie retrospektiv in einem Kollektiv von 50 Patienten, deren Intensivdaten komplett zur Untersuchung zur Verfügung standen, analysiert. (In der zweiten Stufe wird die prospektive Überprüfung des Therapiekonzeptes erfolgen). Der Lungenschaden wurde nach dem MOF-Score nach Goris, CT Kriterien und der Bronchoskopie sowie nach initialem Oxygenierungstest (ARDS Konsensuskonferenz) festgelegt. Das Patientengut wies ein medianes Alter von 29 Jahren auf. Der mediane ISS betrug 38, der APACHE II, bei Aufnahme gemessen, 14,5. Als hämodynamische Monitoringparameter wurden in 15 Fällen erhoben: EVLW, ITBV, PAP, HZV und Oxygenierungsindices, sowie in speziellen Fällen der ICP. In 5 Fällen konnte eine kontinuierliche HZV Messung durchgeführt werden. 30 Patienten wurden in kinetischen Behandlungsbetten behandelt. In 3 Fällen erfolgte Bauchlagebeatmung.

Ergebnisse: Die mittlere Aufenthaltsdauer auf der Intensiveinheit betrug 8,5, die mittlere Beatmungsdauer 7 Tage. Die mittlere Hospitalisierungsdauer betrug 19,5 Tage. Die Letalität des Kollektivs (Gesamtklinik-Letalität) betrug 12,0%.

Zusammenfassung und Resümee: Wie unsere Ergebnisse zeigen, kann durch unser intensivmedizinisches Management der Outcome von Schwerverletzten deutlich verbessert werden. Dieses muß von uns jedoch noch unter prospektiven Studienbedingungen überprüft werden.

Hygienemanagement bei MRST Infektionen auf chirurgischen Intensivstationen zur Prävention von Endemien

376

TH. BÖTEL, R. STILETTO, R. MUTTERS, L. GOTZEN, Marburg

Bei Infektionen mit multiresistenten Staphylokokkenstämmen (MRST) gilt es, eine Ausbreitung und somit eine Gefährdung weitere Patienten zu vermeiden. Gleichzeitig ist es wünschenswert, daß der normale Stationsbetrieb durch die erforderlichen Maßnahmen möglichst nicht beeinträchtigt wird.

Hygienemanagement bei MRST Infektionen zur Endmieprophylaxe unter weitgehendem Erhalt des regulären Stationsbetriebes am Beispiel einer chirurgischen 12 Betten Station.

Auf allen großen Intensivstationen tritt immer wieder das Problem auf, daß Patienten Infektionen mit multiresistenten Keimen aufweisen. Neben der Infektionsbekämpfung steht die Prävention einer weiteren Keimausbreitung und somit eine Gefährdung anderer Patienten im Vordergrund.
1994 mußte auch eine MRST Endemie unsere chirurgische Intensivstation für 3 Tage komplett zur Dekontamination und Grundreinigung geschlossen werden. Diese notwendige Maßnahme versursachte neben hohen Kosten durch die Vernichtung von nicht dekontaminationsfähigen Materialien einen kompletten Ausfall der chirurgischen Intensivkapazität über den oben genannten Zeitraum. Auswirkungen auf andere Intensivstationen ließen sich ebenfalls nicht vermeiden, da von diesen Stationen Notbetten für die Versorgung von akuten Notfällen bereitgestellt wurden.
Um solche Situationen zukünftig zu vermeiden, wurde von uns das Prinzip der Kohortenisolation entwickelt und bereits mehrfach erfolgreich angewendet. Dieses Konzept beinhaltet die Isolation betroffener Patienten in einem Infektionszimmer. Diesem Zimmer wird ein eigener Personalstamm zugeteilt incl. eines Arztes, es ist eine gesonderte Bereichskleidung zu tragen. Materialien werden nur in der benötigten Menge in das Zimmer eingeschleust. Abfälle verlassen das Zimmer in Behältern für Infektionsmüll. Verläßt der letzte Patient dieses Infektionszimmer wird eine Grundreinigung in diesem Zimmer durchgeführt und steht nach 24 Stunden wieder voll zur Verfügung.
Wir konnten dieses Konzept bereits in 3 Fällen erfolgreich zur Anwendung bringen und aufzeigen, daß dieses Konzept eine Keimverschleppung effektiv verhindern kann und mit einem relativ geringen Aufwand verbunden ist.

Das Konzept der Kohortenisolation kann eine MRST-Endemie auf großen Intensivstationen effektiv, kostensparend und kapazitäterhaltend verhindern.

C Foren
2 Forum: Unfallchirurgie: status quo – künftige Entwicklung

Anschlußheilbehandlung – Die Rehabilitation von polytraumatisierten Patienten

U. NEUMANN, L. BRÜCKNER, Bad Klosterlausnitz

Es wird das Konzept der Rehabilitation unter stationären Bedingungen erläutert und das Vorgehen an Einzelbeispielen illustriert.

Die ständige Verbesserung der chirurgischen und anästhesiologischen Erstversorgung gewährleistet ein hohes Niveau bei der Akutbehandlung von polytraumatisierten Patienten. Auf Grund der Komplexität der Verletzungen ist eine qualifizierte kontinuierliche Weiterbehandlung nach Entlassung aus dem Akutkrankenhaus unabdingbar. Durch die enge Kooperation verschiedener Fachgebiete (Unfallchirurgie, Orthopädie und Neurologie) kann nur unter stationären Bedingungen eine optimale Nachbehandlung erfolgen. Die Ausschöpfung aller, besonders der aktiven Physiotherapiemittel wie die einzelnen Techniken der Krankengymnastik, der medizinischen Trainingstherapie, der Isokinetik, der Gruppentherapie zu Lande und zu Wasser bis hin zum Aquajogging gewährleisten eine Nachbehandlung, die so früh wie möglich einsetzen sollte.
Ausgehend vom Ausgangsbefund sind mitunter Ergotherapie, Logopädie und Psychologie als ergänzende oder auch im Einzelfall als vordergründige Therapien notwendig. Zusätzlich können in der Rehabilitationsklinik erste Weichenstellungen für eine spätere berufliche Rehabilitation in enger Zusammenarbeit mit dem Rentenversicherungsträger getroffen werden.

Ohne die Anschlußheilbehandlung besteht für viele poytraumatisierte Patienten kaum die Möglichkeit, Funktionsreserven zu erschließen, um möglichst eine berufliche Rehabilitation zu erreichen.

F Videobeiträge

378 Einsatz der Laparoskopie in der Akutdiagnostik des Abdominaltrauma
R. BEISSE, G. O. HOFMANN, R. BEICKERT, V. BÜHREN, Murnau

379 Fingerreplantation – Prinzipien und Technik
A. BERGER, B. RIECK, Hannover

380 Exposure and osteosyntheses of a type C-III unstable pelvic ring
and acetabular fracture by a single, midline, extraperitoneal insicion
J. BIERT, R. J. A. GORIS, Nijmegen

381 Ein neuer Ansatz zur interaktiven Mitarbeit des Unfallchirurgen
bei der Gestaltung und Verwirklichung von Informationssystemen
in der Klinik
O. BOTT, K. DRESING, N. FINKE, J. BERGMANN,
K. M. STÜRMER (Göttingen), D. P. PRETSCHNER, Hildesheim

382 Defektaufbau am Ober- und Unterschenkelschaft
durch Transportkortikotomie
H. BREITFUß, H. RESCH, R. FRÖHLICH, P. POVACZ, Salzburg

383 Dekompression des Karpaltunnels – offene Spaltung
R. FRICKER, M. PFEIFFER, Basel

384 Der Gleitnagel (GN) – ein neues Implantat zur komplikationsarmen,
primär belastungsstabilen Versorgung
aller per- und subtrochatneren Femurfrakturen
W. FRIEDEL, Aschaffenburg

385 Die distale Radiusfraktur loco typico – ein interaktives CD-Rom
T. FRITZ, Heidelberg

386 Untersuchungen der Sehnenspaltbildung bei Sehnennähten
mittels einer Bildstreifenanalyse im Experiment
C. HOFMANN, R. MICHAEL, U. ALBERS, T. LEMKE, Marburg

387 Technik der Handarthroskopie
C. JANTEA, Düsseldorf

388 Arthroskopie Naht des Diskus Ulnokarpalis
C. JANTEA, Düsseldorf

389 Praktische Anwendung eines neuentwickelten Zielgerätes für die distalen
Verriegelungsbohrungen des unaufgebohrten Tibianagels (UTN) ohne
Röntgenbildverstärker
C. KRETTEK, B. KOENMANN, B. SCHANDELMAIER,
H. TSCHERNE, Hannover

390 Minimalinvasive perkutane Plattenosteosynthese über Stichinzisionen bei einer distalen supracondylären Trümmerfraktur des Femurs
C. KRETTEK, P. SCHANDELMAIER, B. KOENMANN, H. TSCHERNE, Hannover

391 Die Technik der stabilen Plattenosteosynthese am Calcaneus unter Zuhilfenahme eines medial angelegten Fixateursystemes zur indirekten Achsenreposition
E. KUNER, F. BONNAIRE, Freiburg

392 Technik des hinteren Kreuzbandersatzes über zwei Zugänge mit direkter tibialer Fixation des Transplantats
P. LOBENHOFFEN, C. LATTERMANN, T. GERICH, Hannover

393 Visualisierung von Aufbohreigenschaften verschiedener Markraumbohrsysteme mit Hilfe der Hochgeschwindigkeitskinematografie
C. MÜLLER, R. MOOR (Davos), D. WAHL (Davos), F. BAUMGART (Davos), Karlsruhe

394 Die perkutane Nahttechnik der Achillessehnenruptur mit funktioneller Nachbehandlung
H. PÄSSLER, A. BUCHGRABER, Heidelberg

395 Die antomiegerechte Rekonstruktion der vorderen Kreuzbandersatzplastik mit Patellarsehne
H. PÄSSLER, Heidelberg

396 Endoskopische Behandlung des Karpaltunnelsyndroms – 1-Portaltechnik mit palmardorsaler Spaltung
R. PREISLER, Duisburg

397 Biologische Osteosynthesen bei subtrochanteren Oberschenkeltrümmerfrakturen
H. RESCH, R. FRÖHLICH, H. BREITFUß, P. POVACZ, Salzburg

398 Verbesserung des Schockraummanagements durch interaktives Lernen am Computer
U. SCHEID, K. DRESING (Göttingen), O. BOTT, J. BERGMANN, K. M. STÜRMER (Göttingen), D. P. PRETSCHNER, Hildesheim

399 In-vivo-Untersuchungen mit einem Stoßneutralisator zur Verhinderung von hüftgelenksnahen Schenkelfrakturen bei älteren Menschen
W. WORTBERG, Lüdenscheid

G Poster

Darstellung der intraossären Vaskularisation des Os calcaneum — 400

J. ANDERMAR, H.-J. HELLING, J. KOEBKE, D. VON MALLEK, P. LANDWEHR, K. E. REHM, Köln

In dieser Untersuchung wird die intraossäre Gefäßanatomie und deren räumliche Beziehung zu den gelenktragenden Knochenabschnitten des Calcaneus beim Menschen post mortem dargestellt.

Die Arterien des menschlichen Fuß-Unterschenkelpräparates (n = 8) wurden mit einem aushärtenden Kunststoff injiziert, der mit einem Kontrastmittelzusatz (Lipidol®, bzw. $BaSO_4$) und verschiedenen Farbstoffen versetzt war. Die Präparate wurden unter Vacumextraktion in Epoxidharz eingebettet. n = 5 wurden zuvor entkalkt und mazeriert. Vom Kunststoff-Präparateblock wurde eine Angiocomputertomographie, sowie mit Hilfe einer Diamantendrahtsäge 1 mm dicke Serienschnitte zur makroskopischen Beurteilung angefertigt.

Das Os calcaneum wird von den Arterien A. tibialis posterior, A. tibialis anterior und A. fibularis mit Blut versorgt. Sie stehen extraossär über das Rete malleolare in Verbindung. Die in den Knochen eindringenden Arterien entspringen konstanten Endästen, welche untereinander anastomisieren: lateral die A. tarsalis proximalis aus der A. dorsalis pedis und die A. calcanea lateralis aus der A. fibularis. Medial lassen sich mehrere Endäste zum Calcaneus im Verlauf der A. tibialis posterior etwa in der Mitte des Tuber calcanei darstellen. In Übereinstimung mit Leboucq H. (1886) und Edward A. E. (1960) findet man intraossär, daß die Blutversorgung über den Sinus calcanei beim Erwachsenen, im Gegensatz zum Embryo, nur rudimentär ausgebildet ist. Die laterale Hälfte der posterioren Gelenkfacette und der proximale Anteil des Halses zur Facies articularis cuboidea wird von einem Ast der A. calcanea lateralis versorgt, der im Zentrum der lateralen Seite des Tuber calcaneum in den Knochen eintritt. Die übrigen anteromedialen Abschnitte des Calcaneus mit medialer Hälfte der posterioren Gelenkfacette und Sustentakulum werden aus den in die mediale Tuberfläche eintretenden Arterien versorgt. Das spongiosafreie Dreieck mit seinem Zentrum senkrecht unterhalb des Sulcus clacanei dient als intraossärer Gefäßverteiler.

1. Ein Hauptteil der Blutversorgung erfolgt über eine lateral eindringende Arterie.
2. Die Revaskulisierung der von lateral aufgerichteten Gelenkabschnitte muß hauptsächlich über die verbliebenen medialen Gefäßprovinzen erfolgen.
3. Eine Vaskularisation vom Sinus aus ist beim Erwachsenen nicht nachzuweisen.

G Poster

Aspetische Pseudarthrosen nach Femurmarknagelung – die zusätzliche Plattenosteosynthese als sicheres Therapieverfahren | 401

A. BADKE, C. EINGARTNER, M. PÜTZ, D. HÖNTZSCH, Tübingen

Aseptische Pseudarthrosen nach Femurmarknagelung sind in den meisten Fällen Folge einer nicht ausreichenden Stablität. Die Ergebnisse der zusätzliche Plattenosteosynthese sollen dargestellt werden.

Plattenosteosynthese bei Femurpseudarthrose nach Marknagelung – retrospektive Analyse.

Zwischen 1988 und 1995 wurde bei 9 Patienten mit Pseudarthrosen nach AO-Verriegelungsnagelung eine Decortication und zusätzliche Plattenosteosynthese durchgeführt. Das Durchschnittsalter der Patienten lag bei 38,3 Jahren. Die Nagelung lag zwischen 9 und 35 Monaten zurück. Es handelte sich um 7 Pseudarthrosen Typ A1 und 2 Typ A2 nach Weber. Bei einem Patienten wurde vor der Plattenosteosynthese der Verriegelungsnagel wegen Implantatbruch ausgetauscht. In einem zweiten Fall wurde eine zusätzliche autologe Spongiosaplastik erforderlich.
Postoperative Komplikationen haben wir nicht beobachtet. Alle Patienten konnten ein bis fünf Jahre nach der Operation untersucht werden. In allen Fällen war die Pseudarthrose ausgeheilt.

Die zusätzliche Plattenosteosynthese ist ein sicheres und komplikationsarmes Verfahren zur Therapie der hypertrophen Pseudarthrose bei einliegendem Femur-Marknagel.

G Poster

Daumenverlängerung nach Amputationsverletzungen mittels Metacarpale-1-Distraktion und autologem Beckenkamminterponat | 402

G. BÖHRINGER, M. SCHÄDEL-HÖPFNER, T. LEMKE, L. GOTZEN, Marburg

Schaffung eines sensiblen Widerlagers für die Langfinger nach traumatischer Amputationsverletzung des Daumens zur Restitution der Greiffunktion der Hand.

Eine totale oder subtotale Amputationsverletzung des Daumens führt zum Verlust der Greiffunktion der Hand. Ziel der chirurgischen Behandlung ist die Wiederherstellung der Greiffunktion und damit die vollständige berufliche und soziale Rehabilitation des Patienten. Die hier vorgestellte chirurgische Vorgehensweise besteht aus einer kontinuierlichen Distraktion des Metacarpale 1 mittels Minifixateur externe und anschließendem autologen Beckenkamminterponat. Anhand einer retrospektiven Studie mit eingehender Nachuntersuchung wird über die Vorgehensweise, den Verlauf und die Ergebnisse bei 21 Patienten berichtet. Das Durchschnittsalter betrug 26,5 Jahre, die Behandlungsdauer 2,4 Monate und die Anzal der Operationen 3,2. Die Akzeptanz beim Patienten war hoch, ein Behandlungsabbruch oder schwerwiegende Komplikationen waren nicht zu verzeichnen. Das funktionelle Ergebnis war gut, das Verlängerungsziel konnte in 93% der Fälle erreicht werden und nur 2 Pateinten mußten ihren Beruf wechseln.

Die Daumenverlängerung mittels Metacarpale-1-Distraktion und autologem Beckenkamminterponat zur Restitution der Greiffunktion der Hand führt zu sehr guten Ergebnissen sowohl hinsichtlich der funktionellen Wiederherstellung als auch der beruflichen und sozialen Rehabilitation der Patienten.

G Poster

Notepad-Datenfernübertragung im realen Notfalleinsatz — 403

CH. BÖLLINGER, C. NEUMANN (Regensburg), M. JAKOB (Regensburg),
M. NERLICH, (Regensburg), Passau

Zielsetzung der Studie war die Praktikabilität der Notepad-Datenfernübertragung im realen Notfalleinsatz zu untersuchen.

Notepad-Datenfernübertragung im tatsächlichen Notarzteinsatz.

Problemstellung: Die Vorteile (Zeit- und Informationsgewinn) der Notepad-Datendokumentation (elektronisches DIVI-Protokoll) und Datenfernübertragung (DFÜ, Modacom/DatexP) während des Notfalleinsatzes konnte durch eine erste Studie gezeigt werden. Die Praktikabilität des Notepads unter Realbedingungen sollte durch eine weitere Studie untersucht werden.

Methodik: Am Notfallort erfolgte neben Verrichtung der regulären Arbeit die Dateneingabe und DFÜ durch einen Rettungsassistenten. Die Daten wurden über ein angekoppeltes Funkmodem an die Zielklinik gesendet. Nach Abschluß des Notfalleinsatzes erfolgte die Protokollierung der festgehaltenden Zeiten der Dateneingabe und DFÜ.

Ergebnisse: Insgesamt wurden 53 Notfalleinsätze dokumentiert. In 52 Fällen war die Dateneingabe und DFÜ der Erstinformation (Verletzungsschwere, Intensivpflichtigkeit) innerhalb der Sichtungsphase möglich. In 1 Fall war die Erstsendung wegen laufender Reanimation erst 25 Minuten (min) nach Ankunft am Notfallort, jedoch 30 min vor Patientenankunft im Zielkrankenhaus möglich. Die ergänzende Datendokumentation und 2. DFÜ erfolgte nach Patientenversorgung im Notarztwagen. Bei lebensbedrohlichen Notfällen konnte im Durchschnitt durch die DFÜ 35,5 min vor Ankunft des Patienten das Zielkrankenhaus vorinformiert werden, durch die Rettungsleitstelle erfolgte dies 13,6 min (= Zeitgewinn von 21,9 min durch DFÜ).

1. Dateneingabe und DFÜ wichtiger Erstinformationen bereits während der Sichtungsphase möglich.
2. Notepad-Bedienung innerhalb kurzer Zeit erlernbar und somit von jedem Mitglied des Rettungsteams durchführbar.
3. Technische Weiterentwicklungen wie integriertes Funkmodem erhöhen die Praktikabilität des Notepads.

G Poster

Morbidität nach Transplantatentnahme des zentralen Patellasehnendrittels

404

E. BRÜCK, E. ZIRING, J. PETERMANN, L. GOTZEN, Marburg

Zielsetzung: Der Entnahme des mittleren Patellasehnendrittels für den Ersatz des vorderen bzw. hinteren Kreuzbandes im Rahmen von Kapselbandrekonstruktionen des Kniegelenkes wird durch die Befürworter der Semitendinosussehnenplastik eine vermehrte Morbidität im Entnahmebereich unterstellt. Im Rahmen einer retrospektiven Studie untersuchten wir zuvor unverletzte Kniegelenke nach alleiniger Entnahme des mittleren Patellasehnendrittels.

Material und Methode: Bei 20 Pateinten, bei denen für Rekonstruktionen des Kapselbandapparates das mittlere Patellarsehnendrittel der unverletzten Seite entnommen wurde, erfolgte eine Nachuntersuchung. Die Entnahme lag mindestens 1 Jahr nach der Entnahme zurück. Nachuntersuchungskriterien waren der IKDC-Score, die Bestimmung der Patellahöhe im Verlauf (Blachbourne und Peel) sowie die isokinetische Testuntersuchung (Biodex) zur Bestimmung, zum Ausschluß muskulärer Dysbalancen.

Ergebnisse: 15 der Patienten waren männlich und 5 weiblich, die Entnahme erfolgte in 9 Fällen auf der linken Seite und 11mal rechts. Das Durchschnittsalter betrug zum Zeitpunkt der Operation 29,9 Jahre (19–54). Der Zeitpunkt der Nachuntersuchung 12 bis 54 Monate nach der Entnahme (durchschnittlich 24 Monate). Die Indikation war in 7 Fällen eine erneute VKB-Ersatzplastik und in 13 Fällen ein gleichzeitiger VKB-Ersatz.

Anamnestisch berichteten 2 Patienten über ein Patellaspitzensyndrom, das sich unter konservativer Behandlung zurückbildete. Die Bestimmung der Patellahöhenindices ergab keinen signifikanten Unterschied zum präoperativen Status. Der IKDC-Score zeigte zum Zeitpunkt der Nachuntersuchung keine Veränderung. Die isokinetische Verlaufsuntersuchung bei einer Winkelgeschwindigkeit von 180°/sec zur Bestimmung der Ausdauerleistung und einer Winkelgeschwindigkeit von 60°/sec zur Ermittlung der Maximalkraft wiesen keine Muskeldysbalancen zwischen Extensoren und Flexoren auf.

Schlußfolgerung: Die Entnahme des mittleren Patellasehnendrittels auf der unverletzten Seite zur Rekonstruktion des Kapselbandapparates des Kniegelenkes bewirkt keine signifikanten Veränderungen der Patellahöhe, der Kniegelenkssituation im Scoring und des Muskelstatus.

G Poster

Low-intensity pulsed ultrasound accelerates tibia and distal radius fracture healing in smokers

405

ST. D. COOK, J. P. RYABY, H. D. HECKMAN, TH. K. KRISTIANSEN, New Orleans

The effect of smoking on healing was studied in a controlled study population.

A low-intensity ultrasound device was investigated in multi-center, prospective, randomized, double-blind and placebo-controlled clinical trials and demonstrated a statistically significant decrease in healing time for compacta bone (tibial shaft) fractures [active device 96 days, placebo device 154 days ($P < 0.0001$)] and in spongiosa bone (distal radius) fractures [active 61 days, placebo 98 days ($P < 0.0001$)]. The smoking status of the patients was documented and the data was stratified into smokers and non-smokers to assess the acceleration of healing in these groups. Statistically significant reductions in healing time for both smokers and non-smokers were observed for tibia and distal radius fractures treated with an active ultrasound device compared to a placebo control device. The healing time for a tibia fracture was reduced 41% in smokers and 26% in non-smokers with an active ultrasound device. Similarly distal radius fracture healing time was reduced by 51% in smokers and 34% in non-smokers with an active device. Treatment with the active ultrasound device also substantially reduced the incidence of tibia delayed unions in smokers and non-smokers.

The use of the active ultrasound device accelerates cortical and canellous bone fracture healing, substantially mitigates the delayed healing effects of smoking, speeds the return to normal activity and reduces the long-term complication of delayed union.

G Poster

Die Vakuumversiegelung bei Problemwunden 406

C. DOROW, H. HERRMANN, R. FRIEDEL, E. MARKGRAF, Jena

Die Weichteilschäden bei Verletzungen limitieren heutzutage im wesentlichen den Behandlungserfolg. Es soll anhand der eigenen bisher behandelten Patienten eine Bewertung des Verfahrens vorgenommen werden. Es wird zur Indikation, Technik der Anwendung und Problemen Stellung bezogen.

Methode: Die Vakuumversiegelung wird als geschlossene Wundheilung im feuchten Milieu durch einen Polyvinylalkoholschaum, der durch eine atmungsaktive Polyurethanfolie bedeckt wird, unter Sog durchgeführt. Ein sicheres Vakuum ist bei dieser Methode notwendig. Ein Zusammenbrechen der Sogwirkung macht eine Revision notwendig.

Material: Von 4/94 bis 12/95 wurde die Versiegelung bei 27 Patienten angewandt, bei denen andere Hautersatzmaterialien nicht angewandt werden konnten oder keine Konsolidierung der Weichteile erreicht werden konnte. Hauptindikationen stellten Frakturen mit höhergradigen Weichteilschäden (44%) und Wundheilungsstörungen (29%) dar. Die Anwendungslokalisation betraf im überwiegenden Teil der Unterschenkel (66%).
Als definitive Wundverschlußformen wurden hauptsächlich freie und gestielte myocutane Lappen, Spalthautplastiken und Sekundärnähte angewandt. Bis zur Konsolidierung des Wundgrundes waren 2–5, im Mittel 3, Wechsel in Abständen von 3–8 Tagen notwendig.
Die Sogwirkung konnte in der Mehrzahl der Fälle nur durch eine Pumpe aufrechterhalten werden. Bei 2 Patienten mit potentiell infizierten Wunden mußte die Vakuumbehandlung unterbrochen werden (Beispiele und Methoden werden gezeigt). Unter dem Vakuum waren bei regelrechter Funktion bei allen Patienten gute frische Granulationen zu erzielen.

Die Vakuumversiegelung bietet für Problemwunden neue Behandlungskonzepte an. Vorteile sind durch die Stimulation der Wundheilung, der sicheren Keimbarriere und der Möglichkeit der Sicherstellung von Wunden über einen längeren Zeitraum gegeben.

G Poster

Der aktuelle Stellenwert des Tourniquets in der Unfallchirurgie. Was ist gesichert? Worin liegt die Zukunft? | 407

B. EVERS, H. GERNGROß, Ulm

Ziel dieses Posters ist es, einen aktuellen Überblick über die Bedeutung des pneumatischen Tourniquets in der Unfallchirurgie zu vermitteln, wobei relevante Erkenntnisse über Ischämietoleranzzeit, Höhe des Tourniquetdruckes, pathophysiolgische Aspekte der Muskelischämie sowie Reperfusion, tourniquetbedingte Komplikationen und mögliche Auswirkungen auf die postoperative Rehabilitationsphase dargestellt werden.

Die Anwendung des 1904 von H. Cushing erstmals eingesetzten pneumatischen Tourniquets zur Erzeugung von Blutleere oder -sperre stellt seitdem einen essentiellen Bestandteil in der Chirurgie vorwiegend für handchirurgische bzw. mikrochirurgisch-rekonstruktive Eingriffe, für Osteosynthesen, Arhtroskopien etc. dar. Trotz dieses hohen Stellenwertes sind bis heute weder die gesicherte Ischämietoleranzzeit noch der am besten geeignete Tourniquetdruck, die genauen pathophysiologischen Hintergründe oder konkrete klinikrelevante, mittelfristige Komplikationen geklärt.

Die Angaben zur maximalen Ischämietoleranz der Skelettmuskulatur variieren von 60 bis zu über 180 Minuten, die sich nach 5–15minütiger Reperfusionsphase noch um eine weitere Stunde ausdehnen läßt. Inwiefern „preconditioning" (vorherige, repetitive Phasen kurzzeitiger Ischämie) zu einer weiteren Ausdehnung führen können, ist gegenwärtig noch nicht absehbar. Hinsichtlich des Tourniquetdruckes sind oftmals deutlich geringere Werte erforderlich, um eine adäquate Blutstillung zu erreichen, als allgemein angenommen wird. So werden je nach Blutdruck des Patienten Tourniquetdruckwerte am Oberarm von 190–230 mm Hg, am Oberschenkel von 230–300 mm Hg empfohlen.

Als die entscheidenden pathophysiologischen Prozesse während des tourniquetinduzierten Skelettmuskelischämie und der darauffolgenden Reperfusion werden intrazellulärer Calciumanstieg, Auftreten freier Radikale sowie Störungen des Arachnoidonsäurestoffwechsels angesehen. Pharmakologische Ansätze (Calciumantagonisten „scavenger" etc.) zur Protektion zeigten bisher allerdings im Gegensatz zur Ischämiebelastung anderer Gewebe im Bereich der Skelettmuskulatur nur geringe Wirkung.

Neurovaskuläre Komplikationen bis hin zum Verlust der Extremität können durch ungenügende Polsterung, zu lange Ischämiedauer, zu hohen Tourniquetdruck oder übersehende Kontraindikationen entstehen. Erst Anfang der 90er Jahre gewann man die Erkenntnis, daß das Ausmaß des muskulären Schadens direkt unter dem Tourniquet deutlich höher als distal davon ist. Ob die Verwendung des Tourniquets zu einer verzögerten postoperativen Rehabilitation führt, wird zur Zeit noch sehr kontrovers diskutiert.

Schlußfolgerungen: Da trotz über 90 Jahre klinische Erfahrung mit dem pneumatischen Tourniquet nachwievor Unklarheit über die noch als sicher zu bezeichnende Ischämiedauer sowie mögliche Komplikationen besteht, sind ein sorgfältiger Umgang, insbesondere die Wahl niedriger Druckwerte und Vermeidung unnötiger Ischämiezeit unabdingbar. Weitere größere, prospektive Studien sind vor allem zur Evaluierung postoperativer Funktionsstörungen erforderlich.

G Poster

Langzeitergebnisse der differenzierten Behandlung von 137 kindlichen Oberschenkelschaftbrüchen

408

CH. FELD, J. LÖMKER, J. SCHMITT, L. GOTZEN, Marburg

Die Behandlung der kindlichen Femurschaftfraktur ist seit Jahren Thema kontoverser Diskussionen (von Laer 1993), insbesondere, nachdem die elastisch stabile Markraumschienung auch im deutschen Sprachraum an Bedeutung gewann. Ziel dieser Untersuchung ist die Beantwortung der Frage, ob die operative Therapie (Plattenosteosynthese, Fixateur externe) der konservativen Therapie (Weberbock, Overheadextension, primärer Beckenbeingips) hinsichtlich spätere Fehlstellungen langfristig überlegen ist.

Zur Beantwortung dieser Frage und damit zur exakten Messung von Längen-, Achs- und Rotationsfehlern gab es bislang weder ein geeignetes strahlenfreies Verfahren noch ein ausreichend großes und auch nachuntersuchtes Krankengut. Seit Mitte 1995 stand uns nun erstmals eine standardisierte strahlenfreie Messung von Fehlstellungen des Femur mit Hilfe des MRT zur Verfügung.

Wir überblicken außerdem aus 11 Jahren (0.01.1985–31.12.1995) ein Krankengut von 137 Oberschenkelschaftbrüchen bei 135 Kindern bis zum 14. Lebensjahr (Durchschnittsalter 6 Jahre). Von diesen 135 Kindern waren 29 mehrfachverletzt und 12 Kinder polytraumatisiert. 2 Kinder hatten eine beidseitige Oberschenkelschaftfraktur erlitten. Bei also 137 Femurschaftfrakturen handelte es sich um 118 A-Frakturen nach AO, 13 B und 6 C-Frakturen. Die primäre Behandlung erfolgte bei 89 Frakturen konservativ (Weberbock 39, Overhead 28, primärer Beckenbeingips 22) und bei 48 Frakturen operativ (Plattenosteosynthese 30, Monofixateur 18). Von 135 Kindern mußten 12 vorab von einer kernspintomographischen Nachuntersuchung ausgeschlossen werden, da diese noch zu jung (< 3 Lj.) und damit zu unruhig für eine solche Untersuchung sind. 2 weitere Kinder verstarben (Todesursache unabhängig von der Ursache der Oberschenkelschaftfraktur) und bei 2 Kindern war die Behandlung noch nicht abgeschlossen („drop-out" betrug somit 16 von 135 Kindern).

In einer vor der zuständigen Ethikkommission genehmigten prospektiven Verlaufsstudie konnten bislang 72 Kinder klinisch und kernspintomographisch 6,3 Jahre nach dem Unfallereignis untersucht werden. Die Prüfung der Hypothese (s. Zielsetzung, Signifikanzniveau $p = 0,05$) erfolgte für Varus- und Valgusfehlstellungen durch den Chi-Quadrattest, bei der Längendifferenz durch den t-Test (einseitig) und bei der Prüfung der Rotationsfehler ebenfalls durch den t-Test (zweiseitig).

Zwischen operativ und konservativ behandelten kindlichen Oberschenkelschaftbrüchen konnte bezüglich Varus- und Valgusfehlstellungen kein signifikanter Unterschied ($p = 0,235$) gefunden werden. Auch bei Rotationsfehlern fand sich zwischen beiden Gruppen kein signifikanter Unterschied ($p = 0,831$). Bei der Längendifferenz fand sich zwar kein eindeutig signifikanter Unterschied ($p = 0,077$), aber es besteht hier ein Trend zu vermehrtem Längenwachstum nach konservativer Behandlung. Bei der gleichzeitigen Befragung im Hinblick auf Behandlungskomfort und Zufriedenheit wurde die Weberbockbehandlung sowohl von Kindern selbst, als auch von den Eltern eindeutig abgelehnt.

Bei einer differenzierten Behandlung der kindlichen Oberschenkelschaftbrüche werden sowohl mit konservativen als auch mit den bisherigen operativen Verfahren gute Langzeitergebnisse erzielt. Die elastisch stabile Markraumschienung muß sich an diesen Ergebnissen messen lassen. Bei der Indikation für ein Verfahren sollte nicht nur das Alter des Kindes und der Frakturtyp, sondern auch der Behandlungskomfort und der kurze stationäre Aufenthalt mehr als bislang berücksichtigt werden.

G Poster

Mastzellaktivierung als Indikator einer neuroendokrin-immunologischen Aktivierung bei Osteosynthesen an den Extremitäten? — 409

CH. FELD, M. KÜNNEKE, H. GÖRICKE, I. CELIK, L. GOTZEN, W. LORENZ, Marburg

Es ist bisher ungeklärt, ob umschriebene chirurgische Manipulationen in der Extremitätenchirurgie systemische Histaminfreisetzung als Ausdruck einer massiven Stimulation von Mastzellen verursachen können. Deshalb untersuchten wir zwei Fragen: 1) Gibt es im Knochen Mastzellen? 2) Kommt es bei Osteosynthesen zu systemischen Histaminfreisetzungen als Ausdruck einer neuroendokrin-immunologischen Aktivierung?

Die Stimulierung von Nociceptoren führt über eine Substance-P-Produktion zur Aktivierung von Mastzellen, die präformiertes Histamin freisetzen. Parallel hierzu produzieren diese Zellen potente Entzündungsmediatoren wie TNF-alpha. Deshalb sind Mastzellen eine wichtige Schaltstelle im neurokrin-immunologischen System. Eine unnötige Aktivierung dieses Systems ist bei vielen unfallchirurgischen Patienten unbedingt zu vermeiden (Polytrauma, alte Patienten). Eine systemische Histaminfreisetzung konnte in einer kontrollierten randomisierten Studie bei über 40% der Patienten in der präoperativen Phase nachgewiesen werden. Klinische Studien zur Histaminfreisetzung durch chirurgische Maßnahmen liegen bisher nicht vor.

Methode: 1. Studie: Bei 26 unfallchirurgischen Patienten (medianes Alter 51 (20–94)) wurden insgesamt 61 Proben aus Frakturhämatom (N = 7), Kortikalis (N = 23), Periost (N = 6) und Spongiosa (N = 17) gewonnen. Nach sofortigem Gefrieren in flüssigem N_2 erfolgte eine Zerkleinerung in einer Kugelmühle und eine Histaminbestimmung nach der flurometrischen Methode. 2. Studie: Bei 20 Patienten (medianes Alter 69 (21–92) Jahre, Intubationsnarkose), die sich einer Osteosynthese einer Extremität unterzogen, wurde zu drei Zeitpunkten eine Blutprobe zur flurometrischen Histaminbestimmung gewonnen: Unmittelbar vor Hautschnitt, nach Präparation der Weichteile, nach dem Einbringen des ersten Drahtes, bzw. der ersten Schraube. Die mediane Zeitspanne zwischen den beiden letzten Abnahmen war 6 min (2–15 min).

Ergebnisse: 1. Studie: Das Frakturhämatom hatte einen Histamingehalt von $0{,}38 \pm 0{,}39$ µg/g (Mittelwert ± STD), dies entspricht dem Histamingehalt von Vollblut. Die Histamingehalte von Kortikalis und Spongiosa waren hiervon nicht signifikant verschieden. Deutlich erhöht waren die Histamingehalte von Periost ($7{,}2 \pm 6{,}2$ µg/g) und Kallus ($6{,}5 \pm 4m3$ µg/g) ($p > 0{,}05$, Student-Newman-Keuls-Test). 2. Studie: 14 von 20 Patienten hatten wenigstens einmal während der OP einen erhöhten Plasmahistaminspiegel ($> 0{,}5$ ng/ml). Der Plasmahistaminspiegel vor dem Hautschnitt war 0,4 (0,1–1,2) ng/ml (Median/Range), nach der Weichteilpräparation 0,52 (0,05–1,7) ng/ml und nach der Knochenmanipulation 0,49 (0,13–2,34) ng/ml. Bei 4/20 Patienten verursachte die Manipulation eine Histaminfreisetzung (Median 1,25 (0,2–2,1) ng/ml).

Periost und neugebildetes Knochengewebe haben einen Histamingehalt vergleichbar mit dem von Herz, Milz und Leber. Bei einer Tierstudie wurde eine Histaminfreisetzung durch Kauterisation an der Leber bei 5/15 Tieren beschrieben, dieser Befund korrespondiert sehr gut mit unserer klinischen Beobachtung. Die chirurgische Manipulation am Knochengewebe kann eine systemische Histaminfreisetzung auslösen, die auf eine vermehrte Aktivierung des inflammatorischen Systems hindeutet. Dies könnte das Risiko der Entwicklung eines SIRS erhöhen.

G Poster

Acetabulumfrakturen im höheren Lebensalter – ein frakturmorphologisch unabhängiges Vorgehen

410

CH. FELD, F. BAUMGAERTEL, J. PETERMANN, L. GOTZEN, Marburg

Unbehandelt führen dislozierte Acetabulumfrakturen früher oder später zu einer posttraumatischen Arthrose des Hüftgelenkes. Bei älteren Menschen ist das Ziel der Behandlung die Wiederherstellung der Funktion eines Hüftgelenkes.

Die Osteosyntheseindikation ist relativ. Ausgehend von der Prämisse, daß stets ein Eingriff für den älteren Patienten mit der geringst möglichen Traumatisierung gewählt wird und eine zumutbare Rehabilitation möglich ist, ist die primäre Implantation eines alloplastischen Gelenkersatzes nach Acetabulumfraktur bei Patienten mit schon arthrotisch degeneriertem Knorpel eine Alternative. Sie ist den großen lateralen und dorsalen Acetabulumrekonstruktionen vorzuziehen und bietet alle Rehabilitationsvorteile eines Gelenkersatzes. Voraussetzung für die Implantation einer Prothese ist eine intakte Verbindung zwischen Ilium und cranialem Pfannendach. Bei einem Gesamtkollektiv von 110 Patienten mit Acetabulumfrakturen in einem Zeitraum von 6 Jahren waren 34 Patienten älter als 60 Jahre. Davon erhielten 16 Patienten einen primären totalendoprothetischen Hüftgelenksersatz nach Pfannenaufbau. Das Ergebnis der Hüftfunktion wurde nach dem Schema von Merle d'Aubigné bewertet. Es zeigten sich überwiegend gute Ergebnisse der Hüftgelenksfunktionen. Eine tödliche Lungenembolie nach massiver Beckenvenenthrombose gehörte zu den Komplikationen.

Der alloplastische Gelenkersatz ist beim älteren Patienten dann als Alternative anzusehen, wenn er den kleineren Eingriff darstellt und die besseren Rehabilitationsmöglichkeiten bietet.

Ein neues standardisiertes und strahlungsfreies Verfahren zur Bestimmung von Längen-, Achs- und Rotationsfehlern am Femur mit Hilfe des MRT

CH. FELD, J. SCHMITT, J. ZELDER, L. GOTZEN, Marburg

Die Messung von Fehlstellungen an langen Röhrenknochen, insbesondere am Femur, ist ein wichtiger Bestandteil der Untersuchung des Bewegungsapparates in der prä- und postoperativen Diagnostik. Es steht bislang kein strahlungsfreies und weitgehend untersuchungsunabhängiges Verfahren mit ausreichender Genauigkeit trotz einzelner Mitteilungen zur Sonographie zur Verfügung. Es soll mit Hilfe des MRT ein standardisiertes Verfahren zur Längen-, Achs- und Rotationsmessung am Femur in einem Untersuchungsgang implementiert werden.

Es wurde deshalb zunächst an 2 freiwilligen Probanden die im CT seit Jahren anerkannte Methode der Längen- und Rotationsmessung (Aitken 1985, Wissing 1993, Waidelich 1992) auf das MRT übertragen. Zusätzlich wurde eine rechnergestützte Methode zur Bestimmung des CCD-Winkels, von Varus-, Valgus-, Ante- und Rekurvationsfehlern generiert. An weiteren 20 Probanden wurde dann durch 2 unabhängige Untersucher eine vergleichende MRT-Untersuchung mit 2 verschiedenen Vorgehensweisen getestet.

Die erste, schnellere Methode diente hierbei als Screeningmethode und wurde bei allen Testpersonen eingesetzt, die zweite, genauere, wurde nur nach Auffälligkeiten bei der Anwendung der ersten Methode eingesetzt, da diese eine längere Untersuchungszeit (ca. 30 min) erfordert. Bei der Wahl der Untersuchungssequenz wurden beide Methoden im Hinblick auf eine kurze Untersuchungszeit optimiert; es kamen also kurze Relaxationszeiten bei einer Aquisition pro Sequenz zur Anwendung. Eine Kontrastmittelgabe war für keine der beiden Untersuchungsmethoden erforderlich. Die Untersuchung der Probanden erfolgte mit einem handelsüblichen Magnetresonanztomographen (Magnetom Impact, 1 Tesla, Fa. Siemens Erlangen). Alle Sequenzen wurden mit der stationären Ganzkörperspule angefertigt. Die Auswertung und Bemaßung der Bilder wurde an der Konsole des MRT durchgeführt. Die Speicherung erfolgte auf magnetooptischen Platten. Zur Dokumentation wurden die relevanten Schichten mitsamt der eingezeichneten Winkel über einen Laserdrucker auf Röntgenfilm belichtet. Die Lagerung der Patienten erfolgte in Rückenlage mit den Füßen voran, so daß die Oberschenkel im Isozentrum des Magneten zu liegen kamen und der Kopf des Probanden sich in der Nähe der Öffnung des MRT-Magneten befand. Neben einer besseren Überwachbarkeit des Wohlbefindens des Patienten durch den Untersucher sorgt diese Art der Lagerung auch für eine Verminderung der Claustrophobiegefahr. Die Gesamtuntersuchungsdauer bei der Screeningmethode betrug für jeden Patienten inclusive Lagerung ca. 20 Minuten, wobei jede einzelne Sequenz ca. 2,5 Minuten in Anspruch nahm. Die Meßunterschiede zwischen den beiden Untersuchern lagen durchschnittlich für die Längenmessung bei ± 2 mm, für die Winkelbestimmung bei ± 1,5°. Dies entspricht auch den Fehlerberechnungen der CT-Methode und dem bereits vorliegenden kernspintomographischen Verfahren zur Bestimmung der Antetorsion des Femur (Krettek 1994, Meissner 1994, Schneider 1995). Beide beschriebenen Methoden erwiesen sich als einfach, schnell und gut reproduzierbar. Bei den Probanden bestand eine hohe Akzeptanz bezüglich der Teilnahme an einer strahlungsfreien Untersuchung, die deshalb auch im klinischen Alltag bei Patienten und bei Reihenuntersuchungen insbesondere von Kindern erwartet werden kann. Probleme der Messung treten auf bei Femurlängen größer 50 cm (entspricht einer Körpergröße ab 2,05 m). Nicht möglich ist die Untersuchung bei Kindern bis zum 3. Lebensjahr und bei Patienten mit Claustrophobie. Metallimplantate stellen mittlerweile keine Kontraindikation zur MRT-Messung dar.

Die kernspintomographische Messung unterliegt geringen Einschränkungen bezüglich der Exaktheit der Messung (Lageabhängigkeit, Meßfehler, Reproduzierbarkeit) wie die CT-Untersuchung, ist aber im Gegensatz zum CT ein ideales, da strahlenfreies Verfahren.

G Poster

Nachweis differentieller Genexpression in Knochenzellen unter dem Einfluß von Steroidhormonen | 412

H. FINKEMEIER, M. SCHNABEL, L. GOTZEN, J. SCHLEGEL, Marburg

Identifikation von unterschiedlichen Genexpressionen an einer etablierten Knochenzellinie nach Kortikoidstimulation mit einer Polymerasekettenreaktion-Screening-Methode.

Einleitung: Veränderungen im Knochenstoffwechsel, wie sie im Rahmen regenerativer und degenerativer Prozesse auftreten, gehen zwangsläufig mit einer veränderten Genexpression der an diesen Vorgängen beteiligten Zellen einher. Die genaue Kenntnis der biologischen Abläufe derartiger Stoffwechselveränderungen trägt dazu bei, physiologische und pathophysiologische Mechanismen zu verstehen und therapeutische Ansätze zu entwickeln. Mit molekularbiologischen Methoden ist es gelungen, einige der beteiligten Faktoren zu identifizieren. Mittlerweile stehen verbesserte Screeningverfahren zur systematischen Suche nach Änderungen der Genexpression zur Verfügung, die die Möglichkeiten der Polymerasekettenreaktion (PCR) ausnutzen; wie z.B. die RNA-arbitrarily-primed-PCR (RAP-PCR).

Methoden: Zur Etablierung der Methode wurde die humane Knochenzellinie Saos-2 eingesetzt, die als anerkanntes Modellsystem zur Osteoblastendifferenzierung gilt. Die Zellen wurden mit Glucocorticoiden (Methylprednisolon und Dexamethason) stimuliert. Die RNA wurde aus den stimulierten und unbehandelten Kontrollzellen extrahiert, mit reverser Transkriptase in cDNA umgeschrieben und dann mit der PCR amplifiziert. Unter niedrigen Stringenzbedingungen erfolgte zunächst eine unspezifische Hybridisierung (sog. arbitrarily primed PCR). Anschließend erfolgte unter hohen Stringenzbedingungen die spezifische Amplifikation der Fragmente, die in einer Polyacrylamidelektrophorese als DNA-Fingerabdruck nicht radioaktiv dargestellt wurden. Die unterschiedlichen Bandenmuster entsprachen der veränderten Genexpression. Die jeweiligen Fragmente wurden isoliert, subkloniert, sequenziert und über die Gendatenbank des National Institut of Health teilweise identifiziert.

Ergebnisse: Anhand eines standardisierten Knochenzellmodells wurde eine bisher nicht an Knochenzellen angewandte Untersuchungsmethode (RAP-CPR) zur Identifikation der differentiellen Genexpression etabliert. Durch die Stimulation mit Glucocorticoiden konnte so eine deutlich veränderte Genexpression nachgewiesen werden.

Zusammenfassend ist die Methode zum Nachweis einer veränderten Genexpression an Knochenzellen geeignet. Weitere Untersuchungen zum Knochenstoffwechsel unter variablen Bedingungen sind mit dieser Methode möglich. Die identifizierten Unterschiede im Knochenstoffwechsel bieten in weiteren Studien die Möglichkeit alternative therapeutische Ansätze zu entwickeln.

The Acceleration of Fracture Healing with Specific Pulsed Low-Intensity Ultrasound

413

V. H. FRANKEL, New York

Fresh fractures, delayed unions and recalcitrant pseudarthroses with accelerated healing using pulsed low-intensity non-thermal ultrasound.

Pulsed, specifically programmed, low-intensity non-thermal ultrasound has previously been used successfully clinically in delayed unions and pseudarthroses by Xavier and Duarte and by Choffie and Duarte. Heckman and Kristiansen reported on prospective, randomized, multi-center, double-blind and placebo-controlled clinical studies in fresh cortical (tibial diaphysis) and cancellous (distal radius) fractures and demonstrated a significant 38% acceleration in the time to a healed fracture ($P < 0.001$). Clinical results in over 700 completed cases including delayed unions and pseudarthroses indicate an overall healing rate of 93%, an average healing time of 3.3 months with average fracture age of over 6 months. The results of the first fracture cases treated by the author with low-intensity ultrasound are presented. The 6 males and 4 females had an average age of 48 years with 73 for the oldest and 29 for the youngest. Included were two non-unions of 5 year and 3 year duration, two delayed unions and five fresh fractures and a leg lengthening procedure in the femoral shaft by the Ilizarov technique. Three fractures were in the distal tibia, one was a tibia and fibula fracture, four were in the femur and one was a clavicle fracture. The low-intensity (30 mW/cm^2) ultrasound therapy was applied at home for one 20 minute treatment per day. All fresh fractures healed faster than the normally expected time. One open severely comminuted distal tibia fracture healed in less than two months. Two patients had fractures through the greater trochanter and adjacent femur post successful total hip arthroplasty. The SAFHS therapy accelerated healing so that open reduction and wire fixation was avoided. Both patients then had a continued successful healing of their total hip replacement. The leg lengthening procedure used an IM rod with Ilizarov fixator for lengthening. The fixator was removed immediately post four cm lengthening and locking screws were inserted in the rod. SAFHS low-intensity ultrasound was applied within 16 days of the second procedure. The patient healed completely with abundant callus in only two months in contrast to the normally expected 5–6 months.

These results indicate that low-intensity ultrasound can shorten healing time in fresh fractures and can be effective as an alternative to surgery in both fractures and recalcitrant non-unions of fractures.

G Poster

Kasuistik einer Oberschenkelamputation beim Kind — 414

R. FRIEDEL, E. MARKGRAF, F. MOHR, M. BONDARTSCHUK, TH. BEIER, CH. MEYER, St. HEIN, Jena

Bei schwierigen Amputationsverletzungen der unteren Extremität ist ein langwieriger Rekonstruktionsversuch in aller Regel der primären Amputation unterlegen. Trotz dieser allgemein anerkannten Auffassung sollte man insbesondere bei Kindern bei isolierten Amputationsverletzungen eine Replantation ins Auge fassen.

Wir möchten dieses Vorgehen bei einem 12jährigen Jungen mit einer beidseitigen Amputation der unteren Extremität demonstrieren. Der Junge erlitt am 13.03.96 13.30 Uhr beim Aufspringen auf einen Zug eine Amputationsverletzung des rechten Oberschenkels und des linken Unterschenkels mit schwerem Weichteilschaden und Oberschenkelfraktur. Zusätzlich bestand eine Symphysensprengung des Beckens. Nach optimaler Rettungskette konnte nach 2 Stunden mit der Operation begonnen werden. Weitere Verletzungen bestanden nicht, so daß die Indikation zur Replantation des rechten Oberschenkels gestellt wurde. Der nachamputierte linke Unterschenkel wurde zur Ersatzteilgewinnung (Veneninterponate) verwendet und durch ein 2. Operationsteam versorgt. Die Revaskularisation erfolgte über lange Veneninterponate (A. femoralis, V. femoralis, V. saphena magna). Postoperativ erfolgte in 2–3 tägigen Abständen ein radikales Debridement der sekundär nekrotischen Muskulatur. Die freiliegenden Veneninterponate mußten nach 15 Tagen mit einem freien Latissimus dorsi-Lappen gedeckt werden. Der Gefäßanschluß war über die Veneninterponate End zu Seit möglich. Nach insgesamt 21 nachfolgenden Eingriffen zur Weichteildeckung wird das Kind mit einer Orthese rechts und einer Oberschenkelprothese links mobilisiert. Das replantierte Bein kann bereits angehoben werden. Als weiterer funktionsverbessernder Eingriff ist die Nerveninterpositionsplastik des N. ischiadicus geplant.

Zementfreie Revisionsprothetik in komplizierten Fällen – auch beim älteren Menschen

TH. FRIESS, F. ALBRECHT, Andernach

Anhand von Fallbeispielen wird exemplarisch gezeigt, daß die zementfreie Revisionsprothetik der Hüfte (Wagner-Prothese) auch in komplizierten Fällen wie Infektrevisionen und in fortgeschrittenem Lebensalter mit Erfolg angewendet werden kann.

Fallbeispiele – dokumentiert mit Röntgenaufnahmen:

A. 74jährige Patienten, TEP linke Hüfte zementiert vor 16 Jahren. Jetzt Femurschaftfraktur bei vorbestehender Prothesenlockerung. Implantation einer 305 mm Wagner-Langschaftrevisionsprothese unzementiert, Pfannendachplastik und Zementpfanne. Vollbelastung bei knöcherner Remodellation des proximalen Femur nach 6 Monaten.

B. 82jährige Patientin, TEP linke Hüfte zementiert vor 15 Jahren. Bei Schaftlockerung anderenorts Versuch der operativen Prothesenverklemmung. Jetzt Femurfraktur bei gelockertem Prothesenschaft. Implantation einer 305 mm Wagner-Langschaftrevisionsprothese, unzementiert. Vollbelastung bei knöcherner Remodellation nach 6 Monaten.

C. 58jähriger Patient, TEP rechte Hüfte zementiert wegen Schenkelhalsfraktur mit Revisionen wegen Luxation vor 1 Jahr. Jetzt tiefer Infekt. Explantation von Pfanne und Schaft. Zweizeitige Implantation – nach wiederholter Weichteilrevision – einer 265 mm unzementierten Wagner-Langschaftrevisionsprothese mit unzementierter Pfanne 4 Wochen nach Prothesenausbau.

Überbrückung langstreckiger Defektsituation, zementfreie Prothesenverankerung mit Remodellierung des Knochens – Vorteile der dargestellten Revisionsprothetik, die auch beim alten Patienten und besonders komplizierten Fällen wie Infektsituationen zum Tragen kommen.

Mechanische Prüfung des Torsionsverhaltens verschiedener intramedullärer Implantate

416

R. H. GAHR, D. LÖHN, W. GÖLLNITZ, Leipzig

Verschiedene intramedulläre Implantate sollen auf ihr Verhalten unter Belastung geprüft werden.

Insgesamt 12 Leichenfemura wurden mit folgenden Implantaten instrumentiert:
1. UFN mit Spiralplatte
2. kurzer Gammanagel
3. langer Gammanagel
4. classic nail

Die Femura der Gegenseite dienten als Kontrollgruppen. Es wurden Torsionsbelastungen bei unterschiedlichen Instabilitätszuständen durch per- und subtrochantere Osteotomie sowie bei distal statischer und dynamischer Verriegelung gemessen. Die Steifigkeit und die Längenänderung wurde bei unterschiedlichen Torsionswinkeln und verschiedenen Vorlasten technisch erfaßt. Bei Außenrotationsprüfung ist es zu einer Längenzunahme bzw. zum Auftreten einer positiven axialen Kraft gekommen. Bei Innenrotation ist es zu einer Verkürzung bzw. negativen axialen Kraft gekommen. Kurzer Gammanagel und classic nail zeigten eine höhere Steifigkeit als langer Gammanagel und UFN. Zwischen kurzem Gammanagel und classic nail traten keine signifikanten Unterschiede auf. Der lange Gammanagel erwies sich als rotationsstabiler als der UFN.

Anhand dieser technischen Prüfungen konnte das aus dem klinischen Alltag vermutete Belastungsverhalten der aufgeführten Implantate nachvollzogen werden.

G Poster

Erste Erfahrungen mit dem modularen Fixateur externe System bei der Versorgung von Beckenfrakturen

R. H. GAHR, U. SOCHA, L. ARENS, Leipzig

Darstellung der Anwendungsmöglichkeiten eines neuen, modularen Fixateursystems.

Im Rahmen der early starter Phase von 6/95 bis 12/95 wurden 11 Beckenfrakturen unterschiedlicher Klassifikation mit dem neuen Hoffmann II Fixateur externe System versorgt. Das System ermöglicht individualisierte Rahmenfixationen entsprechend der Verletzungsmuster und läßt sekundäre Korrekturmöglichkeiten zu. In den vorgestellten Fällen konnte jeweils unmittelbare Lagerungs- und Bewegungsstabilität erreicht werden. Die Mobilisation erfolgte frakturabhängig zwischen dem 1. und 20. Tag postoperativ. Eine Ausheilung in guter Stellung wurde in allen Fällen zeitgerecht erreicht. Die Fixateurentfernung erfolgte ambulant.

Der Einsatz neuer modularer Fixateur externe Systeme erlaubt in größerer Indikationsbreite als bisher die Ausbehandlung differenzierter Beckenverletzungen.

Der Kinderunfall in Thüringen – eine epidemiologische Studie im Wandel der gesellschaftlichen Verhältnisse

418

S. GIGGEL, CH. STROH, TH. BEIER, Jena

In der vorgetragenen Arbeit werden die verletzungsbedingten stationären Behandlungsfälle einer chirurgischen Abteilung von Kindern im Alter von 0–16 Jahren in den Jahren 1985 und 1995 auf Unfallursache, Verletzungsausmaß, sozialen Rahmen des Unfalls bzw. Aufsichtspflicht und erforderliche therapeutische Konsequenzen analysiert und verglichen. Beide Jahrgänge repräsentieren exemplarisch differente gesellschaftliche Systeme durch den Wandel der politischen Verhältnisse in dieser Zeit.

Der Anteil der unfallverletzten Kinder an der Gesamtzahl der stationär behandelten Patienten unterscheidet sich mit rund einem Drittel nicht. Unverändert ist auch die Geschlechtsverteilung (m:w = 3:2).
In beiden untersuchten Jahren treten die Unfälle überwiegend (über 80%) im Verantwortungs- und Aufsichtsbereich der Eltern auf.
Verändert haben sich die Unfallursachen: Die Zahl der thermisch verletzten Kinder hat deutlich abgenommen (26/12). Zugenommen haben die Opfer von tätlichen Auseinandersetzungen untereinander (0/9). Eine wichtige Unfallquelle ist in beiden analysierten Jahren das Kind als Teilnehmer im Straßenverkehr (65/75). Hauptsächlich behandelte Verletzungen waren Frakturen der Extremitäten und Schädel-Hirn-Traumen. Der Anteil operativ behandelter Verletzungen ist im Vergleich der beiden Jahre unverändert 16% geblieben. In beiden verglichenen Jahren verstarb kein Kind an den Folgen eines Unfalls.

Aus der Analyse der traumatisch geschädigten Kinder wird deutlich, daß es gewisse Tendenzen im Wandel der Unfallursachen gibt. Von großer Bedeutung ist auch in der Zukunft die Unfallprophylaxe und kindgerechte, altersbezogene Aufklärung über Unfallursachen.

Ein medizinisches Projekt in Afrika. Austauschprogramm Jena/Zomba, Malawi

S. GOLDHAHN, J. GOLDHAHN, H. MOTHES, O. BACH (Zomba),
E. MARKGRAF, Jena / Zomba, Malawi

Seit November 1995 arbeitet Dr. Olaf Bach, Mitarbeiter der Klinik für Unfallchirurgie der Friedrich-Schiller-Universität Jena, im Rahmen eines Entwicklungshilfeprogramms der CIM in einem Distriktkrankenhaus in Zomba, Malawi. Für die 70.000 Einwohner von Zomba und weitere 650.000 Menschen im umliegenden Gebiet stellt das Zomba Central Hospital die einzige Möglichkeit umfassender medizinischer Versorgung dar, so daß die 326 Krankenhausbetten durchschnittlich mit 600 Patienten belegt sind. Für die 120 Betten der chirurgisch-orthopädischen Abteilung stehen Dr. Bach als Chefarzt, sechs medical officer und zehn Schwestern zur medizinischen Betreuung zur Verfügung. Das Krankengut umfaßt das komplette Spektrum der Chirurgie und Orthopädie mit besonderen Schwerpunkten in der Proktologie, Urologie und septischen Chirurgie, chirurgische Interventionen bei tropenmedizinischen Erkrankungen und Tuberkulose sowie die Behandlung von Osteomyelitiden. Die katastrophalen materiellen, personellen, operationstechnischen und hygienischen Bedingungen zwingen zu anderen Therapiekonzepten und Überlegungen zur Verbesserung der Krankenversorgung. So muß auf Grund hoher perioperativer Mortalität, Fehlen einer Intensivstation, stark limitierter medikamentöser Therapie und einer postoperativen Infektionsrate von 50-60% die Indikation zur operativen Versorgung viel enger gestellt werden. Außerdem gilt es, obengenannte Bedingungen schrittweise zu verbessern. Aus diesem Grunde wurde im Februar 1996 in Jena ein Verein zur Unterstützung der Arbeit am Zomba Central Hospital gegründet, der Zomba Hospital Project e.V. Ausgehend von der konkreten Arbeit vor Ort basiert die Arbeit des Vereins auf drei Säulen: Information, Fortbildung und materielle Unterstützung. In Kliniken und in der übrigen Bevölkerung soll Verständnis und Einsicht in die Probleme eines afrikanischen Krankenhauses gefördert werden, zur Verbesserung der Ausbildung des afrikanischen Personals findet ein Personalaustausch statt und genau definierte Mängel sollen durch angepaßte Sachmittelspenden behoben werden.

Radiologische Diagnostik der Wirbelsäule
Wertigkeit, Nutzen, Grenzen und Normwerte verschiedener Meßparameter

J. GRÜBER, A. STAHLENBRECHER, F. DÖHLING, L. DZIWISCH, Hamburg

Die operative Behandlung von Wirbelsäulenverletzungen hat in den letzten Jahren zunehmend an Bedeutung und Umfang gewonnen. Noch herrscht keine Einigkeit über das genaue Vorgehen der Instrumentierung und der Spongiosatransplantation. Zur Klärung der offenen Fragen sind vergleichbare Nachuntersuchungen mit standardisierten Parametern erforderlich. Die Vielzahl der verwendeten Meßmethoden ist so unübersichtlich, daß ein Vergleich der Ergebnisse in der Literatur nur schwer möglich ist.

Fragestellung:
1. Welche anhand der Röntgenbilder ermittelten Meßstrecken und -winkel sind für eine standardisierte Nachuntersuchung geeignet?
2. Können für diese Parameter Normwerte ermittelt werden?

Methode: Im Rahmen einer Nachuntersuchung wurden die Röntgenbilder von 420 Patienten mit einer traumatischen Wirbelsäulenfraktur aus den Jahren 1985–1995 ausgewertet. Gemessen wurden die Kantenlängen der Seiten-, Vorder- und Hinterkante, der Intervertebralspalt, die Spinalkanalweite, der Grund-Deckplattenwinkel, der Kyphosewinkel nach Cobb und der Körperwinkel.

Ergebnisse: Geeignet für eine standardisierte Messung sind der Beck'sche Index, der Körperwinkel und der Grund-Deckplattenwinkel. Der Beck'sche Index und der Körperwinkel beschreiben unabhängig vom Abbildungsmaßstab gut reproduzierbar die Form des Wirbelkörpers. Eine Aussage über den Intervertebralraum kann mit diesen beiden Parametern nicht gemacht werden. Der Grund-Deckplattenwinkel berücksichtigt zusätzlich zum Wirbelkörper auch die angrenzende verletzte Bandscheibe, jedoch nicht das komplette Bewegungssegment. Als Normwerte konnten ermittel werden:

Höhe	Beck'scher Index	Körperwinkel	Grund-Deckplattenwinkel
Th 12	0,92	−3,53	−1,94
L 1	0,943	−2,81	0,58
L 2	0,967	−0,95	4,16
L 3	1,01	−0,88	8,92
L 4	1,02	−0,89	9,67

Bedingt geeignet sind Meßstrecken. Wegen der bekannten Probleme des Abbildungsmaßstabes sind Meßstrecken bei nicht standardisierten Aufnahmen nicht direkt zu verwerten. Wir haben aus den Meßstrecken der dem verletzten Wirbelkörper benachbarten caudalen und cranialen Wirbelkörper für jede Abbildung einen Sollwert ermittelt. Die Abweichung von den Sollwerten in Prozent ist zum Vergleich geeignet. Ungeeignet ist der Kyphosewinkel nach Cobb wegen seiner großen Streubreite.

420

Für den direkten Vergleich sind der Beck'sche Index, Körperwinkel und der Grund-Deckplattenwinkel geeignet. In differenzierten Untersuchungen kann das Operationsergebnis sehr präzise mit verrechneten Meßstrecken beschrieben und anhand der Normwerte bewertet werden.

G Poster

Die Herstellung von Osteosyntheseimplantaten am Beispiel der DHS-Platte | 421

H.-J. GÜHNE, CH. OERI, U. AFFOLTER, Bochum

Schrittweise Darstellung der Herstellung eines Implantates, (Information über die Komplexität der Produktion eines relativ einfachen Produktes).

Darstellung einer DHS-Produktionszelle durch 17 Einzelschritte bis zur Fertigstellung.

Die darin enthaltene Qualitätssicherung und Rückverfolgbarkeit des Produktes.

Dies erfolgte anhand von Bildmaterial und Produktzwischenschritten mit den jeweiligen Originalprodukten und Rohlingszustand, sowie der Werdegang eines Entwicklungsablaufes mit dazugehöriger AO-TK-Genehmigung.

G Poster

422
Methodik der bakteriellen Lipopolysaccharid-(LPS)-Bestimmung – Ursache für uneinheitliche Ergebnisse der Endotoxin-Konzentrationsbestimmung mittels Limulus-Amöbozyten-Lysatz-Test (LAL-Test) nach Polytrauma

U. HAUG, C. WILLY, H. GERNGROß, Ulm

Mittels LPS-Meßmethodenvergleich sollte analysiert werden, warum in den bisher publizierten Humanstudien der Verlauf der bakteriellen Lipopolysaccharid-Konzentration nach einem Polytrauma widersprüchlich dargestellt ist.

Fragestellung: Bestehen Unterschiede in der Meßmethodik der Endotoxin-Bestimmung?

Problemstellung: Tierexperimentelle Studien zeigten eine enterale Barrierestörung nach hämarrhogischem Schock. Die konservative Translokation von Erregern und bakteriellen Lipopolysacchariden gilt als eine der wesentlichen pathogenetischen Mechanismen bei der Aktivierung von Mediatorkaskaden, die zum multiple organ dysfunction syndrome (MODS) führen. Bisher publizierte Polytrauma-Studien zeigten in ihrem LPS-Konzentrationsverlauf völlig uneinheitliche Ergebnisse. In der Literatur liegen zudem Hinweise vor, daß die Ergebnisermittlung besonders empfindlich von der Art der Probenpräparation bei der Durchführung des üblicherweise genutzten Limulus-Amöbozyten-Lysat-Tests (LAL-Tests) abhängt.

Material/Methode: Analyse von 8 in-vivo Human-Studien der Jahre 1991–1995 (insgesamt 120 Patienten). Untersuchungen des Patientenkollektivs, der Art der Probengewinnung (EDTA oder Heparin-Zusatz, Meß-Zeitpunkte, Art des Zentrifugierens, Lagerungstemperatur für Plasmaprobe), der Probenbearbeitung (Verdünnungsausmaß, Inkubationstemperatur zur Minimierung der Lysat-Inhibitoren) und der Messung (Art der Ermittlung der Standardkurven (Endotoxin-Standard-Zusatz zu Patientenplasma, gepooltem Spenderplasma oder pyrogenfreiem Wasser)); Vergleich von Sensitivität und Normwerte der jeweiligen Präparations-Methodik.

Ergebnisse: Die Patienten-Kollektive sind vor dem Hintergrund der bisher anerkannten Pathogenese der Lipopolysaccharideinschwemmung in den Systemkreislauf weitestgehend vergleichbar. Nur eine Arbeitsgruppe konnte nach Polytrauma erhöhte ET-Spiegel beobachten (bis ca. 100 pg/ml); alle anderen Studien zeigten keine Erhöhung der ET-Spiegel über den Normwert. Die Sensitivität der verwandten Meßmethoden ist einheitlich bei ca. 1–2 pg ET/ml. Ausnahmslos wurde zur Ermittlung der Standardkurven (Zugabe einer bekannten ET-Menge) nicht das jeweilige Patienten-Plasma verwandt, sondern pyrogenfreies Wasser oder gepooltes Spenderplasma. Dadurch wird jedoch die individuell unterschiedliche natürliche Endotoxin-Neutralisierungskapazität nicht berücksichtigt (Endotoxin bindet an LPS-Bindendes Protein, α1-Proteinaseninhibitor, α2-Makroglobulin, AT-III, Plasmin, Thrombin, unspezifische Esterasen, Proteasen und IgM).

Die Ergebnisse der LPS-Bestimmungen nach Polytrauma sind uneinheitlich und teilweise vollkommen widersprüchlich. Die Ursache für diese Diskrepanz scheint in methodischen Unterschieden der Endotoxinbestimmung begründet zu sein. In der Regel wird nicht die endogene Endotoxin-Neutralisierungskapazität quantifiziert. Für die Methodik der Endotoxin-Bestimmung muß dringend ein Konsens gefunden werden.

Stratification by Patient and Fracture Characteristics of Low-Intensity Ultrasound Accelerated Healing Effect on Tibia Diaphysis Fractures

J. D. HECKMAN, J. P. RYABY, J. MCCABE, J. FREY, San Antonio

Tibial Diaphyseal Fresh Fractures.

Certain fracture and patient characteristics can affect the healing time. This study assessed the effect of the different stratum within each characteristic on the time to a healed-fracture in fresh, closed and Grade I open tibial diaphysis fractures. It has been demonstrated in a multi-center, prospective, randomized, placebo-controlled and double-blind study that low-intensity pulsed ultrasound can significantly accelerate the time to a healed fracture (Active ultrasound treated = 96 days ± 4.9, Placebo (no ultrasound) = 154 days ± 13.7; $P < 0.0001$) and significantly accelerate the time to clinical healing and cast removal. Active ultrasound treatment also significantly reduced ($P < 0.003$) the incidence of delayed union with 41% delayed union in the Placebo group versus only 6% in the Active group. Fracture and patient characteristic stratum were analyzed by ANOVA for means ± SEM, treatment effect and stratum by treatment interaction. The stratification results indicate that the healing time is longer in oblique versus transverse fractures, distal versus mid-shaft fractures, in fractures with large fracture gaps, in fractures without fibula fractures versus those with fibula fractures and in patients that are female, older, or are smokers. There was a significant treatment effect and non-significant stratum by treatment interaction effect in all analyzed characteristics.

Low-intensity pulsed ultrasound provides predictable healing and significantly accelerates the healing time even in the presence of fracture and patient characteristic that delay healing.

G Poster

Semiquantitative Kapnometrie – Hilfreich bei der Verifizierung der Tubuslage im Rahmen der präklinischen Versorgung Traumatisierter?

424

M. HELM, J. HAUKE, L. LAMPL, K.-H. BOCK, Ulm

Ziel der vorliegenden Studie war es festzustellen, mit welcher Zuverlässigkeit die Tubuslage mit Hilfe eines semiquantitativen Kapnometers verifiziert werden kann.

Problemstellung: Die Plazierung des Endotrachealtubus unter direkter laryngokopischer Kontrolle sowie die anschließende Auskultation beider Thoraxhälften gelten als die Verfahren der Wahl, um eine akzidentelle ösophageale Tubuslage auszuschließen. Allerdings ist die direkte laryngoskopische Einsicht der Stimmbandebene aber nicht immer möglich und die Auskultation mit einem hohen Unsicherheitsgrad behaftet. Als zuverlässige Methode zur Verifizierung der Tubuslage hat sich die end-tidale CO_2-Messung in Form der Kapnometrie bewährt.

Material und Methodik: Prospektive Studie an Traumatisierten, die im Rahmen der präklinischen Versorgung durch das Team des RTH „Christoph 22" endotracheal intubiert wurden. Beurteilung der Tubuslage unmittelbar nach Intubationsmanöver mit Hilfe eines semi-quantitativen Kapnometers (NELLCOR STAT CAP; Anzeige der CO_2-Konzentration im Atemgas in Form einer achtstufigen LED-Balkenanzeige: Je höher die end-tidale CO_2-Konzentration, desto mehr LED-Segmente leuchten auf, wobei jedes LED-Segment einen definierten end-tidalen CO_2-Bereich widerspiegelt. Beurteilt wurde die Anzahl der für ein positives CO_2-Signal (definiert als ≥ 3 LED-Segmente, d.h. ein endtidaler CO_2-Bereich von mind. 6–10 mm HG) notwendigen Beatmungen sowie die Anzahl der initial aufleuchtenden LED-Segmente. Anschließende Überprüfung der Tubuslagebewertung mittels nochmaliger direkter Laryngoskopie.

Ergebnisse: Bei n_{Tot} = 40 Patienten (24 männl., 16 weibl.; Alter 16-85 J.) wurde in 38 Fällen ein positives CO_2-Signal registriert und die Tubusanlage vom Intubateur als tracheal bewertet. In allen Fällen wurde diese Bewertung der Tubusanlage durch nochmalige Laryngoskopie verifiziert. Durchschnittlich waren 2 (AMBU-Beutel) Beatmungen notwendig um ein positives CO_2-Signal zu dokumentieren, wobei im Durchschnitt 5 LED-Segmente (entsprechend einem end-tidalen CO_2-Bereich von 20–30 mm Hg) angezeigt wurden. 14 Patienten befanden sich zum Zeitpunkt der Intubation in einem „low-flow" Zustand (Schock-Index > 1), 3 Patienten zudem im Herz-Kreislaufstillstand; in allen Fällen wurde die Tubuslage mit Hilfe des STAT CAP korrekt beurteilt. In 2 Fällen wurde kein positives CO_2-Signal registriert, die Tubuslage dabei als nicht-tracheal bewertet. Dieser Befund konnte durch nochmalige direkte Laryngoskopie bestätigt werden.

Mit Hilfe des semi-quantitativen Kapnometers STAT CAP kann mit hoher Sensitivität und Spezifität die tracheale Lage eines Tubus verifiziert werden; es stellt damit eine wertvolle Ergänzung zur rein klinischen Beurteilung der Tubuslage dar.

Korrektureingriffe bei Fehlheilungen des Tuberculum majus | 425

M. HESSMANN, L. GOTZEN, F. MORGENTHAL, Marburg

Es sollen die Indikationsstellung zum Korrektureingriff bei fehlverheilten Tuberculum majus-Frakturen und das operationstaktische Vorgehen dargestellt werden.

Fehlheilungen nach Abrißfrakturen des Tuberculum majus, die einer operativen Revision bedürfen, sind insgesamt selten. Die Indikationsstellung ergibt sich dann, wenn eine schmerzhafte, auf konservativem Wege nicht zu behebende Bewegungseinschränkung der Schulter vorliegt.

Patienten und Methode: Bei 5 Pat. mit einem Altersdurchschnitt von 64 Jahren wurden Korrektureingriffe an der Schulter bei fehlverheiltem Tuberculum majus vorgenommen. Das Tuberculum majus wurde über einen dorsalen oder einen superolateralen Zugang osteotomiert, die Rotatorenmanschette mobilisiert und das Tuberculum majus mittels einer Schraubenosteosynthese an anatomischer Stelle refixiert. Gleichzeitig wurde die Acromioplastik durchgeführt. Die Nachbehandlung erfolgte rein funktionell. Sekundäre Komplikationen traten nicht auf, insbesondere keine Instabilitäten.

Ergebnisse: Alle Patienten konnten nachuntersucht werden. Drei Patienten wiesen eine vollständig schmerzfreie und voll funktionsfähige Schulter auf. Bei 2 Pat. verblieb ein endgradiges Außenrotations- und Abduktionsdefizit. Auch diese Pat. waren beschwerdefrei.

Korrekturoperationen bei fehlverheilten Tuberculum majus Frakturen sind seltene, aber insgesamt schwierige Eingriffe. Sie liefern aber bei korrekter Indikationsstellung und sorgfältiger operationstechnischer Durchführung zuverläßig gute bis befriedigende Resultate.

Die Marknagelung nach P. G. Marchetti und G. Vicenzi zur Versorgung von Schaftfrakturen langer Röhrenknochen

ST. HÖCK, D. SCHUMACHER, TH. MOHR, P. DÖRSEL, Berlin

426

Vorstellung eines neuen Marchettisystems zur Versorgung von Femur, Tibia- und Humerusschaftfrakturen. Vergleich mit gängigen Systemen der operativen Versorgung derartiger Frakturen.

Die Marknagelung von Schaftfrakturen langer Röhrenknochen ist eine gängige Operationsmethode, für die zahlreiche Systeme zur Anwendung kommen. Das Marknagelsystem nach Marchetti/Vicenzi vereinigt die Vorzüge der Bündelnagelung mit einer einfachen Anwendbarkeit. Mit einem gleichartigen System lassen sich Schaftfrakturen von Femur, Tibia- und Humerus in der Regel übungs-, vielfach belastungsstabil versorgen. Nach kurzer Anlernphase wird die Operatinsmethode von Assistenten fachgerecht ausgeführt und komplikationsarm beherrscht.

Wir berichten über die klinische Erfahrungen bei der Femur- und Tibianagelung seit 04/94 (30 bzw. 42 Patienten) und der Humerusnagelung seit 3/95 (5 Patienten). Neben der detendierten Darstellung der Operationstechnik wurden Anwendungsbeispiele zur Verlaufsdokumentation präsentiert.

Das System erscheint geeignet zur Versorgung von Schaftfrakturen langer Röhrenknochen. Es zeichnet sich durch eine einfache Handhabung und Reduzierung der intraoperativen Röntgenbelastung aus. Langstreckige Trümmerbrüche können ohne äußere Festhalter überbrückt werden.

G Poster

In vitro Biokompatibilitätsprüfung schnell resorbierbarer Glaskeramiken auf der Basis von Kalziumphosphat | 427

A. INGNATIUS, D. REIF, L. CLAES, Ulm

Das Ziel vorliegender Studie war die Untersuchung der akuten Toxizität verschiedener schnell resorbierbarer Glaskeramiken mit Hilfe mehrerer in vitro Biokompatibilitätstests. Dabei wurde der Einfluß einer speziellen Oberflächenbehandlung auf die Biokompatibilität untersucht.

Das am häufigsten verwendete resorbierbare Knochenersatzmaterial ist Trikalziumphosphat (TCP). Die Biodegradationszeiten von TCP betragen bis zu 3 Jahren, was für viele Indikationen zu lang ist. Daher wurden schneller resorbierbare Keramiken entwickelt, deren Problem die erhöhte Basizität beim Abbau ist, was die Biokompatibilität beeinträchtigen könnte. Aus diesem Grund wurde eine spezielle Oberflächenbehandlung zur Herabsetzung der Basizität durchgeführt.

Die drei schnell resorbierbaren Glaskeramiken GB1a, GB9 und GB14 und die entsprechenden oberflächenbehandelten Keramiken GB1aN, GB9N und GB14N wurden im Vergleich zu α-TCP und β-TCP als solide Materialien im Agardiffusionstest und Filtertest geprüft. Zusätzlich wurden, um Langzeiteffekte des Körpermilieus zu simulieren, Extrakte bei 37 °C hergestellt. Der pH Wert der Extrakte wurde auf physiologische Werte eingestellt und in verschiedenen Konzentrationen den Zellen zugesetzt. Nach 1–3 Tagen Exposition wurden die mitochondrialen Aktivitäten der Zellen mit Hilfe des MTT-Tests gemessen.

Die beiden TCP's zeigten im Agardiffusionstest und Filtertest keine zytotoxische Reaktion. Die Extrakte verursachten nach 48 Stunden Exposition eine Hemmung der mitochondrialen Aktivität, die jedoch nach 72 Stunden wieder vollständig ausgeglichen war. GB1a zeigte in allen Zytotoxizitätstests eine deutliche Reaktion. Auch GB9 und GB14 reagierten in allen Tests positiv, jedoch in geringerem Ausmaß als GB1a. Die oberflächenbehandelten Keramiken GB1aN, GB9N und GB14N reagierten nicht oder in geringerem Ausmaß als die entsprechenden unbehandelten Substanzen.

Die Biokompatibilität der schnell resorbierbaren Glaskeramiken GB 1a, GB9 und GB14 wird in vorliegenden Testsystemen als mäßig beurteilt. Die Oberflächenmodifizierung der Materialien verbessert die Biokompatibilität entscheidend. Die Biokompatibilität von GB9N und GB14N wird wie die der TCPs als sehr gut bewertet. Diese Keramiken sind daher vielversprechend für den klinischen Einsatz.

G Poster

Die externe patello-tibiale Transfixation – Indikation, Technik und Ergebnisse | 428

B. ISHAQUE, J. PETERMANN, F. MORGENTHAL, L. GOTZEN, Marburg

Es soll aufgezeigt werden, daß durch die externe patello-tibiale Transfixation mit einem speziellen Fixateur bei kontinuitätswiederherstellenden Eingriffen am distalen Kniestreckapparat ein effektiver Schutz der Reparationen und Rekonstruktionen vor mechanischer Überlastung während der Heilungsphase gewährleistet ist, ohne auf eine sofortige funktionelle Nachbehandlung und frühzeitige Vollbelastung verzichten zu müssen.

Problemstellung: Transossäre Refixation und Nahtadaptation des Lig. patellae sowie plastische Bandrekonstruktionen erfordern in der Heilphase einen effektiven Schutz vor mechanischer Überlastung. Extern wird die Protektion üblicherweise mit einem das Kniegelenk immobilisierenden Stützverband durchgeführt, intern oft mit der Drahtcerclage nach McLaughlin.

Patienten und Methode: Um die Kontinuitätswiederherstellung mit einem Minimum an internem Fremdmaterial vornehmen zu können sowie eine sofortige funktionelle Nachbehandlung und frühzeitige Vollbelastung, wird bei den Eingriffen zusätzlich eine patello-tibiale Transfixation durchgeführt, bestehend aus einem Gewindenagel durch die Patella und proximale Tibia mit seitlichen Verbindungsstangen. Bis Ende 1995 wurden 53 patello-tibiale Transfixationen vorgenommen bei einem breiten Spektrum kontinuitätswiederherstellender Eingriffe am distalen Kniestreckapparat, vorwiegend bei Abrissen und knöchernen Ausrissen des Lig. pattelae, gefolgt von intraligamentären Rupturen und caudalen Teilpatellektomien.

Ergebnisse: Vollbelastung erfolgte im Durchschnitt nach 3 Wochen, die ambulante Fixateurentfernung nach durchschnittlich 7 Wochen. Infektionsprobleme am patellaren Gewindenagel ergaben sich bei 5 Pat., wobei es bei einem Pat. zu einer fortgeleiteten Infektion in das Kniegelenk kam. Es wurden bisher 37 Pat. klinisch und radiologisch nachuntersucht. Bei allen Patienten fand sich ein funktionsstabiler Streckapparat. Lediglich 7 Pat. wiesen leichte bis mäßige Beschwerden auf durch eine Chondropathia patellae und bei 8 Pat. fand sich ein leichtes Beugedefizit. Mit in die Nachuntersuchung wurden einbezogen die Isokinetik und Messungen der Patellahöhe.

Nach den bisherigen klinischen Erfahrungen läßt sich feststellen, daß die patello-tibiale Transfixation einen wesentlichen Fortschritt in der Behandlung von frischen und veralteten Läsionen am distalen Streckapparat des Kniegelenkes darstellt. Sie gewährleistet einen sicheren Schutz der Reparation und Rekonstruktion vor mechanischer Überlastung und ermöglicht eine sofortige funktionelle Nachbehandlung und frühzeitige Vollbelastung.

Digitale Ganzbeinaufnahmen – Prospektiver Vergleich der konventionellen „langen Beinachsenaufnahmen" mit Übersichtsaufnahmen der Computertomographie der unteren Extremität unter Simulation der Schwerkraft

N. ISHAQUE, J. PETERMANN, I. AUGELE (Fulda), H. KIENAPFEL, K. J. KLOSE, Marburg

Zielsetzung: Für die Indikationsstellung und präoperative Planung für Korrekturosteotomien und Prothetik sind „lange Beinachsenaufnahmen" im Stand diagnostisch wichtige Maßnahmen. Schwierigkeiten dabei sind die gleichbleibende Qualität (begrenzte Filmlänge, Belichtungsschwierigkeiten) und Standardisierung der Einstelltechnik zur Vermeidung von Fehlmessungen.

Material und Methode: Bei 35 Patienten wurden nach entsprechender Einverständniserklärung neben den konventionellen „langen Beinachsenaufnahmen" im Stand zusätzlich 2 CT-Topogramme à 512 mm der Beine unter Schwerkraftsimulation, danach wurden sie mittels spezieller Software zusammengefügt. Zur Simulation der Schwerkraft diente ein spezielles Brett mit Widerlagern im Bereich der Schultern und Druckgebern am Fußende. Zum Vergleich der intraindividuellen Oberflächendosis wurde ein elektronisches Personendosimeter in Projektion auf die Gonaden auf der Haut plaziert. Die Auswertung der CT-Aufnahmen erfolgte online am Bildschirm mit rechnereigenen Meßprogrammen und an den abgelichteten Bildern. Hauptauswertungskriterien waren Hip-Ankle-Winkel (HKA) und die Länge der Tragachse (LAD), Nebenkriterien Tibiaplateauwinkel und Hüftzentrumfemurschaftwinkel. Zur Bestimmung der untersucherabhängigen Varianz erfolgte die Bestimmung von HKA und LAD durch 5 Untersucher an den konventionellen Bildern sowie online am CT-Bildschirm.

Ergebnisse: Zur Auswertung kamen 49 Beine. Im Bereich der Winkelvermessungen zeigen beide Verfahren keinen, bei der Längenbestimmung einen statistisch hochsignifikanten Unterschied (projektionsbedingter Vergrößerungseffekt bei konventionellen Röntgen). Die Beobachtervarianz zeigte innerhalb der einzelnen Verfahren eine gute Korrelation (r zwischen 0,76 und 0,87). Je schwerer ein Patient im Verhältnis zu seiner Körpergröße ist, desto mehr profitiert er von einer relativ geringen Strahlendosis im CT, bei uns bis zu einem Faktor 12.

Schlußfolgerung: Aufgrund der vorliegenden Daten ist festzustellen, daß CT-Topogramme unter Schwerkraftsimulation geeignet sind, die „konventionellen Beinachsenaufnahmen" zu ersetzen.

G Poster

Intertrochanteric Fractures Treated by Subtotal Hip Prostheses | 430

I. IVANOVIC, R. NIKCEVIC, Risan

During the four years course i.e. (1990–1993) 178 subtotal hip prostheses have been performed in our Institution. Fifteen subtotal hip prostheses were applied in the cases of intertrochanteric fractures using bone cement in 80% of cases and wire circling as a suitable aid in fixation of hip prostheses in 20% of cases.

The high percentage of other compound disease concerning (cardiovascular, neurologie, systemic diseases) was 66.7% resulting that each fourth of the operated patients was not able to walk without help.

The authors present the results of arthroplastic in the treatment of intertrochanteric femoral fractures suggesting it as the method of choice for elder patients (over 75) having a compound pathology.

Kallusdistraktion mit dem Ilisarov Ringfixateur statt Amputation bei traumatisch bedingten knöchernen Defekten: ein neues therapeutisches Konzept!

G. N. JUKEMA, M. SETTNER, H.-J. BÖHM, G. HIERHOLZER, Duisburg

Bei schwerstgradig offenen Defektfrakturen und sek. Komplikationen wie Osteomyelitis wurde versucht, einer Amputation der betroffenen Extremität vorzubeugen.

Methode: Seit 1992 wird der Ilisarov-Ringfixateur (IR) zur Kallusdistraktion bei offenen schwerstgradigen Defektfrakturen und zur Überbrückung von knöchernen Defekten nach Segmentresektionen bei chron. Osteomyelitis verwendet. In all diesen Fällen bestand bei Behandlungsbeginn mit dem IR die Indikation zur Amputation.

Ergebnisse: Bei 69 Patienten bestand die Indikation zur Amputation (23 x 3.- und 4.-gradig offene Frakturen (A), 46 x chron. Osteomyelitis (B)). Die mittlere Länge des Knochendefektes in der Gruppe A beträgt 9,8 cm (6,5–15,5 cm), in der Gruppe B 11,7 cm (6,5–23,5 cm). Bei 61 Patienten (88%) konnte mit dieser Methode die Extremität bei gutem klin. Ergebnis erhalten werden.

Diskussion: Es werden tierexperimentelle Untersuchungsergebnisse, welche zu Erkenntnissen der Leistungsfähigkeit der Methode der Kallusdistraktion mit dem IR beitragen, demonstriert.

Der IR bietet ein neues Behandlungskonzept zur Behandlung von schweren knöchernen Verletzungen. Oft kann hiermit eine Amputation vermieden werden. Die Methode wird anhand von eindrucksvollen Beispielen (längste Tibiadistraktion 23,5 cm!) inclusive tierexperimenteller Untersuchungsergebnisse demonstriert.

G Poster

Die Behandlung komplexer carpometacarpaler Luxationsfrakturen — 432

A. KATZER, N. M. MEENEN, U. SAALFELD, J. FINK, K. H. JUNGBLUTH, Hamburg

Carpometacarpale Luxationen und -Luxationsfrakturen sind selten. In der Regel sind sie Folge schwerer direkter Gewalteinwirkung. Bei Mehrfachverletzten werden sie aufgrund der gravierenden Begleitverletzungen häufig primär übersehen, die anatomische Rekonstruktion erfolgt deshalb oft verspätet und gestaltet sich damit erschwert. Weichteilverletzungen der Hand maskieren häufig die typische Fehlstellung. Selbst die primäre Notfallröntgendiagnostik unter Zeitdruck zeigt die Verletzungsschwere oft nicht, da speziell die streng seitliche Einstellung eine zuverlässige Beurteilung erlaubt. Wir berichten über 7 komplexe MC/C-Luxationen und Luxationsfrakturen aus den Jahren 1986 bis 1994 von mindestens 3 Strahlen, darunter 1 Fall mit simultaner Verletzung der gesamten carpometacarpalen Reihe. Isolierte Verletzungen des 1. Strahls wurden für diese Untersuchung nicht berücksichtigt. Bei unseren Patienten lagen ausnahmslos geschlossene Verletzungen vor. Schmerzhafte Funktionseinschränkungen durch rezidivierende Subluxation, Kraftminderung durch muskuläre Dysbalance, Koordinationsstörung, kosmetisch auffällige Handform sind mögliche Verletzungsfolgen bei belassener Luxation. Wir führen die geschlossene Reposition im Mädchenfänger und transkutane passagere Arthrodese mit kurzen Bohrdrähten durch, solange keine gleichzeitigen Gefäßnervenverletzungen vorliegen. Zur Versorgung metaphysärer Fragmente der MCs oder von Spaltbrüchen der distalen capalen Reihe empfiehlt sich die offene Reposition und zusätzlich stabile Schraubenosteosynthese, wie unsere NU-Ergebnisse zeigen.

G Poster

Extremitätenerhalt nach offener Zertrümmerung des distalen Femurs mit Gefäßverschluß durch Umkehrplastik nach Borgreve

433

CH. KRETTEK, P. SCHANDELMAIER, B. KÖNEMANN, H. TSCHERNE, Hannover

Einleitung: Die Umkehrplastik (UP) (Verkürzung und Rotation des Beines um 180° und Umwandlung des Sprunggelenkes in ein funktionelles Kniegelenk) ist bekannte Behandlungsoption bei Kindern mit malignen Tumoren im Bereich des Kniegelenkes. Als gliedmaßenerhaltende Operation nach Trauma ist die UP bisher in der Literatur nicht beschrieben worden. Der Patient (32 Jahre) wurde bei einem Eisenbahnfrontalzusammenstoß verletzt. Bei Ankunft ca. 3,5 h nach Unfall ischämische Extremität mit einer 33-C3 Fraktur am distalen Femur und einem Gustilo O3C Weichteilschaden. Der Mageled Extremtiy Severity Score (MESS) betrug 8 Punkte. Ohne vorausgehende Angiographie wurde der Patient im OP debridiert und gespült. Bei erhaltenem N. ischiadicus wurde ein 7 cm langes Segment mit dem traumatischen Gefäßverschluß reseziert und 6 h nach Unfall eine E/E Anastomose der a. femoralis sup. durchgeführt. Prophylaktische Dermatofasciotomie des Unterschenkels. Resektion einer 19 cm avaskulären Trümmerzone am distalen Femur und Stabilisierung mit Kondylenabstützplatte und kniegelenksübergreifendem Fixateur. Redebridements, sukkzessiver vollständiger Wundverschluß mit lokalem Gewebe. Nach drei Wochen Entfernung des Fixateurs. Motorik und Sensibilität waren bis auf eine leichte Peroneaeusschwäche erhalten. Wundabstriche vom Unfalltag, wie auch in den folgenden Wochen ergaben eine polymikrobielle Besiedelung. Mit dem Patienten wurden folgende Optionen besprochen: 1) Oberschenkelamputation (OSA), 2) Kniearthrodese (KAD) mit weiterer Verkürzung, 3) KAD mit kontinuierlicher Verlängerung und 4) UP. 3 Monate nach Unfall wurde eine UP komplikationsfrei durchgeführt.

Ergebnis: Bei Untersuchung 11 Monate nach UP (2 Monate endültiger Prothese) zeigte sich der Patient zufrieden, schmerzfrei und zuversichtlich zu seiner Rückkehr in den alten Beruf (Ofenbauer). Gehstrecke ohne Hilfe 0,5 Kilometer, nach 3 Stunden Gehstrecke leichter Hüftschmerz. Keine Probleme in der Öffentlichkeit (Badeanstalt). Bewegungsumfang 0/0/75°, Motorik 5/5. Mittlere Ganggeschwindigkeit 44 m/min.

Diskussion: In der Literatur ist belegt, daß Patienten mit UP im Vergleich mit OSA oder KAD aktiver sind, sich höheren Belastungen stellen, einen effizienteren Gang (O_2 Verbrauch) und höhere Ganggeschwindigkeiten haben. Die UP stellt eine dauerhafte Lösung dar, die auch psychologisch gut akzeptiert wird. OSA typische Probleme wie Stumpfulzera, Neurome oder Phantomschmerzen werden bei der UP nicht beobachtet.

Schlußfolgerung: Bei ausgewählten jungen Patienten mit hohen funkt. Anforderungen und nicht rekonstruierbaren Kniegelenksverletzungen stellt die UP eine gute Behandlungsalternative dar.

G Poster

Controlling Loss of Reduction in Distal Radius Fractures in a Randomized, Double-Blind Study Using Low-Intensity Ultrasound

434

TH. K. KRISTIANSEN, J. P. RYABY, J. MCCABE, J. FREY, Burlington

Distal radius fresh fractures treated with low-intensity pulsed ultrasound have decreased loss of reduction and an associated acceleration of fracture healing.

Loss of reduction is a serious problem in distal radius fractures and leads to possible anatomical deformity, loss of range of motion and grip strength, and loss of manual dexterity. Posteriorly displaced distal radius fractures were consecutively entered in a multicenter randomized, prospective, placebo-controlled and double-blind study. Low-intensity pulsed ultrasound significantly accelerated the time to a healed fracture in two comparable treatment groups (Active ultrasound treated = 61 days versus 98 days for Placebo (no ultrasound treatment), $P < 0.0001$) and time to healing for all other radiographic parameters of early trabecular healing, cortex bridging and return to normal bone architecture. The treatment groups were comparable for all fracture and patient characteristics. Patients were radiographically followed with follow-ups at 1, 2, 3, 4, 5, 6, 8, 12, and 16 weeks post-fracture. Fractures with at least 10 degrees of dorsal tilt from neutral at fracture who were satisfactorily reduced were analyzed for loss of reduction during healing. The fracture groups had similar injury severity and good reduction with pre-reduction degree of dorsal tilt values from neutral averaging $25° \pm 2.7°$ for active and $24° \pm 2.5°$ for placebo ($P > 0.76$); and post-reduction values from neutral of $-2° \pm 2.6°$ for active and $-2° \pm 2.6°$ for placebo ($P > 0.99$). Radiographs were reviewed to determine when fractures stopped losing reduction. Active fractures lost only $20\% \pm 5.7\%$ of reduction versus placebo loss of reduction of $43\% \pm 8.0\%$, ($P > 0.01$). The active fracture stopped losing reduction in an average of 12 days versus 25 days for the placebo ($P < 0.02$). There was no reduction loss in 43% of active fracture versus 18% in placebo fractures.

The results clearly indicate that in distal radius fractures, low-intensity ultrasound therapy can minimize the loss of reduction leading to physical disability and accelerate all stages of radiographic healing.

G Poster

Früher Knochenverlust nach kurzzeitiger Entlastung am Schafsmodell — 435

J. LAULE, L. CLAES, Ulm

Die Stabilisation und Heilung von Frakturen bedingt häufig eine zeitweilige Entlastung des frakturierten Knochens. Der fehlende mechanische Stimulus beeinflußt nicht nur die Knochenheilung sondern verursacht auch Atrophie der anderen Knochen im operierten Bein. Ziel der Studie ist es den Einfluß von Entlastung auf Masse und Steifigkeit des nicht operierten Knochens zu erfassen.

Wir operierten 8 weibliche, ausgewachsene Merinoschafe. Unter Intubationsnarkose wurde eine experimentelle Querosteotomie an der rechten Tibia mit einem Unilateralen Fixateur externe stabilisiert. Eine Achillotendotomie verhinderte eine frühe Belastung des operierten Beines. Ganganalysen wurden alle 2 Wochen durchgeführt und die Bodenreaktionskraft, bezogen auf präoperative Werte, bestimmt. Bei Tötung der Tiere 9 Wochen nach Operation wurden rechter und linker Metatarsus entnommen: der linke diente als Kontrolle. CT-Schnitte in Diaphysenmitte und proximal im Os Tarsi secundum et tertium wurden aufgenommen. Knochendichte und Fläche, mittlere Kortikalisdicke und polares Flächenträgheitsmoment wurden aus ihnen bestimmt. Nach Eingießen der Knochenenden in Methylactylat wurde in einer zerstörungsfreien Dreipunktbiegung die Biegesteifigkeit $E*I$ bestimmt. Die Biegekraft wurde in der Mitte der 15 cm freien Einspannlänge an der gleichen Stelle wie der diaphysäre CT-Schnitt eingeleitet. In der Materialprüfmaschine wurde in dorsoplantarer und mediolateraler Ebene belastet. Der Wilkoxon Rangsummentest diente der statistischen Auswertung. Bis 4 Wochen nach Op. wurde das tenotomierte Bein nicht messbar belastet. Von der 4. bis zur 9. Woche stieg die Bodenreaktionskraft von 40% auf über 80% der präoperativen Werte an. Im proximalen CT-Schnitt waren Knochenfläche ($p = 0,036$) und Dichte ($p = 0,012$) signifikant verringert im Vergleich zur Kontrollseite. Die entlasteten Diaphysen zeigten signifikant geringere Werte in Knochenfläche ($p = 0,012$), mittlere Kortikalisdicke ($p = 0,012$) und polarem Flächenträgheitsmoment ($p = 0,012$). Die Biegesteifigkeit verringerte sich durch Entlastung signifikant ($p < 0,03$) in der dorsoplantar- und mediolateral-Ebene. Die verminderte Knochenfläche und Flächenträgheitsmoment spiegeln sich in der verringerten Biegesteifigkeit des entlasteten Metatarsus wider. Nach neunwöchiger Entlastung war die Biegesteifigkeit im Mittel um 15,7% (7,9 bis 18,8%) im enlasteten Metatarsus reduziert. Der Knochenverlust war in der dorsoplantaren Ebene größer als in der mediolateralen.

Selbst kurzzeitige Entlastungen von Extremitäten verursachen signifikanten Knochenverlust auch nicht operierter Knochen, der verminderte mechanische Eigenschaften des Knochengewebes nach sich zieht. Die verminderte Biegesteifigkeit und der Knochenverlust waren in der dorsoplantaren Ebene am größten, entsprechend der Hauptfunktion der Achillessehne. Aufgrund dieser Ergebnisse sollte die frühe Belastung behandelter Extremitäten angestrebt werden.

G Poster

Beatmungstherapie des Chylothorax bei stumpfem Thoraxtrauma — 436

E. LINDHORST, H. A. B. MILLER (Toronto), G. A. TAYLOR (Toronto),
L. GOTZEN (Marburg), Durham,

Beurteilung des Nutzens der Beatmungstherapie (insbes. mit PEEP) bei Chylothorax.

Die Beatmungstherapie des Chylothorax, insbes. mit positivem endexspiratorischem Druck (PEEP), ist eine potentiell kurative Therapie, die im Behandlungsschema erwogen werden sollte.

Ein Chylothorax weist eine Letalität von bis 50% auf. Aufgrund der Seltenheit wird Fortschritt in der Behandlung durch Fallberichte erzielt. Im Rahmen neuer vorgeschlagener Therapien wird die PEEP-Beatmung immer wieder aufgeführt, die Erfahrung erscheint aber auf Einzelfälle beschränkt.

Am Fallbeispiel eines 24jährigen Motorradfahrers, der eine Dislokation der thorakalen Wirbelsäule (T6/7) mit beidseitigem Chylothorax erlitt, werden klinischer Verlauf und Benefit aufgezeigt. Nach Extubation wurde der Patient sekundär am 8. Tag nach Unfall posterior unisegmental stabilisiert. Der Patient ist mehr als 2 Jahre nach Trauma ohne Rezidiv. Die Behandlungskombination ermöglichte eine Minimierung der Verletzung der intrathorakalen Strukturen.

Die historische Entwicklung der Beatmungstherapie des Chylothorax, der Nachweis des Wirkmechanismus im Tiermodell und Ergebnisse der Literatur werden aufgezeigt.

Die Beatmungstherapie des Chylothorax bei stumpfem Thoraxtrauma ist eine physiologisch fundierte Therapie. Aufgrund der relativ geringen Invasivität und der möglichen Operationsvermeidung ist sie eine wichtige Therapie, deren notwendige Dauer weiter definiert werden muß.

Die bipolare Radiuskopfprothese – Erste Ergebnisse der Multicenterstudie

M. N. MAGIN, O. PAAR, H. J. ERLI, Aachen

Bei nicht rekonstruktionsfähigem Radiuskopf führt die Resektion zur Valgusinstabilität des Ellenbogengelenks und Sekundärveränderungen des distalen Radio-Ulnargelenks. Durch die Implantation einer neukonzipierten Radiuskopfprothese sollen bei Aufrechterhaltung einer guten Funktion diese Sekundärveränderungen verhindert werden.

Mit der Entwicklung eines neuen zementverankerten Titanimplantates, welches aus zwei Komponenten in Verbindung durch ein sphärisches Gelenk gefertigt ist, wird eine optimale Kongruenz zwischen Prothesen-Gelenkfläche und Capitulum humeri in jeder Winkelstellung des Gelenks und bei allen Pro- und Supinationsbewegungen gewährleistet. Erste Ergebnisse aus einer Multicenterstudie nach 25 Prothesenimplantationen bei frischen und sekundären Implantationen werden vorgestellt. Fehlschläge sind bislang nicht aufgetreten. Die funktionellen Ergebnisse sind nach Primärimplantation am besten.

Gegenüber der Radiuskopfresektion stellt sich aufgrund der bisherigen Ergebnisse die Implantation der bipolaren Radiuskopfprothese als günstige Alternative dar. Den bisher verwendeten Prothesentypen scheint sie materialtechnisch, von der Verankerung und vom Design her überlegen.

G Poster

Die ipsilaterale Femurfraktur bei implantierter Hüftendoprothese – Klassifikation und Behandlungskonzept | 438

R. MÄHRLEIN, M. KALT, H. SCHMELZEISEN, Lahr

Darstellung von Pathophysiologie, Klassifikation, Behandlungskonzept und Komplikationen perifokaler Iterativfrakturen nach Hüftendoprothetik an 35 Fällen.

Die Fraktur des Femur bei liegender Hüftendoprothese ist neben Infekt und Lockerung eine der schwerwiegendsten Komplikationen der rekonstruktiven Gelenkchirurgie. Die Implantation einer Hüftendoprothese verändert die Biomechanik, den Kraftfluß und die Blutversorgung des coxalen Femurendes. Kortikalisfenster, Schraubenlöcher und Sklerosezonen nach vorangegangener Osteotomie sowie eine allfällige Prothesenlockerung begünstigen die Entstehung einer Fraktur durch häufig banale Traumata.
In den Jahren 1985 bis 1996 haben wir 35 ipsilaterale Femurfrakturen bei implantierter Hüftendoprothese operativ versorgt. Als begünstigende Faktoren fanden wir bei 5 Patienten eine schwerwiegende Osteoporose, bei 8 Patienten eine ausgeprägte Adipositas, bei 6 Patienten eine Lockerung. Biomechanisch ungünstige Begleitumstände bestanden bei 17 Patienten, 10 mal frakturierte ein voroperiertes Femur. Gemäß der Klassifikation nach Bethea fanden wir 15 mal Typ A, 19 mal Typ B und nur einmal Typ C. Die operative Versorgung erfolgte einmal mit Fixateur externe, 4 mal durch eine Revisionsprothese, 4 mal durch eine Krückstockprothese; bei den übrigen Patienten wurde eine Plattenosteosynthese, falls erforderlich mit Prothesenwechsel durchgeführt. Neunmal war eine Spongiosaanlagerung erforderlich. Zwei Patienten verstarben postoperativ an konkurrierenden Erkrankungen, zweimal sahen wir Luxationen von Krückstockprothesen, einmal mußte ein Hämatom sekundär ausgeräumt werden. In allen anderen Fällen wurde eine komplikationslose Heilung erreicht.

Die multifaktorielle Genese der perifokalen Iterativfrakturen nach Hüftendoprothetik verlangt eine genaue Analyse jedes Einzelfalles um ein erfolgversprechendes Therapiekonzept zu wählen.

Moderne Einsatzchirurgie – exportierbarer ziviler chirurgischer Standard

K. MEYER, R. SCHMIDT, H. P. BECKER, H. GERNGROß, Ulm

Analyse der chirurgischen Tätigkeit während des ersten Kontingentes im Rahmen des UN-Einsatzes der Bundeswehr in Kroatien. Darstellung der chirurgischen Möglichkeiten in einem Level-III-Hospital.

Auf Beschluß des Bundestages wurden im Zeitraum Juli/August 1995 ca. 500 Sanitätssoldaten der Bundeswehr zum Aufbau eines deutsch-französischen Level-III-Hospitals nach Kroatien entsandt. Nach anfänglichen Schwierigkeiten entstand auf dem Gelände eines ehemaligen kroatischen Marinedepots ein anerkannt und gut funktionierendes Feldlazarett, vergleichbar mit einem mittleren Krankenhaus in Deutschland.
Bis zum 01.12.1995 gab es in der chirurgischen Ambulanz 620 Konsultationen. Davon waren etwa 65% Erstvorstellungen. Auf der chirurgischen Station wurden 160 Patienten stationär behandelt. Neben einer Vielzahl von ambulanten Operationen wurden insgesamt 104 chirurgische Eingriffe unter Narkosebedingungen im Operationstrakt durchgeführt (44 unfallchirurgische Eingriffe, davon hauptsächlich Fixateur externe-Anlagen, 56 Weichteil-, 5 Thorax-, 16 Abdominaleingriffe und 30 sonstige Operationen). Global betrachtet wurde, wenn auch bei relativ niedrigen Operationszahlen, das gesamte Spektrum der chirurgischen Erkrankungen behandelt.

Im Zeitraum Juli bis Dezember 1995 hat die Chirurgie ihren Auftrag in vollem Umfang erfüllen können. Die gegebenen materiellen Voraussetzungen (modern eingerichtete Operationscontainer) gestatten eine chirurgische Versorgung im Einsatzgebiet vergleichbar mit den Möglichkeiten in Deutschland. Für einen Einsatzchirurgen müssen umfangreiche Kenntnisse aus dem Bereich der gesamten Chirurgie gefordert werden.

G Poster

Die Leukozyten-Endothel-Interaktion in der traumatologischen Forschung – Möglichkeiten der computerunterstützten wissensbasierten Modellierung und Simulation des leukozytären Adhäsionsverhaltens

R. MINHOLZ, H. GERNGROß, C. WILLY, J. P. SCHRÖDER (München), A. UHRMACHER, Ulm

Zielsetzung: Es sollte mittels eines Expertensystems die Möglichkeiten der wissensbasierten Modellierung und Simulierung des hochkomplexen leukozytären Adhäsionsverhaltens beurteilt werden.

Problembeschreibung: Ein wesentlicher pathogenetischer Mechanismus molekularbiologischer Folgereaktionen nach Weichteiltrauma, während der Sepsis oder MOF ist die Leukozyten-Endothel-Interaktion (LEI). Ihr wird zusammen mit der Freisetzung freier Sauerstoffradikale die Schlüsselrolle im Mikrozirkulationsschaden zugeteilt. Involviert sind zusätzlich eine Vielzahl von Reaktionskaskaden anderer Körpersysteme (Gerinnungssystem, Gefäßendothel als eigenständiges Organsystem, Energiestoffwechsel, Zytokine, etc.). Sie bildeten ein Netz unüberschaubarer Interaktionen und Rückkoppelungen. Eine Vielzahl von Arbeitsgruppen untersucht mittels tierexperimenteller und klinischer Studien diese Reaktionen. Sie muß sich jedoch in der Regel auf die Beantwortung einzelner Teil-Fragestellungen beschränken. Studien, die umfassend alle Aspekte der trauma-induzierten LEI berücksichtigt, liegen bisher nicht vor. Die hier vorgestellte Studie beschreibt die Möglichkeit, diese hochkomplexen Abläufe mittels eines regelbasierten Expertensystems darzustellen. Sie ist als Erfahrungsbericht anzusehen und zeigt keine endgültigen Ergebnisse.

Methodik: Zur Modellierung wurde die bereits bestehende Oberfläche Knowledge Engineering Environment (KEE) genutzt. Sie basiert auf der in der Künstlichen Intelligenz häufig verwandten Sprache LISP. Aus der Literatur (ca. 200 Zitate) der Jahre 1982 bis 1993 wurde das bisher bestehende Wissen exemplarisch in 160 „Regeln" formuliert (z.B. Weltwissen: „Leukozyten sind weiße Blutkörperchen", als Spezialwissen: „In nichtaktivierten Leukozyten besteht nur eine geringe CD11b/CD18 Expression") und anschließend in LISP „übersetzt".

Ergebnisse: Die Beschreibung komplexer physiologischer Prozesse ist mittels eines objektorientierten und regelbasierten Expertensystems in einer Viel-Ebenen-Modellierung möglich. Durch die Definition von Klassen und Subklassen kann das medizinwissenschaftliche Wissen in einer taxonomischen Hierarchie strukturiert werden. Die Beeinflussung des leukozytären Adhäsionsverhaltens durch Reaktionsabläufe involvierter Systeme (Zytokine, usw.) kann statisch dargestellt werden. Eine Quantifizierung der Prozesse mit dynamischer Simulation, z.B. sich ändernder Konzentration von Zellen und Mediatoren ist jedoch mit KEE nicht möglich. Auffallend ist, daß die Zusammenarbeit von Mediziner und Informatiker durch unterschiedliche Denkgewohnheiten (qualitativ-phänomenologisch, bzw. quantitativ/mathematisch-strukturiert) einerseits erschwert, andererseits interessant ist.

Schlußfolgerung: 1. Die Darstellung medizinischen Wissens mittels regelbasierter Expertensysteme ist prinzipiell möglich. 2. Eine Limitierung der Modellierung und Simulierung besteht durch die fehlende Möglichkeit, in KEE die untersuchten Prozesse dynamisch und quantitativ zu formulieren. 3. Der Versuch, der hohen Komplexität traumatologisch relevanter, molekularbiologischer Reaktionen durch eine computerunterstützte Wissensaufarbeitung gerecht zu werden, bietet ein weites Feld zukünftiger medizin-informatischer Forschung.

G Poster

Scoring: Stellenwert ziviler Score-Systeme bei der Beurteilung des Schwerstverletzten im Rahmen sanitätsdienstlicher out-of-area Einsätze?

441

R. MINHOLZ, C. WILLY, H. GERNGROß, Ulm

Aus sanitätsdienstlicher Sicht soll vor dem Hintergrund der jüngsten Auslandseinsätze der Bundeswehr im Rahmen einer Metaanalyse beurteilt werden, ob moderne Scoring-Systeme unter Einsatzbedingungen als objektive Entscheidungshilfe eine sinnvolle Ergänzung für das Massenanfall-Management darstellen können.

Problemstellung: Durch die Schwerpunktveränderung des Sanitätsdienstes („out-of-area"-Einsätze) stellen insbesondere die Krisenreaktionskräfte eine neue Herausforderung dar. Trotz des Konzeptes der exportierbaren Individualmedizin bleibt ein Massenanfall-Szenario mit limitierten medizinischen Kapazitäten, eingeschränkten Versorgungswegen und -kapazitäten weiterhin möglich. Diese Konstellation bedingt im Vergleich zu einer zivilen Katastrophe besonders ungünstige medizinische Bedingungen mit dem Wunsch nach objektiven Kriterien zur Beurteilung der Verletzungsschwere, Individualprognose sowie optimalen OP- und Transportzeitpunkt.

Material/Methode: Vor dem Hintergrund eigener Erfahrungen (Kambodscha, Somalia, Bosnien) wurde eine Metaanalyse von 227 Literaturstellen (1953–1995) durchgeführt. Beurteilung aller international militärisch üblichen Klassifikationen und aller Modifikationen von bestehenden TRIAGE-Systemen. Bewertung der gebräuchlichsten zivilen Score-Systeme (u.a.: ISS, PTS, GCS, TS, RTS, usw.). Beurteilungskriterien: Sensitivität, Spezifität, Validität und Praktikabilität unter Feld- und Lazarettbedingungen.

Ergebnisse: Die gebräuchlichsten klinischen Scores (ISS, PTS) sind durch limitierte personelle und diagnostische Möglichkeiten routinemäßig nicht berechenbar. Zivile Scores orientieren sich nicht an der Komplexizität der typischen kriegschirurgischen Verletzungen (multiple Einhöhlenverletzung, Verbrennung, Schuß- und Splitterverletzung). Obwohl bei einzelnen Score-Systemen eine korrekte Individualprognose von bis zu 95% angegeben wird, scheint Scoring auch im unfallchirurgischen Routinealltag nicht die Regel zu sein. Vielmehr eignen sich die zivilen Scores durch Sammlung von Rohdaten und Traumaregistern eher für Qualitätssicherung und Patientenkollektiv-Vergleiche. Durch standardisierte Kriterien und eine einheitliche Dokumentation sind Nachteile im Konzept der rein erfahrungsabhängigen Triage zu reduzieren. Physiologisch orientierte Score-Systeme können Erfahrungen im Traumamanagement und der Notfallmedizin bei der Sichtung zwar nicht ersetzen, insbesondere den „Unerfahrenen" aber in seiner Entscheidungsfindung unterstützen.

Bisher entwickelte zivile Score-Systeme eignen sich für ein Trauma-Management unter Feldbedingungen nicht. Sie bilden jedoch durch Dokumentation eine gemeinsame Sprache über verschiedene Leistungsbereiche und bei internationaler Kooperation über alle Sprachbarrieren hinweg. Auf der Basis retrospektiver Analysen bilden sie eine wichtige Grundlage für den materiellen und personellen Ausstattungsbedarf im Einsatz.

Tissueengineering von hyalinem Knorpelgewebe auf Poly-L-Laktid und Glycolid-Polymer Membranen

442

H. D. MÖLLER, P. ANGELE, M. MAGHSUDI, M. NERLICH, Regensburg

Untersuchung zur Differenzierung von in vitro gezüchteten Chondrocyten zu hyalinem Knorpelgewebe auf biodegradablen Trägermaterialien, mit der Zielsetzung der späteren Verwendung als autogenes Implantat bei Gelenkknorpelläsionen.

Problemstellung: Die Defektheilung von Knorpelläsionen vor allem bei rein chondralen Fragmenten stellt innherhalb der Gelenktraumatologie ein noch unzureichend beeinflußbares Problem dar. Das entstehende faserknorpelige Ersatzgewebe bietet dem subchondralen Knochen auf Grund schlechterer biomechanischer Eigenschaften einen nur unzureichenden Schutz, so daß es zur arthrotischen Degeneration kommen kann. Mit Hilfe der Zellkultur ist es gelungen, Chondrocyten zu züchten, die in Abhängigkeit vom Trägermaterial einen nahezu vollständigen hyalinen Knorpel bilden. Mit dieser Methode ist es nun möglich, autogenen Knorpel zu züchten und damit intraartikuläre Läsionen aufzufüllen.

Material und Methode: Humane Chondrocyten wurden auf verschiedenen biodegradablen Membranen aus Poly-L-Laktid und Glycolid-Polymer in jeweils getrennte Perfusionskammersysteme zur Zellkultivierung gebracht und mit Leibovitz Zellnährmedium (Gibco) über 2, 4 und 8 Wochen mit 1 ml/h kontinuierlich perfundiert. Nach diesen Zeiträumen wurden Gewebepräparate licht- und elektronenmikroskopisch untersucht.

Ergebnisse: Nach 2 Wochen zeigt sich lichtmikroskopisch in beiden Untersuchungsgruppen ein wenig differenziertes chondrales Mischgewebe. Nach 4 Wochen kam es in der Glycolid-Polymer Gruppe im Vergleich zum Poly-L-Laktid zum vermehrten Auftreten von ovoiden Zellen. Elektronenmikroskopisch konnte in der Glycolid-Polymer Gruppe zu diesem Zeitpunkt eine starke Syntheseaktivität beobachtet werden. Nach 8 Wochen ist das Verhältnis von ovoiden zu spindelförmigen Knorpelzellen in der Glycolid-Polymer Gruppe deutlich in Richtung der ovoiden Zellen verschoben. Beim Poly-L-Laktid kam es zu diesem Zeitpunkt hauptsächlich zur Differenzierung von spindelförmigen Zellen.

Glycolid-Polymer Membranen üben unter Perfusionskulturbedingungen einen günstigeren Effekt auf die Differenzierung von hyalinem Knorpelgewebe als Poly-L-Laktid Membranen aus. Mit dem Glycolid-Polymer liegt ein biodegradables Polymer vor, das sich zur in vitro Anzüchtungen von autogenem Knorpelgewebe eignet.

G Poster

Kasuistik: Isolierter tibialer knöcherner Ausriß des hinteren Kreuzbandes beim Kind

443

F. MORGENTHAL, J. PETERMANN, B. ISHAQUE, L. GOTZEN, Marburg

Einleitung: Die Indikation zur operativen Versorgung akuter isolierter ligamentärer Verletzungen des hinteren Kreuzbandes (HKB) wird controvers diskutiert. Knöcherne Abrißverletzungen des HKB stellen eine klare Indikation dar. Über kindliche HKB-Verletzungen gibt es wenig Publikationen, tibiale knöcherne Abrißverletzungen sind insgesamt 4 mal veröffentlicht. Diagnostik, operative Versorgung und Nachuntersuchungsergebnisse bei einem 13 Jahre alten Mädchen werden vorgestellt.

Diagnostik: Nach der exakten klinischen Untersuchung und der instrumentellen Stabilitätsmessung erfolgte die konventionelle Röntgendiagnostik. Das Ausmaß der Dislokation der knöchernen tibialen HKB-Ausrisse wurde durch eine seitliche konventionelle Tomographie bestimmt. Zum Ausschluß einer weiteren begleitenden intraartikulären Schädigung führten wir eine MRT-Untersuchung durch.

Operative Versorgung und Nachbehandlung: Da durch die MRT eine weitere Läsion ausgeschlossen werden konnte, wurde in Bauchlage eine Schraubenrefixation über einen dorsalen Zugang nach Trickey ohne zusätzliche arthroskopische Diagnostik vorgenommen. Zur passageren Protektion legten wir einen Oberschenkeltutor für 6 Wochen an. Danach erfolgte die funktionelle physiotherapeutische Nachbehandlung.

Nachuntersuchungsergebnis: Über einen Zeitraum von 6 Monaten erfolgten die regelmäßige Verlaufsuntersuchungen, ab der 6 bis zur 12 Woche im Rahmen der EAP. Eine Röntgenverlaufsuntersuchung wurde in der 6 postoperativen Woche durchgeführt. Bei Stabilitätsmessung mit dem Arthroligamentometer KT 1000 zeigte eine seitengleiche Bandstabilität, das Bewegungsausmaß war ab der 12. Woche postoperativ seitengleich. Nach dem 6 Monat lag die volle Sportfähigkeit wieder vor.

Schlußfolgerung: Durch sorgfältige Diagnostik (konventionelle Röntgendiagnostik mit seitlicher Tomographie und MRT) mit der anschließenden Schraubenrefixation des knöchernen Abrißes des HKB kann auch bei Kindern eine beschwerdefreie bandstabile Ausheilung erzielt werden.

Ergebnisse der operativen Behandlung von Patienten mit distalen intraartikulären Humerusfrakturen in der Klinik für Chirurgie, Abteilung Unfallchirurgie der Friedrich-Schiller-Universität Jena (Januar 1975 bis März 1993)

C. MÜLLER, E. MARKGRAF, Jena

Die Ergebnisse nach operativer Behandlung von distalen intraartikulären Humerusfrakturen in der unfallchirurgischen Abteilung der FSU sollen mit denen anderer Untersuchungsgruppen verglichen werden, so daß letztlich Empfehlungen für das Vorgehen bei der Behandlung dieser Frakturen abgeleitet werden können.

In den Jahren 1975 bis Frühjahr 1993 sind an der chirurgischen Universitätsklinik Jena 71 Fälle mit einer distalen intraartikulären Humerusfraktur operativ versorgt worden, von denen 35 Patienten in unterschiedlichem Umfang nachkontrolliert werden konnten. Die Auswertung der Untersuchungsergebnisse von operierten 13 B- und C-Frakturen erfolgte anhand des Schemas von Burri und Rüter, außerdem erfolgte die Beurteilung der subjektiven Beschwerden entsprechend einer Punkteskala.

Das Gesamtergebnis der nachuntersuchten Patienten war in 7 Fällen sehr gut, 13 mal gut, 11 mal mäßig und 4 mal schlecht. Anhand unserer Ergebnisse konnten wir zeigen, daß gute und sehr gute Ergebnisse der Frakturbehandlung signifikant häufiger auftreten, wenn die Ruhigstellungsdauer post operationem 14 Tage nicht überschreitet. Die Ergebnisse der Behandlung von B-Frakturen waren signifikant besser als die von den komplizierten C-Frakturen. Als operativer Zugangsweg bleibt die Olecranonosteotomie eine bewährte und empfehlenswerte Methode, die Pseudarthrosenrate ist geringer als häufig befürchtet wird. In unserer Untersuchungsgruppe lag sie bei 3,4%. Unter 71 Patienten waren in 3 Fällen (4,25%) Wundheilungsstörungen leichterer Art zu verzeichnen, ebenso häufig traten Infektionen mit Fistelung auf. 11 Patienten der 35 nachkontrollierten Patienten wiesen passagere bzw. stationäre sensible Läsionen des Nervus ulnaris auf. Eine teilweise oder vollständige Materialentfernung führt zu keinem signifikant besserem Ergebnis, allerdings ist die Kombination mit einer Arthrolyse und Gelenkmobilisation als Möglichkeit zur Verbesserung des Ausmaßes der Gelenkbeweglichkeit anzusehen.

In 18 Fällen stimmte das ermittelte Gesamtergebnis mit dem subjektiven Ergebnis anhand der Punkteskala überein und war damit nicht wesentlich von diesem verschieden.

Das Ziel der operativen Versorgung von distalen intraartikulären Humerusfrakturen muß es sein, eine übungsstabile osteosynthetische Versorgung zu erreichen, um unmittelbar postoperativ mit der krankengymnastischen Beübung beginnen zu können. Nur dadurch kann das bestmögliche Gesamtergebnis erzielt werden.

G Poster

Die Luxation des Kniegelenkes – Eine retrospektive Analyse bei 19 Patienten

445

H.-S. NEUMANN, H. RIEGER, W. KLEIN, Münster

Darstellung der Behandlungsergebnisse eines umschriebenen Verletzungsbildes aus einem 15-Jahres-Zeitraum.

Die Luxation des Kniegelenkes ist eine seltene, aber die untere Extremität in höchstem Maße gefährdende Verletzung. Neben Weichteilschaden und ligamentären Verletzungen sowie nervalen Läsionen stehen vor allem Verletzungen der A. poplitea im Vordergrund.

Zwischen 1979 und 1994 wurden 19 traumatische Kniegelenksluxationen bei 14 männlichen und 5 weiblichen Patienten operativ versorgt. Das Durchschnittsalter betrug 39 Jahre (17–85 Jahre). 13 Luxationen resultierten aus Hochrasanztraumen; 6 Patienten waren polytraumatisiert. Es fanden sich 7 offene Luxationen; in 7 Fällen lag eine Beteiligung der A. poplitea und bei einem Patienten eine Läsion des N. peroneus vor.

Bei Beteiligung der A. politea wurde in allen Fällen operativ interveniert (5 autologe V. saphena magna-Interponate, 2 Implantationen einer PTFE-Prothese). Es waren jedoch nach 5–14 Tagen wegen eines manifesten Ischämiesyndroms 4 Amputationen notwendig.

In nur 4 Fällen wurden wegen anderer im Vordergrund stehender Verletzungen primäre Rekonstruktionen des Kapsel-Apparates durchgeführt; dabei wurden besonders die zentralen und dorsalen Strukturen berücksichtigt. Bei weiteren 5 Patienten erfolgten diese Maßnahmen verzögert.

Die Rekonstruktion der arteriellen Gefäßstrombahn innerhalb von 6 Stunden nach dem Unfallereignis hat Vorrang vor allen anderen operativen Eingriffen. Die primäre Rekonstruktion des Kapsel-Band-Apparates zeigt befriedigende bis gute Ergebnisse, allerdings kann nach einer verzögerten Versorgung unter einer forcierten Physiotherapie ebenfalls ein zufriedenstellendes Ergebnis erreicht werden.

Erste Erfahrungen mit der Klöppelung durch Injektstopfen – eine technische Vereinfachung der „Dynamischen Hautnaht" unter Verwendung preiswerter steriler Einmalartikel

L. OLIVIER, F. NEUDECK, ST. ASSENMACHER, K.-P. SCHMIT-NEUERBURG, Essen

Die bislang geübte Technik der vorgelegten Knoten der dynamischen Nähte provoziert das sog. „Blanching" der Wundränder, außerdem kann das Lösen der Knoten zum Nachziehen sehr zeitaufwendig sein. Es sollte daher eine einfache – de facto kostenneutrale – Modifikation der dynamischen Hautnaht entwickelt werden, die diese Nachteile kompensiert.

Die dynamische Hautnaht ist ein bewährtes Verfahren zum kontinuierlichen Verschluß von Inzisions- und Exzisionsdefekten der Haut. Werden die Knoten der dynamischen Nähte jedoch zu fest angelegt, kommt es zu Durchblutungsstörungen des Wundrandes dem sog. „Blanching". Die Dosierung der Spannung ist bei der Knotentechnik erschwert. Wird das Lösen der Knoten erforderlich, kann der tägliche Vorgang des Nachspannens – in Abhängigkeit von der Defektgröße – erheblichen Zeitaufwand erfordern. Mithilfe von Einmalkanülen wurden jeweils die beiden Fadenenden dynamischer Nähte durch die Latexmembran handelsüblicher Injektstopfen geführt. Diese Membran verklemmt elastisch das Nahtmaterial. Ein Nachziehen mit Anpassung der Zugkraft an die Reaktion des Wundrandes wird dadurch möglich, daß der Stopfen auf den Fäden stufenlos verschoben werden kann. Hierdurch entfällt jede zeitaufwendige Manipulation an vorgelegten Knoten. Diese technische Modifikation wurde bei 12 Patienten mit 7 (58,3%) Inzisions- und 5 (41,7%) Exzisionsdefekten angewendet. Die Defekte waren durchschnittlich 51,0 cm^2 (Spanne: 30,0–78,0) groß. Der Verlauf der Wundheilung wurde prospektiv dokumentiert; die Defektgröße planimetrisch bestimmt. Nach durchschnittlich 7 Tagen war bei 6 (50,0%) Patienten der vollständige Wundverschluß erreicht. Bei weiteren 6 (50,0%) Patienten wurde der Defekt im Mittel um 82,0% der Ausgangsgröße verkleinert. Jeweils bei 3 (25,0%) Patienten erfolgte abschließend eine Sekundärnaht bzw. eine Spalthauttransplantation. Wundrandnekrosen traten nicht auf.

Die Klöppelung der dynamischen Hautnähte mit Injektstopfen ist eine zuverlässige, sichere und preiswerte Modifikation, die ein schnelles und dosiertes Nachspannen mit guter Flächenvermehrung ermöglicht.

G Poster

Aufbau und Einsatz einer digitalen Bilddatenbank: Erfahrung am Beispiel der Datenbank „Becken und Acetabulum"	447

CH. PAUL, T. HÜFNER, H. RÖTTERINK, T. POHLEMANN, Hannover

Problemstellung: Untersuchungen von Frakturen am Becken oder Acetabulum basieren auf dem Studium von klinischen Daten und Röntgenbildern. Das Speichern von klinischen (alphanumerischen) Daten ist einfach und weit verbreitet. Die konventionelle Bildanalyse bedeutet einen enormen Zeit- und Personalaufwand, nicht zu vergessen der Frust bei unvollständigem oder fehlendem Bildmaterial, deshalb wurde eine Kombination zweier Datenbanken aufgebaut.

Methodik: Die vorhandene Textdatenbank (FileMarker®) mit den klinischen Informationen von 2120 Patienten mit Becken- und Acetabulumfrakturen wurde durch eine Bilddatenbank mit den Röntgen- und klinischen Bildern aus dem Verlauf ergänzt. Die Bildaquisition erfolgt mit einer voll digitalen Kamera in Spiegelreflextechnik (Kodak DCS 200®), die endgültige Speicherung der aufgenommenen Bilder (je 1 MB) erfolgt auf Compact Discs (CD Recorder Storm II). Die in einfacher Fototechnik gemachten Bilder können in einem Bildverarbeitungsprogramm zurechtgeschnitten und auch von der Belichtung korrigiert werden. Die Archivierung erfolgt in einer speziellen Bilddatenbank (Cumulus®), die mit der Textdatenbank über ein Makroprogramm (Apple Script®) direkt verbunden ist. Somit sind Suchvorgänge in einer Datenbank ohne erneuten Suchvorgang in beiden Programmen möglich. Werden die Bilddaten von Patienten benötigt, so genügt ein Knopfdruck zum Wechsel zu den entsprechenden Bildern.

Ergebnisse: Es sind jetzt 4250 Bilder von 346 Patienten aufgenommen und dauerhaft abgespeichert. Die Aufnahmezeit mit Archivierung dauert ca. 3 Min/Bild. Die Bedienung der Kamera ist analog zur normalen Spiegelreflexkamera und damit schnell zu erlernen. Das Bildverarbeitungsprogramm (Photoshop®) ist ebenso wie die Datenbanken leicht verständlich und durch die weite Verbreitung vielen bekannt. Durch den Einsatz einfacher PC (Apple Power PC) und handelsüblicher Komponenten (CD Recorder) sind die Anschaffungs- und Unterhaltungskosten gering und im Verlauf eher fallend. Im täglichen Gebrauch werden die CD's über einen 6fach Wechsler eingelesen, somit sind zur Zeit alle Bilder sofort zur Verfügung stehend. Die Bilder können über jedes Präsentationsprogramm in sehr guter Qualität ausgegeben werden, durch die Speicherung als TIFF Datei sind sie auf allen Plattformen einlesbar (Windows, Mac, Unix).

Schlußfolgerung: Durch den Einsatz von handelsüblichen Komponenten kann das System ohne Spezialkenntnisse selbständig aufgebaut werden. Im Unterschied zu High-end Technologien ist die Anschaffung und der Unterhalt sehr günstig (ca. 40.000 DM), die Ausgabequalität ist unseres Erachtens für alle Bereiche in der Unfallchirurgie genügend. Besonders bei Detailanalysen und Mehrfachuntersuchungen ist ein bequemes und zeiteffektives Arbeiten möglich.

Neues Scoring System zur Beurteilung der Sportfähigkeit nach operativer Versorgung von frischen Achillessehnenverletzungen

F. RENTSCH, J. PETERMANN, H. GEBAUER, L. GOTZEN, Marburg

Zielsetzung: Achillessehnenverletzungen treten in unserem Patientenkollektiv immer häufiger auch bei jüngeren Patienten auf. In einem neuen Nachuntersuchungsscore werden die Langzeitergebnisse überprüft und der Wiedereintritt der Sportfähigkeit beurteilt.

Material und Methode: 50 sportlich aktive Patienten nach einheitlicher Nahtversorgung und Nachbehandlung bei frischen Achillessehnenverletzungen wurden mit einem an das IKCD angelehnte neuem Scoringsystem nachuntersucht. Die Ergebnisse wurden in vier Gruppen klassifiziert, das schlechteste Ergebnis ist für die abschließende Gruppeneinteilung verantwortlich. Die Untersuchungskriterien waren das Bewegungsausmaß, die sonographische Vermessung, die isokinetische Testuntersuchung mit Messung der neuromuskulären Balance durch perkutane EMG-Ableitung, die Koordinationstestung auf dem Biodex Stability Tester und der one-leg-hop-Index. Die Untersuchungen erfolgten im Seitenvergleich. Zusätzlich wurde der subjektive Befund und ggf. die Gründe für die Sportreduktion erfragt.

Ergebnisse: Der Nachuntersuchungszeitraum betrug 4,6 Jahre postoperativ, das Durchschnittsalter 35,4 Jahre. 1/5 der Patienten waren weiblich, in ca. 45% war die linke Seite betroffen. 1/3 aller Patienten reduzierte die sportliche Aktivität ohne pathologisches Korrelat, 1/7 wegen anhaltender Beschwerden. Die volle Sportfähigkeit trat bei Patienten wieder ein, bei denen das Bewegungsausmaß weniger als 5° in der Dorsalextension eingeschränkt war, die isokinetische Messung bei 30°/sec und 120°/sec Winkelgeschwindigkeit eine Kraftminderung von weniger als 10° nachwies und der one-leg-hop-Index bei 90% lag.

Schlußfolgerung: Der neue Score weist eine hohe Korrelation zur Sportfähigkeit auf. Nur beim Zusammenspiel von gutem Bewegungsausmaß, balanziert gut trainierter Muskulatur und hohem Koordinationsindex ist die uneingeschänkte Sportfähigkeit wieder möglich.

G Poster

Über eine seltene Verletzung im Wachstumsalter | 449

H. RIEGER, W. KLEIN, H.-S. NEUMANN, F. G. SCHERF, Münster

1. Darstellung der Behandlungsergebnisse bei 54 Patienten mit Beckenfrakturen im Wachstumsalter.
2. Schlußfolgerungen für die Therapie und Prognose.

Die Beckenfraktur im Wachstumsalter ist – mit Ausnahme der Apophysenverletzungen – selten und Indikator eines schweren Traumas. Die Krankenakten von 54 Heranwachsenden (bis 16 Jahre; 32 männlich, 22 weiblich), die innerhalb eines 20-Jahres-Zeitraumes (1974–1993) stationär behandelt wurden, gelangten zur Auswertung. Die Frakturen wurden nach der AO-Klassifikation eingeteilt: 17 stabile Typ A-Beckenringfrakturen, 13 rotatorisch instabile Typ B-Frakturen, 19 rotatorisch und vertikal instabile Typ C-Frakturen, 5 isolierte Acetabulumfrakturen.
47 Patienten (87%) hatten pelvine und/oder exrapelvine Begleitverletzungen (durchschnittliche Punktzahl nach dem Polytrauma-Schlüssel 23,7 bzw. Injury Severity Score 30,5). 9 Patienten erlitten eine offene Beckenfraktur mit vaginaler und/oder rektaler Zerreißung. Es wurden 15 Urogenitalverletzungen bei 13 Heranwachsenden diagnostiziert. Als intraabdominelle Läsionen sahen wir 7 Milzrupturen, 7 Lebereinrisse, 2 Mesenterialeinrisse, 1 Dünndarmverletzung sowie 2 Nierenläsionen. 18 Patienten wurden laparotomiert. 11mal fand sich ein großes pelvines (retroperitoneales) Hämatom. 8 Kinder (14,8%) verstarben, wobei das abdominopelvine Trauma 5mal ursächlich beteiligt war (massive intraabdominelle/retroperitoneale Blutung). Die Beckenfraktur wurde bei 16 Patienten (29,6%) operativ behandelt. Unter den extrapelvinen Begleitverletzungen waren das Schädelhirntrauma (n = 26) sowie Oberschenkelfrakturen (n = 19) besonders häufig.
Bei 36 Überlebenden (81,8%; 2 Patienten waren im weiteren Verlauf aus unbekannter Ursache verstorben) konnte das Behandlungsergebnis mittels Fragebogen und einer aktuellen klinischen/radiologischen Untersuchung überprüft werden. Diese Nachuntersuchung durchschnittlich 11,3 Jahre nach dem Trauma (Follow-up bis zu 19,6 Jahren) zeigte, daß Spätfolgen vor allem auf komplexe Beckenringläsionen mit pelvinen Begleitverletzungen und Acetabulumfrakturen zurückzuführen waren.

Die Behandlung von Beckenfrakturen im Wachstumsalter sollte sich nicht von derjenigen bei Erwachsenen unterscheiden: Instabile Beckenringverletzungen sollten frühzeitig stabilisiert werden, bei dislozierten Hüftpfannenbrüchen empfiehlt sich die offene Reposition mit interner Osteosynthese. Die Therapie pelviner und extrapelviner Begleitverletzungen ist von wesentlicher Bedeutung.

Besseres Ausheilungsergebnis von O3 B Tibiaschaftfrakturen mit dem UTN im Vergleich zur Fixateur externe Behandlung

450

P. SCHANDELMAIER, CH. KRETTEK, J. RUDOLF, H. TSCHERNE, Hannover

Anhand von 41 prospektiv erfaßten, innerhalb von 12 Stunden nach dem Unfall versorgten Grad 3 B (n. Gustilo) offenen Tibiaschaftfrakturen aus insgesamt 185 offenen Tibiaschaftfrakturen werden die Inzidenz der verschiedenen Komplikationen und das Beschwerdebild nach Abschluß der Behandlung mit Fixateur externe und unaufgebohrtem Tibianagel miteinander verglichen. Die Behandlung dieser extrem schweren und manchmal in einer Unterschenkelamputation endenden Verletzung mit dem Marknagel erschien bisher kontraindiziert.

Komplikationen	UTN n=22	FIX n=19
Knocheninfekt	1	2
Bolzenbruch	7	0
Pininfekt	0	8
sek. Fehlstellung	2	2
Spongiosaplastik	3	8
Nagelwechsel	3	5
verz. Heilung	6	6
Pseudarthrose	1	1
Refraktur	0	1
Amputation	1	2

Material und Methode: 22 initial mit einem unaufgebohrten AO Tibiamarknagel (UTN) und 19 mit einem Fixateur Externe (FIX) versorgte Patienten wurden prospektiv erfaßt. 8/41 Patienten hatten eine isolierte Verletzung. 20/41 Patienten hatten einen Frakturtyp C3 der AO Klassifikation. Die Verfahrenswahl erfolgte nicht randomisiert durch den Operator. Initial wurde nach einem Debridement unter Zuhilfenahme der Jet Lavage die Stabilisierung mit dem UTN oder dem FIX durchgeführt. Je nach Initialbefund wurden Nachdebridements festgelegt. Insgesamt wurden drei Amputationen durchgeführt, je eine in jeder Gruppe wegen einer massiven Infektion, ein FIX Patient wurde bei einem Erhaltungsversuch mit einem 12 cm Defekt am Tibiaschaft nach 10 Tagen amputiert. 3 Patienten verstarben an den Unfallfolgen, 3 Patienten konnten nicht nachuntersucht werden. Insgesamt konnten 32 Patienten in die Nachuntersuchung eingeschlossen werden. Wir fanden keine signifikanten Unterschiede hinsichtlich Frakturtyp und -lokalisation, Alter, Geschlecht und Begleitverletzungen. Zur Weichteildeckung erfolgte in 17 Fällen innerhalb von 4 und in 13 Fällen innerhalb von 4 Wochen nach dem Unfall eine Lappenplastik. Die knöcherne Heilungszeit war nicht signifikant unterschiedlich in den beiden Gruppen. Die Zeit bis zur Vollbelastung, Zahl der Reoperationen und der Nachuntersuchungsscore zeigten jedoch signifikante Unterschiede (M-W, $p < 0,05$). Ebenso wie sich ein besseres Ergebnis in der UTN Gruppe für die einzelnen Parameter der Nachuntersuchungsscores zeigte.

Ergebnisse	UTN n=17	FIX n=15
durchschnittl. Zahl der Reoperationen	0.8 ±0.9	3.1 ±2.1
Ante/ Recurv. > 5°	2	6
Varus/ Valgus > 5°	6	4
Rotation >10°	2	4
Karlström Score		
Sehr gut	0	0
Gut	6	1
Befriedigend	5	4
Mäßig	3	3
Schlecht	3	7

Diskussion: In der UTN Gruppe fanden sich signifikant weniger Reoperationen und ein höherer Nachuntersuchungsscore, problematisch in dieser Gruppe war jedoch ein hoher Anteil von Bolzenbrüchen. In der FIX-Gruppe waren die Pininfekte ein behandlungsspezifisches Problem.

Schlußfolgerung: Durch die Behandlung von drittgradig offenen Unterschenkelfrakturen mit dem UTN läßt sich ein komplikationsärmerer Heilungsverlauf mit einem besseren funktionellen Ergebnis und einer schnelleren Vollbelastung erzielen als bei der Behandlung mit dem Fixateur externe, sie ist somit bei Anwendung der unaufgebohrten Technik indiziert.

Das histologische Bild des funktionslosen Kreuzbandes und der Kreuzbandrekonstruktion | 451

M. A. SCHERER, W. SCHWARZ (Ulm), K. HERFELDT, ST. V. GUMPPENBERG, München

Fragestellung: Gibt es bestimmte, typische histologische Merkmale für ein funktionsloses Transplantat oder einen Kreuzbandstumpf? Wenn ja, lassen sich diese Veränderungen klassifizieren? Unterliegen Kreuzbandstümpfe auch mikromorphologisch einer vollständigen Degeneration?

Einleitung: Folgende Beobachtungen stellen die Grundlage für die vorliegenden Untersuchungen dar: 1. In der Literatur findet sich oft die Beschreibung, daß ein Sehnentransplantat nach einer bestimmten Zeitspanne wie ein Band aussehe. Diese sog. Ligamentisation kann aber mittlerweile berechtigterweise angezweifelt werden. 2. Die Kontroverse, ob Kreuzbandreste bei der autogenen Rekonstruktion reseziert oder aufgesteppt werden sollten, ist weit von einer Lösung entfernt.

Material und Methoden: 39 klinische Fälle zwischen 1 Tag und 4 Jahren nach Ruptur des vorderen Kreuzbandes bzw. rekonstruktiven Operationen wurden intraoperativ entnommen, Formalin-fixiert und in Serienschnitten histologisch und immunhistochemisch auf nervale Strukturen aufgearbeitet. Begleitend wurden die klinischen Daten und ein exakter Gelenkstatus erhoben.

Ergebnisse: Überraschenderweise unterscheiden sich funktionsfähige und funktionslose Transplantate in dieser Auswahl mikromorphologisch anhand der Parameter Faserbündel, Form, Größe und Verteilung der Fibroblasten sowie dem Crimping nicht immer eindeutig. Auch bei Fällen von makroskopisch massiv degenerierten VKB-Stümpfen können fast immer Gesichtsfelder gefunden werden, die im histologischen Aspekt einem normalen Band sehr ähnlich sind. Der Hauptunterschied zwischen funktionsfähigen und nicht funktionsfähigen Transplantaten liegt in der Organisationshöhe und -struktur, die von der biomechanischen Belastung abhängt. Daneben zeigen funktionslose Transplantate oder Kreuzbandstümpfe eine deutlich erhöhte Zellzahl sowie eine betonte Synovia-Reaktion. Immunhistochemisch lassen sich in 30% nervale Strukturen nachweisen.

Diskussion: 1. Vom histologischen Bild alleine läßt sich kein sicherer Schluß auf die tatsächliche, individuelle Funktion eines Transplantats ziehen. 2. Unter der Vorstellung, nicht nur die Kraftträgerfunktion des VKB sondern auch das Regelglied im Reflexbogen des LCA-Reflexes wiederherzustellen, ist die Resektion des VKB-Stumpfes bei einer rekonstruktiven Maßnahme obsolet: Auch völlig degenerierte Stümpfe, die nur über irreguläre Narbenzüge erfahren haben konnten, weisen bandähnliche Strukturen auf.

Klin. Konsequenz: Die Resektion der VKB-Stümpfe bei der sekundären Rekonstruktion (chronische Instabilität) ist zumindest fraglich. Degenerative Veränderungen im VKB schließen zwar die Funktion als Kraftträger aus, nicht jedoch per se propriozeptive Funktionen.

Sonographische Diagnostik von Weichteilinfektionen

M. A. SCHERER, J. MAURER, ST. V. GUMPPENBERG, München

Zielsetzung: Prospektive, kontrollierte Untersuchung zur Wertigkeit der Weichteilsonographie in der Frühdiagnostik septischer Weichteilprozesse.

Einleitung: Anhand klinischer und/oder laborchemischer Parameter (CRP, Fibrinogen, Leukozytenzahl) sind Infektionen im Bereich der Weichteile zwar mit hoher Sensitivität zu bestimmen, sämtliche Parameter hinken jedoch dem klinischen Ereignis einer Infektion hinterher, sind sekundäre Symptome oder Veränderungen, die eine teils mehrtägige Verzögerung der Diagnosestellung mit sich bringen. In dieser prospektiven Studie sollte untersucht werden, inwieweit sich durch die Weichteilsonographie mit 7,5 und 10 MHz-Schallköpfen eine Verkürzung des freien Intervalls bis zur Diagnosestellung und Therapie erreichen läßt.

Material und Methoden: Bei 21 Patienten mit verschiedenen Weichteilinfektionen wurde bei irregulärem klinischem Verlauf, der differentialdiagnostisch septische Probleme einschloß, eine Weichteilsonographie durch einen Untersucher durchgeführt und mit dem Zielkriterium eines positiven Keimnachweises nach Punktion und/oder chirurgischer Eröffnung der Region abgeglichen. In der Varianzanalyse werden die üblichen Infektionsparameter CRP, Leuko, Fibrinogen, Temperatur > 37,5 Grad verglichen.

Ergebnisse: In 18 von 21 Fällen war die Sonographie – gemessen am Keimnachweis – richtig positiv. Fibrinogen erwies sich im p.op. Verlauf als völlig irrelevanter Parameter, das CRP war ab dem 5. p.op. Tag stets richtig positiv. Als sonographisch harte Kriterien einer Weichteilinfektion ergeben sich: Lufteinschluß im Gewebe, echoreiche flottierende Partikel (ab dem 3. p.op. Tag). Sekundäre Zeichen wie verstärkte inhomogene Echogenität, irreguläres Echomuster, spinnennetz-förmige, echofreie Raumforderungen und liquide Areale sind nicht mit hinreichender Sicherheit geeignet, die Infektionsdiagnose zu stellen und stark vom p.op. Intervall abhängig. Die sonographische Diagnosestellung der Infektion hatte einen früheren Therapiebeginn zur Folge: Median 1 Tag (Spannweite 0 h bis 3 Tage).

Schlußfolgerungen/Klin. Konsequenzen: Das Einbeziehen hochfrequenter Ultraschalldiagnostik in die Differentialdiagnose von Weichteilproblemen p.op. zeigtet ein verkürztes freies Intervall bis zur definitiven Therapie. Konsequenterweise mit früherem Therapiebeginn kann über verkürzten Krankenhausaufenthalt und gesenkte Therapiekosten spekuliert werden.

Differentierte Therapie der Lunatummalazie – eine retrospektive Analyse

453

F. G. SCHERF, H. RIEGER, W. KLEIN, E. BRUG, Münster

Verlaufsbeobachtung operierter Patienten mit einer Lunatummalazie im Hinblick auf Funktion und Schmerzhaftigkeit des Handgelenkes sowie auf soziale Aspekte.

Von 1982 bis 1995 wurden an der Klinik für Unfall- und Handchirurgie 53 Patienten mit einer Lunatummalazie der Stadien I bis IV nach Decoulx operativ behandelt. Insgesamt kamen 10 verschiedene Operationsverfahren zur Anwendung. Die Auswahl des geeigneten Operationsverfahrens richtete sich nicht nur nach dem radiologischen Schweregrad der Mondbeinnekrose sondern auch nach den individuellen, insbesondere auch beruflichen Anforderungen an das Handgelenk. Die häufigsten Verfahren waren die Radiusverkürzungsosteotomie, die Implantation einer Lunatumprothese, Denervierungsoperation und die Spongiosaplastik.

Die Patienten wurden in diesem Jahr mittels detaillierter Fragebögen zum aktuellen Befund bezüglich Funktion, Schmerzhaftigkeit und sozialer, insbesondere beruflicher Aspekte befragt. Von 33 Patienten erhielten wir bis jetzt aussagekräftige Unterlagen zurück. Der Nachbeobachtungszeitraum beträgt im Mittel 5,6 Jahre (6 Monate bis 15 Jahre).

Nur 6 Patienten beurteilten ihr Handgelenk als frei beweglich, die anderen gaben eine mäßige (n = 13) oder schwere (n = 14) Bewegungsbeeinträchtigung an. 28 Patienten empfanden nach der Operation eine Schmerzlinderung, in 3 Fällen blieben die Schmerzen unverändert, zweimal wurde eine Schmerzzunahme angegeben. In 11 Fällen mußte der Beruf krankheitsbedingt gewechselt werden, 19 Patienten fühlten sich jetzt noch in ihrer Berufsausübung beeinträchtigt.

Drei Patienten erhielten später wegen nicht beherrschbarer Schmerzsymptomatik eine Handgelenksarthrodese.

Die operative Behandlung der Lunatummalazie muß sich am Schweregrad der Erkrankung aber auch an den individuellen Beschwerden und den Anforderungen an das Handgelenk orientieren. Die Ergebnisse zeigen mittel- und langfristig in den meisten Fällen eine deutliche Schmerzreduktion, jedoch auch Bewegungseinschränkungen mit eingeschränkter Erwerbsfähigkeit.

Anwendung eines injizierbaren osteokonduktiven Karbonapatites zur Defektauffüllung und Abstützung imprimierter Kalkaneusfrakturen

TH. A. SCHILDHAUER, C. JOSTEN, A. EKKERNKAMP, G. MUHR, Bochum

Unterfütterung imprimierter Kalkaneusfrakturen mit NORIAN SRS und Beurteilung 1) der Einheilung des Zementes, 2) einer früheren Belastbarkeit und 3) einer Reduktion des Osteosynthesemateriales.

Ausgangssituation: Die Defektauffüllung und Unterfütterung mit autologer Spongiosa ist regelmäßig erfolgreich. Allerdings erfordert die Entnahme einen weiteren operativen Eingriff in Vollnarkose, die Depots sind beschränkt und schließlich muß der Patient drei Monate lang an zwei Stützen entlasten.

Material und Methodik: Nach eigenen Studien an humanen Fußpräparaten kommt erstmalig in Deutschland ein nicht exothermisch wirkender Zement (NORIAN SRS) bei Patienten zur Anwendung. Dieser ist injizierbar und wirkt osteokonduktiv. Appliziert werden 5–10 ml je nach Defektgröße. Erfolgskontrolle erfolgt mittels Röntgenaufnahme und CT (halbautomatische Analyse).

Frühergebnisse: In den humanen Präparaten war die Unterfütterung der Gelenkflächen perfekt. Bei der in vivo Applikation in den ersten sieben Fersenbeinfrakturen (6 x Typ IIB, 1 x Typ III, 6 Patienten) bereitete die Applikation und Verträglichkeit keine Probleme. Der Zement konnte gezielt in vivo unter BV-Kontrolle lokalisiert werden, füllte die Defekte vollständig aus und heilte ein. Die Belastungsfreigabe erfolgt nunmehr nach 8 Wochen (3 Pat.). Die Frage zur Osteosynthesematerialreduktion ist noch offen.

NORIAN SRS bietet eine grundsätzliche Alternative zu herkömmlicher autogener Spongiosa. Er erspart einen zweiten operativen Eingriff zu deren Gewinnung und verspricht eine frühere Belastung der Osteosynthese.

Kontrolle der Wundheilung – Gibt es objektivierbare Parameter? | 455

A. SCHMELZ, D. NESTLE, B. SCHMITZ, L. KINZL, Ulm

Die Verlaufskontrolle der Wundheilung soll anhand der Parameter wie Wundfläche und Wundvolumen durch die Streifenprojektionsmethode reproduzierbar und objektivierbar werden. Der Einfluß angewandter Behandlungskonzepte oder die Bedeutung unterschiedlicher Mediatoren wie z.B. humanzierkulierende Cytokine sollen dabei beurteilt werden.

Die Behandlung offener Frakturen bzw. Verletzungen mit schweren Weichteilkontusionen stellen hohe Ansprüche an die Behandlung.
Gleichzeitig ist die Einschätzung eines Heilungsverlaufes noch überwiegend von dem klinischen Eindruck auf den Untersucher sowie dessen Interpretation abhängig. Eine exakte Abgrenzung des Einflußes verschiedener etablierter Verfahren wie z.B. die Wundversiegelung durch Coldex oder andere Einflüsse wie z.B. durch das Trauma freigesetztes dem Interleukin 8 verwandtes Cytokin (HCCl) ist bislang nur unzureichend erfaßt.
Durch die Streifenprojektion steht ein nichtinvasives Meßinstrumentarium zur Verfügung, mit dem verläßliche Daten bezüglich des Wundvolumens erhoben werden können.
Bei diesem Meßsystem werden ein oder mehrere Streifenmuster auf das Meßobjekt, z.B. Wundfläche, projiziert. Eine Kamera und ein geeignetes Bildverarbeitungssystem zeichnen die Muster unter einem vorgegebenem Winkel zur Projektionsrichtung auf. In einem nachgeschalteten Auswerteverfahren werden mit Kalibrierungsdaten und bekannten Algorithmen nach den Triangulationsvorschriften die Verformung der Streifenmuster bestimmt und daran die Oberflächentopologie berechnet. Ein direkter Kontakt mit der zu untersuchenden Oberfläche ist nicht notwendig und daher erhöhtes Kontaminationsrisiko ausgeschlossen.
Im Rahmen von Voruntersuchungen wurden an 10 Patienten mit Wundflächen der unteren Extremität mit o.g. Einrichtung reproduzierbare Volumen und Flächenmessungen der Wundregion durchgeführt. Das Ergebnis wurde durch das Ausfüllen der Wundhöhle durch eine gipsähnliche plastische Masse überprüft.

Mit der Methode der Streifenmeßtechnik steht ein Instrument zur Verfügung, welches unterschiedliche Behandlungs- und Therapiekonzepte bzw. deren Einfluß auf die Wundheilung sowie den Einfluß endogener Hormone objektivieren läßt.

G Poster

Muskuläre Inkoordinationsphänomene und deren therapeutische Beeinflussung nach operativer Versorgung proximaler Bizepssehnenrupturen

456

I. SCHMIDT, E. MARKGRAF, F. MARX, H.-CH. SCHOLLE, CH. ANDERS, U. SMOLENSKI, Jena

Anhand polyelektromyographischer Untersuchungen der Unterarmbeugemuskulatur der Spinalsegmente C5–C7 sollen postoperativ persistierende motorische Dysfunktionen gekennzeichnet und therapeutisch positiv beeinflußt werden.

In einer Pilotstudie an Patienten mit operativ behandelten proximalen Bizepssehnenrupturen konnte festgestellt werden, daß in den refixierten langen Bizepsköpfen myoelektrische Defizite verbleiben. Vordergründig sind wahrscheinlich niederschwellige tonische Motoneurone funktionell geschädigt. In Abhängigkeit der Ausprägung dieser Funktionsminderungen wird die Beugekraft wahlweise durch die kurzen Bizepsköpfe, die Mm. brachioradiales oder durch eine wahrscheinlich vermehrte Rekrutierung höherschwelliger phasischer Motoneurone in den Bizepsköpfen kompensiert. Die postoperative EMG – feedback Stimulation des M. biceps im niederschwelligen Bereich kann derartige irreversible muskuläre Inkoordinationen minimieren.

Die EMG-Signalregistrierung erfolgte epikutan, die Meßwerte wurden nach ihrer Digitalisierung einer Artefaktkorrektur unterzogen (QRS-Komplexe, 50 Hz-Interferenzen) sowie mittels der Fast Fourier-Transformation analysiert. Die statistische Bewertung der spektralen EMG – Gesamt – sowie definierten Bandleistungen erfolgte mittels dem Wilcoxon-Test. In Patientengruppe A (n = 6, 1 Jahr postoperativ keine spezifische Nachbehandlung) zeigte sich eine signifikante muskuläre Inkoordination (p 0,05). In Patientengruppe B (n = 5, 1 Jahr postoperativ, frequenzselektive EMG – feedback Stimulation für 6 Wochen postoperativ) registrierten wir annähernd identische muskuläre Aktivitäten aller Beugemuskeln des Spinalsegmentes C5–C7 im Vergleich zu den nicht operierten Armen ($p < 0,05$) mit einer durchschnittlichen Oberarmumfangzunahme von 2,5 cm an den operierten Armen.

Die epikutane EMG-Polygraphie als nichtinvasives Meßwertverfahren gestattet verläßliche Aussagen pathophysiologischer Rekrutierungsprozesse bei subkutanen Sehnen- und Muskelrupturen. Sowohl für die Begutachtung postoperativer Folgezustände als auch deren Verlaufsbeobachtung sind funktionelle Schädigungen quantifizierbar.

PEDAR for windows – neue Möglichkeiten in der Pedographie? | 457

R. SCHMIDT, H. P. BECKER, D. ROSENBAUM, M. RÖDERER, H. GERNGROß, Ulm

Präsentation des Meßsystems, Darstellung der diagnostischen Möglichkeiten, der ersten Ergebnisse und perspektivischer Ausblick über den geplanten Einsatz der Soft- und Hardware.

Im täglichen Routinebetrieb einer chirurgischen Ambulanz stellen Patienten mit akuten Traumatisierungen der unteren Extremitäten bzw. mit deren Residualbeschwerden einen großen Teil des Krankengutes dar. In vielen Fällen sind unphysiologische Druckverteilungen der Fußsohlen Folgeerscheinungen eines Unfallgeschehens oder stellen die Ursachen für unterschiedlichste sekundäre Beschwerdebilder dar.

Mit der Software PEDAR for windows werden bei gesunden Probanden unter 3 verschiedenen Bedingungen zum standardisierten Laufband Messungen der Fußsohlendrücke vorgenommen. Im Unterschied zu anderen pedographischen Meßmethoden sind bei dem neuen Windowsprogramm dynamische und telemetrische Messungen möglich. Das Meßsystem ermöglicht eine Analyse der Schrittfolge, was bisher bei stationären Meßplattformen nicht möglich war. Bestimmungen des maximalen Fußsohlendruckes, des Verlaufes der Hauptbelastungslinie u.a. Parameter können durchgeführt werden.

Nach Ablauf der ersten Testserien mit dem neuen Meßsystem wurden bei den Probanden zu unterschiedlichen Meßzeitpunkten gleiche Daten evaluiert, so daß repräsentative vorläufige Aussagen getroffen werden können. Perspektivisch ist eine diagnostische Anwendung bei der chronischen Sprunggelenksinstabilität, dem chronischen Kompartmentsyndrom, bei Streßfrakturen und anderen Erkrankungen der unteren Extremitäten vorgesehen.

Mit dem neuen Softwareprogramm PEDAR for windows steht ein suffizientes Diagnostikum zur Verfügung. Bei unterschiedlichsten Krankheitsbildern der unteren Extremitäten sind durch standardisierte Meßverfahren eindeutige Aussagen bezüglich pedographischer Fragestellungen möglich.

G Poster

Behandlungskonzept bei Patienten mit Frakturen im proximalen Oberschenkelbereich mit dem Gammaverriegelungsnagelsystem – Erfahrungsbericht

458

G. SCHMOZ, E. LORZ, J. HÖPNER, F. FRÖHLICH, Limbach-Oberfrohna

Erfahrungsbericht über die Anwendung des Gammaverriegelungsnagelsystems bei Patienten mit Frakturen im proximalen Oberschenkelbereich, Darstellung der Behandlungsergebnisse aus einem Krankenhaus der Regelversorgung.

Patientengut: Vom Mai 1994 bis Dezember 1995 wurden 39 Patienten mit Frakturen am proximalen Femurende behandelt: 46% mit einfacher pertrochantärer (A1), 41% mit pertrochantärer Mehrfach- (A2) und 10% mit intertrochantärer (A3) Fraktur. Die Altersgrenze lag zwischen 28 und 99 Jahren, 66% der Patienten waren zwischen 80 und 99 Jahre alt.

Präoperative Phase: Abhängig von der Kliniksorganisation und von behandlungsbedürftigen Begleiterkrankungen wurden die Patienten 41,6 Stunden nach stationärer Aufnahme operativ versorgt.

Operatives Vorgehen: Die Reposition erfolgte auf dem Extensionstisch, bei 37 Patienten geschlossen; Verwendung fand das Gammaverriegelungsnagelsystem der Fa. Howmedica, bei 28 Pat. der Standardnagel (125–135°/11–12/240 mm) bei 10 Patienten der lange Gammaverriegelungsnagel, bei 1 Patient der Oberschenkelverriegelungsnagel. Die Operationszeit betrug 84,4 min.

Postoperative Phase: Vordergründig waren intensive Krankengymnastik und Frühmobilisation, möglichst am ersten Tag; Wundheilungsstörungen traten nicht auf; 71,8% der Patienten erlernten postoperativ das Treppensteigen, nach 22,8 Tagen wurden die Patienten entlassen.

Für die dynamische Osteosynthese proximaler Oberschenkelfrakturen bevorzugen wir das Gammanagelverriegelungssystem. Die Technik ist leicht erlernbar, die Operationszeit ist akzeptabel, die Patienten sind postoperativ sofort mobilisierbar, und die operierte Extremität ist voll belastbar.

Knocheninduktion durch ein demineralisiertes Knochen-Matrix-Gel im Vergleich zu DBM-Granulat – Eine Studie am Mini-Schwein

R. SCHNETTLER, E. DINGELDEIN, (Dieburg), K. DONATH, Hamburg

Demineralisierte Knochenmatrix (DBM) enthält osteoinduktive Faktoren und soll die knöcherne Defektauffüllung stimulieren.
Vergleichender experimenteller Nachweis der Knochenstimulation bzw. knöchernen Integration mit Hilfe DBM-Gel und DBM-Granulat im Vergleich zum Leerdefekt.

Knöcherne Defekte sind ein wesentliches Problem in der operativen Unfallchirurgie und Orthopädie. Aufgrund der Histokompatibilität und Bioaktivität ist der frische autogene Knochen – vaskularisiert oder nicht vaskularisiert – das Material der Wahl bei der Rekonstruktion großer Defekte. Die Anwendung autogener Knochensubstanz ist jedoch durch die Spendersituation limitiert. Deshalb werden Alternativen gesucht. Neben demineralisierter allogener Knochenmatrix, kortikalen und spongiösen Allografts kommen Keramiken zur Anwendung und darüber hinaus wurden unterschiedliche knocheninduktive Proteine valuiert bezüglich des Nutzens in der Behandlung von Knochendefekten.

Keramiken sind sehr attraktiv wegen ihrer osteokonduktiven Fähigkeit. Sie besitzen jedoch keinerlei osteoinduktive Fähigkeiten und die Kombination mit knocheninduktiven Proteinen erscheint erfolgversprechend zu sein. DBM ist von großem Interesse, da die Matrix osteoinduktive und osteokonduktive Eigenschaften besitzt. In zwei unterschiedlichen Tierserien mit jeweils 8 Tieren wurde zum einen DBM-Granulat (Größe 500 bis 700 ng) in standardisierten Knochendefekten beider Femura implantiert. In der anderen Mini-pig Serie mit 8 Tieren wurde ein demineralisiertes Knochenmatrix-Gel (Fa. Osteotech, Shrewsbury, USA) eingebracht. In sämtlichen Tieren kam es zu keinem signifikanten knöchernen Einwachsen im Vergleich zum Leerdefekt. Eine Geflechtknochenneubildung füllte etwa 2/3 der Defekte aus, wobei das obere Drittel des Defektes mit einem vaskularisierten Bindegewebe gefüllt war. Die Knochenmarksräume des Geflechtknochens wiesen eine mäßige Fibrose mit Hämosiderin beladenen Makrophagen, einzelnen Granulozyten und Fibroblasten auf.

Die durchgeführte Vitalfärbung konnte Calcein grün bis unmittelbar an den Defekt nachweisen, lediglich eine schmale Geflechtknochenzone enthielt Alizerinkomplexon bei sämtlichen Applikationsformen. Die Knochenneubildung im Zentrum des Defektes oder Remineralisation des demineralisiert eingebrachten Gels konnten nicht gesehen werden. Zwischen den demineralisierten Knochenpartikeln lag ein lockeres, gefäßführendes Bindegewebe. Bei einem Tier zeigte die Remineralisation eine ungewöhnliche Knochenneubildung, die sich jedoch lediglich auf den Randbereich des Lagerknochens beschränkte. Im Gegensatz zur Literatur, der Anwendung von DBM bei Ratten und Kaninchen, konnten wir in unseren Studien keine Effektivität bezüglich der Osteostimulation in standardisierten Defekten nachweisen. Weitere Untersuchungen im kortikalen Bereich werden folgen.

Fraktur des Dens axis beim Kleinkind

E. SCOLA, L. KLEINE, J. MEYER, Neumarkt

Konservative versus operative Therapie.

Ein 3 1/2-jähriges Kleinkind erleidet als angeschnallter Fondinsasse mit der Mutter als Fahrerin einen Frontalzusammenstoß. Primärversorgung mit Halskrawatte, bei Einlieferung Schonhaltung des Kopfes. Röntgenbefund: um Schaftbreite nach ventral dislozierter Dens axis im Synchondrosenbereich ohne knöcherne Beteiligung, keine neurologischen Ausfälle. Versorgung mit PTM-Haloweste, die entsprechend modifiziert wird. Hypomochlion dorsal, bis achsengerechte Frakturverhältnisse vorliegen. Abnahme des Halo nach 9 Wochen bei deutlicher Stabilisierungstendenz unter Durchleuchtung. CAMP-Krawatte für 5 Wochen, danach knöcherne Stabilität. 2 Jahre nach dem Unfall freie HWS-Funktion bei verknöcherter Synchondrose und achsengerechter Stellung des Dens axis.

Bei exakter Reposition und bei Vermeidung einer Distraktion ist die konservative Therapie einer Densfraktur beim Kleinkind zu rechtfertigen (Lit.). Die Behandlungsdauer sollte nicht unterschätzt werden (fast 4 Monate!) bei allerdings vollständig erhaltener Funktion der oberen HWS.

G Poster

Welche Funktion haben Proteoglycane bezüglich der Stabilität von Sehnengewebe?

461

E. SCOLA, Neumarkt

Der Anteil der extrazellulären Matrix beträgt ca. 80% bei Sehnengewebe. Davon entfallen ca. 70% auf Wasser und nur 30% auf feste Bestandteile. Drei Viertel davon wird von Kollagen gebildet, nur ca. 25% von Proteoglycanen (i.e. 6% der extrazellulären Matrix). Die Bedeutung der Proteoglycane für die Stabilität des Sehnengewebes sollte überprüft werden.

Material und Methodik: 5 menschliche Patellarsehnenstreifen wurden mit Guanidiniumhydrochlorid so behandelt, daß nur die Proteoglycane aus der Sehne gelöst wurden. Nach 24 Std. Kältebad verlor die Sehne die glänzende Oberfläche allmählich als Hinweis für eine Auflockerung der Fasern im Gegensatz zu den Kontrollpräparaten. Nach 5tägiger Behandlung waren die Präparate gallertig aufgequollen (Kontrollpräparat unverändert). Auf einfachen Zug ließ sich die parallele Struktur der Sehnenfasern wiedererkennen, bei weiterem Zug Lösen der Fasern aus dem Verbund bis zur Ruptur. Dabei ließen sich ähnliche Rupturformen beobachten wie z.B. bei Achillessehnenrupturen (mop and tear). Die erforderliche Kraft bis zur Ruptur lag bei maximal 60–80 N.

Ergebnisse: Die Proteoglycane sind für die Stabilität einer Sehne ebenso wichtig wie das Kollagengerüst. Quillt diese Kittsubstanz bzw. wird deren Molekularaufbau zerstört, gehen die Ionenbeziehungen zwischen Proteoglycanen und Kollagenfasern verloren, das Gewebe wird instabil. Makroskopisch verliert das Gewebe die Fähigkeit der Lichtbrechung, es erscheint stumpf bis gallertig aufgequollen.

Schlußfolgerungen: Möglicherweise sind intraligamentäre Rupturen eher auf eine Schädigung der Grundsubstanz zurückzuführen als auf eine Zerstörung der Kollagenfasern.

G Poster

Intramuskuläre Druckverteilung beim frühsekundären Verschluß einer Fasziotomie-Wunde – Eine klinische Fallstudie	462
J. STERK, C. WILLY, H. GERNGROß, Ulm	

In der vorgestellten Fallstudie sollte intraoperativ während des Verschlusses einer Fasziotomiewunde on-line der intramuskuläre Druck gemessen werden. Zudem sollte die Homogenität der intramuskulären Druckverteilung quantitativ beurteilt werden.

Problemstellung: Nach Kompartmentspaltung stehen zum Verschluß der Fasziotomiewunde verschiedene Verfahren zur Auswahl (Meshgraft-Deckung, Wundverkleinerung durch mehrfache Coldexeinlage, sukzessive „Sekundär"-naht). Dem frühsekundären Wundverschluß als Therapiealternative wurde aufgrund der Gefahr einer erneuten Drucksteigerung im Kompartment bisher nur geringere Bedeutung beigemessen (Böhm 1994, Scott 1994). Die intrakompartmentale bzw. intramuskuläre Druckmessung erlaubt jedoch, intra- und postoperativ den durch die Hautnaht entstehenden Druck objektiv zu kontrollieren.

Material/Methode: 23jähriger Patient (m), geschlossene US-Fraktur nach Skiunfall (AO-Klass.: 42A1). Fixateur-Anlage und Fasziotomie der m.tib.ant. Loge (Wundgröße: 22 cm x 8 cm). Nach komplikationslosem klinischen Verlauf erste Einengung der Wunde am 4. post-OP-Tag in LA (Mobilisation der Wundränder, Lösen der Faszie von Subkutis, Hautnaht in Wundecke). Zweite Einengung am 7. post-OP-Tag in identischer Weise (Rest-Wundgröße: 13 cm x 6,5 cm). Am 11. post-OP-Tag definitiver Wundverschluß (bei leicht verschieblichen Hautwundrändern und vitalem Muskelgewebe) in Maskennarkose (Coldex-Wechsel auf kontralateraler Seite). Die oberflächliche Schicht des Muskels war zu diesem Zeitpunkt ödematös induriert. On-Line-Messung des intramuskulären Druckes (M. tibialis anterior) in der Mitte des Defektes in wechselnder Tiefe (5–20 mm) unterhalb der Muskeloberfläche. Meßsystem: Kodiag (Braun-Dexon GmbH, Spangenberg) intraoperativ und bis 4 h nach dem Eingriff. RR: syst.: 120 mmHg, diast.: 70 mmHg, mittl. art. Druck (MAP): 84 mm Hg.

Ergebnisse: Intramuskulärer Druck vor Wundverschluß: 10–20 mmHg (Muskeltiefe: 5–15 mm). Anstieg bei ersten 2 Nähten auf 65 mmHg (Sonde 5 mm tief). Anschließend Druckabfall auf 35 mmHg innerhalb von 180 sec. In Muskeltiefe von 15 mm: Druckwerte von 20–22 mmHg. Bei den letzten, den Defekt verschließenden Nähten traten Spitzendrucke von 150–200 mmHg auf (Meßsonde 5 mm tief). In einer Muskeltiefe von 15 mm weiterhin Druckwerte von 20–22 mmHg. Druckabfall in oberflächl. Muskelschicht auf 65 mmHg nach 90 sec. Im 4stündigen Nachbeobachtungsintervall keine klinische Auffälligkeit, intramuskuläre Druckwerte zwischen 35–45 mmHg. Komplikationsloser Wundheilungsverlauf.

Der sukzessive Verschluß einer Fasziotomiewunde ist vertretbar. Während des Verschlusses können in den oberflächlichen Muskelschichten „beängstigende" Drucke entstehen. Intramuskulär besteht jedoch eine ausgeprägte Inhomogenität des Gewebedruckes mit Normalwerten in der Muskeltiefe. Neben dem klinischen Eindruck bietet die On-Line-Messung dem Chirurgen eine wertvolle Zusatzinformation.

Computer-unterstütztes Lernprogramm (SiSi-MED) für das Training von Trauma-Management und lebensrettenden Sofortmaßnahmen

J. STERK, C. WILLY, SCHWARZ, H. GERNGROß, Ulm

Es soll ein computergestütztes Lernprogramm vorgestellt werden, mit dem medizinische Entscheidungsprozesse am Beispiel sanitätsdienstlich relevanter Notfall-Situationen unter Zeitdruck trainiert werden können (Sichtung, Reihenfolge der lebensrettenden Sofortmaßnahmen, Herstellen der Transportfähigkeit).

Problemstellung: Im Rahmen der jüngsten „out-of-area"-Einsätze der Bundeswehr (Bosnien, Kambodscha, Somalia) wurde das ärztliche Personal mehrfach mit einem Massenanfall von Schwerstverletzten konfrontiert. Bisher bestand keine Möglichkeit, diese Extrem-Situation im Trauma-Management zu simulieren und zu trainieren. In Zusammenarbeit mit einer Software-Firma wurde daher ein interaktives Multi-Media-Lernprogramm entwickelt, mit dem unter Zeitdruck und realitätsnah die Erstversorgung mehrerer gleichzeitig eingelieferter polytraumatisierter Patienten trainiert werden kann.

Material und Methode: Systemanforderungen: mind. 386er, IBM-kompatibel; 20MB Festplatte; mind. MS-Dos 5.0; Multi-Media Ausstattung. Programm: SiSiMed (Fa. CCI; Competence Center Informatik GmbH, 49716 Meppen, Germany); Inhaltlicher Aufbau: 1) Einführung in sanitätsdienstliche Rahmenbedingungen. 2) Grundsätze der Erstuntersuchung. 3) Grundsätze lebensrettender Sofortmaßnahmen. 4) Simulation des Verwundetenanfalls. 30 verschiedene Verletzungsmuster. Behandlungs-Optionen (Infusion, Intubation, Thorax-Drainage, ...). On-line dargestellte „Vitalzeichen-Parameter" (Atemfrequenz, Puls, Bewußtseinsgrad). Möglichkeit, aktiv Patienteninformation einzuholen. Automatische Warnmeldungen über Zustandsverschlechterungen des Patienten. Anschließend Korrektur des Lernenden durch Fehleranalyse. 5) Test/Prüfung: Simultation einer Notfallsituation unter Prüfungsbedingungen.

Ergebnisse: Mit dem Programm können sanitätsdienstlich relevante Notfall-Situationen realitätsnah simuliert und der Entscheidungsprozeß für die Reihenfolge der Sofortmaßnahmen effektiv trainiert werden. Der Zeitansatz zur Bearbeitung des Lerninhaltes beträgt ca. 15 Stunden/Arzt. Die Einarbeitungszeit ist sehr gering. PC-Kenntnisse sind nicht erforderlich.

Das interaktive Multi-Media-Computer-Lernprogramm SiSi-Med bietet die Möglichkeit, realitätsnah den gleichzeitigen Anfall mehrerer Schwerstverletzter zu simulieren und das Trauma-Management unter Zeitdruck zu trainieren. Es stellt eine sinnvolle Ergänzung zum theoretischen Unterricht dar, kann jedoch keinesfalls die Ausbildung an einer Klinik mit breitem traumatologisch/notfallmedizinischem Spektrum ersetzen.

G Poster

Accelerated Fracture Healing with Pulsed, Low-Intensity Ultrasound 464

E. STRAUSS, W. OPPENHEIM, R. PETRUCELLI, New York

Delayed unions and non-unions of fractures.

Pulsed, low-intensity ultrasound has previously been used clinically for delayed and non-unions with a success rate of 84% and 85% in the tibia and femur, respectively. The low-intensity ultrasound therapy produces no heat in comparison to the high power of conventional ultrasound therapy. The ultrasound signal is coupled to the skin at the fracture site via coupling gel, is surgically non-invasive, and is only used for 20 minutes per day in the patient's home. The low-intensity ultrasound therapy was also studied in prospective, randomized, double-blind and placebo-controlled clinical trials in fresh diaphyseal fractures (tibia) and metaphyseal fractures (distal radius) and resulted in a 40% acceleration of the time to a healed fracture. Clinical results in over 700 completed cases treated since FDA approval of the device indicate an overall healing rate of 93%, an average healing time of 102 days and an average time from fracture to start of ultrasound therapy of six months. Included in the above clinical cases are the completed fractures treated by the authors with low-intensity ultrasound. Completed cases totaled 27 with 14 males and 13 females. Included were 7 tibia and 3 tibia/fibula fractures, 5 femoral fractures, 2 humerus fractures, 5 foot fractures including bilateral calcaneus fractures and 1 Charcot joint fusion. Included in the 26 fractures were 3 non-unions, 12 delayed unions, and 11 fresh fractures from 0–60 days postfracture. Fresh fractures healed in less than the normally expected time with an average of 94 days and delayed unions healed in an average of 110 days. Two non-unions were in the same patient and both healed in 69 days. There was only one failure of treatment in a non-union femoral fracture. The healing rate in this series of fractures was 96% with an average healing time of 101 days and an average time from fracture to start of SAFHS treatment of 106 days. The therapy is easy to use, has no known contraindications and no known side effects attributable to the therapy.

The results of these studies indicate that pulsed, low-intensity ultrasound is effective in a standard clinical setting and can accelerate the healing of fresh fractures, avoid surgery in delayed union and provide another solution for difficult non-unions.

Femurrotationsosteotomie bei liegendem Marknagel

465

J. SZITA, T. LACZKÓ, A. RENNER, T. BODZAY, Budapest

Nach Konsolidierung durch Marknagel versorgter Femur-Trümmerbrüche treten Rotationsfehler gelegentlich auf. Bei liegendem Marknagel kann eine Korrekturosteotomie ohne Umnagelung durchgeführt werden.

In unserer Klinik haben wir bei Rotationsfehlern, entweder Außen- oder Innenrotationsfehlstellungen, distal von der ursprünglicher Fraktur die Osteotomie angelegt. Es folgte ohne Umnagelung die distale Bolzenentfernung nach vollständigem Umbau der Fraktur. Es wurde eine subperiostale Osteotomie quer durchgeführt und der Drehfehler korrigiert. Dann wurden die distalen Verriegelungsbolzen unter Kompression der Osteotomie neu plaziert. In einigen Fällen haben wir schmale DC-Platten mit monocortikalen Schrauben an den Femur angelegt.
Alle Patienten konnten sofort teilbelasten. Alle Osteotomien sind komplikationslos ausgeheilt.
Wir haben bisher vier Patienten operiert.

Durch Minimalisierung der chirurgischen Intervention haben wir die Belastung der Patienten reduziert. Alle Osteotomien sind ausgeheilt.

G Poster

Chirurgische Behandlung von Wirbelsäulenverletzungen im Russischen Wissenschaftlichen Institut für Traumatologie und Orthopädie St.-Petersburg

W. USIKOW, CH. HOFMANN, Marburg

Eine Analyse der Taktik der chirurgischen Behandlung von 180 Patienten mit schweren geschlossenen Wirbelsäulenverletzungen, die in der Abteilung für Pathologie der Wirbelsäule des Russischen Wissenschaftlichen Instituts für Traumatologie und Orthopädie (St.-Petersburg) behandelt wurden.

Die Arbeit stellt den aktuellen Stand der Wirbelsäulenchirurgie in Russland dar.
Schwere Verletzungen der Wirbelsäule bleiben wegen der noch immer hohen Komplikationsraten ein aktuelles Problem der Wiederherstellungschirurgie. Die weitere Entwicklung der neuen operativen Behandlungsmethoden stützt sich wie schon immer oft auf die Analyse eigener und fremder Erfolge und Fehler.
Die untersuchten Patienten wurden aufgrund der Verletzungsmorphologie und der Benutzung einer vervollkommenen Klassifikation der Wirbelsäulenverletzungen in drei Typen (A, B, und C) eingeteilt. Dabei wurden der Deformitätsgrad der Wirbelsäule, die Einengung des Spinalkanals sowie die Verletzungen des Rückenmarks beachtet. Anhand dieser Untersuchungsergebnisse wurde eine adäquate operative Behandlung durchgeführt.

Material und Methoden: Es wurde eine retrospektive Analyse des Krankenguts von 180 Patienten, die 1991 bis 1995 wegen schweren geschlossenen Wirbelsäulenverletzungen im Institut für Traumatologie und Orthopädie von Vreden R.R. in St.-Petersburg behandelt wurden, durchgeführt. Die gewonnenen Daten wurden statistisch ausgewertet.

Ergebnisse: Die Analyse zeigte, daß Typ-A-Verletzungen mit isolierter Beteiligung der Wirbelsäule bei 58 (42,23%) Patienten, Typen B und C bei 122 (57,77%) Patienten stattfanden. Bei letzteren wurden außer schweren Verletzungen der Wirbelsäule auch die vordere Form der Einengung des Spinalkanals mit neurologischen Ausfällen festgestellt. Die chirurgische Taktik der Behandlung wird bestimmt durch die Säulentypverletzungen, disko-ligamentäre Beteiligung sowie die Form und Grad der Rückenmarksschädigung. Alle Patienten mit Typ-B- und C-Verletzungen bekamen eine ventrale reponierend-stabilisierende oder dekomprimierende-reponierend-stabilisierende Korporodese. Eine zusätzliche hintere Spondylodese war notwendig bei 67 (37,22%) Patienten, dabei wurde ein Apparat für externe Fixation an den Basis prozessus spinalis nach Harrington und eigene Fixatur (Usikow) für pedikulokorporale Osteosynthese benutzt. Die Revision des Spinalkanals wurde bei 32 (17,77%) Patienten durchgeführt.

Die differenzierte Taktik der operativen Behandlung der Patienten mit schweren geschlossenen Verletzungen der Wirbelsäule zeigte in 78,2% positive Ergebnisse.

Vermehrte CD11b/CD18-(β_2-Integrin)-Expression durch das Ischämie-Reperfusions-Operations-Trauma der unteren Extremität – Eine experimentelle in vivo Human-Studie

467

S. VOSS, C. WILLY, W. KAFFENBERGER, H. GERNGROß, Ulm

Ziel der Studie war, das Ausmaß der Expression von Zell-Adhäsionsmolekülen an der granulozytären Oberfläche nach einem Ischämie-Reperfusions-Trauma am Menschen in vivo zu untersuchen.

Problemstellung: Die Leukozyten-Endothel-Intraktion (LEI) ist ein wesentlicher pathogenetischer Mechanismus molekularbiologischer Folgereaktionen nach einem Extremitätentrauma. Ihr wird zusammen mit der Freisetzung freier O_2-Radikale die Schlüsselrolle im Mikrozirkulationsschaden zugeteilt. Hierbei sind von Bedeutung für das initiale Entlangrollen der Granulozyten an der Gefäßwand („rolling") das L-Selektin, für das Festanhaften („sticking") das β_2-Integrin CD11b/CD18. In der traumatologischen Forschung wird die Untersuchung dieser Phänomene dadurch erschwert, daß die Messung in der Regel erst zum Zeitpunkt der Klinikaufnahme beginnt, Therapieeffekte kaum von Traumaeffekten abgegrenzt werden können und durch die Vielfalt der Verletzungsmuster Patientenkollektive uneinheitlich und schwer vergleichbar sind. Als klinische „Modell"-Situation bot sich eine Operation an der unteren Extremität an, bei der zwei grundsätzliche Charakteristika einer Traumasituation bestehen: mechanische Verletzung und Hypoxie, Störgrößen ein begrenztes Ausmaß annehmend und nicht zu viele Subsysteme des Organismus aktiviert sind.

Methodik: Genehmigt durch Ethikkommission (Antrag-Nr.: 54/94). N = 20; Operation: Vordere Kreuzbandplastik, Blutleere für 60–170 min. Blutentnahmezeitpunkte: vor Tourniquet, sowie 0, 2, 5, 10, 15, 20 und 30 Minuten nach Reperfusionsbeginn. Blutentnahmeort: Fußrückenvene an operierter Extremität (F) und aus dem nicht operierten Fuß (Systemkreislauf). Parameter: PMN-Granulozyten-Konzentration, Immunphänotypisierung von PMN-Granulozyten mit durchflußzytometrischer Bestimmung der Adhäsionsmoleküle β_2-Integrin CD11b/CD18 und L-Selektin. Angaben in % der Basiswerte (BL) vor OP. Statistik: Kruskal-Wallis-Test für verbundene Stichproben.

Ergebnisse: Hämatokrit zw. 93,77 ± 8,1% und 100,4 ± 8,1% als Zeichen eines nur geringen Verdünnungseffektes. Ausgeprägter systemischer und lokaler Anstieg der PMN-Granulozyten nach 120 min (S 126,4 ± 23,3%; F: 129,0 ± 16,6% (p < 0,01 vs. BL). CD11b-Expression: Peak in % Baseline (BL): S: 149,5 ± 73,4% (vs BL: p < 0,05); F: 160,1 ± 55,1% (vs BL: p < 0,001). CD18-Expression: S: 164,8 ± 110,1% (vs BL: p < 0,05); F: 160,1 ± 55,1% (vs BL: p < 0,001). CD18-Expression: S: 164,8 ± 110,1% (vs BL: p < 0,001); F: 155,8 ± 55,1% (vs BL: p < 0,05). L-Selektin-Expression: S: 134,4 ± 50,8% (vs BL: p < 0,01); F: 122,9 ± 40,3% (vs BL: p < 0,05).

In der Reperfusionsphase ist nach mehr als 1stündiger Ischämie im Rahmen einer Kniegelenk-Operation eine vermehrte Expression von Adhäsionsmolekülen als Indikator für eine granulozytäre Aktivierung und erhöhte Endothelanhefneigung nachzuweisen. Der im Systemkreislauf nach Reperfusionsbeginn beginnende Anstieg der PMN-Konzentration ist ein Hinweis auf eine sehr früh auftretende Gesamtkörperreaktion.

G Poster

Die Sakroileitis als Komplikation eines Panaritiums nach hämatogener Erregerstreuung. Case report

468

M. WENNMACHER, M. FELL, A. MEIßNER, R. RAHMANZADEH, Berlin

Anhand der dokumentierten, schwerwiegenden Komplikation nach einem sogenannten Bagatelltrauma soll die Notwendigkeit höchster Sorgfalt in der chirurgischen Erstversorgung und Nachbehandlung demonstriert werden.

57jähriger Patient erlitt nach hämatogener Streuung eines Panaritiums nach oberflächlicher Rißverletzung eine einseitige Sakroileitis, welche letztlich die operative Sanierung mittels Arthrodese erforderte. Unter der von ventral durchgeführten Arthrodese des Iliosakralgelenks mit zwei 3-Loch DC-Platten und unter Anlage homologer Spongiosa kam es zur Beschwerdefreiheit des Patienten sowie zum Rückgang der Entzündungsparameter in den Normbereich.

Wenngleich selten, besteht auch bei lokal eitrigen Prozessen wie Panaritien die Gefahr der hämatogenen Streuung. Daher ist zum einen bei der Primärbehandlung besondere Sorgfalt zur Vermeidung dieser Komplikation erforderlich, zum anderen ist bei der Diagnostik septischer Krankheitsbilder unklarer Genese stets nach Eintrittspforten im Rahmen sogenannter Bagatellverletzungen zu suchen.

Dreidimensionale kinematische Analyse des oberen und unteren Sprunggelenks in einem computergesteuerten Bewegungssimulator

H.-J. WILKE, H. P. BECKER, D. ROSENBAUM, L. CLAES, Ulm

Ziel dieser Präsentation ist es, einen neuen Bewegungssimulator zur Untersuchung der Sprunggelenkskinematik und seine Anwendungsmöglichkeiten vorzustellen.

Problemstellung: Biomechanische in-vitro Untersuchungen können Aufschluß über die Stabilität intakter, verletzter und durch OP-Verfahren wiederhergestellter Sprunggelenke geben. Mit einem Belastungssimulator, der zur kinematischen Analyse von mono- und polysegmentalen Wirbelsäulenpräparaten entwickelt wurde, können auch Unterschenkelpräparate zur Untersuchung der Sprunggelenkskinematik gemessen werden. Der vorliegende Beitrag soll Aufbau und Methodik am Beispiel von intakten Sprunggelenkspräparaten darstellen.

Material und Methode: Sieben Unterschenkelpräparate wurden bis auf Höhe der Malleolen freipräpariert. Tibia und Fibula wurden in Polymethylmetacrylat (PMMA) eingegossen, um eine Befestigung im Grundrahmen des Belastungssimulators zu ermöglichen. Der Calcaneus wurde in einem speziellen Kardangelenk mit sechs Freiheitsgraden fixiert. Über Schrittmotoren wurden computergesteuert definierte Momente in den drei Hauptbewegungen des Sprunggelenkkomplexes eingeleitet: Dorsal- Plantarflexion ± 2,5 Nm, Inversion-Eversion ± 2,5 Nm und Innen-Außenrotation ± 1 Nm. Zwei dreidimensionale Goniometersysteme, die in der Tibia, im Talus und im Calcaneus befestigt wurden, ermöglichten die Messung der Haupt- und Nebenbewegungen im gesamten Sprunggelenkkomplex sowie im oberen und unteren Sprunggelenk.

Ergebnisse: Der Vergleich der Translationen und Rotationen in Abhängigkeit vom eingeleiteten Moment erlaubt eine genaue Beschreibung der Kinematik in den untersuchten Gelenken. Plantar-/Dorsalflexion fanden primär im OSG statt (13,4 ± 4,4/ 17,9 ± 2,3°), während bei der Eversion/Inversion hauptsächlich das USG beteiligt war (7,0 ± 5,0°/9,0 ± 4,0°).

Die vorgestellte Methode erlaubt erstmalig die komplette Bewegungsbeschreibung des Sprunggelenkkomplexes in allen sechs Freiheitsgraden. Der Meßaufbau wurde benutzt, um die Bewegungscharakteristik der Präparate in nativem Zustand, nach Durchtrennung des Lig. fibulotalare und fibulocalcaneare und nach verschiedenen Tenodesen zu überprüfen. Er eignet sich aber auch für andere klinische Fragestellungen, wie z.B. die Untersuchung der kinematischen Eigenschaften von OSG-Prothesen.

Die vordere Syndesmosengurtung. Eine neue Methode zur belastungsstabilen Versorgung der Typ B/C Frakturen nach Weber

470

E. WISCHHÖFER, P. LANKES, P. SCHMOLL, Kösching

Zielsetzung: Sicherung der SG-Gabelkongruenz mit postoperativer Übungs- und Belastungsstabilität.

Problemstellung: Läßt sich eine dynamische vordere Syndesmosenrekonstruktion realisieren, welche Übungs- und Belastungsstabilität erlaubt, ohne daß ihre Entfernung vor Lastenaufnahme notwendig wird?

Methodik: Nach Vorversuchen an Amputaten haben wir zur Gabelrekonstruktion bei Außenknöchelfrakturen mit vorderer Syndesmosenzerreissung eine in Richtung der Syndesmose liegende Cerclagengurtung mittels 1,2 mm Draht, der über 3 Spongiosaschrauben an Tibia und Fibula geführt wird, bei mittlerweile n = 30 Patienten angelegt.

Diskussion/Ergebnisse: Der Außenknöchel artikuliert bei Flexion und Extension im Sprunggelenk in der Articulatio malleoli lateralis mit minimalen Drehbewegungen in der Rotationsachse.
Bei starrer Fixierung des Außenknöchels z.B. mittels Stellschraube kommt es deshalb zwangsläufig zu Knorpelabrieb beim nicht immobilisierten Sprunggelenk.
Bei allen Syndesmosengurtungen, die mit einem 1,2 mm Cerclagendraht versorgt worden waren, kam es zur korrekten Ausheilung bei Gabelkongruenz. In einigen Fällen brach der Cerclagendraht nach 8–12 Wochen, ohne daß dies Konsequenzen hatte. Die Grenzen der Methode werden aufgezeigt.

Schlußfolgerung: Die vordere Syndesmosengurtung ist eine einfache Methode, um bei Außenknöchelfrakturen mit Syndesmosenzerreissung die Gabelkongruenz zu sichern. Eine vorzeitige Entfernung vor Belastung ist nicht notwendig.

Die sekundäre Valgisation am proximalen Femur | 471

B. WITTNER, U. HOLZ, Stuttgart

An einem Fallbeispiel wird unsere Technik der sekundären Valgisation dargestellt und unsere Spätergebnisse werden mitgeteilt.

Wir zeigen anhand eines Fallbeispiels die zeichnerische Planung und den Verlauf einer sekundären Valgisation.
Die dargestellte Methode wurde bei uns innerhalb von 10 Jahren 19 x angewendet. 14 Patienten konnten im Mittel nach 74,1 Monaten (31–105 Monaten) nachuntersucht werden. (2 waren verstorben, je einer war nach Übersee verzogen, nicht auffindbar bzw. erschien nicht zur Nachuntersuchung). 3 Patienten erhielten inzwischen wegen Hüftkopfnekrose einen endoprothetischen Hüftgelenksersatz. Bei den verbliebenen 11 Patienten war in allen Fällen die Fraktur konsolidiert. In 4 Fällen fand sich eine partielle Hüftkopfnekrose, die nur einmal das klinische Ergebnis verschlechterte. Der Hüftindex betrug im Mittel 16,9 (15–18) und konnte somit in allen Fällen mit gut und sehr gut bewertet werden. Eine relative Beinlängendifferenz von über 1,5 cm fand sich bei 3 Patienten (−2,0 bis −3,5 cm, wobei die Verkürzung aus der Resorption am Schenkelhals im Rahmen der Frakturheilung resultierte). 9 Patienten bewerteten das Ergebnis als gut, 2 als mäßig.

Die Konsolidierung der Fraktur kann mit der sekundären Valgisation zuverlässig erreicht werden. Die klinischen Ergebnisse sind gut. Die Inzidenz der Hüftkopfnekrose kann nicht günstig beeinflußt werden.

Struktur- und Funktionsanalyse des VKB-Ersatzes
Eine prospektive Studie

472

E. ZIRING, J. PETERMANN, E. M. WALTHERS, L. GOTZEN, Marburg

Zielsetzung: In einer prospektiven Studie wird von 4 unabhängigen Untersuchern evaluiert, inwieweit eine Korrelation zwischen dem klinisch erhobenen Befund (IKCD-Score), der instrumentellen Stabilitätsmessung mit dem KT 1000, der MRT-Befundung des VKB-Ersatzes und dem arthroskopischen Transplantatgrading besteht.

Material und Methode: Bei 38 Patienten – durch eine Patellarsehnenplastik und 3 mm Tetra L-Augmentation bei akuter VKB-Läsion des Kniegelenkes bei ipsilateraler Transplantatentnahme versorgt und ohne Kontraindikationen für ein ASK oder MRT – erfolgte eine klinische Untersuchung (IKCD-Score), die instrumentelle Diagnostik (KT 1000), die radiologische Lagediagnostik (nach Aglietti) und eine MRT-Untersuchung sowie arthroskopische Beurteilung nach einem eigenen Score. Alter, Geschlecht, Seite, Instabilitätstyp, Begleitverletzungen sowie der Zeitpunkt zwischen Unfall, Diagnosestellung und operativer Versorgung werden ermittelt. Die arthroskopische Evaluierung und Graduierung der VKB-Transplantate im MRT erfolgte nach Typ I: festes Bandgewebe, Typ II: straffes Narbengewebe, Typ III: laxes Narbengewebe, Typ IV: fehlendes Transplantat.

Ergebnisse: Es zeigte sich eine enge Korrelation ($r = 0{,}77$) zwischen instrumenteller Messung und der klinischen Untersuchung (IKDC-Score). Desweiteren zeigt sich eine enge Korrelation zwischen dem arthroskopischen Grading des VKB-Ersatzes und dem IKDC-Score ($r = 0{,}83$) und der instrumentellen Stabilitätsmessung ($r = 0{,}88$). Die Korrelation zwischen Arthroskopiegrading und MRT-Staging betrug 0,65.

Schlußfolgerung: Die klinische Untersuchung mit dem IKCD-Score verbunden mit der instrumentellen Stabilitätstestung erlaubt eine gute Beurteilung des VKB-Transplantates. Eine MRT-Graduierung und eine ASK-Evaluierung ist bei beschwerdefreien Patienten nicht indiziert.

G Poster

Stellenwert der operativen Stabilisierung in der Therapie von Verletzungen der thorakolumbalen Wirbelsäule beim alten Menschen — 473

E. ZIRING, A. JUNGE, L. GOTZEN, Marburg

Instabile Verletzungen der thorakolumbalen Wirbelsäule beim alten Menschen sind selten. Wegen des oft schlechten Allgemeinzustandes der Patienten und häufig relevanten Begleiterkrankungen sowie der meist vorliegenden Osteoporose mit zu erwartenden Verankerungsproblemen der Implantate wird daher die Indikation zur operativen Versorgung zurückhaltend gestellt. Anhand des eigenen Krankenguts soll der Stellenwert der operativen Therapie von Verletzungen der thorakolumbalen Wirbelsäule beim alten Menschen kritisch dargestellt werden.

Patientengut: Von den 804 in den Jahren 1988–1994 stationär in unserer Klinik behandelten Patienten mit Wirbelsäulenverletzungen waren 204 Patienten über 65 Jahre alt, davon 149 mit Läsionen der Brust- oder Lendenwirbelsäule. 22 Patienten wurden operativ versorgt. Es handelte sich um 13 Männer und 9 Frauen mit einem Durchschnittsalter von 70,5 (66–85) Jahren. Ursache der Instabilität waren überwiegend Stürze im häuslichen Milieu, keine Hochrasanztraumata. Bei lediglich einem Patienten lagen relevante Begleitverletzungen nach Sturz aus einem Baum vor (Rippenserienfraktur, Lungenkontusion). Die meisten Verletzungen waren im Bereich des thorakolumbalen Übergangs lokalisiert (8 x BWK12, 9 x LWK1).

Verletzungstypen und Therapie: 19 Patienten wiesen traumatische Läsionen des Wirbels auf (14 x inkomplette oder komplette Berstungsfraktur, 4 x Keilkompressionsfraktur, 1 x Luxationsfraktur), bei einem Patienten bestand eine Berstungsfraktur LWK2 und LWK4. Bei einem Patienten fand sich eine tuberkulöse Lyse BWK10, bei einem Patienten war es aufgrund eines metastasierten Prostata-Ca zu Spontanfrakturen BWK12–LWK2 mit Ausbildung eines inkompletten Querschnittsyndroms gekommen. Es wurden 4 ventrale Spondylodesen durchgeführt, 17 mal erfolgte die dorsale Instrumentation. In einem Fall war ein kombiniert ventral/dorsales Vorgehen erforderlich. Zur dorsalen Instrumentation kam 7 mal die Platten-Spondylodese zum Einsatz, in den letzten Jahren der Fixateur interne, vorwiegend monosegmental, einmal mit Instrumentation von 4 Segmenten. In 4 Fällen war aufgrund des sehr osteoporotischen Knochens bzw. bei metastatischem Befall eine Verbundspondylodese erforderlich. Der tuberkuloseinfizierte Patient erhielt als temporären Platzhalter ein Titankörbchen. In einem Fall wurde als Minimaleingriff die Stabilisierung mit einem Fixateur externe durchgeführt. An relevanten Komplikationen sahen wir 2 Schraubendislokationen, die einmal bei noch nicht durchbauter Fraktur die operative Revision erforderlich machte.

Bei ausgewählten Indikationen läßt sich auch beim älteren Menschen die operative Stabilisierung der verletzten Wirbelsäule komplikationsarm durchführen. Die Verfügbarkeit leistungsfähiger Instrumentationssysteme wie des Fixateur interne ermöglicht stabile Instrumentationen bei Minimierung des operativen Eingriffs, so daß die Indikation in unserer Klinik zunehmend weiter gestellt wird.

Vorsitzende und Referenten

A

ABDUSSALAM, K., Dr. med., Chirurgische Universitätsklinik, Unfallchirurgie, Hugstetterstraße 55, D-79106 Freiburg
AMLANG, M., Dr. med., Universitätsklinikum der TU Dresden,
  Klinik für Unfall- und Wiederherstellungschirurgie, Fetscherstraße 74, D-0130 Dresden
ANDERMAR, J., Dr. med., Chirurgische Universitätsklinik Köln, Klinik und Poliklinik
  für Unfall- Hand- und Wiederherstellungschirurgie, Joseph-Stelzmann Straße 9, D-50924 Köln
ANDREß, H.-J., Dr. med., Klinikum Großhadern der LMU München, Unfallchirurgie,
  Marchioninistraße 15, D-81377 München
ARENS, S., Dr. med., Universität Bonn, Klinik und Poliklinik für Unfallchirurgie,
  Sigmund-Freud Straße 25/10, D-53105 Bonn
AUFMKOLK, M., Dr. med., Universitätsklinikum Essen, Unfallchirurgie, Hufelandstraße 55, D-45122 Essen

B

BACH, T., Chirurgische Universitätsklinik Köln, Ostmerheimerstraße 200, D-51109 Köln
BACH, O., Dr. med., Klinik für Chirurgie/Unfallchirurgie der FSU Jena, Bachstraße 18, D-07740 Jena/Malawi
BADKE, A., Dr. med., BG-Unfallklinik, Schnarrenbergstraße 95, D-72076 Tübingen
BARTH, K., Dr. med., Universität Bonn, Klinik und Poliklinik für Unfallchirurgie,
  Sigmund-Freud Straße 25/10, D-53103 Bonn
BAUER, C., Dr. med., Chirurgische Universitätsklinik Homburg,
  Unfall-, Hand- und Wiederherstellungschirurgie, Oscar-Ort Straße, D-66421 Homburg
BAUER, G., PD Dr. med., Chirurgische Universitätsklinik Ulm,
  Abteilung Unfall-, Hand und Wiederherstellungschirurgie, Steinhövelstraße 9, D-89075 Ulm
BAUMGAERTEL, F., PD Dr. med., Klinik für Unfallchirurgie der Universität Marburg,
  Baldinger Straße, D-35043 Marburg
BAUMGART, R., Dr. med., Klinikum Innenstadt der LMU München,
  Chirurgische Klinik und Poliklinik, Nußbaumstraße 20, D-80336 München
BECKER, U., Dr. med., Chirurgische Universitätsklinik Ulm,
  Abteilung Unfall-, Hand- und Wiederherstellungschirurgie, Steinhövelstraße 9, D-89075 Ulm
BECKER, D., Dr. med., Akademisches Lehrkrankenhaus Bad Hersfeld, Unfallchirurgische Klinik,
  D-36251 Bad Hersfeld
BECKER, R., Dr. med., Chirurgische Universitätsklinik Köln, Ostmerheimerstraße 200, D-51109 Köln
BEHRENS, S., Prof. Dr. med., Kreiskrankenhaus, Unfallchirurgische Abteilung, Rintelner Straße 85,
  D-32657 Lemgo
BEICKERT, R., Dr. med., BG-Unfallklinik Murnau, Prof.-Küntscher-Straße 8, D-82418 Murnau
BEIER, T., Dr. med., Klinik für Chirurgie/Kinderchirurgie der FSU Jena, Bachstraße 18, D-07740 Jena
BEISSE, R., Dr. med., BG-Unfallklinik Murnau, Prof.-Küntscher-Straße 8, D-82418 Murnau
BENEDETTO, K. P., Prof. Dr. med., Universitätsklinik für Unfallchirurgie, Anichstraße 35,
  A-6020 Innsbruck
BERENTEY, G., Prof. Dr. med., Peterfy-Utza 14, H-1441 Budapest
BERGER, A., Prof. Dr. med., MHH, Klinik für Hand-, Plastische- und Wiederherstellungschirurgie,
  Podielskistraße 380, D-30659 Hannover
BERWARDT, H., PD Dr. med., Chirurgische Universitätsklinik, Unfallchirurgie, Hugstetterstraße 55,
  D-79106 Freiburg

BETTAG, C., Dr. med., BG-Universitätsklinik, Großenbaumer Allee 250, D-47249 Duisburg
BIERT, J., Dr. med., Chirurgische Klinik, Postfach 9101, NL-6500 HB Nijmegen
BLATTERT, T., Dr. med., Chirurgische Universitätsklinik und Poliklinik, Unfallchirurgie,
   Josef Schneider Straße 2, D-97080 Würzburg
BLAUTH, M., PD Dr. med., MHH, Klinik für Unfallchirurgie, Konstanty-Gutschow-Straße 8,
   D-30625 Hannover
BOACK, D.-H., Klinikum Rudolf Virchow d. Humboldt Universität Berlin,
   Unfall- und Wiederherstellungschirurgie, Augustenburger Platz 1, D-13353 Berlin
BÖHRINGER, G., Dr. med., Klinikum der Philipps-Universität, Klinik für Unfallchirurgie,
   Baldinger Straße, D-35033 Marburg
BÖLLINGER, C., Klinikum Passau, Chir. Abt., Bischof-Piligrin-Straße 1, D-94032 Passau
BONNAIRE, F., Dr. med., Chirurgische Universitätsklinik, Unfallchirurgie, Hugstetterstraße 55,
   D-79106 Freiburg
BORELLI, S., Prof. Dr. med., Dermatologische Universitätsklinik der TU München,
   Biedersteiner Straße 29, D-80802 München
BÖRNER, M., PD Dr. med., BG-Unfallklinik Frankfurt am Main, Friedberger Landstraße 430,
   D-60389 Frankfurt/Main
BÖTEL, T., Dr. med., Klinikum der Philipps-Universität, Klinik für Unfallchirurgie, Baldinger Straße,
   D-35033 Marburg
BOTT, O., Dipl.-Inform., Universität Hildesheim, Institut für Medizinische Informatik, Kreuzstraße 8,
   D-31134 Hildesheim
BOURAUEL, R., Dr., Redaktion, „mobil und sicher", Am Pannacker 2, D-53340 Meckenheim/Bonn
BRAND, J., PD Dr. med., Klinik Veerßen, Celler Straße 26, D-29525 Uelzen
BRAND, B., Dr. med., ATOS-Klinik Heidelberg, Bismarckstraße 9–15, D-69115 Heidelberg
BRANDT, T., Dr.med., Chirurgische Universitätsklinik, Unfallchirurgie, Hugstetterstraße 55,
   D-79106 Freiburg
BRAUER, R. B., Dr. med., Klinikum rechts der Isar der TU München, Chirurgische Klinik,
   Ismaninger Straße 22, D-81675 München
BRAUN, C., PD Dr. med., Chirurgische Universitätsklinik Homburg,
   Unfall-, Hand- und Wiederherstellungschirurgie, Oscar-Ort Straße, D-66421 Homburg
BRAUN, W., PD Dr. med., Zentralklinikum Augsburg,
   Klinik für Unfall- und Wiederherstellungschirurgie, Stenglinstraße 2, D-86156 Augsburg
BREITFUß, H., Doz. Dr. med., LKH Salzburg, Unfallchirurgie, Müllner Hauptstraße 48,
   A-5020 Salzburg
BRÜCK, E., Dr. med., Klinikum der Philipps-Universität, Klinik für Unfallchirurgie, Baldinger Straße,
   D-35033 Marburg
BRUG, E., Prof. Dr. med., Westfälische Wilhelms-Universität, Klinik und Poliklinik
   für Unfall- und Handchirurgie, Jungeboldtplatz 1, D-48149 Münster
BRUTSCHER, R., PD Dr. med., Städtisches Krankenhaus, Unfallchirurgische Abteilung,
   Grafenstraße 9, D-64283 Darmstadt
BUCHGRABER, A., Dr. med., ATOS-Klinik Heidelberg, Bismarckstraße 9–15, D-69115 Heidelberg
BÜHREN, V., Prof. Dr. med., BG-Unfallklinik Murnau, Prof.-Küntscher Straße 8, D-82418 Murnau,

C

CECH, O., Prof. Dr. med., Orthopädische Universitätsklinik, Srobarova 50, CS-0100 Prag
CHYLARECKI, C., Dr. med., BG-Unfallklinik, Großenbaumer Allee 250, D-47249 Duisburg
CLAES, L., Prof. Dr. med., Chirurgische Universitätsklinik Ulm, Abteilung Unfallchirurgische
   Forschung und Biomechanik, Helmholtzstraße 14, D-89081 Ulm
CLAUDI, B., Prof. Dr. med., Kreisklinik, Unfallchirurgische Abteilung, Krankenhausstraße 15,
   D-85221 Dachau
COOK, S., Ph. D., Tulane University School of Medicine, Orthopaedic Research Laboritory,
   Dep. of Orthop. Surgery, 1430 Tulane Av., USA-70112 New Orleans

D

DANIAUX, H., Prof. Dr. med., Universitätsklinik, Unfallchirurgie, Anichstraße 35, A-6020 Innsbruck
DÁVID, A., Prof. Dr. med., Chirurgische Universitätsklinik Bergmannsheil,
 Bürkle-de-la-Camp-Platz 1, D-44789 Bochum
DECKER, S., Prof. Dr. med., Friederikenstift, Unfallchirurgische Abteilung, Humboldtstraße 5,
 D-30169 Hannover
DEE, W., Dr. med., Brüderkrankenhaus St. Josef Paderborn, Husenstraße 46, D-33098 Paderborn
DEGREIF, J., PD Dr. med., Klinikum der JGU Mainz, Klinik und Poliklinik für Unfallchirurgie,
 Langenbeckstraße 1, D-55131 Mainz
DIENST, M., Dr. med., MHH, Klinik für Unfallchirurgie, Konstanty-Gutschow Straße 8,
 D-30623 Hannover
DIETRICH, M., Dr. med., Städt. Klinikum, Chirurgische Klinik Karlsruhe,
 Unfall-, Wiederherstellungs- und Handchirurgie, Moltkestraße 90, D-76133 Karlsruhe
DITTRICH, V., Dr. med., Klinikum Nürnberg Süd, Klinik für Unfallchirurgie, Breslauer Straße 201,
 D-90471 Nürnberg
DONOW, C., Dr. med., MHH, Klinik für Unfallchirurgie, Konstanty-Gutschow Straße 8,
 D-30623 Hannover
DORA, C., Dr. med., Universitätsklinik, CH-8000 Balgrist, ZH
DOROW, C., Dr. med., Klinik für Chirurgie/Unfallchirurgie der FSU Jena, Bachstraße 18,
 D-07740 Jena
DRAIJER, F., Dr. med., Christian Albrechts Universität Kiel, Klinik für Unfallchirurgie,
 Arnold-Heller Straße 7, D-24105 Kiel
DRESING, K., Dr. med., Georg August Universität Göttingen, Klinik für Unfallchirurgie,
 Robert-Koch Straße 40, D-37075 Göttingen
DÜRR, W., Prof. Dr. med., Eichendorffweg 16a, D-56182 Koblenz

E

EBINGER, T., Dr. med., Chirurgische Universitätsklinik Ulm,
 Abteilung Unfall-, Hand- und Wiederherstellungschirurgie, Steinhövelstraße 9, D-89075 Ulm
ECHTERMEYER, V., Prof. Dr. med., Klinikum Minden, Unfallchirurgische Klinik, Friedrichstraße 17,
 D-32427 Minden
EGBERS, H. J., PD Dr. med., Christian Albrechts Universität Kiel, Klinik für Unfallchirurgie,
 Arnold-Heller Straße 7, D-24105 Kiel
EGGERS, C., PD Dr. med., Allgemeines Krankenhaus St. Georg Hamburg,
 Unfallchirurgische Abteilung, Lohmühlenstraße 5, D-20099 Hamburg
EICHHORN, J., Dr. med., Elisabeth Krankenhaus II, Belegabteilung für arthroskopische Chirurgie
 und Orthopädie, Hebbelstraße 1, WKH Schulgasse, D-94315 Straubing
EINARS, W., Dr., AO-Center, Clavadelerstraße, CH-7270 Davos
EINERT, A., Dr. med., Medizinische Universitätsklinik, Nuklearmedizin, Hugstetterstraße 55,
 D-79106 Freiburg
EISELE, R., Dr. med., Chirurgische Universitätsklinik Ulm,
 Abteilung Unfall-, , Hand- und Wiederherstellungschirurgie, Steinhövelstraße 9, D-89075 Ulm
EISENSCHENK, A., OA Dr. med., Orthopädische Klinik und Poliklinik der FU Berlin,
 Oskar-Helene-Heim, Clairallee 229, D-14195 Berlin
EITEL, F., Prof. Dr. med., Klinikum Innenstadt der LMU München, Chirurgische Klinik,
 Nußbaumstraße 20, D-80336 München
EKKERNKAMP, A., PD Dr. med., Chirurgische Universitäatsklinik Bergmannsheil,
 Bürkle-de-la-Camp-Platz 1, D-44789 Bochum
EULER, E., PD Dr. med., Klinikum Innenstadt der LMU München, Chirurgische Klinik,
 Nußbaumstraße 20, D-80336 München
EVERS, B., Dr. med., Bundeswehrkrankenhaus Ulm, Chirurgische Abteilung, Oberer Eselsberg 40,
 D-89081 Ulm

F

FAENSEN, M., Prof. Dr. med., Auguste-Viktoria-Krankenhaus, Unfallchirurgische Abteilung,
  Rubensstraße 125, D-12157 Berlin
FAROUK, O., MD, MHH Klinik für Unfallchirurgie, Konstanty-Gutschow Straße 8, D-30623 Hannover
FASOL, P., Prof. Dr. med., Donauspital, Langobardenstraße 122, A-1220 Wien
FEIFEL, H., PD Dr. med. Dr. dent., Klinikum der RWTH Aachen,
  Klinik für Zahn-, Mund-, Kiefer- und Plastische Gesichtschirurgie, Pauwelsstraße 30,
  D-52074 Aachen
FEIL, R., Dr. med., Chirurgische Universitätsklinik Bergmannsheil, Bürkle-de-la-Camp-Platz 1,
  D-44789 Bochum
FELD, C., Dr. med., Klinikum der Philipps-Universität, Klinik für Unfallchirurgie, Baldinger Straße,
  D-35033 Marburg
FELL, M., Dr. med., Klinikum Benjamin Franklin der FU Berlin,
  Unfall- und Wiederherstellungschirurgie, Hindenburgdamm 30, D-12200 Berlin
FINKEMEIER, H., cant. med., Klinikum der Philipps-Universität, Klinik für Unfallchirurgie,
  Baldinger Straße, D-35033 Marburg
FLEISCHMANN, W., PD Dr. med., Krankenhaus Bietigheim, Abteilung für Unfallchirurgie,
  D-74319 Bietigheim-Bissingen
FÖRSTER, B., Bau-BG Hannover, Hildesheimer Straße 309, D-30529 Hannover
FRANKE, K., Prof. Dr. med., Chirurgische Klinik, Kleine Homeyerstraße 4, D-13156 Berlin
FRANKEL, V., M. D., New York University, Hospital for Joint Desease, USA-New York, NY
FREMEREY, R. W., Dr. med., MHH Klinik für Unfallchirurgie, Konstanty-Gutschow Straße 8,
  D-30623 Hannover
FRENYO, S., Dr. med., Zentralinstitut für Traumatologie Budapest, Fiumei ut 17, H-1081 Budapest
FRICKER, R., Dr. med., Kantonspital, CH-4031 Basel
FRIEDEL, R., Dr. med., Klinik für Chirurgie/Unfallchirurgie der FSU Jena, Bachstraße 18,
  D-07740 Jena
FRIEDL, W., Prof. Dr. med., Klinikum Aschaffenburg, Chirurgische Klinik, Am Hasenkopf 1,
  D-63739 Aschaffenburg
FRIEDL, H.-P., PD Dr. med., Universitätsspital Zürich, Klinik für Unfallchirurgie, Rämistraße 100,
  CH-8091 Zürich
FRIEDRICH, B., Prof. Dr. med., Zentralkrankenhaus Bremen, Unfallchirurgische Abteilung,
  St. Jürgen Straße, D-28203 Bremen
FRIESS, T., Dr. med., St. Nikolaus-Stiftshospital, Unfall- und Handchirurgie, D-56626 Andernach
FRITZ, T., Dr. med., Chirurgische Universitätsklinik, Im Neuenheimer Feld 110, D-69120 Heidelberg
FUCHS, M., Dr. med., Georg August Universität Göttingen, Klinik für Unfallchirurgie,
  Robert-Koch Straße 40, D-37075 Göttingen
FUHRMANN, J., Dr. med. Dipl. Ing., JLU Gießen, Klinik für Unfallchirurgie,
  Rudolf-Buchheim Straße 7, D-35385 Gießen
FUNK, E. M., Dr. med., Zentralklinikum Augsburg, III. Chirurgische Klinik, Stenglinstraße,
  D-86156 Augsburg

G

GAERTNER, T., Dr. med., Klinikum der JGU Mainz, Klinik und Poliklinik für Unfallchirurgie,
  Langenbeckstraße 1, D-55101 Mainz
GAHR, R. H., Dr. med., Städtisches Klinikum „St. Georg",
  Klinik für Unfall- und Wiederherstellungschirurgie, Delitzscher Straße 141, D-04129 Leipzig
GÄNSSLEN, A., Dr. med., MHH, Klinik für Unfallchirurgie, Konstanty-Gutschow Straße 8,
  D-30623 Hannover
GAUSEPOHL, T., Dr. med., St. Vinzenz-Hospital, Unfall-, Hand- und Wiederherstellungschirurgie,
  Merheimer Straße 221–223, D-50733 Köln
GEBHARD, F., Dr. med., Chirurgische Universitätsklinik Ulm,
  Abteilung Unfall-, Hand- und Wiederherstellungschirurgie, Steinhövelstraße 9, D-89070 Ulm
GEHLING, H., Dr. med., Klinikum der Philipps-Universität, Klinik für Unfallchirurgie,
  Baldingerstraße, D-35043 Marburg

GERICH, T., Dr. med., MHH, Klinik für Unfallchirurgie, Konstanty-Gutschow Straße 8,
  D-30623 Hannover
GERMANN, G., Prof. Dr. med., BG-Unfallklinik Ludwigshafen, Ludwig-Guttmann Straße 13,
  D-67071 Ludwigshafen
GERNGROß, H., Prof. Dr. med., Bundeswehrkrankenhaus, Chirurgische Abteilung,
  Oberer Eselsberg 40, D-89081 Ulm
GIGGEL, S., Dr. med., Klinik für Chirurgie/Kinderchirurgie der FSU Jena, Bachstraße 18, D-07740 Jena
GOESSENS, M., Dr. med., Universitätsklinikum Maastricht, Unfallchirurgie, NL-Maastricht
GOLDHAHN, S. , Dr. med., Moritz Klinik, Hermann-Sachse-Straße 46, D-07639 Bad Klosterlausnitz
GOLOMBEK, V., Dr. med., Universität Bonn, Klinik und Poliklinik für Unfallchirurgie,
  Sigmund-Freud Straße 25/10, D-53103 Bonn
GOTZEN, L., Prof. Dr. med., Zentrum für Operative Medizin der Universität,
  Unfallchirurgische Abteilung, Baldinger Straße, D-35043 Marburg
GRAF, P., PD Dr. med., Klinikum rechts der Isar der TU München,
  Plastische- und Wiederherstellungschirurgie, Ismaninger Straße 22, D-81675 München
GRAFE, S., Prof. Dr. med., Ev.-Luth. Diakonissenkrankenhaus Leipzig GmbH,
  Unfallchirurgische Abteilung, Georg-Schwarz-Straße 49, D-04177 Leipzig
GRÖGLER, A., Dr., Regionalspital Brig, Chirurgische Klinik, Oberwalliser Kreisspital, CH-3900 Brig
GROTZ, M., Dr. med., MHH, Klinik für Unfallchirurgie, Konstanty-Gutschow Straße 8,
  D-30623 Hannover
GRÜBER, J., Dr. med., Allgemeines Krankenhaus St. Georg,
  Unfall-, Wiederherstellungs- und Handchirurgie, Lohmühlenstraße 5, D-20099 Hamburg
GRUNDMANN, R. T., Prof. Dr. med., B. Braun Melsungen AG, Am Stadtwaldpark,
  D-34212 Melsungen
GUHLMANN, H., Dr. med., Klinik für Chirurgie/Unfallchirurgie der FSU Jena, Bachstraße 18,
  D-07740 Jena
GÜHNE, H.-J., SYNTHES GmbH, Bochum, Am Bergbaumuseum 31, D-44791 Bochum
GÜNTHER, K. P., Dr. med., Rehabilitationskrankenhaus Ulm, Orthopädische Abteilung,
  Oberer Eselsberg 45, D-89081 Ulm
GÜRTNER, I., Dr. med., Klinikum Innenstadt der LMU München, Chirurgische Klinik,
  Nußbaumstraße 20, D-80336 München

H

HAAS, N., Prof. Dr. med., Klinikum Rudolf Virchow der Humboldt Universität Berlin,
  Unfall- und Wiederherstellungschirurgie, Augustenburger Platz 1, D-13353 Berlin
HABERMEYER, H. P., Prof. Dr. med., Sportklinik, Abteilung Chirurgie, Taubenheimstraße 8,
  D-70372 Stuttgart
HAHN, F., Prof. Dr. med., Kreiskrankenhaus, Unfallchirurgische Abteilung, Im Kälblesrain 1,
  D-73430 Aalen
HAHN, M., PD Dr. med., Chirurgische Universitätsklinik Bergmannsheil, Bürkle-de-la-Camp-Platz 1,
  D-44789 Bochum
HAMMER, H. Dr. med., Zentralkrankenhaus Bremen, Klinik für Hand- und Plastische Chirurgie,
  St. Jürgen Straße, D-28205 Bremen
HANSELMANN, R., Dr. med., Chirurgische Universitätsklinik Homburg,
  Unfall-, Hand- und Wiederherstellungschirurgie, Oskar-Ort Straße, D-66421 Homburg
HANSIS, M., Prof. Dr. med., Universität Bonn, Klinik und Poliklinik für Unfallchirurgie,
  Sigmund-Freud Str. 25/10, D-53103 Bonn
HANSIS, D., Dr. med., Universität Bonn, Hygieneinstitut, Sigmund-Freud Str. 25/10, D-53103 Bonn
HÄRING, M., Prof. Dr. med., Raphaelsklinik Münster, Unfallchirurgische Abteilung, Klosterstraße 75,
  D-48143 Münster
HARTUNG, B., Dr. med., Klinikum Erfurt, Klinik für Unfallchirurgie, Nordhäuser Straße 74,
  D-99089 Erfurt
HAUG, U., Dr. med., Bundeswehrkrankenhaus Ulm, Chirurgische Abteilung, Oberer Eselsberg 40,
  D-89081 Ulm
HAUKE, C., Dr. med., AO-Forschungsinstitut, Clavadelerstraße, CH-7270 Davos

HAVEMANN, D. , Prof. Dr. med., Christian Albrechts Universität Kiel, Klinik für Unfallchirurgie,
  Arnold-Heller Straße 7, D-24105 Kiel
HECKMANN, J. D., M. D., University of Texas at San Antonio, Department of Orthopaedics,
  7703 Floyd Curl Drive, USA-San Antonio
HEHL, G., Dr. med., Chirurgische Universitätsklinik Ulm, Chirurgie III, Steinhövelstraße 9,
  D-89070 Ulm
HEIM, U., PD Dr. Dr. med. h.c., Mattenstraße 17, CH-3073 Gümlingen
HEINECKE, J. M., Pfarrer, Klinikum der FSU Jena, Bachstraße 18, D-07743 Jena
HEITEMEYER, U., PD Dr. med., Allgemeines Krankenhaus, Unfallchirurgie,
  Eissendorfer Pferdeweg 52, D-21075 Hamburg
HELLING, H.-J., Dr. med., Chirurgische Universitätsklinik Köln, Klinik und Poliklinik
  für Unfall-, Hand- und Wiederherstellungschirurgie, Joseph-Stelzmann Straße 9, D-50924 Köln
HELM, M., Dr. med., Bundeswehrkrankenhaus Ulm, Abt. X, Oberer Eselsberg 40, D-89070 Ulm
HEMPFLING, H., Prof. Dr. med., BG-Unfallklinik Murnau, Prof.-Küntscher Straße 8,
  D-82418 Murnau
HENCHE, H. R., Prof. Dr. med., Kreiskrankenhaus Rheinfelden, Orthopädische Abteilung,
  Am Vogelsang 4, D-79618 Rheinfelden
HENDRICH, V., PD Dr. med., Stadt- und Krreiskrankenhaus, Unfallchirurgische Abteilung,
  Strüther Berg 7, D-91522 Ansbach
HENKE, R., Prof. Dr. med., Hufelandkrankenhaus, Chirurgische Abteilung, Rudolf-Weiß-Straße 5,
  D-99947 Bad Langensalza
HENKERT, K., PD Dr. med., Universitätsklinik Charite, Unfallchirurgische Abteilung,
  Schumannstraße 20/21, D-10117 Berlin
HENRY, S. L., M. D., Chirurgische Universitätsklinik Bergmannsheil, Dept. of Orthopaedic Surgery,
  Univ. of Louisville/USA, Bürkle-de-la-Camp-Platz 1, D-44789 Bochum
HERMICHEN, H.-G., Dr. med., Lukaskrankenhaus, Unfallchirurgische Klinik, Preußenstraße 84,
  D-41464 Neuss
HERR, G. , Dr. rer. nat., Orthopädische Unversitätsklinik, Osteologisches Labor, Pulvermühlstraße 5,
  D-72070 Tübingen
HERRMANN, H., Dr. med., Klinik für Chirurgie/Unfallchirurgie der FSU Jena, Bachstraße 18,
  D-07740 Jena
HERTEL, P. , Prof Dr. med., Martin-Luther-Krankenhaus, Unfallchirurgische Abteilung,
  Caspar-Theyß-Straße 27, D-14193 Berlin
HESSMANN, M., Dr. med., Klinikum der Philips-Universität, Klinik für Unfallchirurgie,
  Baldinger Straße, D-35033 Marburg
HEUERMANN, C., Georg August Universität Göttingen, Klinik für Unfallchirurgie,
  Robert-Koch Straße 40, D-37075 Göttingen
HIERHOLZER, G., Prof. Dr. med., BG-Unfallklinik, Großenbaumer Allee 250, D-47249 Duisburg
HIERHOLZER, S., Dr. med., BG- Unfallklinik, Großenbaumer Allee 250, D-47249 Duisburg
HIERNER, R., Dr. med., MHH, Klinik für Hand-, Plastische- und Wiederherstellungschirurgie,
  Podbielskistraße 380, D-30659 Hannover
HOCHSTEIN, P., Dr. med., BG-Unfallklinik Ludwigshafen, Ludwig-Guttmann Straße 13,
  D-67071 Ludwigshafen
HÖCK, S., Dr. med., Krankenhausbetrieb Berlin Friedrichshain, Unfallchirurgische Klinik,
  Landsberger Allee 49, D-10249 Berlin
HOFFMANN, R., PD Dr. med., Klinikum Rudolf Virchow d. Humboldt Universität Berlin,
  Unfall- und Wiederherstellungschirurgie, Augustenburg Platz 1, D-13353 Berlin
HOFFMANN, C., Dr. med., Klinikum der Philipps-Universität, Klinik für Unfallchirurgie,
  Baldinger Straße, D-35043 Marburg
HOFMANN, G., Dr. med., BG-Unfallklinik Murnau, Prof.-Küntscher Straße 8, D-82418 Murnau
HOFMANN, G. O., PD Dr. med. Dr. rer. nat., BG-Unfallklinik Murnau, Prof.-Küntscher Straße 8,
  D-82418 Murnau
HOLBEIN, O., Chirurgische Universitätsklinik Ulm,
  Abteilung Unfall-, Hand- und Wiederherstellungschirurgie, Steinhövelstraße 9, D-89075 Ulm
HOLMENSCHLAGER, F., Dr. med., Otto von Guericke Universität Magdeburg,
  Klinik für Unfallchirurgie, Leipziger Straße 44, D-39120 Magdeburg
HOLZ, J., Universitätskrankenhaus Eppendorf, Chirurgische Klinik,
  Abteilung Unfall- und Wiederherstellungschirurgie, Martinistraße 52, D-20246 Hamburg

HOLZ, U., Prof. Dr. med., Katharinenhospital, Klinik für Unfall- und Wiederherstellungschirurgie, Kiegsbergstraße 60, D-70174 Stuttgart
HÖNTZSCH, D., PD Dr. med., BG-Unfallklinik, Chirurgische Abteilung, Schnarrenbergstraße 95, D-72076 Tübingen
HÖPFNER, V., Dr. med., Städtisches Krankenhaus Weißensee, Chirurgische Abteilung, Schönstraße 87–90, D-13086 Berlin
HORAS, U., Dr. med., BG-Unfallklinik Frankfurt am Main, Friedberger Landstraße 430, D-60389 Frankfurt/Main
HÖRSTER, G., Prof. Dr. med., Städtische Krankenanstalt, Unfallchirurgische Abteilung, Teutoburger Straße 50, D-33604 Bielefeld
HÜFNER, T., Dr. med., MHH, Klinik für Unfallchirurgie, Konstanty-Gutschow-Straße 8, D-30623 Hannover
HUNDSHAGEN, W., PD Dr. med., Südharz Krankenhaus Nordhausen, Unfallabteilung, Dr. Robert-Koch Straße 39, D-99734 Nordhausen

I

IGNATUS, A., Dr. med., Chirurgische Universitätsklinik Ulm, Abteilung Unfallchirurgische Forschung und Biomechanik, Helmholtzstraße 14, D-89081 Ulm
ISHAQUE, B., Dr. med., Klinikum der Philipps-Universität, Klinik für Unfallchirurgie, Baldinger Straße, D-35033 Marburg
ISHAQUE, N., Dr. med., Medizinisches Zentrum für Radiologie der Philipps-Universität, Strahlendiagnostik, Baldinger Straße, D-35033 Marburg
IVANOVIC, I., Dr. med., Special hospital of orthopaedy „Vasc Cukovic", Y-Risan

J

JAKOB, M., Chirurgische Universitätsklinik Bergmannsheil, Bürkle-de-la-Camp-Platz 1, D-44789 Bochum
JANTEA, C., PD Dr. med., Klinikum der HHU Düsseldorf, Klinik für Orthopädie, Moorenstraße 5, D-40225 Düsseldorf
JANZING, H. M. J., Ajunct-Supervisor, Universitätskrankenhaus Gasthuisberg, Unfallchirurgische Abteilung, Herestraat, B-3000 Leuven
JEROSCH, J., PD Dr. med., Westfälische Wilhelms-Universität, Klinik und Poliklinik für Allgemeine Orhopädie, Albert-Schulze-Straße 33, D-48149 Münster
JOSTEN, C., PD Dr. med., Chirurgische Universitätsklinik Bergmannsheil, Bürkle-de-la-Camp Platz 1, D-44789 Bochum
JUKEMA, G., Dr. med., BG-Unfallklinik, Großenbaumer Allee 250, D-47249 Duisburg
JUNGBLUTH, K.-H., Prof. Dr. med., Universätitskrankenhaus Eppendorf, Chirurgische Klinik, Abteilung Unfall- und Wiederherstellungschirurgie, Martinistraße 52, D-20251 Hamburg

K

KÄÄB, M. J., Dr. med., AO-Forschungsinstitut, Clavadelerstraße, CH-7270 Davos
KALLINA, I., Dipl.-Ing., Mercedes-Benz AG, HPC: A513, D-71059 Sindelfingen
KANZ, K.-G., Dr. med., Klinikum Innenstadt der LMU München, Chirurgische Klinik, Nußbaumstraße 20, D-80336 München
KASPERCZYK, W. J., PD Dr. med., MHH, Klinik für Unfallchirurgie, Konstanty-Gutschow Straße 8, D-30623 Hannover
KATZER, A., Dr. med., Universitätskrankenhaus Eppendorf, Chirurgische Klinik, Abteilung Unfall- und Wiederherstellungschirurgie, Martinistraße 52, D-20246 Hamburg
KECSKES, S., Dr. med., Humboldt-Krankenhaus Berlin, Hand- und Wiederherstellungschirurgie, Am Nordgraben 2, D-13509 Berlin

KEEL, M., Dr. med., Universitätsspital Zürich, Klinik für Unfallchirurgie, Rämistraße 100,
   CH-8091 Zürich
KEMPF, I., Prof. Dr. med., Centre de Traumatologie et d'Orthopedie de Strasbourg,
   10 avenue A. Baumann, F-67400 Illkirch/Strasbourg
KERN, O., Dr. med., Chirurgische Universitätsklinik Köln, Klinikum Merheim,
   Ostmerheimerstraße 200, D-51109 Köln
KETTERL, R., PD Dr. med., Kreiskrankenhaus Traunstein, Unfall- und Wiederherstellungschirurgie,
   Cuno-Niggel Straße 3, D-83278 Traunstein
KETTRUKAT, M., BG-Unfallklinik Frankfurt am Main, Friedberger Landstraße 430,
   D-60389 Frankfurt/Main
KHODADADYAN, C., Dr. med., Klinkum Rudolf Virchow d. Humboldt Universität Berlin,
   Unfall- und Wiederherstellungschirurgie, Augustenburger Platz 1, D-13353 Berlin
KINZL, L,. Prof. Dr. med., Chirurgische Universitätsklinik Ulm,
   Abteilung Unfall-, Hand- und Wiederherstellungschirurgie, Steinhövelstraße 9, D-89075 Ulm
KIRSCHNER, P., Prof. Dr. med., St. Vincent und Elisabeth Hospital, Unfallchirurgische Abteilung,
   An der Goldgrube 11, D-55131 Mainz
KLEIN, W., Dr. med., Westfälische Wilhelms-Universität, Klinik und Poliklinik
   für Unfall- und Handchirurgie, Jungeblodtplatz 1, D-48149 Münster
KLEMT, C., Dr. med., Chirurgische Universitätsklinik, Unfallchirurgie, Hugstetterstraße 55,
   D-79106 Freiburg
KLÖCKNER, C., Dr. med., Städtisches Klinikum Fulda, Unfallchirurgische-Orthopädische Klinik,
   Pacelliallee 4, D-36043 Fulda
KNOP, A., Klinikum Benjamin Franklin der FU Berlin, Unfall- und Wiederherstellungschirurgie,
   Hindenburgdamm 30, D-12203 Berlin
KNOPP, W., Prof. Dr. med., Georg August Universität Göttingen, Klinik für Unfallchirurgie,
   Robert-Koch Straße 40, D-37075 Göttingen
KÖCHER, W., Doz. Dr. med., Klinik der EMA Universität Greifswald, Traumatologische Abteilung,
   Fr.-Loeffler Straße 23b, D-17487 Greifswald
KOCK, H.-J., Dr. med., Universitätsklinikum Essen, Unfallchirurgie, Hufelandstraße 55,
   D-45122 Essen
KÖCK, E., Dr. med., Kreiskrankenhaus Traunstein, Unfall- und Wiederherstellungschirurgie,
   Cuno-Niggel Straße 3, D-83278 Traunstein
KOHN, D., Prof. Dr. med., Orthopädische Universitätsklinik Homburg, Oscar-Ort Straße, D-66421
   Homburg
KOLBECK, S., Dr. med., Klinikum Rudolf Virchow der Humboldt Universität Berlin,
   Unfall- und Wiederherstellungschirurgie, Augustenburger Platz 1, D-13353 Berlin
KÖNEMANN, B., MHH, Klinik für Unfallchirurgie, Konstanty-Gutschow Straße 8, D-30623 Hannover
KOTTER, A., Dr. med., Zentralklinikum Augsburg,
   Klinik für Unfall- und Wiederherstellungschirurgie, Stenglinstraße, D-86156 Augsburg
KRAMER, M., Dr. med., Chirurgische Universitätsklinik Ulm,
   Abteilung Unfall-, Hand- und Wiederherstellungschirurgie, Steinhövelstraße 9, D-89075 Ulm
KRETSCHMER, R., Dr. med., Klinikum der Universität Regensburg, Unfallchirurgie,
   D-93042 Regensburg
KRETTEK, C., Prof. Dr. med., MHH, Klinik für Unfallchirurgie, Konstanty-Gutschow Straße 8,
   D-30623 Hannover
KRIMMER, H., Dr. med., Klinik für Handchirurgie, Salzburger Leite 1, D-97616 Bad Neustadt
KRISTIANSEN, T., M. D., University of Vermont at Burlington, Department of Orthopaedics,
   USA-Burlington, VT
KRÖPFL, A., Dr. med., Unfallkrankenhaus Salzburg, Dr. Franz-Rehrl Platz 5, A-5010 Salzburg
KUNER, E. H., Prof. Dr. med., Chirurgische Universitätsklinik, Unfallchirurgie, Hugstetterstraße 55,
   D-79106 Freiburg/B
KUNZ, E., Dr. med., Chirurgische Universitätsklinik und Poliklinik, Josef Schneider Straße 2,
   D-97080 Würzburg
KURZ, W., Dr. med., Kreiskrankenhaus, Chirurgische Abteilung, Schillerstraße 29, D-15907 Lübben
KUTUP, B., Universitätskrankenhaus Eppendorf, Chirurgische Klinik,
   Abteilung Unfall- und Wiederherstellungschirurgie, Martinistraße 52, D-20246 Hamburg
KWASNY, O., Doz. Dr. med., Universitätsklinik für Unfallchirurgie Wien, Währinger Gürtel 18–20,
   A-1090 Wien

L

LACKNER, C., Dr. med., Klinikum Innenstadt der LMU München, Chirurgische Klinik, Nußbaumstraße 20, D-80336 München

LAHMER, A., Dr. med., BG-Unfallklinik Frankfurt am Main, Friedberger Landstraße 430, D-60389 Frankfurt/Main

LANGE, K., Dr. med., Klinikum Minden, Radiologische Diagnostik und Nuklearmedizin, Friedrichstraße 17, D-32427 Minden

LANGENDORFF, H. U., Prof. Dr. med., Städtisches Klinikum, Unfallchirurgische Abteilung, Münsterstraße 240, D-44145 Dortmund

LANGER, C., Dr. med., Georg August Universität Göttingen, Klink für Unfallchirurgie, Robert-Koch Straße 40, D-37075 Göttingen

LATTERMANN, C., MHH, Klinik für Unfallchirurgie, Konstanty-Gutschow Straße 8, D-30623 Hannover

LAUDY, F., M. D., St. Maartens Gasthius Venlo, NL-Venlo

LAULE, J., Dr. med., Chirurgische Universitätsklinik Ulm, Abteilung Unfallchirurgische Forschung und Biomechanik, Helmholtzstraße 14, D-89081 Ulm

LAUN, R. A., Dr. med., Chirurgische Universitätsklinik Bergmannsheil, Bürkle-de-la-Camp-Platz 1, D-44789 Bochum

LEHMANN, U., Dr. med., MHH, Klinik für Unfallchirurgie, Konstanty-Gutschow Straße 8, D-30623 Hannover

LEITNER, A., Dr. med., Kreiskrankenhaus Traunstein, Unfall- und Wiederherstellungschirurgie, Cuno-Niggel Straße 3, D-83278 Traunstein

LENZ, E., Dr. med., Klinik für Unfall- und Wiederherstellungschirurgie, Auenstraße 6, D-82467 Garmisch-Partenkirchen

LIEBAU, J., Dr. med., MHH, Klinik für Hand-, Plastische- und Wiederherstellungschirurgie, Podbielskistraße 380, D-30659 Hannover

LIESER, H., JLU Gießen, Klinik für Unfallchirurgie, Rudolf-Buchheim Straße 7, D-35385 Gießen

LILL, H., Dr. med., Klinikum Minden, Unfallchirurgische Klinik, Friedrichstraße 17, D-32427 Minden

LIMBOURG, M., Prof. Dr. rer. nat., Universitätsklinikum Essen, FB 2, Universitätsstraße 11, D-45117 Essen

LINDHORST, E., Dr. med., 3611 University Dr., Apt. 8-A, Durham, NC 27707, USA

LOB, G., Prof. Dr. med., Klinikum Großhadern der LMU München, Unfallchirurgie, Marchioninistraße 15, D-81377 München

LOBENHOFFER, P., Prof. Dr. med., MHH, Klinik für Unfallchirurgie, Konstanty-Gutschow Straße 8, D-30623 Hannover

LOWATSCHEFF, T., Dr. med., Universität Leipzig, Liebigstraße 20a, D-04103 Leipzig

LOWKA, K., Dr. med., Chirurgie, Stühlinger Straße 22–24, D-79106 Freiburg

LUNGERSHAUSEN, W., PD Dr. med., Klinik für Chirurgie/Unfallchirurgie der FSU Jena, Bachstraße 18, D-07740 Jena

M

MAEß, M., Dr. med., Klinikum Buch, Unfallchirurgische Klinik, Hobrechtsfelder Chaussee 100, D-13122 Berlin

MAGHSUDI, M., Dr. med., Klinikum der Universität Regensburg, Unfallchirurgie, D-93042 Regensburg

MAGIN, M. N., Dr. med., Klinikum der RWTH Aachen, Abtl. Unfallchirurgie, Pauwelsstraße 30, D-52074 Aachen

MÄHRLEIN, R., Dr. med., Kreiskrankenhaus, Klinik für Unfall-, Hand- und Wiederherstellungschirurgie, D-77933 Lahr

MAI, P., Dr. med., MHH, Klinik für Unfallchirurgie, Konstanty-Gutschow Straße 8, D-30623 Hannover

MANN, K., Dr. med., Klinikum Aue, Klinik für Unfallchirurgie, Gartenstraße 6, D-08280 Aue

MARCUS, U., Dr., Robert-Koch-Institut, Reichpietschufer 74–76, D-10785 Berlin

MARKGRAF, E., Prof. Dr. med., Klinik für Chirurgie/Unfallchirurgie der FSU Jena, Bachstraße 18, D-07743 Jena

MARKGRAF, F., Fr.-Engels-Straße 50b, D-07749 Jena
MARKMILLER, M., Dr. med., Zentralklinikum Augsburg,
  Klinik für Unfall- und Wiederherstellungschirurgie, Stenglinstraße 2, D-86156 Augsburg
MARTINI, A. K., Prof. Dr. med., Universität Heidelberg, Orthopädische Klinik,
  Sektion Handchirurgie, Schlierbacher Landstraße 200a, D-69118 Heidelberg
MARZI, I., PD Dr. med., Chirurgische Universitätsklinik Homburg,
  Unfall-, Hand- und Wiederherstellungschirurgie, Oscar-Ort Straße, D-66421 Homburg
MATTER, P., Prof. Dr. med., AO-Forschungsinstitut, Clavadelerstraße, CH-7270 Davos
MATTERN, R., Prof. Dr. med., Universität Heidelberg, Institut für Rechtsmedizin, Voßstraße 2,
  D-69115 Heidelberg
MAURER, F., Dr. med., , BG-Unfallklinik, Schnarrenbergstraße 95, D-72076 Tübingen
MAYER, E., Dr. med., Kreiskrankenhaus Traunstein, Unfall- und Wiederherstellungschirurgie,
  Cuno-Niggel Straße 3, D-83278 Traunstein
MEEDER, P.-J., Prof. Dr. med., Universität Heidelberg, Unfallchirurgische Klinik,
  Im Neuenheimer Feld 110, D-69120 Heidelberg
MEHRHOFF, F., Dr. jur., Hauptverband der gewerblichen Berufsgenossenschaften,
  Alte Heerstraße 111, D-53757 St. Augustin
MEIßNER, A., Prof. Dr. med., Klinikum Benjamin Franklin der FU Berlin,
  Unfall- und Wiederherstellungschirurgie, Hindenburgdamm 30, D-14050 Berlin
MELLA, C., Dr. med., Allgemeines Krankenhaus St. Georg Hamburg,
  Abteilung Unfall-, Hand- und Wiederherstellungschirurgie, Lohmühlenstraße 5,
  D-20099 Hamburg
MENTH-CHIARI, W. A., Dr. med., Universitätsklinik für Unfallchirurgie Wien,
  Währinger Gürtel 18–20, A-1090 Wien
MENTZEL, M., Dr. med., Chirurgische Universitätsklinik Ulm, Chirurgie III;
  Hand- und Mikrochirurgie, Steinhövelstraße 9, D-89070 Ulm
MERBOLD, U., Dr., ESA-EAC, Astronautencenter, PSF Linder Höhe, D-51147 Köln
MEßNER, G., Dipl.-Ing., Foschungs- und Ingenieur-Zentrum BMW-AG, Abteilung Unfallforschung,
  Knorrstraße 147, D-80788 München
METAK, G., PD Dr. med., Klinikum rechts der Isar der TU München,
  Institut für Experimentelle Chirurgie, Ismaninger Straße 22, D-81675 München
MEYER, C., Dipl.-Psych., Klinik für Chirurgie/Unfallchirurgie der FSU Jena, Bachstraße 18,
  D-07740 Jena
MEYER, K., Dr. med., Bundeswehrkrankenhaus Ulm, Chirurgische Abteilung, Oberer Eselsberg 40,
  D-89081 Ulm
MICHAELIS, S., Chirurgische Universitätsklinik Bergmannsheil, Bürkle-de-la-Camp-Platz 1,
  D-44789 Bochum
MILLESI, H., Prof. Dr. med., Universitätsklinik für Unfallchirurgie Wien,
  Abteilung für Plastische Chirurgie, Alserstraße 4, A-1097 Wien
MINHOLZ, R., Dr. med., Bundeswehrkrankenhaus Ulm, Chirurgische Abteilung, Oberer Eselsberg 40,
  D-89081 Ulm
MISCHKOWSKY, T., Prof. Dr. med., Klinikum Kempten/Allgäu, Unfallchirurgische Abteilung,
  Robert-Weixler Straße 50, D-87439 Kempten/Oberallgäu
MÖLLENHOFF, G., Dr. med., Chirurgische Universitätsklinik Bergmannsheil,
  Bürkle-de-la-Camp-Platz 1, D-44789 Bochum
MÖLLER, H., Dr. med., Klinikum der Universität Regensburg, Unfallchirurgie, F.-J.-Strauß Allee 11,
  D-93042 Regensburg
MOORAHREND, U., Dr. med., Arbeitsgemeinschaft f. Physikalische Therapie der DGU,
  Höhenstraße 56, D-87629 Füssen
MORGENTHAL, F., Dr. med., Klinikum der Philipps-Universität, Klinik für Unfallchirurgie,
  Baldinger Straße, D-35033 Marburg
MÖSENEDER, H., Prof. Dr. med., Alberto-Susat Straße 4, A-5026 Salzburg
MUHR, G., Prof. Dr. med., Chirurgische Universitätsklinik Bergmannsheil,
  Bürkle-de-la-Camp-Platz 1, D-44789 Bochum
MÜLLER, L. P., Dr. med., Klinikum der JGU Mainz, Klinik und Poliklinik für Unfallchirurgie,
  Langenbeckstraße 1, D-55131 Mainz
MÜLLER, C., Dr. med., DRK-Kliniken Westend, Unfallchirurgische Klinik, Spandauer Damm 130,
  D-14050 Berlin

MÜLLER, C., Dipl.-Med., Klinik für Chirurgie/Unfallchirurgie der FSU Jena, Bachstraße 18,
D-07740 Jena
MÜLLER, C., Dr. med., Städt. Klinikum, Chirurgische Klinik Karlsruhe,
Unfall-, Wiederherstellungs- und Handchirurgie, Molktestraße 90, D-76133 Karlsruhe
MÜLLER, E. J., Dr. med., Chirurgische Universitätsklinik Bergmannsheil, Bürkle-de-la-Camp-Platz 1,
D-44789 Bochum
MÜLLER, J. E., Dr. med., BG-Unfallklinik, Schnarrenbergstraße 95, D-72076 Tübingen
MÜLLER, K.-H., Prof. Dr. med., Ferdinand Sauerbruch Klinikum Wuppertal,
Klinik für Unfall-, Hand- und Wiederherstellungschirurgie, Arrenberger Straße 20,
D-42117 Wuppertal
MÜLLER, T., Dr. med., Klinikum der FSU Jena, Orthopädische Klinik, Klosterlausnitzer Straße,
D-07607 Eisenberg
MÜLLER-FÄRBER, J., Prof. Dr. med., Kreiskrankenhaus, Unfallchirurgische Abteilung,
Schloßhausstraße 100, D-89522 Heidenheim
MUTSCHLER, W., Prof. Dr. med., Chirurgische Universitätsklinik Homburg,
Unfall-, Hand- und Wiederherstellungschirurgie, Oscar-Ort Straße, D-66421 Homburg
MUTZBAUER, T., Dr. med., Chirurgische Universitätsklinik Ulm, Klinik für Anästhesiologie,
D-89070 Ulm

N

NAST-KOLB, D., PD Dr. med., Klinikum Innenstadt der LMU München, Chirurgische Klinik,
Nußbaumstraße 20, D-80336 München
NEIDHARDT, R., Dr. med., Universitätsspital Zürich, Klinik für Unfallchirurgie, Rämistraße 100,
CH-8091 Zürich
NERLICH, M., Prof. Dr. med., Klinikum der Universität Regensburg, Unfallchirurgie,
F.-J.-Strauß Allee 11, D-93053 Regensburg
NEUDECK, F., Dr. med., Universitätsklinikum Essen, Unfallchirurgie, Hufelandstraße 55,
D-45122 Essen
NEUGEBAUER, R., Prof. Dr. med., Krankenhaus der Barmherzigen Brüder,
Unfallchirurgische Abteilung, Prüfeninger Straße 86, D-93049 Regensburg
NEUMANN, K., Prof. Dr. med., Klinik für Unfall- und Wiederherstellungschirurgie, Auenstraße 6,
D-82467 Garmisch-Partenkirchen
NEUMANN, H.-S., Dr. med., Westfälische Wilhelms-Universität, Klinik und Poliklinik
für Unfall- und Handchirurgie, Jungeblodtplatz 1, D-48149 Münster
NEUMANN, U., Dr. med., Moritz-Klinik Bad Klosterlausnitz, Orthopädie, H.-Sachse Straße 46,
D-07639 Bad Klosterlausnitz

O

OBERTACKE, U., PD Dr. med., Universitätsklinikum Essen, Unfallchirurgie, Hufelandstraße 55,
D-45122 Essen
OEST, O., Prof. Dr. med., Evang. Fachkrankenhaus, Orthopädische Klinik, Rosenstraße 2,
D-40882 Ratingen
OESTERN, H.-J., Prof. Dr. med., Allgemeines Krankenhaus Celle, Unfallchirurgische Abteilung,
Siemensplatz 4, D-29223 Celle
OLASON, A. T., Dr. med., Laeknastöoin, Alfheimum 74, IS-104 Reykjavik
OLIVIER, L., Dr. med., Universitätsklinikum Essen, Unfallchirurgie, Hufelandstraße 55,
D-45122 Essen
OSTERMANN, P. A. W., PD Dr. med., Chirurgische Universitätsklinik Bergmannsheil,
Bürkle-de-la-Camp Platz 1, D-44789 Bochum
OTT, K., cand. med. TU München, Institut für experimentelle Chirurgie, Ismaninger Straße 22,
D-81675 München
OTTE, D., Dipl.-Ing., MHH, Klinik für Unfallchirurgie, Konstanty-Gutschow Straße 8,
D-30623 Hannover

OTTO, W., Prof. Dr. med., BG-Kliniken der Stadt Halle Bergmannstrost,
Universitätsklinik für Unfall- und Wiederherstellungschirurgie, Merseburger Straße 165,
D-06112 Halle

P

PAAR, O., Prof. Dr. med., Medizinische Fakultät der RWTH, Chirurgische Klinik, Pauwelsstraße 30,
D-52074 Aachen
PAHLKE, K., Dr. med., Klinikum der FSU Jena, Klinik für Anästhesiologie und Intensivtherapie,
Bachstraße 18, D-07743 Jena
PANNIKE, A., Prof. Dr. med., Klinikum der JWG Universität Frankfurt, Klinik für Unfallchirurgie,
Theodor-Stern Kai 7, D-60596 Frankfurt/Main
PARTECKE, B. D., PD Dr. med., BG-Unfallkrankenhaus, Abteilung Handchirurgie,
Bergedorfer Straße 10, D-21033 Hamburg
PÄSSLER, H., Dr. med., ATOS-Klinik Heidelberg, Bismarckstraße 9–15, D-69115 Heidelberg
PAUL, C., Dr. med., MHH, Klinik für Unfallchirurgie, Konstanty-Gutschow Straße 8,
D-30623 Hannover
PAUL, D., PD Dr. med., Städtisches Krankenhaus Friedrichstadt, Unfallchirurgische Abteilung,
Friedrichstraße 41, D-01067 Dresden
PENNIG, D., PD Dr. med., St. Vinzenz-Hospital, Merkheimer Straße 221–223, D-50733 Köln
PERREN, S., Prof. Dr. med., AO-Forschungsinstitut, Clavadelerstraße, CH-7270 Davos
PETER, F., Dr. med., Chirurgische Universitätsklinik Bergmannsheil, Bürkle-de-la-Camp-Platz 1,
D-44789 Bochum
PETRACIC, B., PD Dr. med., St. Josef-Hospital Sternrade, Unfallchirurgische Abteilung,
Wilhelmstraße 34, D-46145 Oberhausen
PFISTER, U., Prof. Dr. med., Städt. Klinikum, Chirurgische Klinik Karlsruhe, Unfall-,
Wiederherstellungs- und Handchirurgie, Moltkestraße 90, D-76133 Karlsruhe
PICKEL, H., BG-Unfallklinik Murnau, Prof.-Küntscher Straße 8, D-82418 Murnau
PIESKE, O., Dr. med., Klinikum Großhadern der LMU München, Unfallchirurgie,
Marchioninistraße 15, D-81377 München
PLATTE, K., Dr. med., Allgemeines Krankenhaus Hagen, Unfallchirurgische Klinik, Grünstraße 35,
D-58095 Hagen
POHLEMANN, T., PD Dr. med., MHH, Klinik für Unfallchirurgie, Konstanty-Gutschow Straße 8,
D-30623 Hannover
POMMER, A., Dr. med., Chirurgische Universitätsklinik Bergmannsheil, Bürkle-de-la-Camp-Platz 1,
D-44789 Bochum
POVACZ, F., PD Dr. med., Wodauerstraße 10, A-4673 Gaspoltshofen
PREISLER, P., Dr. med., Klinik für Hand- und Plastische Chirurgie, St. Barbara Hospital,
Barbara Straße 67, D-47167 Duisburg
PREISSER, P., Dr. med., BG-Unfallkrankenhaus Hamburg,
Abteilung Hand-, Plastische- und Wiederherstellungschirurgie, Bergedorfer Straße 10,
D-21033 Hamburg
PRINZ, S., Dr. med., Krankenhaus am Urban, Unfallchirurgie, Dieffenbachstraße 1, D-10967 Berlin
PROBST, J., Prof. Dr. med., Generalsekretär der DGU, Alter Mühlhabinger Weg 3, D-82418 Murnau
PRÖBSTEL, M. Dr. med., BG-Unfallklinik Frankfurt am Main, Friedberger Landstraße 430,
D-60389 Frankfurt/Main
PRYMKA, M., cand. med., Westfälische Wilhelms-Universität, Klinik und Poliklinik
für Allgemeine Orthopädie, Albert-Schweitzer Straße 33, D-48149 Münster

R

RACK, T., Dr. med., Georg August Universität Göttingen, Klinik für Unfallchirurgie,
Robert-Koch Straße 40, D-37075 Göttingen
RÄDER, L, Dr. med., Städtisches Klinikum Fulda, Unfallchirurgische-Orthopädische Klinik,
Pacelliallee 4, D-36043 Fulda

RAHMANZADEH, R., Prof. Dr. med., Klinikum Benjamin-Franklin der FU Berlin,
Unfall- und Wiederherstellungschirurgie, Hindenburgdamm 30, D-12203 Berlin
RATHFELDER, F., Dr. med., Klinikum der RWTH Aachen, Abteilung Unfallchirurgie,
Pauwelsstraße 30, D-52057 Aachen
RAUHUT, F., Dr. med., Universitätsklinikum Essen, Neurochirurgische Klinik, Hufelandstraße 55,
D-45122 Essen
RAUNEST, J., Dr. med., Klinikum der HHU Düsseldorf, Allgemeine und Unfallchirurgie,
Moorenstraße 5, D-40225 Düsseldorf
REGEL, G., PD Dr. med., MHH Klinik für Unfallchirurgie, Konstanty-Gutschow Straße 8,
D-30623 Hannover
REHART, S., Dr. med., Klinikum der JWG Universität Frankfurt, Orthopädische Klinik,
Marienburgstraße 2, D-60528 Frankfurt/Main
REHM, K., Prof. Dr. med., Chirurgische Universitätsklinik Köln, Klinik und Poliklinik
für Unfall-, Hand- und Wiederherstellungschirurgie, Joseph-Stelzmann Straße 9, D-50931 Köln
REICHEL, J., Dr. med., Klinikum der FSU Jena, Klinik für Anästhesiologie und Intensivtherapie,
Bachstraße 18, D-07743 Jena
REILL, P., Dr. med., Wintergasse 9, D-86150 Augsburg
REILMANN, H., Prof. Dr. med., Städtisches Klinikum Braunschweig, Unfallchirurgische Abteilung,
Holwedestraße 16, D-38118 Braunschweig
REIMER, P., Dr. med., Kreiskrankenhaus Traunstein, Unfall- und Wiederherstellungschirurgie,
Cuno-Niggel Straße 3, D-83278 Traunstein
REITHMEIER, W. J., Dr. med., Bundeswehrkrankenhaus Ulm, Chirurgische Abteilung,
Oberer Eselsberg 40, D-89081 Ulm
REMMERS, D., Dr. med., MHH Klinik für Unfallchirurgie, Konstanty-Gutschow Straße 8,
D-30623 Hannover
RENTSCH, F., Dr. med., Klinikum der Philipps-Universität, Klinik für Unfallchirurgie,
Baldinger Straße, D-35033 Marburg
RESCH, H., Prof. Dr. med., LKH Salzburg, Unfallchirurgie, Müllner Hauptstraße 48, A-5020 Salzburg
RESCHAUER, R., Prof. Dr. med., AÖ Krankenhaus Linz, Unfallabteilung, Krankenhausstraße 9,
A-4020 Linz
RICHTER, D., Dr. med., Chirurgische Universitätsklinik Bergmannsheil, Bürkle-de-la-Camp-Platz 1,
D-44789 Bochum
RIEGER, H., PD Dr. med., Westfälische Wilhelms-Universität, Klinik und Poliklinik
für Unfall- und Handchirurgie, Jungboldtplatz 1, D-48149 Münster
ROESGEN, M., PD Dr. med., Krankenhaus Benrath, Unfallchirurgische Abteilung,
Urdenbacher Allee 83, D-40593 Düsseldorf
ROMMENS, P. M., Prof. Dr. med., Klinikum der JGU Mainz, Klinik und Poliklinik für Chirurgie,
Langenbeckstraße 1, D-55131 Mainz
RÖSCH, M., Chirurgische Universitätsklinik Ulm, Chirurgie I; Chirurgische Forschung, Parkstraße 11,
D-89073 Ulm
ROSE, S., Dr. med., Chirurgische Universitätsklinik Homburg,
Unfall-, Hand- und Wiederherstellungschirurgie, Oscar-Ort Straße, D-66421 Homburg
ROTH, B., Dr. med., Bezirksspital, Chirurgische Abteilung, CH-3665 Wattenwil
RUCHHOLTZ, S., Dr. med., Klinikum Innenstadt der LMU München, Chirurgische Klinik,
Nußbaumstraße 20, D-80336 München
RUDOLF, J., Dr. med., Allgemeines Krankenhaus Celle, Unfallchirurgische Abteilung, Siemensplatz 4,
D-29223 Celle
RUDOLF, K., Dr. med., BG-Unfallkrankenhaus Hamburg, Hand-, Plastische und Mikrochirurgie,
Bergedorfer Straße 10, D-21033 Hamburg
RUDOLPH, H., Dr. med., Diakoniekrankenhaus, II. Chirurgische Klinik, Elise-Averdieck-Straße 17,
D-27356 Rotenburg
RUDY, T., Dr. med., Georg-August-Universität Göttingen, Klinik für Unfallchirurgie,
Robert-Koch-Straße 40, D-37075 Göttingen
RÜEDI, T., Prof. Dr. med., Rätisches Kantons- u. Regionalspital, Chirurgische Klinik, CH-7000 Chur
RUEGER, J. M., PD Dr. med., Klinikum der JWG Universität Frankfurt, Klinik für Unfallchirurgie,
Theodor-Stern-Kai 7, D-60596 Frankfurt/Main
RUF, W., Prof. Dr. med., Städtische Krankenanstalten, II. Chirurgische Abteilung,
Hans-Potycha-Straße 28, D-42897 Remscheid

RÜTER, A., Prof. Dr. med., Zentralklinikum Augsburg, Klinik für Unfallchirurgie, Stenglingstraße 2, D-86156 Augsburg
RZESACZ, E., Dr. med., Städtisches Klinikum Braunschweig, Unfallchirurgische Abteilung, Holwedestraße 16, D-38118 Braunschweig

S

SALACZ, T., Prof. Dr. med., Zentralinstitut für Traumatologie, Fiumei ut 17, H-1081 Budapest
SANDER, D., Dr. med., St. Gertrauden Krankenhaus Berlin, Unfallchirurgische Abteilung, Paretzer Straße 12, D-10713 Berlin
SANDNER, K., Prof. Dr. med., Universität Leipzig Zentrum für Chirurgie, Klinik für Unfall- und Wiederherstellungschirurgie, Liebigstraße 20a, D-04103 Leipzig
SCHÄFER, D., Dr. med., Kantonspital, Chirurgische Poliklinik, Spitalstraße 21, CH-4031 Basel
SCHÄFER, R., Dr. med., Klinik für Chirurgie/Unfallchirurgie der FSU Jena, Bachstraße 18, D-07743 Jena
SCHANDELMAIER, P., Dr. med., MHH Klinik für Unfallchirurgie, Konstanty-Gutschow-Straße 8, D-30623 Hannover
SCHAUWECKER, F., Prof. Dr. med., PF 5252, D-65042 Wiesbaden
SCHEID, U., Dr. med., Universität Hildesheim, Institut für Medizinische Informatik, Kreuzstraße 8, D-31134 Hildesheim
SCHERBEL, U., Dr. med., Chirurgische Universitätsklinik Köln, Klinikum Merheim II, Chirurgischer Lehrstuhl, Ostmerheimerstraße 200, D-51109 Köln
SCHERER. M. A., PD Dr. med., Klinikum rechts d. Isar der TU München, Chirurgische Klinik, Ismaninger Straße 22, D-81675 München
SCHERF, F.-G., Dr. med., Westfälische Wilhelms-Universität, Klinik und Poliklinik für Unfall- und Handchirurgie, Jungeblodtplatz 1, D-48149 Münster
SCHILDHAUER, T., Dr. med., Chirurgische Universitätsklinik Bergmannsheil, Bürkle-de-la-Camp-Platz 1, D-44789 Bochum
SCHILLING, H. W., Dr. med., Klinikum Suhl, Unfallchirurgische Klinik, Albert-Schweitzer-Straße 2, D-98527 Suhl
SCHIRRMEISTER, W., Prof. Dr. med., Klinikum Gera, Klinik f. Anästhesie u. Intensivtherapie, Straße des Friedens 122, D-07548 Gera
SCHLICKEWEI, W., PD Dr. med., Chirurgische Universitätsklinik, Unfallchirurgie, Hugstetterstraße 55, D-79106 Freiburg/B
SCHMELZ, A., Dr. med., Chirurgische Universitätsklinik Ulm, Abteilung Unfall-, Hand- und Wiederherstellungschirurgie, Steinhövelstraße 9, D-89070 Ulm
SCHMELZEISEN, H., Prof. Dr. med., Kreiskrankenhaus, Unfallchirurgische Abteilung, Klosterstraße 19, D-77933 Lahr
SCHMICKAL, T., Dr. med., BG-Unfallklinik Ludwigshafen, Ludwig-Guttmann Straße 13, D-67071 Ludwigshafen
SCHMID, A., PD Dr. med., Georg August Universität Göttingen, Klinik für Unfallchirurgie, Robert-Koch Straße 40, D-37075 Göttingen
SCHMID, U., Dr. med., Chirurgische Klinik, Steinbergstraße, D-72764 Reutlingen
SCHMIDT, U., Dr. med., MHH, Klinik für Unfallchirurgie, Konstanty-Gutschow-Straße 8, D-30623 Hannover
SCHMIDT, I., Dr. med., Klinik für Chirurgie/Unfallchirurgie der FSU Jena, Bachstraße 8, D-07740 Jena
SCHMIDT, R., Dr. med., Bundeswehrkrankenhaus Ulm, Chirurgische Abteilung, Oberer Eselsberg 40, D-89081 Ulm
SCHMIDTMANN, U., Dr. med., Georg-August-Universität Göttingen, Klinik für Unfallchirurgie, Robert-Koch Straße 40, D-37075 Göttingen
SCHMIT-NEUERBURG, K.-P., Prof. Dr. med., Universitätsklinikum Essen, Unfallchirurgie, Hufelandstraße 55, D-45147 Essen
SCHMITT, J., cand. med., Klinikum der Philipps-Universität, Klinik für Unfallchirurgie, Baldinger Straße, D-35033 Marburg
SCHMOZ, G., PD Dr. med., DIAKOMED GmbH Krankenhaus, Limbach-Oberfrohna, Chemnitzer Straße 24a, D-09212 Limbach-Oberfrohna

SCHNETTLER, R., Prof. Dr. Dr. med., JLU Gießen, Klinik für Unfallchirurgie,
Rudolf-Buchheim-Straße 7, D-35385 Gießen
SCHNORR, W., Dr. med., Klinikum Buch, Unfallchirurgische Klinik, Hobrechtsfelder Chaussee 100,
D-13122 Berlin
SCHOLLE, H.-Ch., Prof. Dr. med., Institut für Pathophysiologie der FSU Jena, Bachstraße 18,
D-07740 Jena
SCHRATT, H.-E., Dr. med., MHH, Klinik für Unfallchirurgie, Konstanty-Gutschow Straße 8,
D-30623 Hannover
SCHROEDER, L., PD Dr. med., Martin-Luther Krankenhaus Schleswig, Lutherstraße 22,
D-24837 Schleswig
SCHULZ, R., Dr. med., Klinikum Rudolf-Virchow d. Humboldt Universität Berlin,
Unfall- und Wiederherstellungschirurgie, Augustenburger Platz 1, D-13353 Berlin
SCHULZ, F., PD Dr. med., Sophienhaus, Chirurgische Abteilung, Trierer Straße 2, D-99423 Weimar
SCHÜTZ, M., Dr. med., Klinikum Rudolf-Virchow d. Humboldt Universität Berlin,
Unfall- und Wiederherstellungschirurgie, Augustenburger Platz 1, D-13353 Berlin
SCHWAB, E., Dr. med., BG-Unfallklinik, Schnarrenbergerstraße 95, D-72076 Tübingen
SCHWARZ, W., Dr. med., Bundeswehrkrankenhaus Ulm, Chirurgische Abteilung,
Oberer Eselsberg 40, D-89081 Ulm
SCHWEIBERER, L., Prof. Dr. med., Klinikum Innenstadt der LMU München, Chirurgische Klinik,
Nußbaumstraße 20, D-80336 München
SCOLA, E., PD Dr. med., Krankenhaus Neumarkt, Nürnberger Straße 12, D-92318 Neumarkt
SEILER, H., Prof. Dr. med., Walter-Delius-Straße 21a, D-27574 Bremerhaven
SEITZ, H., Dr. med., Universitätsklinik für Unfallchirurgie Wien, Währinger Gürtel 18–20,
A-1090 Wien
SENST, W., Prof. Dr. med., Klinikum Frankfurt/Oder, Klinik für Chirurgie, Müllroser Chaussee 7,
D-15236 Frankfurt/Oder
SERENES, P., Dr. med., Stadtkrankenhaus Nikäa, Klinik für Orthopädie, GR-10220 Piräus
SIEBERT, H., Prof. Dr. med., Diakoniekrankenhaus, Unfallchirurgische Abteilung, Diakoniestraße 10,
D-74523 Schwäbisch-Hall
SLODICKA, R., Dr. med., BG-Kliniken der Stadt Halle Bergmannstrost,
Universitätsklinik für Unfallchirurgie, Merseburger Straße 165, D-06112 Halle
SÖLCH, O., PD Dr. med., Neurochirurgische Klinik der FSU Jena, Bachstraße 18, D-07740 Jena
STEDTFELD, H. W., PD Dr. med., Klinikum Nürnberg-Süd, Klinik für Unfallchirurgie,
Breslauer Straße 201, D-90471 Nürnberg
STEINAU, H.-U., Prof. Dr. med., Chirurgische Universitätsklinik Bergmannsheil,
Bürkle-de-la-Camp-Platz 1, D-44789 Bochum
STEINBECK, J., Dr. med., Westfälische Wilhelms-Universität, Klinik und Poliklinik
für Allgemeine Orthopädie, Albert-Schweitzer Straße 33, D-48149 Münster
STERK, J., Dr. med., Bundeswehrkrankenhaus Ulm, Chirurgische Abteilung, Oberer Eselsberg 40,
D-89081 Ulm
STILETTO, R., Dr. med., Klinikum der Philipps-Universität, Klinik für Unfallchirurgie,
Baldinger Straße, D-35033 Marburg
STIPPEL, D., Dr. med., Chirurgische Universitätsklinik Köln, Klinik und Poliklinik
für Unfall-, Hand- und Wiederherstellungschirurgie, Joseph-Stelzmann Straße 9, D-50924 Köln
STÖCKLE, U., Dr. med., Klinikum Rudolf Virchow d. Humboldt Universität Berlin,
Unfall- und Wiederherstellungschirurgie, Augustenburger Platz 1, D-13353 Berlin
STRAUBEL, U., Dr. med., Klinik für Chirurige/Unfallchirurgie der FSU Jena, Bachstraße 18,
D-07743 Jena
STRAUSS, E., M. D., Mount Sinai Medical Center, Department of Orthopaedics, 5 East 98th Street,
USA-New York
STROBEL, M., PD Dr. med., Elisabeth Krankenhaus II, Belegabteilung für arthroskopische Chirurgie
und Orthopädie, Hebbelstraße 14a/KH Schulgasse, D-94315 Straubing
STRUBE, H.-D., Prof. Dr. med., St. Johannes Hospital, Klinik für Unfallchirurgie, An der Abtei 7–11,
D-47166 Duisburg
STRUCK, F., PD Dr. med., Bezirkskrankenhaus, Unfallchirurgische Abteilung, Charlottenstraße 72,
D-14467 Potsdam
STURM, J., Prof. Dr. med., Klinikum Lippe-Detmold, Unfallchirurgische Klinik, Röntgenstraße 18,
D-32756 Detmold

STÜRMER, K. M., Prof. Dr. med., Georg-August-Universität Göttingen, Klinik für Unfallchirurgie,
 Robert-Koch Straße 40, D-37075 Göttingen
STÜTZLE, H., Dr. med., Klinikum Innenstadt der LMU München, Chirurgische Klinik und Poliklinik,
 Nußbaumstraße 20, D-80336 München
SÜDKAMP, N., Prof. Dr. med., Klinikum Rudolf Virchow d. Humboldt Universität Berlin,
 Unfall- und Wiederherstellungschirurgie, Augustenburger Platz 1, D-13353 Berlin
SUREN, E.-G., Prof. Dr. med., Städtisches Krankenhaus, Unfallchirurgische Abteilung,
 Am Gesundbrunnen 20, D-74078 Heilbronn
SZITA, J., PD Dr. med., Zentralinstitut für Traumatologie Budapest, Fiumei ut 17, H-1081 Budapest

T

TARUTTIS, H., Dr. med., Krankenhaus Spandau, Abteilung Unfallchirurgie, Lynarstraße 12,
 D-13578 Berlin
TEN DUIS, H., MD PhD, University Hospital, Traumatology, p.o. Box 30.001, N-9700 RB Groningen
TESCH, C., Dr. med., Universitätskrankenhaus Eppendorf, Chirurgische Klinik,
 Abteilung Unfall- und Wiederherstellungschirurgie, Martinistraße 52, D-20251 Hamburg
THIELEMANN, F., PD Dr. med., Kreiskrankenhaus, Röntgenstraße 20,
 D-78054 Villingen-Schwenningen
THOMINE, J.-M., Prof. Dr. med., Clinique Chirurgicale, Orthopedique et Traumatologique,
 Hospital Charles Nicolle, F-76031 Rouen Cedex
TILING, T., Prof. Dr. med., Chirurgische Universitätsklinik Köln, Abteilung für Unfallchirurgie,
 Ostmerheimerstraße 200, D-51109 Köln
TOWFIGH, H., Prof. Dr. med., Maltheser Krankenhaus St. Josef, Unfallchirurgie,
 Albert-Struck-Straße 1, D-59075 Hamm
TRALLES, D., Dr. med., Krankenhaus Kaulsdorf, Myslowitzer Straße 45, D-12621 Berlin
TRENTZ, O. A., Dr. med., Universitätsspital Zürich, Chirurgie-Forschungsabteilung, Rämistraße 100,
 CH-8091 Zürich
TRENTZ, O, Prof. Dr. med., Universitätsspital Zürich, Klinik für Unfallchirurgie, Rämistraße 100,
 CH-8091 Zürich
TROEGER, H., Prof. Dr. med., Kantonsspital, Abt. für Hand- und periphere Nervenchirurgie,
 Spitalstraße 21, CH-4031 Basel
TSCHERNE, H., Prof. Dr. med., Klinik für Unfallchirurgie, Konstanty-Gutschow Straße 8,
 D-30625 Hannover

U

ULLRICH, P., Dr. med., Klinik für Chirurgie/Unfallchirurgie der FSU Jena, Bachstraße 18,
 D-07740 Jena
ULRICH, C., Prof. Dr. med., Klinik am Eichert, Unfallchirurgische Klinik, Eichertstraße 3,
 D-73006 Göppingen
ULSENHEIMER, K., Prof. Dr. Dr. jur., Maximiliansplatz 12/IV, D-80333 München
USIKOW, W., Dr. med., Klinikum der Philipps-Universität, Klinik für Unfallchirurgie,
 Baldinger Straße, D-35033 Marburg

V

VARNEY, M., PD Dr. med., Städtisches Krankenhaus, Chirurgische Klinik, Reckenberger Straße 19,
 D-33332 Gütersloh
VÉCSEI, V., Prof. Dr. med., Universitätsklinik für Unfallchirurgie Wien, Währinger Gürtel 18–20,
 A-1190 Wien
VERHEYDEN, P., Dr. med., Universität Leipzig, Liebigstraße 20a, D-04103 Leipzig
VICHARD, Ph., Prof. Dr. med., Centre de Traumatologie-Orthopédie, Hôspital Jean MINJOZ,
 F-25000 Besançon

VOGGENREITER, G., Dr. med., Universitätsklinikum Essen, Unfallchirurgie, Hufelandstraße 55, D-45122 Essen
VOIGT, C., PD Dr. med., Klinikum Benjamin Franklin der FU Berlin, Unfall- und Wiederherstellungschirurgie, Hindenburgdamm 30, D-12200 Berlin
VOLKMANN, R., Dr. med., BG-Unfallklinik, Schnarrenbergerstraße 95, D-72076 Tübingen
VON HASSELBACH, C., Dr. med., Arthroskopische Tagesklinik, Girardet-Haus, Girardetstraße 2–38, D-45131 Essen
VON LAER, L., Prof. Dr. med., Basler Kinderspital, PSF, CH-4005 Basel
VOSS, S., Dr. med., Bundeswehrkrankenhaus Ulm, Chirurgische Abteilung, Oberer Eselsberg 40, D-89081 Ulm

W

WACHTEL, T., Dr. med., Städtisches Klinikum Braunschweig, Unfallchirurgische Abteilung, Holwedestraße 16, D-38118 Braunschweig
WAGNER, R., Dr. med., Chirurgische Universitätsklinik und Poliklinik, Unfallchirurgie, Josef-Schneider-Straße 2, D-97070 Würzburg
WAGNER, F., Dr. med., BG-Unfallklinik Murnau, Prof.-Küntscher-Straße 8, D-82418 Murnau
WAGNER, M., Dr. med., Wichernhaus Rummelsberg, Orthopädische Klinik, D-90592 Schwarzenbruck/Nürnberg
WALTHER, K., Dipl. Med., Kreiskrankenhaus Blankenhain, Traumatologische Abteilung, Wirthstraße 5, D-99444 Blankenhain
WALZ, M., Dr. med., Chirurgische Universitätsklinik Bergmannsheil, Bürkle-de-la-Camp-Platz 1, D-44789 Bochum
WAWRO, W., Dr. med., BG-Kliniken der Stadt Halle Bergmannstrost, Universitätsklinik für Unfallchirurgie, Merseburger Straße 165, D-06112 Halle
WAYDHAS, C., Priv.-Doz. Dr. med., Klinikum Innenstadt der LMU München, Chirurgische Klinik, Nußbaumstraße 20, D-80336 München
WECKBACH, A., Prof. Dr. med., Chirurgische Universitätsklinik und Poliklinik, Unfallchirurgie, Josef Schneider Straße 8, D-97080 Würzburg
WEHNER, W., Prof. Dr. med., Kreiskrankenhaus, Unfallchirurgische Abteilung, Berlinerstraße 26, D-15926 Luckau
WEILER, A., Klinikum Rudolf Virchow d. Humboldt Universität Berlin, Unfall- und Wiederherstellungschirurgie, Augustenburger Platz 1, D-13353 Berlin
WEISE, K., Prof. Dr. med., BG-Unfallklinik, Schnarrenbergerstraße 95, D-72070 Tübingen
WEIßER, C., Dr. med., Chirurgische Universitätsklinik und Poliklinik, Josef Schneider Straße 2, D-97080 Würzburg
WEIßKOPF, M., Dr. med., Klinikum Rudolf Virchow d. Humboldt Universität Berlin, Unfall- und Wiederherstellungschirurgie, Augustenburger Platz 1, D-13353 Berlin
WELLER, S., Prof. Dr. med. Dr. h. c., Engelfriedshalde 47, D-72076 Tübingen
WELZ, K., OMR Dr. med., Klinikum Carl-Thiem, Unfallchirurgische Abteilung, Thiemstraße 111, D-03048 Cottbus
WENDA, K., Prof. Dr. med., Dr. Horst-Schmidt Kliniken Wiesbaden, Klinik für Unfall- und Wiederherstellungschirurgie, Ludwig-Ehrhardt Straße 100, D-65199 Wiesbaden
WENING, J. V., Prof. Dr. med., Allg. Krankenhaus Altona, Paul-Ehrlich Straße 1, D-22763 Hamburg
WENNING, M., Dr. med., Ferdinand Sauerbruch Klinikum Wuppertal, Klinik für Unfall-, Hand- und Wiederherstellungschirurgie, Arrenberger Straße 20, D-42117 Wuppertal
WENNMACHER, M., Klinikum Benjamin Franklin der FU Berlin, Unfall- und Wiederherstellungschirurgie, Hindenburgdamm 30, D-12200 Berlin
WENTZENSEN, A., Prof. Dr. med., BG-Unfallklinik Ludwigshafen, Ludwig-Guttmann Straße 13, D-67071 Ludwigshafen
WESSEL, L., Dr. med., Falkultät für Klinische Medizin Mannheim der Universität Heidelberg, Kinderchirurgische Klinik, Theodor-Kutzer Ufer, D-68135 Mannheim
WICHMANN, M. W., Dr. med., Klinikum Großhadern der LMU München, Chirurgische Klinik und Poliklinik, Marchioninistraße 15, D-81377 München

WICK, M., Dr. med., Chirurgische Universitätsklinik Bergmannsheil, Bürkle-de-la-Camp-Platz 1, D-44789 Bochum
WILKE, H.-J., Dr. med., Chirurgische Universitätsklinik Ulm, Abteilung Unfallchirurgische Forschung und Biomechanik, Helmholtzstraße 44, D-89081 Ulm
WILLY, C., Dr. med., Bundeswehrkrankenhaus Ulm, Chirurgische Abteilung, Oberer Eselsberg 40, D-89081 Ulm
WINDOLF, J., Dr. med., Klinikum der JWG Universität Frankfurt, Klinik für Unfallchirurgie, Theodor-Stern Kai 7, D-60590 Frankfurt/Main
WINKER, K.-H., Prof. Dr. med., Klinikum Erfurt, Klinik für Unfallchirurgie, Nordhäuser Straße 74, D-99089 Erfurt
WINTER-KLEMM, B., Dr. rer. med., BG-Unfallklinik Frankfurt am Main, Psychologischer Dienst, Friedberger Landstraße 430, D-60389 Frankfurt/Main
WIRTH, C.-J., Prof. Dr. med., MHH Orthopädische Klinik III, Heimchenstraße 1-7, D-30601 Hannover
WISCHHÖFER, E., PD Dr. med., Chirurgische Abteilung, D-85092 Kösching
WITTNER, B., Dr. med., Katharinenhospital, Klinik für Unfall- und Wiederherstellungschirurgie, Kriegsbergstraße 60, D-70174 Stuttgart
WOLF, C., Dr. h.c. mult., Schriftstellerin, Amalienpark 7, D-13187 Berlin
WOLF, K., Dr. med., Klinikum Innenstadt der LMU Mücnhen, Chirurgische Klinik, Nußbaumstraße 20, D-80336 München
WÖLLENWEBER, H.-D., PD Dr. med., Chirurgische Universitätsklinik , Ernst-Grube-Straße 40, D-06120 Halle
WÖRSDÖRFER, O., Prof. Dr. med., Städtisches Klinikum Fulda, Unfallchirurgische-Orthopädische Klink, Pacelliallee 4, D-36043 Fulda
WORTBERG, W., Dr. med., Obertinsberger Straße 4, D-58507 Lüdenscheid

Z

ZEILER, C., cand. med., Klinikum Innenstandt der LMU München, Chirurgische Klinik und Poliklinik, Nußbaumstraße 20, D-80336 München
ZILCH, H., Prof. Dr. med., Harz Kliniken, Unfall-, Hand- und Wiederherstellungschirurgie, Köslinger Straße 12, D-38642 Goslar
ZINTL, B., Dr. med., Klinikum Innenstadt der LMU München, Chirurgische Klinik und Poliklinik, Nußbaumstraße 20, D-80336 München
ZIRING, E., Dr. med., Klinikum der Philipps-Universität, Klinik für Unfallchirurgie, Baldinger Straße, D-35033 Marburg
ZWIPP, H., Prof. Dr. med., Universitätsklinikum der TU Dresden, Unfallchirurgische Abteilung, Fetscherstraße 74, D-01307 Dresden

Druck: Mercedesdruck, Berlin
Verarbeitung: Buchbinderei Lüderitz & Bauer, Berlin

Springer und Umwelt

Als internationaler wissenschaftlicher Verlag sind wir uns unserer besonderen Verpflichtung der Umwelt gegenüber bewußt und beziehen umweltorientierte Grundsätze in Unternehmensentscheidungen mit ein. Von unseren Geschäftspartnern (Druckereien, Papierfabriken, Verpackungsherstellern usw.) verlangen wir, daß sie sowohl beim Herstellungsprozess selbst als auch beim Einsatz der zur Verwendung kommenden Materialien ökologische Gesichtspunkte berücksichtigen.

Das für dieses Buch verwendete Papier ist aus chlorfrei bzw. chlorarm hergestelltem Zellstoff gefertigt und im pH-Wert neutral.

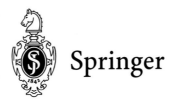

Basisinformation

Beriplast® HS Combi-Set

ist ein Zweikomponentenkleber aus humanem Fibrinogen- und Thrombin-Konzentrat. Die beiden Komponenten werden gelöst und auf die vorbereitete Gewebestelle aufgebracht. Die gemeinsame Applikation von Fribrinogenkonzentrat- und Thrombin-Lösung ist mittels Pantaject® („Doppelspritze"), Sprühkopf Spray-Tip, Katheter zur endoskopischen Applikation sowie mit weiteren Anwendungsmethoden möglich. Zur Abdeckung großer Wundflächen kann Beriplast HS mit einem Kollagen-Vlies kombiniert werden. Die zu klebenden Teile sind so lange zu fixieren, bis nach wenigen Minuten eine ausreichende Verfestigung eingetreten ist.

Beriplast® HS 0,5/1/3 ml
Fibrinkleber-Set Behringwerke

– verschreibungspflichtig

Zusammensetzung:
Beriplast HS 1 ml enthält:

Combi-Set I besteht aus
Flasche 1: Fibrinogenkonzentrat (lyophilisiert) mit 65–115 mg Human-Fibrinogen und 40–80 E* Gerinnungsfaktor XIII aus Humanplasma, 5–15 mg Human-Albumin, L-Argininhydrochlorid, L-Isoleucin, Na-L-Glutaminat x H_2O, NaCl, Na-Citrat x 2 H_2O gekoppelt mit einem Überleitungsgerät mit
Flasche 2: Aprotinin-Lösung 1 ml mit 1000 KIE Aprotinin aus Rinderlunge, entsprechend 0,56 PEU. NaCl, H_2O für Injektionszwecke.

Combi-Set II besteht aus
Flasche 3: Humanes Thrombin (lyophilisiert) 400–600 IE, Na-Citrat x 2 H_2O, NaCl
Flasche 4: Calciumchlorid-Lösung für Beriplast HS 1 ml Lösung mit 5,88 mg Calciumchlorid x 2 H_2O (40 mmol/l), Wasser für Injektionszwecke. Beriplast HS 0,5 bzw. 3 ml enthalten die halbe bzw. dreifache Menge der o.g. Werte.

Anwendungsgebiete: Gewebeklebung, Nahtsicherung, Blutstillung, Wundversorgung sowie Abdichtung von Körperhöhlen und Liquorraum.

Gegenanzeigen: Arterielle und starke venöse Blutungen, da bei stärkeren Blutungen zusätzliche Maßnahmen erforderlich sein können. Bekannte Überempfindlichkeit gegen Rindereiweiß.

Nebenwirkungen: Bei wiederholter Anwendung oder bekannter Überempfindlichkeit gegen Rindereiweiß kann es zum Auftreten allergischer/anaphylaktischer Reaktionen kommen. Bei versehentlicher intravasaler Gabe ist das Risikothromboembolischer Komplikationen zu beachten. Die Human-Plasmaproteinfraktionen (Fibrinogen, Gerinnungsfaktor XIII und Thrombin) sind in wäßriger Lösung 10 Stunden bei 60°C erhitzt.
Wichtige Schritte des Herstellungsverfahrens, einschließlich der Erhitzung in wäßriger Lösung 10 Stunden bei 60°C, wurden bezüglich der Inaktivierung und/oder Eliminierung von umhüllten Viren (z.B. HIV, Herpes simplex) und nicht umhüllten Viren (z.B. Poliomyelitis) validiert.
Nach dem gegenwärtigen wissenschaftlichen Erkenntnisstand kann als sicher angesehen werden, daß durch Beriplast HS kein durch HIV verursachtes AIDS übertragen wird, da AIDS-verursachende Viren wie HIV-1 und HIV-2 durch das spezielle Herstellungsverfahren inaktiviert werden.
Bei der Anwendung von aus menschlichem Blut hergestellten Arzneimitteln ist die Übertragung von Infektionserkrankungen durch die Übertragung von Erregern – auch bislang unbekannter Natur – nicht völlig unwahrscheinlich.
Dies gilt z.B. für Non-A-Non-B-Hepatitis. Die Inaktivierung von Hepatitis-B-Viren durch das spezielle Herstellungsverfahren wurde in Schimpansenversuchen untersucht. Dabei konnte ein hoher Inaktivierungsfaktor gezeigt werden.
Das Übertragungsrisiko der Hepatitiden B und C ist aufgrund des Herstellungsverfahrens und der Erfahrungen mit anderen in wäßriger Lösung erhitzten Präparaten sehr gering.

Handelsformen: Beriplast HS ist in Packungen zu 0,5 ml, 1 ml und 3 ml sowie jeweils als K.P. erhältlich.

Stand Dezember 1995

Hersteller:
Centeon Pharma GmbH
35034 Marburg